"十三五"高等教育医药院校规划教材/多媒体融合创新教材

供护理、助产、相关医学技术类等专业使用

基础护理学

JICHU HULIXUE

主编◎谢　晖

U0340495

郑州大学出版社

郑　州

图书在版编目(CIP)数据

基础护理学/谢晖主编. —郑州:郑州大学出版社,
2018.8
ISBN 978-7-5645-5503-0

Ⅰ.①基… Ⅱ.①谢… Ⅲ.①护理学–高等学校–教材
Ⅳ.①R47

中国版本图书馆 CIP 数据核字(2018)第 107134 号

郑州大学出版社出版发行
郑州市大学路 40 号　　　　　　　邮政编码:450052
出版人:张功员　　　　　　　　　　发行电话:0371-66966070
全国新华书店经销
郑州龙洋印务有限公司印制
开本:850 mm×1 168 mm　1/16
印张:26.25
字数:634 千字
版次:2018 年 8 月第 1 版　　　　　印次:2018 年 8 月第 1 次印刷

书号:ISBN 978-7-5645-5503-0　　　　定价:59.00 元

作者名单

主 编　谢　晖

副主编　王江波　李麦玲　路雪芹
　　　　张会敏　黄彩辉

编 委　（按姓氏笔画排序）

马丽丽　河南科技大学护理学院

王丹凤　黄河科技学院医学院

王江波　黄河科技学院医学院

朱　迎　徐州医科大学护理学院

刘　姝　河南中医药大学护理学院

孙　翾　蚌埠医学院护理学院

李麦玲　河南科技大学护理学院

宋晓丽　河南中医药大学护理学院

张　柳　安徽医科大学护理学院

张会敏　新乡医学院护理学院

黄秋英　嘉应学院医学院

黄彩辉　郑州大学护理学院

谢　晖　蚌埠医学院护理学院

路雪芹　河南大学护理学院

"十三五"高等教育医药院校规划教材/多媒体融合创新教材

建设单位

（以单位名称首字拼音排序）

安徽医科大学	济宁医学院
安徽中医药大学	嘉应学院
北华大学	井冈山大学
蚌埠医学院	九江学院
承德医学院	南华大学
大理大学	内蒙古医科大学
佛山科学技术学院	平顶山学院
赣南医学院	山西医科大学
广东医科大学	陕西中医药大学
广州医科大学	沈阳医学院
贵阳中医学院	邵阳学院
贵州医科大学	泰山医学院
桂林医学院	西安医学院
哈尔滨医科大学	新乡医学院
河南大学	新乡医学院三全学院
河南大学民生学院	徐州医科大学
河南广播电视大学	许昌学院医学院
河南科技大学	延安大学
河南理工大学	延边大学
河南中医药大学	右江民族医学院
湖南医药学院	郑州大学
黄河科技学院	郑州工业应用技术学院
江汉大学	中山大学
吉林医药学院	

前　言

　　基础护理学作为一门护理学专业的主干学科,旨在为护理人员从事临床工作提供所需的基本理论、基本知识和基本技能。为满足现代社会对高层次护理人才的迫切需求,培养具有扎实的理论基础、良好的职业素养、高水平的技术应用能力的护理专门人才,适应我国医疗卫生体制改革和护理学教育事业发展趋势,进一步深化本科护理专业教育教学改革,我们组织编写了这本《基础护理学》教材。

　　本教材的编写以培养合格的护理人才为基本目标,注重以人为本、以护理对象为中心、以整体护理为基础的现代护理理念。以护理程序为主线,体现"三基"(基本理论、基本知识、基本技能)、"五性"(思想性、科学性、启发性、先进性、适用性),力求编排合理、目的突出、内容精选、语言简练、便于教学。在注重教材内容实用性和规范性的同时,加强对学生评判性思维能力的培养,体现护理学专业特色。

　　全书共十八章,内容包括护理学的基本概念、基本理论、基本知识及基本技能。根据教育部《普通高等学校本科专业目录和专业介绍》对护理学专业学制的调整,参照教育部高等学校护理学专业教学指导委员会《护理学专业本科教学规范(草案)》中的课程要求,在文中增加知识拓展等小栏目,介绍相关的新理念、新进展,以保证教材与时俱进;每章后列出问题分析与能力提升,便于学生复习和巩固。编写注重知识传授和实践能力的培养,使教学贴近临床,紧跟当前临床护理发展的步伐。

　　本教材可供护理学专业本科学生、临床护士及护理专业教师学习、参考使用。本教材在编写过程中,得到了全体编者及其所在单位的大力支持,在此致以诚挚谢意! 鉴于基础护理学的快速发展,也限于编者的知识面和护理实践的区域局限性,教材中难免存在不当之处,恳请广大师生及临床护理同仁们提出宝贵的意见和建议,以便进一步完善。

主编

2018 年 1 月

目 录

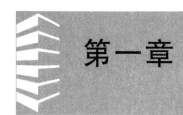

第一章

绪 论

学习目标

识记:①能正确陈述基础护理学课程的学习内容;②能明确基础护理学课程的学习目的。

理解:①能正确理解基础护理学课程在护理学科体系中的地位;②能正确理解基础护理学课程的基本任务。

运用:①能按要求严肃、认真地进行实验室学习和临床学习;②在基础护理学课程的学习中,能在护理教师的指导下,不断培养护理的职业道德和职业情感。

护理学是以自然科学和社会科学理论为基础的综合性应用学科,主要研究有关维护、促进、恢复人类身心健康的护理理论、知识、技能及其发展规律,是健康领域中一门系统而独立的学科体系,其研究内容、范畴与任务覆盖人类生理、心理、社会等各个方面。基础护理学是护理学知识和实践范畴中重要的组成部分。学习基础护理学要通过全面认识护理对象来满足社会对护理专业的需求,为提高人们的健康水平服务。

一、课程的地位和基本任务

(一)课程的地位

基础护理学是护理学专业课程体系中最基本、最重要的课程之一,是护理学专业学生的必修课程,也是学习临床护理各专业课程的基础,是研究临床护理的基本理论、基本知识、基本技能的一门学科,为临床各专科护理提供了必要的基础知识和基本技能,在护理教育教学中发挥着重要的作用。

(二)课程的基本任务

基础护理学以病人为中心,针对病人生理、心理、社会、精神及文化等各层面的健康问题,采取科学、有效的护理对策,满足病人的需要,使其尽可能恢复到健康的最佳状态。因此,基础护理学课程的基本任务就是以培养护理专业学生良好的职业道德和职业情感为核心,使护理专业学生树立整体护理的观念,掌握基础护理学中的基本理论知识和基本操作技能,并将所学的知识和技能灵活地运用于临床护理实践中,履行护理人员的角色和功能,实现"促进健康、预防疾病、恢复健康、减轻痛苦"的护理目标。

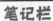

1. 促进健康　促进健康是帮助个体、家庭、社区发展维持和增强自身健康状态需要的知识及资源。护理专业学生通过基础护理学课程的学习,帮助服务对象树立正确的健康观,获得有关维持和增强自身健康的知识和信息,形成健康的生活方式,如适宜的运动、合理平衡的膳食、适当的睡眠以及定期检查身体等,维持最佳健康状态。

2. 预防疾病　预防疾病的目标是帮助服务对象减少或消除不利于健康的各种因素,如生物因素、环境因素、社会及生活方式因素等,以预防疾病的发生,达到最佳的健康状态。预防疾病的护理实践活动包括:开展妇幼保健、老年保健、健康教育,增强免疫力,预防各种传染病,提供疾病自我监测的技术,评估机构、临床和社区的保健设施等。

3. 恢复健康　恢复健康是帮助人们在患病或有健康问题后,运用基础护理学的知识和技能,改善其健康状况。如为病人提供生活护理、药物治疗、协助残障者功能锻炼和建立自信等。

4. 减轻痛苦　减轻痛苦是护士的基本职责和任务。护理学专业学生通过学习和实践基础护理学的知识和技能,帮助个体和人群减轻身心痛苦,应对功能减退、丧失,直至安宁地死亡。如帮助病人采用镇静剂减轻术后疼痛、应用放松疗法缓解心理压力等。

二、课程的学习内容和目的

(一)课程的学习内容

基础护理学以人的健康为中心,针对服务对象的生理、心理、社会、精神和文化等方面的健康问题,运用基础护理学的基本知识、基本理论、基本技能,提出准确有效的护理措施,满足服务对象的基本需要,使其处于最佳健康状态。在基础护理学的课程中,护理学专业学生将学习从事护理工作所必需的护理基本理论、基本知识和基本技能。

1. 了解机体生理、心理相关知识,做好医院环境的管理,排除环境中的有害因素,创造整洁、舒适、美观、安静、安全的自然环境和社会环境。

2. 维持病人身体的清洁、舒适,协助病人采取舒适的卧位,预防压疮的发生。

3. 保持良好的休息和睡眠,指导机体活动,促进和维持机体正常功能。

4. 做好体温、脉搏、血压、呼吸等生命体征的监测,维持机体稳定。

5. 合理营养和膳食,满足病人营养需要和治疗需求。

6. 改善机体循环和代谢平衡,正确采集标本,为医疗诊断提供依据。

7. 按照医嘱,正确、及时地给药,做好各项治疗工作,缓解病人痛苦。

8. 密切观察病情,及时、有效地抢救和管理危重病人。

9. 提供临终关怀,维持临终病人的精神和心理状态,保持尊严。

10. 做好医疗和护理文件的记录及管理工作。

11. 做好职业防护,保护病人和护士自身的安全。

(二)课程的学习目的

基础护理学的学习既有助于帮助护理学专业学生获得满足病人生理、心理、社会需求所必需的基本理论、基本知识和基本技能,也能够帮助护理学专业学生认识自身价值,培养良好的职业道德与职业情感,为开展"以人的健康为中心"的整体护理服务打下坚实的理论和实践基础。

1.获得满足病人生理、心理、社会需求所必备的基本理论、基本知识和基本技能 通过学习基础护理学课程,可以帮助护理学专业学生以护理理论知识为指导,用娴熟的基础护理操作技术,为病人提供优质的护理服务,满足病人生理、心理和社会需求,提高病人的生活质量,使其尽可能地达到健康的最佳状态。

2.认识自身价值,树立正确的价值观 通过学习基础护理学,可以帮助护理学专业学生认识到护理学科的科学性、专业性和艺术性,在为服务对象进行护理时,有意识地将所学的知识和技能加以创造和升华,激发他们热爱护理学专业、为护理事业无私奉献的热情,树立终身为人类的健康事业服务的思想和理念。

3.具备良好的职业道德和职业情感 护理服务对象的特殊性和整体性决定了从事护理工作的护理人员必须具备良好的人道主义精神和人文情怀。通过学习基础护理学课程,可以培养护理学专业学生高尚的职业道德和职业情感,使其树立严谨求实的工作作风和对病人高度负责的工作态度,使他们在未来的临床护理工作中,能够严格遵守护理人员的伦理道德行为规范,尊重、关心和体谅病人,维护病人的权益,做好病人的代言人。

三、课程的学习方法

基础护理学是一门实践性很强的课程,学生既要注重基本理论、基本知识的学习,通过评判性思维能力的培养提升自己分析问题和解决问题的能力,也要在实训基地加强实践训练,在实践中强化理论学习,提高基本理论与基本技能水平,规范护士行为。

(一)理论知识学习

护理学专业学生应在课堂教学中学习基础护理学的基本概念、基本理论,明确基础护理学的学习内容,结合人文学科、基础医学和临床医学的知识,力求掌握护理的基本规律、基本程序,为护理实践奠定基础。护理学专业学生在进行理论知识学习时,还应积极思考,不断反思,发挥主观能动性,了解学科的新进展,培养评判性思维能力。

(二)实践学习

基础护理学课程的最终目的是让护理学专业学生获得照顾病人所需的基本知识和技能,其内容的重点是基础护理操作,因此,实践学习法是护理学专业学生学习基础护理学的主要方法,包括实验室学习和临床学习两种常见的方法。

1.实验室学习 实验室学习是护理学专业学生学习基础护理学的重要方法之一,学生只有在实验室模拟的护理情境下能够独立、熟练地完成各项基础护理技能操作,达到教学大纲所要求的标准,才能够在临床真实的病人身上实施各项护理技能操作。

(1)以认真的态度对待实验课 在实验课前结合教材和实验教学视频,充分预习,认真准备。进入实验室后,着装整齐,举止规范。

(2)严格遵守实验室的各项规章制度 在实验室内,严禁大声喧哗,严禁坐、卧示教床,要爱护实验室内的所有设备及物品,保持实验室的清洁卫生,练习结束离开实验室前,要将实验物品放回原处,并关好门窗、水电。

(3)认真观看教师示范教学 学生应仔细观看教师示范教学,包括评估、用物准备、操作、评价、用物处理等环节。在教师示范过程中，如有疑问或有没看清楚的地方，应在教师示范结束后及时提出。

（4）认真做好模拟练习　观看完教师的示范后，学生要根据教师的示范，按照正确的操作步骤逐步进行模拟练习，并做好实验记录，反思操作过程，及时将学习中的困难向教师反馈，纠正练习中的不足，加强训练。

（5）加强课后练习　技能学习是一个循序渐进、不断熟练的过程，需要学生课后不断进行练习。学生应有效利用实验室开放的时间，根据自身情况，有目的、有计划地进行操作技能的训练，使技能操作达到纯熟的程度。

2.临床学习　临床学习也是提高护理学专业学生基础操作技能一种有效的学习方法。通过临床学习，不仅能使学生的各项操作技能逐渐达到熟练的程度，还能促进学生职业道德和职业情感的发展与完善。护理学专业学生在临床真实的护理情境中为病人实施基础护理的各项技能操作，需借助临床教师的指导，再逐渐过渡到在指导教师的监控下，独立完成各项操作。

（1）以护士的标准严格要求自己　进入临床后，学生应自觉遵守医院的各项规章制度，按照护士的伦理道德规范行事。

（2）树立良好的职业道德和职业情感　学生到临床后，要树立高度的责任心和责任感，尊重、关心、同情、爱护病人，全心全意为病人服务，尽可能地满足病人提出的各种合理要求。

（3）认真对待每一项基础护理技能操作　临床学习的经历是非常珍贵的，学生应珍惜每一次操作机会，并按照正确的操作程序和方法为病人实施各项操作，严格遵守无菌技术操作原则和查对制度，确保病人的舒适和安全。

（4）虚心接受临床教师的指导和帮助　临床教师具有丰富的临床经验和带教经验，是护理学专业学生临床学习的主要支持者，也是他们的角色榜样。因此，学生应有效地利用临床教师这一重要的学习资源，尊重他们，主动向他们请教问题并虚心接受其指导。此外，如在临床学习中遇到各种压力，学生应主动寻求临床教师的帮助，以避免压力对自身造成各种不利影响。

总之，基础护理学是护理学专业学生重要的专业课程之一，它是学习其他临床护理学专业课程的基础。护理学专业学生只有了解基础护理学课程在整个护理学专业课程体系中的地位和任务，明确学习基础护理学课程的目的，并能按照正确的学习方法和要求进行学习，才能有效地掌握基础护理学的基本理论知识和技能，从而为将来学习护理学专业其他课程及从事临床护理工作奠定良好的理论、技能和能力基础。

（谢　晖）

思考题

1.在基础护理学课程的学习中，怎样才能更好地达到学习目的，完成学习任务？

2.如何在基础护理学课程的学习过程中培养护理的理念，养成良好的护士素质？

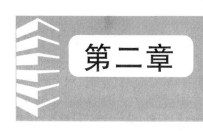

第二章

环 境

学习目标

识记:①能正确说出环境的概念及分类;②能正确说出环境因素对健康的影响;③能正确描述医院环境的分类;④能正确描述医院环境具备的特点;⑤能正确描述医院环境调控的有关要素。

理解:①能正确解释环境的含义;②能正确理解环境、健康与护理的关系;③能举例说明如何通过调控医院环境以满足病人的需要。

运用:①能运用本章知识,评价医院环境的科学性与合理性;②能运用本章知识,为病人创造一个舒适和安全的治疗环境。

人类的生存、生活和发展及其他一切活动都离不开环境,并与环境相互作用、相互依存。随着人类的生产发展,越来越多的因素引起环境污染,生态环境受到破坏,对人类的健康和生存也产生了威胁,因而有关人类与环境的相互依存关系愈来愈受到人们的重视。作为护理工作者,只有掌握环境与健康的有关知识,充分利用环境中对人群健康有利的因素,消除与改善环境中对人群健康不利的因素,宣传环境因素对健康的影响,才能在增进人群健康,提高整体人群的健康水平工作中更好地承担保护人类健康的责任。

第一节　环境与健康

人类的健康与环境息息相关,人类的一切活动离不开环境,并与之相互依存、相互作用。良好的环境可以帮助病人康复,促进病人健康。恶劣的环境条件和人为的环境破坏对人类健康具有很大的威胁。据统计,人类所患疾病中有许多与环境中的致病因素有关。因此人类在不断适应环境的同时,对环境问题的认识也逐步深入,并积累了丰富的知识和经验。人类既需要改造自然环境,又要有保护环境的意识,保护人类的生存环境,两者协调发展、保持平衡,才能使环境向着有利于人类健康的方向发展,促进人类社会不断前进。

一、环境概述

(一)环境的概念

环境对支持人类的生命、生存及其活动十分重要,是人类生存、发展的基础。人与环境之间是辩证统一的关系。在机体的新陈代谢上,机体与环境不断进行着物质、能量和信息的交换和转移,使机体与环境之间保持着动态平衡。机体从空气、水、食物等环境中摄取生命所必需的物质后,通过一系列体内过程合成细胞和组织的各种成分,并释放出热量以保证生命活动的需要。同时,机体还进行分解代谢,所产生的分解产物经各种途径排泄到外环境,如空气、水和土壤中,被生态系统的其他生物作为营养成分吸收利用,从而形成生态系统中的物质循环、能量流动和信息传递。

在护理学中,环境是护理学的四个基本概念之一,护理学家们赋予了它更深刻的含义。护理学创始人南丁格尔认为环境是"影响生命和有机体发展的所有外界因素的总和,这些因素能够缓解或加重疾病和死亡的过程";美国护理学家韩德森认为环境是"影响机体生命与发展的所有外在因素的总和";护理理论家罗伊把环境定义为"围绕和影响个人或集体行为与发展的所有外在因素的总和"。可见环境是影响人类生命和生长的所有内部因素和外界条件的总和。维持内环境的平衡是延续生命的必备条件,外环境则对生物体的生活质量产生巨大的影响。环境可以对人起到积极或消极作用,人也可以影响环境,人与环境之间相互作用、相互影响。

(二)环境的分类

环境可分为内环境和外环境,它们之间相互作用、相互依存。

1. 内环境包括生理环境和心理环境

(1)生理环境 如人体内的呼吸系统、循环系统、消化系统、泌尿系统、神经系统、内分泌系统等,各系统之间通过神经、体液的调节维持生理稳定状态,并与外环境进行着物质、能量和信息交换,以适应外环境的改变。

(2)心理环境 患病通常会对人的心理活动产生负面影响。同时,一些心理因素,如急性或慢性应激事件也是许多疾病的致病和诱发因素,可导致机体器官产生一系列的病理生理变化。此外,心理因素对疾病的进程,病人配合的程度,疾病的治疗疗效,疾病的预后,以及病人、亲属的生活质量均会产生不同程度的影响。

2. 外环境包括自然环境和社会环境

(1)自然环境 指人类周围的外环境,是人类生存和发展所依赖的各种自然条件的总和,包括生活环境和生态环境。生活环境是指与人类社会生活相距较近、关系最密切的各种自然条件和人工条件,有人工环境的特征。生态环境是指与人类社会生活相距较远,由生物群落及其非生物环境组成的不同类型、不同层次的生态系统所构成的大自然环境。

(2)社会环境 指人类在生产、生活和社会活动中相互形成的生产关系、阶级关系与社会关系的总和。如各种经济、政治和法律制度、社会交往、宗教信仰、风俗习惯、文化教育等,均属社会环境范畴。社会环境影响个体和群体的心理行为,与人类的精神需求密切相关。

所有有生命的系统都包含内环境和围绕在其周围的外环境。内环境能够和外环境交换维持生命所需的物质,并帮助有生命的系统适应外环境的改变。因此,维持内环境平衡是延续生命的必备条件,外环境对生物体的生活质量具有重要意义。

人的生理环境、心理环境、自然环境和社会环境之间是相互影响、相互制约的。无论生理、心理、自然和社会环境中任何一方面出现问题,都可能影响人的健康。护理学家纽曼认为"人是生物、心理、社会文化及生长发育等因素相互关系的动力合成体";罗伊认为"人是生物、心理和社会的结合体"。因此,评估个人时,应将人看成一个整体,并考虑环境因素对整体人的影响。例如,环境污染可能导致疾病,而人因疾病住院可能导致心理情绪的变化和社会隔离、人际关系改变。人是复杂的个体,而且生活在各种复杂的环境中,有些生理方面的疾病会产生心理的问题,反之,心理问题也可能最终导致生理疾病。

二、环境因素对健康的影响

环境因素可以影响人,人的活动也会作用于环境。人类是自然环境的产物,在正常情况下,人体与环境之间保持一种动态平衡。一旦人体内某些微量元素含量偏高或偏低,打破了人体与环境的动态平衡,人体就可能处于失衡状态,患病的风险就会增高。环境如果遭受破坏或污染,致使环境中某些化学元素或物质增多,继而污染空气、水、土壤和生物,再通过食物链或食物网侵入人体,在人体内蓄积达到一定剂量时,就会破坏人体内原有的平衡状态,引起疾病,甚至贻害子孙后代。随着科学技术的进步,也会导致自然资源被滥用和消耗,加之人口过快增长,使环境的生态平衡被打乱。这种变化影响了人类健康,并对人类的生存构成严重的威胁,因此,人们应逐渐意识到环境中影响健康的一些因素并积极预防。

(一)自然环境因素对健康的影响

良好的自然环境是人类生存和发展的物质基础。人类要改善环境,必须以保护良好的自然环境为前提,否则势必造成严重的负面影响和破坏。

1. 气候对健康的影响　自然界的变迁,异常的气候现象,如台风、干旱、洪水、沙尘暴等可破坏生态系统,给人类健康带来威胁。另外,潮湿、严寒、燥热等气候与某些疾病的产生有密切关系。持续的高温环境可导致中暑,并有导致循环系统疾病及脑卒中的危险;极冷的环境有增加呼吸道疾病和发生冻伤的可能。

2. 地形地质对健康的影响　地形地质不同,地壳物质成分不同,各种化学元素含量的多少会对人类健康产生不同程度的影响。如环境中缺碘会导致地方性甲状腺肿;环境中氟过量会导致氟骨症;地方性砷中毒、克山病等都与当地的地质物质成分的含量有关。

3. 自然环境污染对健康的影响　随着科学技术的发展,在人类利用和控制环境能力提高的同时也给环境带来了污染。如大量工业废弃物和生活废弃物的排放、人工合成的化学物质俱增,导致空气、水、土壤等自然环境受到破坏而威胁人类的健康。

(1)空气污染

1)室外空气污染:大气污染对健康的影响取决于大气中有害物质的种类、性质、浓度和持续时间,也取决于个体的敏感性。污染物质的浓度达到有害程度时,就会破坏生态系统和人类正常生存和发展的条件。例如,浮尘对人体的危害作用就取决于浮尘的粒径、硬度、溶解度和化学成分,以及吸附在尘粒表面的各种有害气体和微生物等。有害气体在化学性质、毒性、水溶性等方面的差异,也会造成危害程度的差异。另外,呼吸道各部分的结构不同,对毒物的阻留和吸收也不尽相同。成年人肺泡总面积约 100 m^2,布满毛细血管,因此毒物很快被肺泡吸收并由血液输送至全身机体,所以毒物由呼吸道进入机体时的危害最大。

大气中有刺激作用的有害物(如烟尘、二氧化硫、硫酸雾、氯气、臭氧等)会刺激上呼吸道黏膜表层的迷走神经末梢,引起支气管反射性收缩、痉挛、咳嗽和打喷嚏等。在低浓度毒物的慢性作用下,呼吸道的抵抗力逐渐减弱,会诱发慢性支气管炎等疾病。如短时间接触高浓度空气污染物,则会造成急性中毒,如一氧化碳中毒。

2)室内空气污染:近年来室内空气污染也逐渐被重视。人们约有 80% 以上的时间在室内度过,与室内空气污染物的接触时间多于室外。因此,室内空气质量的优劣直接关系到每个人的健康。随着人们生活水平的提高,各种建筑材料、装饰材料、人造木板家具等大量挥发出有害物质的化工产品进入室内,成为重要的室内污染源之一。家用燃料的消耗量、食用油的使用量、烹调菜肴的种类和数量等都在不断增加。家用燃料产生的室内空气污染物在室内扩散和积累,一部分通过室内外的通风换气排出室外,加重大气污染;一部分则弥散在整个居室空间,造成居室空气的污染,严重影响室内人群的健康,可致头痛、疲劳、皮肤刺激、呼吸不畅等症状的发生,甚至可诱发及加重哮喘、肺气肿、肺炎等呼吸系统疾病。

吸烟同样污染室内空气。吸烟是导致癌症、心血管病、慢性支气管炎、肺气肿和胃溃疡等多种疾病的主要危险因素。烟草中含有一种特殊的生物碱——尼古丁,对人的神经细胞和中枢神经系统有兴奋和抑制作用,毒性很大,是吸烟致病的主要物质之一。吸烟者吸入体内的主流烟雾仅占整个烟气的 10%,90% 的侧流烟雾弥漫在空气中。所以吸烟不仅对吸烟者本人有害,而且会危及他人。不吸烟的人在吸烟污染的室内,同样会受到烟气的危害,这是通常所说的被动吸烟。被动吸烟者由于吸进了烟雾,同样会对身体健康造成危害。

(2)水污染 排入水体的污染物质,如未经处理或处理不当的工业废水和城市生活污水,农药、化肥流入水中等,超过了水的自净能力,使水的组成及其性状发生变化,就会使动、植物的生长条件恶化,人类的生活及健康就会受到影响。水污染对人体健康的影响主要有:

1)引起急性或慢性中毒:水体受化学物质污染后,通过饮水或食物链进入人体即可造成中毒。如氰化物在水中含量过高时,人饮用后就会发生急性中毒,表现为细胞内窒息。环境毒物本身在人体内可发生物质蓄积,造成的损害也可逐渐积累,表现为慢性中毒。污染物引起的急性中毒和慢性中毒是水污染对人体健康危害的主要方面。

2)致癌、致畸、致突变作用:长期接触或饮用被某些有致癌、致畸、致突变作用的化学物质,如砷、镍、苯胺和其他多环芳烃等污染的水体,可能诱发癌症,引起胎儿畸形或行为异常。

3)引发传染病的传播和流行:人、畜粪便等生物性污染物污染水体后,可能引起细菌性肠道传染病,如伤寒、痢疾、肠炎、霍乱等。常见的肠道内病毒性疾病也可以通过水污染引起传染病的扩散。水作为媒介还可以传播各种寄生虫病。另外,水污染对农作物的危害、对水生态系统的危害,以及其造成的水资源紧张和经济损失,最终也会危害人的健康。

（3）土壤污染　土壤是人类环境的主要因素之一，也是生态系统物质交换和物质循环的中心环节。它是各种废弃物的天然收容和净化处理的场所。土壤污染主要是指土壤存积的有机废弃物或毒物过多，影响或超过了土壤的自净能力，从而在卫生学上和流行病学上产生了有害的影响。

土壤被有毒化学物污染后，对人体的影响大多是间接的。主要是通过农作物、地面水、地下水对人体产生影响。固体废物长期露天堆放，其有害成分在地表径流和雨水冲刷、渗透作用下通过土壤孔隙向四周和纵深的土壤迁移，使有害成分在土壤固相中呈现不同程度的积累，导致土壤成分和结构的改变。植物生长在土壤中，间接又对植物产生了污染，有些土地甚至无法耕种。

被病原体污染的土壤能传播伤寒、副伤寒、痢疾、病毒性肝炎等传染病。这些传染病的病原体随病人和带菌者的粪便以及他们的衣物、器皿的洗涤污水污染土壤。通过雨水的冲刷和渗透，病原体又被带进地面水或地下水，进而引起这些疾病的流行。因土壤污染而传播的寄生虫病有蛔虫病和钩虫病等。人与土壤直接接触，或生吃被污染的蔬菜、瓜果，就极易感染这些寄生虫病。

（4）噪声污染　噪声一般由很多没有周期性和节奏性的频率构成，如车辆的发动声、高音喇叭声、人为的吵闹声等。噪声对人体的危害主要有干扰睡眠和休息、造成暂时性或永久性听力损害等。轻度噪声可使人感到厌烦、精神不集中、工作效率降低；长期生活在噪声环境中的人会产生耳鸣、头晕、头痛、失眠、记忆力减退、唾液、胃液分泌减少，胃酸降低，易患消化道溃疡等疾病。儿童会出现智力发育迟缓、体重减轻等现象。

（5）辐射污染　辐射源有天然的和人工的两大类，天然的辐射来自宇宙射线和水域、矿床中的射线，人工的辐射源主要是广播站、电视塔、卫星通信站、医用射线源、核武器试验产生的放射性沉降物以及原子能工业排放的各种放射性废物等。辐射可直接损伤人体皮肤和组织，也会产生一些潜在的伤害，如抵抗力下降、睡眠障碍、心血管系统及生殖系统受损等，还可诱发癌症及引起遗传基因突变。在妊娠期内，辐射可致胚胎畸形或死亡。大剂量辐射可使人和生物在短时间内死亡。

各种环境污染遍及全世界，关注环境是全世界需要付诸努力的事情。人类的生活环境在不停地发生变化，人们需持续不断地评估自己与环境的关系，并适应环境的改变，以便能控制及改善生存环境，保持和增进人类健康。

（二）社会环境因素对健康的影响

人类在改造自然、发展生产、创造文明的活动中结成不同的群体，建立了生产关系和社会关系。人生活在社会群体之中，不同的社会制度、经济状况、风俗习惯、文化背景及劳动条件等社会环境因素，均可导致人们产生不同的社会心理反应，从而影响身心健康。

1. 社会经济　经济是满足人群基本需要以及卫生服务和教育的物质基础，人群的健康水平与社会经济水平有密切关系。社会经济因素对健康的影响往往起着主导作用，涉及人类的衣、食、住、行以及社会、医疗保障等方面。一方面，社会经济的发展是提高人群健康水平的根本保证；另一方面，社会经济的发展也必须以促进人群健康水平的提高为先决条件。

2.社会关系　社会网络中,人们之间相互关系的协调性及相互支持的程度不仅是影响健康的因素,也是健康的基本内容。此外,人们在社会中彼此相处的方式以及其社会联系和社会身份等对健康也具有一定的意义。

3.社会阶层　社会阶层反映人们所处的不同的社会环境,它蕴含着许多因素,如经济收入、教育程度、价值观念、卫生服务的利用、生活习惯及自然环境等。由于不同社会阶层存在着上述因素的差异,因而不同社会阶层的健康状况也呈现种种差别。随着我国改革开放的不断深入,社会更加趋于多样化,不同社会群体之间的经济和生活方式的差别逐渐扩大,健康状况也随之出现明显的差异。

4.生活方式　生活方式是人们长期受文化、民族、经济、社会、风俗、规范,特别是家庭的影响而形成的生活习惯、生活制度和生活意识。它是个人先天和习惯的倾向,是经济、文化和政治等因素相互作用所形成的。生活方式受自然环境的影响,但它也是一种社会行为,或者说是社会文化行为。如国内有些地区人群习惯腌制不同的酱类或蔬菜,这种不健康的饮食习惯易导致消化道肿瘤的发生。

5.文化　是指人类在社会历史发展过程中创造的物质和精神财富的总和。与健康有关的文化因素包括对症状的感知、偏爱的治疗方式以及实施营养、安全和生活的行为方式等。在人类社会的发展过程中,寻求适应环境的方式是文化的核心。文化的发展促使社会更适宜群体的生存,同时也影响人群的健康状况及疾病模式。

6.卫生服务体系　卫生服务体系的主要工作是向个人和社区提供范围广泛的促进健康、预防疾病、医疗护理和康复服务,保护和改善人群健康。世界各国的社会发展和经济制度不同,卫生资源的拥有、分配和利用的差别很大,世界卫生组织提出要本着社会公正的精神,采取国家和国际有效行动,在全世界,特别是在发展中国家实施初级卫生保健。

三、护理与环境的关系

南丁格尔在多年的护理实践中深刻地认识到环境对健康具有重要的影响,因此她提出,"一般认为症状和痛苦是不可避免的,并且发生疾病常常不是疾病本身的症状而是其他的症状——全部或部分需要空气、光线、温暖、安静、清洁、合适的饮食等"。南丁格尔认为,造成病人痛苦的原因常常是环境因素未能满足病人的生存需求,而并非仅仅是疾病本身的症状。因此,护士只有了解环境与健康和疾病的关系,才能完成护理的基本任务——促进健康、预防疾病、恢复健康、减轻痛苦。

(一)国际护士会的倡导

1975 年,国际护士会在其政策声明中概述了护理专业与环境的关系:保护和改善人类环境成为人类为生存和健康而奋斗的一个主要目标。该目标要求每一个人和每一个专业团队都要承担以下职责:保护人类环境,保护世界资源,研究它们的应用对人类的影响及如何避免人类受影响。同时,也明确规定了护士的职责:①帮助发现环境中对人类积极的和消极的影响因素。②护士在与个体、家庭、社区和社会接触的日常工作中,应告知他们如何防护具有潜在危害的化学制品及有放射线的废物等,并应用环境知识指导其预防和减轻潜在性危害。③采取措施预防环境因素对健康所造成的威胁。同时加强宣传,教育个体、家庭、社区和社会对环境资源进行保护的方法。④与卫生部门共同协作,找出住宅区对环境及健康的威胁因素。⑤帮助社区处理环境卫生问题。⑥参与研究和提供措施,早期预防各种有害于环境的因素,研究如何改善生活和工作条件。

（二）保护人类健康,满足人们需要

环境污染危害人类健康,这是多年来人类实践活动得出的结论。控制环境污染,保护人类健康已成为护士的迫切任务。随着经济的发展和生活水平的提高,人们对环境质量的要求也越来越高,环境质量必须与人们生活水平的提高相适应,人们需要清洁、舒适、安静、优美的生活和工作环境。为了满足人们的需要,护士有责任和义务学习和掌握有关环境的知识,并运用自身拥有的知识,积极主动地开展健康教育,努力保护和改善环境,为人类健康事业做出贡献。

第二节　医院环境

医院是提供医疗卫生保健服务的机构,以诊疗疾病、照顾病人为主要目标。随着现代医学模式的确立,医院的功能从单纯治疗疾病的场所向具有预防、治疗、保健、康复等多种功能的健康服务中心转变。护理服务对象不仅包括患病的人,也包括健康的人。其内容涉及人的生理、心理、社会、精神、文化等多个层面的护理,以及人的生命周期各个阶段的护理。工作场所也由原来的医院向外扩展,包括家庭、社区、学校、工厂、医养机构等。以健康照顾为目标的医疗环境对人产生积极的影响,对健康具有促进作用,并能满足人的基本需要。医院环境的设计与布局需要以服务对象为中心,有利于满足病人的治疗、护理与休养需要,使病人感觉安全、舒适,尽量减轻服务对象的痛苦,促进康复。提供良好的治疗环境是护士的重要职责之一。

一、医院环境的特点及分类

（一）医院环境的特点

医院是对特定的人群进行防病治病的场所,是专业人员在以治疗为目的的前提下创造的一个适合病人恢复身心健康的环境。个体在生命过程中都有可能接触医院环境,医院能否为病人提供良好的治疗环境,不仅会影响病人就医期间的心理感受,还会影响个体疾病恢复的程度与进程。因此,作为医务人员,为病人提供一个安全、舒适、优美的适合恢复健康的治疗环境是十分必要的。良好的医院环境应具备以下特点:

1. 服务专业性　在医院环境中,医务人员服务的对象是病人,病人是具有生物和社会双重属性的复杂有机体。因此,医院中医生、护士等人员在专业分工越来越精细的同时又团结协作,以提供高质量的医学综合服务。由于护士在提高医疗服务质量中起相对独立作用,因此,现代医院对护士专业素质的要求也不断提高,要求其具有全面的专业理论知识、熟练的操作能力和丰富的临床经验,能够科学地照顾病人的生活,提供专业的生活护理、精神护理、营养指导等服务,并在新技术、新专业不断发展的同时,进一步满足病人多方位的健康需求。

2. 安全舒适性　医院是病人治疗病痛、恢复健康的场所,医院的安全舒适性也是

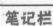

医院环境的基本要求。

(1)治疗性安全 安全舒适感首先来源于医院的物理环境,包括空间、温度、湿度、空气、光线、噪声的适量控制,清洁卫生的维持等,医院的建筑设计、设备配置、布局应符合有关标准,安全设施齐备完好,治疗护理过程中避免病人发生损伤。

(2)生物环境安全 在治疗性医疗环境中,致病菌及感染源的密度相对较高,医院应建立院内感染监控系统,健全有关制度并严格执行,避免发生院内感染和疾病的传播,保证生物环境的安全性。

(3)医患、护患关系的和谐 医护人员应注意为病人营造一个良好的人际关系氛围,耐心热情地对待病人,建立和睦的人际关系,重视病人的心理支持,满足其被尊重的需要及爱与归属的需要,增加其心理安全感。

3.管理统一性 医院医疗服务面广,分工协作部门较多,在"以病人为中心"的思想指导下,医院根据具体情况制定各项规章制度,统一管理,保护病人及医院工作人员的安全,提高工作效率和质量。例如在病区护理单元中,应做到:①病室干净、整洁,规格统一,陈设齐全、摆放整齐、方便取用。②病人的皮肤、头发、口腔等要保持清洁,被服摆放以满足治疗需求及方便使用为原则。③工作人员应仪表端庄,服装整洁大方,遵守有关的工作制度,尽量减少噪声的产生,给病人提供一个适合恢复健康的环境。④及时清理病人的排泄物、污染物等。严格按照医疗垃圾分类进行处置。

4.文化特殊性 医院文化有广义和狭义之分。广义的医院文化泛指医院主体和个体在长期的医学实践中创造特定的物质财富和精神财富的总和,包括医院硬文化和软文化两大方面。医院硬文化主要是指医院内的物质状态,如医疗设备、医院建筑、医院环境、医疗技术水平和医院效益等有形的东西,其主体是物。医院软文化是指医院在历史发展过程中形成的具有医院特色的思想、观念等意识形态和行为模式,以及与之相适应的制度和组织结构,其主体是人。医院的硬文化是医院软文化形成和发展的基础,医院软文化一旦形成则对医院硬文化具有反作用。两者是有机整体,相互制约,又互相转换。

狭义的医院文化是指医院在长期的医疗活动中逐渐形成的,以人为核心的文化理论、价值观念、生活方式和行为准则等。适宜的医院文化是构建和谐医患关系的必要条件,将"以病人为中心"的原则融入医院管理是医院组织文化建设的关键。

(二)医院环境的分类

医院环境是医务人员为病人提供医疗服务的场所,可分为物理环境和社会环境两大类。社会环境又包括医疗服务环境及医院管理环境。

1.物理环境 指医院的建筑设计、基本设施以及院容院貌等为主的物质环境,属于硬环境。它是表层的、具体的、有形的,包括视听环境、嗅觉环境、仪器设备、工作场所等,是医院存在和发展的基础。

2.社会环境 医院是社会的一个特殊组成部分。护士应与病人建立良好的护患关系,创建和谐的氛围,帮助病人消除不良心理反应,使其尽快适应医院的社会环境。

(1)医疗服务环境 指以医疗护理技术、人际关系、精神风貌及服务态度等为主的人文社会环境,属于软环境。它是深层次的、无形的、抽象的,包括学术氛围、服务理念、文化价值、人际关系等。医疗服务环境的好坏可促进或制约医院的发展。

(2)医院管理环境 包括医院的规章制度、监督机制及各部门协作的人际关系等,也属于软环境。医院管理环境应以人为本,体现医院文化,旨在提高工作效率,满足病人需求。

良好的医院环境需要软、硬环境相互促进、共同发展,亦是医院树立良好的社会形象及影响广大病人对医院整体印象的综合评价和心理认同的重要因素。

二、医院环境的调控

随着日益提高的生活质量、消费理念的转变,人们逐渐趋向追求高质量与舒适美观的生活空间。医院的物理环境因素直接影响病人的身心舒适和康复治疗效果,病人患病后希望得到最佳的医疗服务,同时也希望在安全、舒适、适宜的环境中接受诊疗和休养。因此,创造与维护医院环境是护士的重要职责。

(一)医院的物理环境

物理环境是指病区的布局、装饰、基本设施等环境。医院的物理环境直接影响病人的身心舒适和治疗效果。保持医院的物理环境安静、整洁、舒适,温湿度适宜,有良好的通风和光线,安全及美观是护士的重要职责。

1. 空间　病人在医院要有一定的活动空间,在医院条件许可的情况下,尽可能满足病人的需要,让他们对其周围环境拥有控制力,同时也方便治疗和护理操作。为了保证病人有适当的活动空间,每个病区设 30~40 张病床为宜,每间病房设 2~4 张病床或单床,尽量配有卫生间,病床之间的距离不得小于 1 m。

2. 温度　适宜的温度使病人感到舒适、安宁,可减少能量的消耗,有利于病人休息、治疗和护理工作的进行。一般室温保持在 18~22 ℃较为适宜,PICU、产房、ICU、CCU、老年病科等,室温可以适当升高,保持在 22~24 ℃较为适宜。室温过高会使神经系统受抑制,干扰呼吸和消化功能,不利于体热的散发,影响病人体力的恢复。而室温过低则因寒冷刺激,使病人畏缩、缺乏动力,肌肉紧张,护理和治疗时易使其受凉。病室应备有温度计,以便随时评估室内的温度并适当调节,满足病人身体舒适的需要。由于季节的变换,气温差别很大,应根据不同季节采用不同的护理措施。夏季酷热,一般采用开窗通风、电扇、空调等设备使室内空气流通,从而增加身体热量蒸发速度,促进身体舒适。冬季严寒,病室多用暖气设备保持温度,基层医疗单位中也有用火炉、火墙等取暖。此外,还应根据气温变化适当增减病人的盖被及衣服。在执行护理活动时,应尽量避免不必要的暴露,以防病人受凉。

3. 湿度　湿度会影响皮肤蒸发散热的速度,从而影响病人的舒适度。湿度为空气中含水分的程度。病室湿度一般指相对湿度,即在单位体积的空气中,一定温度的条件下,所含水蒸气的量与其达到饱和时含量的百分比。人体对湿度的需要随温度不同而变化,温度越高,对湿度的需要越小。病室的湿度以 50%~60% 为宜。湿度过高或过低都会给病人带来不适感。湿度过高时,蒸发作用减弱,可抑制出汗,会使病人感到潮湿、气闷,尿液排出量增加,加重肾脏负担;湿度过低时空气干燥;人体蒸发大量水分,引起病人出现口干舌燥、咽痛、烦渴等表现,对呼吸道疾患或气管切开病人尤为不利。病室应备有湿度计,护士可根据评估情况对病室的湿度进行适当调节。当室内湿度大于室外时,可使用空调或抽湿器进行适度调节,也可打开门窗使空气流通以降低湿度。室内湿度过低时,可在地面上洒水或使用加湿器,冬天可在暖气或火炉上安放水槽、水壶等蒸发水汽,以达到提高湿度的目的。

4.通风　通风换气使空气流通,可调节室内温度和湿度,增加室内空气中的氧气含量,保持空气清新,降低二氧化碳和微生物的密度,降低室内空气污染,减少呼吸道疾病传播,刺激皮肤血液循环,利于汗液的蒸发和热量的散失,增加病人的舒适感。呼吸道疾病的传播多与空气不洁有关,而且污浊的空气中氧气不足,可使人出现烦躁、倦怠、头晕、食欲减退等表现。通风效果因通风面积、室内外温度差、通风时间及室外气流速度而异。一般通风 30 min 即可达到置换室内空气的目的。

5.噪声　噪声的危害程度视音量大小、频率高低、持续时间和个人的耐受性而定,严重的噪声甚至会造成听力丧失。噪声的单位是分贝(dB),根据世界卫生组织规定的噪声标准,白天较理想的强度是 35~40 dB。噪声强度在 50~60 dB 即能产生相当的干扰。突发性噪声,如爆炸声、鞭炮声、警报声等,其频率高、音量大,虽然持续时间短,但其强度高达 120 dB 以上时,会导致耳鸣、血压升高、血管收缩、肌肉紧张,以及出现焦躁、易怒、头痛、失眠等症状。医院周围环境的噪声虽非护士所能控制,但护士应尽可能地为病人创造安静的环境。工作人员在说话、行动与工作时应尽可能做到"四轻"。①说话轻:说话声音不可过大,护士应评估自己的声量并且保持适当的音量。但应注意不可耳语,因为耳语会使病人产生怀疑、误会与恐惧。②走路轻:走路时脚步要轻巧。操作时应穿软底鞋,防止走路时发出不悦耳的声音。③操作轻:操作时动作要轻稳,处理物品与器械时避免相互碰撞,尽量避免制造不必要的噪声。推车的轮轴定时滴注润滑油,以减少摩擦发出的噪声。④关门轻:病室的门及椅脚应钉橡胶垫。开关门窗时,注意轻开轻关,不要人为地制造噪声。

患病时,人适应噪声的能力减弱,少许噪声即会影响病人的情绪,使病人感到疲倦和不安,影响休息和睡眠,久之,会导致病情加重。减少噪声,可使病人得到良好的休息,利于康复。

6.采光　病室采光有自然光源和人工光源。日光是维持人类健康的要素之一。太阳辐射的各种光线,如可见光、红外线、紫外线,各种射线都有很强的生物学作用。适量的日光照射能使照射部位温度升高、血管扩张、血流增快,改善皮肤的营养状况,使人食欲增加,舒适愉快。另外紫外线有强大的杀菌作用,并可促进机体内部生成维生素 D,因此,病室内经常开启门窗,让阳光直接射入,或协助病人到户外接受阳光照射,一些卧床病人也可借此增加活动,对辅助治疗颇有意义,但应避免光线直接照射病人的面部。另外,阳光的变化可减少病人与外界的隔离感。为了夜间照明及保证检查和治疗护理的需要,病室必须备妥人工光源,其设计及亮度可依其作用进行调节。楼梯、药柜、抢救室、监护室内的灯光要明亮,普通病室除一般吊灯外,还应有地灯装置,既不打扰病人的睡眠,又可保证夜间巡视工作的进行。

7.装饰　优美的环境让人感觉舒适愉快。病室是病人在医院停留时间最长的空间,病室布置应简单、整洁、美观、优美悦目。色彩、装饰会影响病人的情绪、行为和健康,病室的颜色可根据不同护理对象而选择,使病人精神愉快,增进病人的身心舒适感。现代医院不仅按病室的不同需求来设计和配备颜色,而且应用各种图画、窗帘、被单等来布置病人单位,例如儿科科室的床单和护士服可用暖色,以减少儿童的恐惧感;手术室可选用绿色或蓝色,给病人宁静、舒适感;病区走廊可以适当摆放一些绿色植物以美化环境、净化空气、减少眼睛疲劳和增添病室生机。在病室的周围可栽种树木、草坪和修建花坛、设置桌凳等,供病人休息、散步和观赏。医院环境的装饰如调配得当,不仅可促使病人身心舒适,还可以产生积极的医疗效果。

8.安全　医院流动人群中,老弱病残的聚集比例远大于一般公共场所。要为病人提供一个安定、无危险、无伤害的环境,避免各种原因引起的躯体损伤,如地面防滑(表2-1),通常医院的防滑等级不应低于1级。对于老人、儿童、残疾人等活动较多的室内场所,防滑等级应达到2级。针对特殊科室、部门应备加护栏的床档等。

表2-1　防滑等级与安全性评价

防滑等级	防滑系数	安全性
1级	<0.50	不安全
2级	0.50~0.79	安全
3级	≥0.80	非常安全

(二)医院社会环境的调控

医院是社会的一个特殊组成部分,病人的生、老、病、死都与其有密切的关系。病人进入医院,对接触的人、陈设、规则、声音及气味等都会存在陌生感和不习惯,从而产生某些不良的心理反应。为了保证病人能获得安全、舒适的治疗环境,得到适当的健康照顾,必须为病人创造和维持一个良好的医院社会环境。同时医院也要对公众的健康问题或健康需要提供协助或服务,担负着预防、诊断及治疗疾病、促进康复、维护健康的任务。

1.人际关系　人际关系是在社会交往过程中形成的、建立在个人情感基础上的,彼此为寻求满足某种需要而建立起来的人与人之间的相互吸引或排斥的关系。人际关系在医院环境中具有重要的作用,它可以直接或间接地影响病人的康复。

人患病时通常会伴随情绪及行为上的变化,往往会出现害怕、焦虑、孤独、依赖、烦躁不安及缺乏自尊等心理。病人因病无法参与日常活动时,会感到社交被隔离,常常会有挫折感,缺乏自信心。因此,在为病人提供护理照顾时,既要考虑病人的生理需要,也要考虑到病人的心理、社会方面的需要,提供安全与舒适的心理、社会环境。对住院病人来说,影响其身心康复的主要人际关系包括医患关系及病友之间的关系。

(1)医患关系　医患关系是指"医"与"患"之间的关系。"医"包括医疗机构、医务人员,"患"包括病人、病人的家属以及除家属以外的病人的监护人。良好的医患关系有助于病人身心的康复。在护理工作中,护士与病人之间产生和发展的一种工作性、专业性和帮助性的人际关系,也属于医患关系。在医患关系中,护患关系是一种特殊的人际关系,护理人员与病人之间是服务者与被服务者、帮助者与被帮助者之间的关系,作为服务者与帮助者的护士处于主导地位,在具体的医疗护理中,要做到不分民族、信仰、性别、年龄、职业、职位、远近亲疏,均一视同仁。一切从病人利益出发,满足病人的身心需求,尊重病人的权利与人格。病人应该尊重护士的职业和劳动,在治疗护理中配合医护人员,以充分发挥护理措施的效果,早日康复。

护士与病人之间不断通过各种方式表达自己的心身感受并感知对方表达的感受,彼此产生着具有反馈作用的相互影响。护患之间相互影响的力量是不平衡的,但护士的影响力明显大于病人。主要的影响包括以下几个方面：

1）语言：工作中，护士应善于运用治疗性语言，发挥语言的积极作用，鼓励病人的治疗信心，使病人减轻陌生感，消除紧张、焦虑的心理，建立对医务人员的信任感；帮助病人正确认识和对待自身的疾病，减轻消极情绪。护士应根据病人的年龄、个性、心理特征，选择合适的言语沟通方式，对心理压力大的病人要提供良好的情感支持，减少紧张心理，说话要亲切自然，语速要缓慢、有停滞，冷静地倾听后给予答复，从而建立良好的医患关系，让病人感到护士的诚恳、友善，赢得对方的信任，有利于疾病康复。

2）行为举止：行为是人在思想支配下的活动，是思想的外在表现，也是人际间思想交流的一种方式。行为举止传递的信息在对病情判断及确定处理措施等方面具有重要意义。在医疗护理活动中，医护人员的技术操作及其行为受到病人的关注，是病人对自身疾病和预后认识的主要信息。因此医护人员的仪表和神态应该庄重、沉着、热情、机敏。护士要热情，表情自然，精神饱满，着装合体，举止大方，操作时要稳、准、轻、快，从行为举止上消除病人的疑虑，带给病人心理上的安慰。

3）情绪：护士在工作中的情绪对病人有很大的感染力，护士的积极情绪可使病人乐观开朗，消极情绪会使病人变得悲观焦虑。因此，护士要在自我认识情绪的基础上，学会控制情绪，学会自我调整和自我安慰的方法，寻找正确的压力释放途径，将不良情绪适当转移和宣泄，提高受挫的承受能力。并时刻以积极的情绪去感染病人，为病人提供一个舒适、安全、优美、令人愉悦的心理环境。

4）工作状态：护士要通过自己的工作态度来取得病人的信任。严肃认真、一丝不苟的工作态度可使病人获得安全感、信赖感。护士应以真诚的热情、友善的态度对待病人，体会病人的感受，使病人能够感受到来自护士的温暖和支持。尊重病人的权利和人格，对所有的病人一视同仁，促进护患关系的良性发展。

（2）病友关系　病区中的每个人都是社会环境中的一员，在共同的治疗康复期间相互影响。例如病友间的相互帮助与照顾，交流疾病康复的常识及生活方式，帮助新病友尽快熟悉环境，协助护理人员做好工作等，同时老病友对自身疾病的态度是紧张、恐惧，还是镇定自若，往往会感染同病种的新病友，尤其对手术的态度及术后的表现，感染力更强。护士对这些良好的情感交流，应持鼓励态度，要善于察觉不利因素并做好调节，防止消极情绪的蔓延。同住一间病室，病友们自然地构成一个群体，有着共同的心理倾向，病友间的相互帮助与照顾，有利于增进病友间的友谊与团结，这就是群体氛围。它由病人的共同影响而形成，同时又影响着每个病人。护理人员是病人所处环境的主要调节者，对病情轻重不同的病人，尽量分别安置，以避免不良刺激。护士应善于利用病友间的互助精神，启发群体中的积极因素，调动病人的乐观情绪，使群体气氛有利于病人和医护工作的开展。恰当的引导，可使各种影响产生积极作用；同时，护士又可利用这种积极气氛，更好地展开护理工作。因此，病室气氛与护士有密切关系。

2. 医院规章制度　医院规章制度是依据国家相关部门有关医院管理的规定并结合医院自身的特点所制定的规则。如出入院管理、探视、陪护制度等。规章制度为确保诊疗、护理工作的有序开展提供依据保障，保证病人具有良好的休养环境，以帮助病人尽快恢复健康。医院规章制度既是对病人的指导，又是对病人的一种约束，因而会对病人产生一定的影响。

（1）耐心解释，取得理解　向病人和家属耐心解释医院规章制度的内容和执行各项医院规章制度的必要性,取得病人的主动配合,使其自觉地遵守。

（2）让病人对其周围的环境具有一定的自主权　要在维护医院规章制度的前提下,尊重病人,尽可能让病人拥有对其个人的环境的控制权,例如,在进入病室时应先敲门,帮助病人整理床单位或衣物时,应先取得病人的同意等。

（3）满足病人需求,尊重探视人员　病人的家属或亲朋好友可帮助病人满足其安全感、归属感和自尊的需要,带给病人支持与舒适,并减少病人的寂寞与社交隔离。在病人中间开展人性化服务,让病人切实感受到个人的尊严和自由,已成为医院的共识。因此,要尊重前来探视的病人亲属和朋友。但如果探视者不受病人欢迎,或探视时间不恰当,影响医疗护理工作,则要劝阻和限制。

（4）开展健康教育　健康教育是护士针对住院病人的生理、心理、文化、社会的适应能力而进行的,它通过向病人传授所患疾病的有关医学、护理方面的知识与技能,调动病人积极参与自我护理保健,达到恢复健康的目的。随着社会的进步和人们健康意识的转变,病人健康教育在护理工作中越来越占有举足轻重的位置。在做各种检查、治疗或护理工作之前或过程中,应给予病人适当的解释与心理支持,使病人了解医护人员实施这些措施的目的。在与病人的交流沟通中,护士不只是将防病治病的知识传授给病人,更重要的是要善于耐心倾听病人倾诉,并且要对病人的倾诉做出反应。同时还应允许并鼓励病人参与决策,以增进其自我价值感和控制能力。这样可以减少病人对治疗、手术、检查等的恐惧心理,使病人能主动、积极地配合。

（5）尊重病人的隐私权　保护病人隐私权是良好医患关系得以维持的重要保证,是取得病人信任和主动合作的重要条件。护士应尊重、关心、爱护病人,保护病人的隐私。为病人做治疗护理时,应适当地遮挡病人、避免不必要的暴露。对病人的个案讨论、诊断鉴定、检查结果、治疗记录,护士有义务为病人保密。

（6）鼓励病人自我照顾　病人因为疾病,生活自理能力下降或被限制了活动,生活需依赖他人照顾。当家属的陪护受到限制时,病人往往存在较重的思想负担。在病情允许的情况下,护士应创造条件并鼓励病人参与自我照顾,可以恢复其自信心与自护能力,有利于康复。

（刘　姝）

问题分析与能力提升

1. 王先生,63 岁,今日突然从 3 层楼梯摔下。急诊入院,入院时左侧腿部疼痛,并有多处擦伤。X 射线显示左侧胫骨粉碎性骨折。

请问:①作为骨伤科的接诊护士,在护理工作中应采取哪些护理措施保护病人的安全? ②医院环境中哪些情况容易对病人造成意外伤害?

2. 刘女士,75 岁,以"间断胸闷、气短 20 年,伴咳嗽、咳痰 2 d,加重 1 d"为主诉入院。2 d 前病人出现低热、气短、咳嗽、咳黄色黏痰,今急来我院就诊,门诊以"慢性阻塞性肺疾病急性加重、肺部感染"收治住院。查体:T 37.6 ℃,P 102 次/min,BP 120/70 mmHg。

请问:①此病人适宜的病室温度应为多少? ②病室温度过高或过低对病人会有什么影响? ③日间病室的噪声应控制在多少为宜?

第三章 预防与控制医院感染

学习目标

识记：①能正确说出医院感染的分类、形成原因及条件；②能正确说出常用的消毒灭菌方法的种类及注意事项；③能正确说出医院选择消毒灭菌方法的原则；④能正确描述无菌技术的操作原则和隔离原则。

理解：①能正确描述并解释下列概念：医院感染、感染链、外源性感染、内源性感染、清洁、消毒、灭菌、手卫生、无菌技术、隔离；②能比较干热消毒灭菌法与湿热消毒灭菌法的特点；③能正确区别医院清洁、消毒、灭菌方法的分类；④能正确举例说明医院日常清洁、消毒、灭菌工作的主要内容；⑤能正确区分隔离区域的清洁区、半污染区和污染区；⑥能正确举例说明常见的隔离类型及相应的隔离措施。

运用：①能采取医院感染的预防措施控制医院感染的发生；②能选择合适的消毒灭菌方法进行医院日常的消毒灭菌工作；③能根据临床情境要求完成洗手及卫生手的消毒；④能遵循无菌技术操作原则完成无菌技术基本操作；⑤能遵循隔离原则完成隔离技术基本操作。

医院感染伴随着医院的建立而产生，随着医学的发展而加剧，尤其是近年来各种医疗新技术的开展，大量抗生素和免疫抑制剂的广泛应用，导致医院感染的发生率增加。医院感染不仅影响到病人的健康，增加病人的身心痛苦，还给家庭、国家造成经济方面的重大损失。医院感染已成为当前医院管理中的一个重要课题，预防与控制医院感染正日益受到医院和各级卫生部门的高度重视。世界卫生组织提出有效控制医院感染的关键措施是：清洁、消毒、灭菌、无菌技术、合理使用抗生素、消毒与灭菌的效果检测。这些措施和护理活动密切相关，贯穿护理工作全过程。因此，护理人员必须严格遵循医院感染管理制度，正确掌握预防与控制医院感染的相关知识，认真执行预防和控制医院感染的各项技术。

第一节　医院感染

医院环境中，人员密集，病原体种类繁多且耐药性强，由于病人的免疫功能存在不同程度的下降或缺陷,增加了医院感染的概率。医院感染的发生严重影响病人的安全,制约医疗护理质量的提升,所以应提高医务人员对医院感染的认识、健全医院感染管理机构和管理制度、加强对医院感染的控制和监测。

一、医院感染的概念与分类

医院感染的概念与分类随着医院感染预防、控制和管理的发展,而不断地演变与完善。

(一)医院感染的概念

医院感染又称医院获得性感染。广义地讲,任何人在医院活动期间由于遭受病原体侵袭而引起的诊断明确的感染或疾病均称为医院感染。由于门急诊病人陪护人员、探视人员及其他流动人员在医院内停留时间短暂,常常难以确定其感染是否来自于医院,所以医院感染的对象主要为住院病人。

目前,医院感染的概念通常引用卫生部颁发的《医院感染管理规范(试行)》中的定义:医院感染是指住院病人在医院内获得的感染,包括在住院期间发生的感染和在医院内获得而出院后发生的感染,但不包括入院前已开始或入院时已处于潜伏期的感染。医院工作人员在医院内获得的感染也属于医院感染。

(二)医院感染的分类

1. 根据感染发生的部位分类　全身各个系统及部位都可能发生医院感染,详见表3-1。

表3-1　医院感染分类(按发生的部位)

发生部位	举　例
呼吸系统	上呼吸道感染、下呼吸道感染、胸腔感染
消化系统	胃肠道感染、肝炎、腹腔感染
泌尿系统	肾、输尿管、膀胱、尿道感染
运动系统	骨髓炎、关节感染、感染性心肌炎
神经系统	颅内感染、椎管内脓肿
循环系统	纵隔感染、心内膜炎、心包炎、心肌炎、败血症
生殖系统	盆腔感染、生殖器官感染
皮肤和软组织	压疮、疖、坏死性筋膜炎、乳腺炎、脐炎
手术部位	外科浅表切口感染、深部切口感染、腔隙感染
全身多个部位	多系统感染、多器官感染
其他	中耳炎、口腔脓肿

2. 根据病原体的来源分类　可将医院感染分为内源性感染和外源性感染。

(1)内源性感染　又称自身感染,是指各种原因引起的病人在医院内遭受自身固有病原体侵袭而发生的医院感染。病原体通常为寄居在病人体表或体内的正常菌群,通常是不致病的,但当个体的免疫功能受损、健康状况不佳或抵抗力下降时则会成为条件致病菌发生感染。如肝硬化病人发生原发性腹膜炎。

(2)外源性感染　又称交叉感染,是指各种原因引起的病人在医院内遭受非自身固有病原体侵袭而发生的医院感染。病原体来自病人身体以外的个体、环境等。包括从个体到个体的直接感染和通过物品、环境而引起的间接感染。如病人与病人之间、病人与医院工作人员之间的直接感染,或通过空气、水、物品的间接感染。

3.根据病原体的种类进行分类　可将医院感染分为细菌感染、病毒感染、真菌感染、支原体感染、衣原体感染及原虫感染等,其中细菌感染最常见。每一类感染又可根据病原体名称分类,如柯萨奇病毒感染、埃可病毒感染、铜绿假单胞菌感染、金黄色葡萄球菌感染等。

二、医院感染发生的原因

(一)个体抵抗力下降、免疫功能受损

在医院活动的个体,发生医院感染通常与其抵抗力下降、免疫功能受损有关。影响个体抵抗力、免疫功能的主要因素有:

1.生理因素　包括年龄、性别等。由于3岁以下的小儿自身免疫系统发育尚不完善、60岁以上的老年人脏器功能衰退,导致儿童和老年人的防御功能低下,抵抗力下降。女性特殊生理状况期间如月经、妊娠、哺乳期时,个体比较敏感,抵抗力下降,是发生医院感染的高危时期。

2.病理因素　病人本身对病原微生物的抵抗力降低。如恶性肿瘤、血液病、糖尿病、肝脏疾病等造成个体本身抵抗力下降;放疗、化疗、皮质激素的应用等对个体的免疫系统功能产生抑制甚至是破坏作用;皮肤或黏膜的损伤,局部缺血,伤口内有坏死组织、异物、血肿、渗出液积聚等均有利于病原微生物的生长繁殖,易诱发感染。个体的意识状态也会影响医院感染的发生,如昏迷或半昏迷病人易发生误吸而引起吸入性肺炎。

3.心理因素　个体的情绪、主观能动性、暗示作用等在一定程度上可影响其免疫功能和抵抗力。如病人乐观、心情愉快,充分调动自己的主观能动性可以提高个体的免疫功能,降低医院感染的概率。

(二)侵入性诊疗概率增加

各种侵入性诊疗技术的增加,如器官移植、中心静脉插管、气管插管、血液净化、机械通气等破坏了机体皮肤和黏膜的屏障功能,损害了机体的防御系统,把致病微生物带入机体或为致病微生物侵入机体创造了条件,而导致医院感染。

(三)抗生素滥用

许多感染性疾病治疗期间,应用多种抗生素或使用大量抗生素,如无适应证的预防性用药、术前用药时间过早、术后停药过晚、用药剂量过大或联合用药过多等,均易致耐药菌株增加、菌群失调、二重感染,致使病程延长,感染概率增加。

(四)医院卫生设施、管理机制不完善

医院是各类病人聚集的场所,加上某些医院建筑布局不合理、卫生设施不良等使

医院的空气中含有许多病原微生物微粒。医院的设备、器械等物品容易受细菌、病毒、真菌等各种病原微生物的污染,适合病原体的生长繁殖和变异。因此,居留愈久的病原体,由于其耐药、变异,病原微生物的毒力和侵袭性愈强,常成为医院感染的共同来源或成为持续存在的流行菌株。

另外有些医院感染管理制度不健全,或者虽然建立了医院感染管理组织,但只是流于形式;医院感染管理工作资源不够,投入缺乏;医院领导和医务人员对医院感染的严重性认识不足、重视不够等都会影响医院感染的发生、发展。

三、医院感染的形成

医院感染的形成必须具备感染源、传播途径、易感宿主三个基本条件。

(一)感染源

感染源即病原微生物储源,是指病原微生物自然生存、繁殖并排出的宿主(人或动物)或场所。内源性感染的感染源是病人自身,寄居在病人身体某些特定部位(皮肤、泌尿生殖道、胃肠道、呼吸道及口腔黏膜等)或来自外部环境并定植在这些部位的正常菌群,也包括身体其他部位感染的病原微生物,在一定条件下,个体的抵抗力下降或发生菌群易位时,可能引起病人自身感染或传播感染。外源性医院感染的感染源主要有:

1.已感染的病人和病原携带者 已感染的病人是最重要的感染源,病原微生物从感染部位的脓液、分泌物中不断排出,其致病力强,常具有耐药性,而且容易在另一易感宿主体内定植。此外,病原携带者也是医院感染另一重要的感染源。因为病原微生物不断生长繁殖并经常排出体外,而携带者本身无自觉症状常被忽视。

2.动物感染源 各种动物如鼠、蚊、蝇、蟑螂、蜱、螨等都可能感染或携带病原微生物而成为动物感染源,其中以鼠类意义最大。鼠类在医院的密度较高,不仅是沙门菌的宿主,而且是鼠疫、流行性出血热等传染病的感染源。

3.医院环境 医院的特殊环境可成为某些微生物存活并繁殖的场所,如铜绿假单胞菌、沙门菌等兼有腐生特征的革兰氏阴性杆菌可在潮湿的环境或液体中存活并繁殖达数月以上。

(二)传播途径

传播途径是指病原体从感染源排出后侵入易感宿主的途径和方式。内源性感染主要通过病原体在机体的易位而实现,属于自身直接接触感染;外源性感染的发生可有一种或多种传播途径,主要的传播途径有:

1.接触传播 是医院感染中最常见及最重要的传播途径。

(1)直接接触传播 感染源直接将病原微生物传播给易感宿主,如母婴间的风疹病毒、巨细胞病毒、艾滋病病毒、沙眼衣原体、柯萨奇病毒等的传播感染;病人之间、医务人员与病人之间可通过手的直接接触而感染病原体。

(2)间接接触传播 感染源排出的病原微生物经过媒介传递给易感宿主。其中医护人员的手是最主要的传播媒介。另外通过各种医疗设备如侵入性诊治器械和病室内物品传播,如呼吸机相关性肺炎、导管相关血流感染、输血导致的丙型肝炎;还可因水源或食物被病原微生物污染而通过消化道传播,如脊髓灰质炎、霍乱、狂犬病、炭

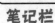

疸。病原体通过饮水源、食物进行传播常可导致医院感染爆发流行;通过动物或昆虫携带病原微生物作为人类感染性疾病传播的中间宿主的传播方式又称为生物媒介传播。病原体在动物或昆虫中感染、繁殖并传播,通过接触、叮咬、刺蜇、注毒、食入等方式使易感宿主致病。如蚊子通过叮咬传播的病原体包括疟原虫、乙型脑炎病毒、登革热病毒、血丝虫等。

2. 空气传播 是指带有病原微生物的微粒子($\leqslant 5\ \mu m$)以空气为媒介,随气流流动而导致的疾病传播。如含出血热病毒的啮齿类动物、家禽通过排泄物污染尘埃后形成气溶胶颗粒传播流行性出血热。

3. 飞沫传播 是指带有病原微生物的飞沫核($>5\ \mu m$)在空气中短距离($1\ m$内)移动到易感人群的口、鼻黏膜或眼结膜等导致的传播。病人伤口脓液、排泄物、皮肤鳞屑等传染性物质,病人在咳嗽、打喷嚏、谈笑时从口、鼻腔喷出的小液滴,医务人员进行某些诊疗操作时产生的液体微粒,由于在空气中悬浮时间不长即降落于地面或物体表面,只能近距离地传播给周围的密切接触者。常见的主要通过飞沫传播的疾病有开放性肺结核、猩红热、百日咳、白喉、麻疹、SARS、流行性脑脊髓膜炎、肺鼠疫等。

(三)易感宿主

易感宿主是指对某种疾病或传染病缺乏免疫力的人。如将易感者作为一个总体,则称为易感人群。医院是易感人群相对集中的地方,易发生感染且感染容易流行。病原体传播到宿主后是否引起感染主要取决于病原体的毒力和宿主的易感性。病原体的毒力取决于其种类和数量,而宿主的易感性取决于病原体的定植部位和宿主的防御功能。影响宿主防御能力的因素包括:①年龄、性别、种族及遗传;②正常的防御机制(包括良好的生理、心理状态)是否健全;③疾病与治疗情况;④营养状态;⑤生活型态;⑥精神面貌;⑦持续压力等。

由此可见,医院感染常见的易感人群主要有:①婴幼儿及老年人;②机体免疫功能严重受损者;③营养不良者;④接受各种免疫抑制剂治疗者;⑤长期使用抗生素者;⑥接受各种侵入性诊疗操作者;⑦手术时间长者;⑧住院时间长者;⑨精神状态差、缺乏主观能动性者。

四、医院感染的预防与控制

为保障医疗安全、提高医疗质量,各级各类医院应将医院感染管理纳入到医院日常管理工作中,建立医院感染管理责任制,制定并落实医院感染管理的规章制度和工作规范,严格执行有关技术操作规范和工作标准,有效预防和控制医院感染,防止传染病病原体、耐药菌、条件致病菌及其他病原微生物的传播。

(一)建立医院感染管理机构,加强三级监控

医院感染管理机构应有独立完整的体系,住院床位总数在100张以上的医院通常设置三级管理组织,即医院感染管理委员会、医院感染管理科、各科室医院感染管理小组。住院床位总数在100张以下的医院应当指定分管医院感染管理工作的部门,其他医疗机构应当有医院感染管理专(兼)职人员。

医院感染管理委员会由医院感染管理部门、医务部(或医务科)、护理部、临床科室、消毒供应室、手术室、临床检验部门、药事管理部门、设备管理部门、后勤管理部门及其他有关部门的主要负责人组成,主任委员由医院院长或者主管医疗工作的副院长担任。医院感染管理部门、分管部门及医院感染管理专(兼)职人员具体负责医院感染预防与控制方面的管理和业务工作。

在医院感染管理委员会的领导下,应建立层次分明的三级护理管理体系(一级管理—病区护士长和兼职监控护士;二级管理—科护士长;三级管理—护理部主任,为医院感染管理委员会的副主任),负责评估医院感染发生的危险性,做到预防为主,及时发现问题,及时上报,及时处理。

(二)健全各项规章制度,依法管理医院感染

根据国家卫生健康委员会医院管理规范,应认真贯彻执行以下制度。

1. 管理制度　如病人入院、住院和出院3个阶段的随时、终末和预防性消毒隔离制度,清洁卫生制度,消毒隔离制度,供应室物品消毒管理制度,感染管理报告制度等。

2. 监测制度　包括对灭菌效果,消毒剂使用效果,一次性医疗器材及门、急诊常用器材的监测,对感染高发科室如手术室、供应室、分娩室、母婴室、换药室、监护室(ICU)、血透室等消毒卫生标准的监测。

3. 消毒质控标准　医院内的消毒应遵循国家卫生健康委员会制定的消毒规范执行。医务人员的手、空气、物体表面、各种管道装置的消毒标准,应符合国家卫生健康委员会规定的"医院消毒卫生标准"。

与医院感染管理有关的法律法规主要包括:《中华人民共和国传染病防治法》《医院感染管理办法》《消毒管理办法》《医疗废物管理条例》《艾滋病防治条例》《突发公共卫生事件应急条例》《一次性使用无菌医疗器械监督管理办法》等;规范及行业标准主要包括:《消毒技术规范》《医院隔离技术规范》《医院感染监测规范》《医院消毒供应中心管理规范》《医务人员手卫生规范》《抗菌药物临床应用指导原则》等。

(三)落实医院感染管理措施,阻断感染链

落实医院感染管理措施必须切实做到控制感染源、切断传播途径、保护易感人群,加强对重点部门如ICU、手术室、母婴同室病房、消毒供应室、导管室、门诊和急诊室等的消毒隔离;加强重点环节的监测如各种内镜、牙钻、接触血及血制品的医疗器械等;严格探视与陪护制度,对易感人群实施保护性隔离,加强主要感染部位如呼吸道、手术切口等的感染管理。具体措施包括:①医院建筑布局合理,建立规范合格的感染病病房,设施有利于消毒隔离;②做好清洁、消毒、灭菌及其效果监测;③无菌技术、洗手技术及预防隔离技术;④合理使用抗生素;⑤医院污水、污物的处理等。

(四)加强医院感染知识的教育,督促各级人员自觉预防与控制医院感染

重视医院感染管理学科的建设,建立专业人才培养制度,充分发挥医院感染专业技术人员在预防和控制医院感染工作中的作用。

卫生行政部门应当建立医院感染专业人员岗位规范化培训和考核制度,对各级各类医务人员、工勤人员、病人、探陪人员不断加强医院感染知识的教育;及时引入医院感染防控的新理念,提高医院感染专业人员的业务技术水平;增加预防与控制医院感染的自觉性,在各个环节上把好关,并督促医务人员履行在医院感染管理中的职责,如掌握医院感染诊断标准、严格执行各项技术操作规程等。

第二节　清洁、消毒、灭菌

　　清洁、消毒、灭菌是预防与控制医院感染的关键措施之一。

　　清洁是指用清洁剂、清水及机械洗刷等物理方法去除物体表面的污垢、尘埃和有机物的方法。其作用是去除和减少微生物,并非杀灭微生物。常用于医院地面、墙壁、家具、餐具等物体表面的处理或物品消毒、灭菌前的准备。

　　消毒是指用物理、化学或生物的方法清除或杀灭环境中和媒介物上除芽孢以外的所有病原微生物,使其数量减少到无害程度的过程。生物消毒灭菌法主要是采用具有体外杀菌作用的生物制品如天然植物提取物、生物酶类、微生物制品等作为消毒剂进行消毒灭菌的方法,目前应用报道不多,应用范围也比较局限。

　　灭菌是指用物理或化学的方法清除或杀灭传播媒介上的所有微生物,包括致病微生物和非致病微生物,也包括细菌芽孢和真菌孢子。

一、消毒灭菌的方法

　　常用的消毒灭菌方法有两大类,即物理消毒灭菌法和化学消毒灭菌法。物理消毒灭菌法是利用物理因素如热力、辐射、过滤等将微生物清除或杀灭的方法。化学消毒灭菌法是采用各种化学消毒剂清除或杀灭病原微生物的方法。

(一)物理消毒灭菌法

　　1. 热力消毒灭菌法　利用热力使微生物的蛋白质凝固变性,细胞膜发生改变,酶失去活性,以达到消毒灭菌的目的。热力消毒灭菌法分干热法和湿热法。干热法由空气导热,传热较慢;而湿热法由于空气和水蒸气的共同作用,导热较快,穿透力强。同时水蒸气具有潜热[1 g 100 ℃的沸水变成水蒸气时需 2 255 J(539 cal)的热量,这就意味着 1 g 水蒸气遇冷凝结成水时就能释放出 2 255 J 的热量],且水蒸气在凝结成水的过程中体积突然缩小多倍,使局部产生负压,大大增加其穿透力,使物品的深部也达到消毒灭菌所需的温度。所以湿热消毒灭菌的效果比干热消毒灭菌的效果要好。

　　(1)干烤法　将物品放进专用密闭烤箱内,通电后进行灭菌。其热力的传播与穿透主要靠空气对流和介质的传导,灭菌效果可靠。适用于耐高温(高温下不变质、不损坏、不蒸发)而不耐湿的物品。常用于玻璃器皿、搪瓷、金属制品、油剂及各种粉剂等的灭菌。干烤灭菌的温度和时间应根据不同的物品种类和烤箱类型来确定,一般为:160 ℃,2 h;170 ℃,1 h;180 ℃,0.5 h。

　　使用干烤法时应注意:①灭菌的物品干烤前应洗净,以防附着在表面的污物炭化。②玻璃器皿干烤前应洗净并完全干燥,灭菌时勿与烤箱底、壁直接接触。灭菌后温度降到 40 ℃以下再开箱,以防止炸裂。③物品包装通常不超过 10 cm×10 cm×20 cm,安放的物品不能超过烤箱高度的 2/3,物品间应留有空隙,粉剂和油脂的厚度不得超过 1.3 cm。④有机物灭菌时,温度不超过 170 ℃,以防炭化。

　　(2)燃烧法　是一种简单、迅速、彻底的灭菌方法。如污染的废弃物、病理标本、特殊感染的敷料和纸张等可直接点燃或在焚烧炉内焚烧。实验室用的试管或烧瓶可用火焰烧灼法灭菌。当开启或关闭塞子时,须在火焰上烧灼试管(瓶)口和塞子,来回旋转2~3次,避免污染。搪瓷类物品和急用的金属器械可用乙醇燃烧法。如坐浴盆,先将盆洗净擦干,再倒入95%的乙醇,点燃后慢慢转动容器,使其内面全部被火焰烧到,烧至熄灭。

使用燃烧法时应注意:①保证安全,须远离易燃易爆物品,如氧气等;②用乙醇燃烧时,不可在火焰未灭时添加乙醇,以免引起意外;③贵重器械或锐利刀剪禁用此法灭菌,以免锋刃变钝或器械被破坏。

(3)煮沸消毒法　是一种经济、方便的消毒方法。适用于耐湿、耐高温的物品,如金属、搪瓷、玻璃、橡胶类等。将水煮沸至100 ℃,保持5~10 min达到消毒效果。将碳酸氢钠加入水中,配成1%~2%的浓度时,沸点可达105 ℃,除增强杀菌作用外,还有去污防锈作用。水的沸点受气压影响,海拔高的地区气压低,水的沸点也低,应适当延长煮沸时间。海拔每增高300 m,应延长煮沸时间2 min。消毒方法:将物品刷洗干净,全部浸没于水中,然后加热煮沸,消毒时间从水沸后算起,如中途加入物品,则在第二次水沸后重新计时。

注意事项:①煮沸消毒前应将物品洗净后放入水中,水面应高出物品3 cm,煮锅应加盖;②根据物品性质决定放入水中的时间及消毒时间,如玻璃类物品用纱布包好,应从冷水放入,以免突然高热或碰撞而破损,金属及搪瓷类物品也应冷水放入,消毒时间为10~15 min,橡胶类物品用纱布包好,水沸后放入,消毒时间为5~10 min,消毒后及时取出,以免老化;③有管腔的器械先注水,有轴节的器械或有盖的容器应先打开再放入水中,大小相同的容器不能重叠,保证物品的各面都与水接触;④较小的物品用纱布包好使其沉入水中;⑤消毒后应将物品及时取出,放置于无菌容器内。

(4)流通蒸汽消毒法　在常压下用100 ℃左右的蒸汽消毒,从产生蒸汽后开始计时,15~30 min即可达到消毒效果,常用于食具、便器的消毒。

(5)低温蒸汽消毒法　将蒸汽输入预先抽空的压力蒸汽灭菌器内,控制温度于73~80 ℃,持续10~15 min。用于不耐高热的器材,如内镜、塑料制品等的消毒,可杀灭大多数致病微生物。

(6)压力蒸汽灭菌法　是热力消毒灭菌中效果最可靠、临床使用范围最广的一种灭菌方法。主要用于耐高温、耐高压、耐潮湿的医疗器械和物品的灭菌,如金属、敷料、搪瓷、橡胶、玻璃制品及溶液等,不能用于凡士林等油类和滑石粉等粉剂的灭菌。根据其排放冷空气的方式和程度不同,将压力蒸汽灭菌器分为下排气式压力蒸汽灭菌器、预真空压力蒸汽灭菌器和快速压力蒸汽灭菌器。

下排气式压力蒸汽灭菌器是利用重力转换原理,使热蒸汽在灭菌器中从上而下,将冷空气由下排气孔排出,全部由饱和蒸汽取代,利用压力和蒸汽释放的潜热使物品灭菌。可分为手提式压力蒸汽灭菌器和卧式压力蒸汽灭菌器两种。当压力达到102.97~137.30 kPa(1.05~1.40 kg/cm^2),温度达到121~126 ℃,经20~30 min后,可杀灭一切微生物,包括芽孢。

预真空压力蒸汽灭菌器另设有真空泵,是利用机械抽真空的方法,使灭菌柜室内形成2.0~2.7 kPa的负压,蒸汽得以迅速穿透到物品内部进行灭菌。当蒸汽压力达到205.8 kPa(2.1 kg/cm^2),温度可达132 ℃或以上,经5~10 min可达到灭菌目的。而预真空压力蒸汽灭菌器又根据一次或多次抽真空的不同,分为预真空法和脉动真空法两种,后者因多次抽真空,灭菌效果更可靠。

使用方法如下:①将待灭菌的物品放入灭菌柜内,关好柜门;②将蒸汽通入夹层,使压力达到107.8 kPa(1.1 kg/cm²),预热4 min;③启动真空泵,抽除柜室内空气,使压力达2.0~2.7 kPa(能排除柜室内98%左右的空气);④停止抽气,向柜室内输入饱和蒸汽,使柜内压力达205.8 kPa(2.1 kg/cm²),温度达到132 ℃或以上,维持灭菌时间4 min;⑤停止输入蒸汽,再次抽气使压力达8.0 kPa,使灭菌物品迅速干燥;⑥通入过滤后的洁净干燥空气,使灭菌室压力回复为零,温度降至60 ℃以下,即可开门取物。

灭菌效果的监测有三种方法。①物理监测:每次灭菌应连续监测并记录灭菌时的温度、压力和时间等参数,温度波动范围在3 ℃以内,时间能满足最低灭菌时间要求。同时应记录所有临界点的时间、温度和压力值,结果应符合灭菌要求。②化学监测法:利用化学试剂在热作用下的反应测试灭菌效果。又可分为化学指示卡监测和化学指示胶带监测,化学指示卡监测是将既能指示温度又能指示持续时间的化学指示卡放入每一待灭菌的物品中,经灭菌后,根据指示卡颜色和性状的改变,判断是否达到灭菌效果。化学指示胶带监测是将化学指示胶带粘贴于每一待灭菌的包外,经灭菌后,观察其颜色改变,可立即判断其是否达到灭菌效果。③生物监测法:是最可靠的监测方法。利用对热耐受性较强的非致病性嗜热脂肪杆菌芽孢作为监测菌株,制成菌纸片或芽孢指示管,将封入纸袋内的菌纸片或芽孢指示管放于包内,灭菌后取出,放入培养基中,置55~60 ℃温箱中培养,观察培养基颜色变化,如保持原色泽不变,则灭菌合格,反之为灭菌不合格。

注意事项:①灭菌包装和容器合适。下排气式压力蒸汽灭菌器的物品包,体积不得超过30 cm×30 cm×25 cm;预真空压力蒸汽灭菌器的物品包,体积不得超过30 cm×30 cm×50 cm,市售铝饭盒与搪瓷盒,不得用于装放待灭菌的物品,应用带气孔的器具装放。②灭菌物品装填合理。灭菌器内装填量,下排气式不得超过柜室内容量的80%,预真空不得超过柜室内容量的90%,同时,预真空和脉动真空压力蒸汽灭菌器的装填量又分别不得少于柜室内容积的10%和5%,以防止"小装量效应",残留空气影响灭菌效果。物品装放时,将难于灭菌的大包放在上层,较易灭菌的小包放在下层;金属物品放下层,织物放上层,物品装放不得贴靠柜壁。③防止蒸汽过热。卧式压力蒸汽灭菌器输入蒸汽的压力不宜过高,夹层的温度不能高于灭菌室的温度,以防出现超热蒸汽(一定压力下,蒸汽温度比饱和状态下应达到的温度高2 ℃以上)。超热蒸汽不能释放潜热,穿透能力减弱,影响灭菌效果。④灭菌设备应每日检查,处于良好状态才能使用。操作过程中注意在压力未降至零时不能打开柜门,以防发生意外。⑤重视监测灭菌效果。化学监测每包进行,生物监测每周进行。

2. 光照法消毒　又称辐射消毒,主要利用紫外线的杀菌作用,使菌体蛋白光解、变性而导致细菌死亡。紫外线对杆菌的杀菌力强,对球菌较弱,真菌则更弱。对生长期细菌敏感,对芽孢敏感性差。

(1)日光暴晒法　日光有热、干燥和紫外线的作用,有一定的杀菌力。常用于床垫、毛毯、衣服、书籍等物品的消毒。将物品放在直射阳光下暴晒6 h,并定时翻动,使物品各面均受到日光照射。

(2)紫外线消毒法　紫外线属于波长在210~328 nm的电磁波,根据波长可分为A波、B波、C波和真空紫外线。消毒使用的是C波紫外线,其波长范围是200~

275 nm,杀菌作用最强的波段是 250～270 nm。

紫外线可杀灭多种微生物,包括杆菌、病毒、真菌、细菌繁殖体、芽孢等,其作用机制为:①破坏菌体蛋白质使其光解变性;②使 DNA 失去转化能力;③降低菌体内氧化酶的活性;④使空气中的氧电离产生极强杀菌作用的臭氧。

紫外线灯管是人工制造的低压汞石英灯管,将汞装入石英灯管内,通电后,汞气化放电产生波长为 253.7 nm 的紫外线。经 5～7 min 后,受紫外线照射的氧气电离产生臭氧,增强了杀菌效果。常用的紫外线灯管有 15 W、20 W、30 W、40 W 四种。

紫外线消毒器是采用臭氧紫外线杀菌灯制成的,主要包括紫外线空气消毒器、紫外线表面消毒器、紫外线消毒箱三种。

消毒方法:①对物品表面的消毒最好使用便携式紫外线消毒器近距离移动照射方式,也可采用紫外线灯悬吊式照射,对小件物品可放在紫外线消毒箱内照射。一般照射剂量大于 70 μW/cm²,消毒时间为 20～30 min。30 W 的紫外线灯管,有效距离 25～60 cm。②对室内空气的消毒可选用间接照射法,首选高强度紫外线空气消毒器,不仅消毒效果可靠,而且可在室内有人活动时使用;若室内无人时,也可采用紫外线灯悬吊式或移动式直接照射。室内安装悬吊式紫外线消毒灯(30 W 紫外线灯,在 1.0 m 处的强度>70 μW/cm²)的数量为平均每立方米不少于 1.5 W,有效距离不超过 2 m,消毒时间为 30～60 min。③对水和其他液体的消毒可采用水内照射或水外照射,采用水内照射法时,紫外线光源应装有石英玻璃保护罩。无论采用何种方法,水层厚度均应小于 2 cm,根据紫外线光源的强度决定水流速度。消毒后水必须达到国家规定标准。

注意事项:①使用过程中应保持紫外线灯管的清洁,一般每周 2 次用乙醇棉球轻轻擦拭灯管表面的灰尘和污垢。②紫外线对人的眼睛和皮肤均有刺激作用,直接照射 30 s 就可引起眼炎或皮炎,照射过程中产生的臭氧对人体亦不利,故照射时人应离开房间,必要时戴防护镜、穿防护衣。③由于紫外线的穿透力差,消毒物品时应将物品摊开或挂起,并定时翻动。④消毒时间须从灯亮 5～7 min 后开始计时,消毒时间＝杀灭目标微生物所需的照射剂量/紫外线灯管的辐照强度。关灯后,待灯管冷却 3～4 min 后再开灯或移动灯管,防止损坏,照射完毕后应开窗通风。⑤消毒室内空气时,室内应保持清洁干燥,减少尘埃和水雾,温度低于 20 ℃ 或高于 40 ℃ 或相对湿度>60% 时均应延长消毒时间。⑥为保证消毒效果,使用过程中应定时检测灯管照射强度,如灯管照射强度低于 70 μW/cm² 时,应予以更换。或建立使用时间登记卡,使用时间超过 1 000 h,应予以更换。⑦定期进行空气培养,以检测消毒效果。

(3)臭氧灭菌消毒法　臭氧在常温下为强氧化气体,稳定性极差,易爆炸,主要依靠其强大的氧化作用广谱杀菌,可杀灭细菌繁殖体、病毒、芽孢、真菌,并可破坏肉毒杆菌毒素。臭氧灭菌灯内装有臭氧发生管,在电场作用下,将空气中的氧气转换成高纯臭氧,主要用于空气、医院污水、诊疗用水、物品表面等的消毒。

注意事项:①臭氧对人有毒,国家规定大气中臭氧浓度不能超过 0.2 mg/m³。空气消毒时,人员必须离开,待消毒结束后 20～30 min 方可进入;②臭氧具有强氧化性,可损坏多种物品,且浓度越高对物品损坏越重;③温湿度、有机物、水的浑浊度、pH 值等多种因素可影响臭氧的杀菌作用。

3.电离辐射灭菌法　利用 γ 射线或电子加速器产生的高能电子束进行辐射灭菌。此法是在常温下进行,又称"冷灭菌"。适用于不耐热的物品如金属、橡胶、精密仪器、生物制品、塑料制品等在常温下的灭菌。

注意事项:①放射线对人体有伤害,物品必须使用机械传送;②灭菌应在有氧环境下进行,以增强 γ 射线的杀菌作用;③湿度越高,杀菌效果越好。

4.微波消毒灭菌法 微波是频率高、波长短的电磁波。在电磁波的高频交流电场中,物品中的极性分子发生极化进行高速运动,并且频繁改变方向,互相摩擦,使温度迅速升高,达到消毒灭菌作用。微波可以杀灭各种微生物,包括细菌繁殖体、病毒、真菌和细菌芽孢、真菌孢子等。常用于食物及餐具的消毒、医疗药品及耐热非金属材料器械的消毒灭菌。

5.机械除菌法 指用机械的方法,如冲洗、刷、擦、扫、抹、铲除或过滤等以除掉物品表面、水中、空气中及人畜体表的有害微生物。这种方法虽不能杀灭病原微生物,但可大大减少其数量和引起感染的机会。如医院内常见的层流通风、过滤除菌法均属于机械除菌法。层流通风主要使室外空气通过孔隙小于 $0.2~\mu m$ 的高效过滤器,以垂直或水平两种气流呈流线状流入室内,再经等速流过房间后流出,使室内产生的尘粒或微生物随气流方向排出房间。过滤除菌可除掉空气中 $0.5 \sim 5~\mu m$ 的尘埃,以达到洁净空气的目的。

(二)化学消毒灭菌法

凡不适用于物理消毒灭菌的物品,都可以选用化学消毒灭菌法,如对病人的皮肤、黏膜、排泄物及周围环境、光学仪器、金属锐器以及某些塑料制品的消毒。化学消毒灭菌法是利用化学药物使微生物的蛋白凝固变性,酶蛋白失去活性,抑制微生物的代谢、生长和繁殖,或破坏细胞膜的结构,改变其渗透性,干扰其生理功能等,从而达到消毒灭菌的作用。能杀灭传播媒介上的微生物使其达到消毒或灭菌要求的化学制剂称为化学消毒剂。

1.化学消毒灭菌剂的使用原则

(1)合理使用,能不用时则不用,必须使用时则尽量少用,能采用物理方法消毒灭菌的,尽量不使用化学消毒灭菌法。

(2)根据物品的性能及病原体的特性,选择合适的消毒剂。

(3)严格掌握消毒剂的有效浓度、消毒时间和使用方法。消毒剂应定期监测、调整浓度,易挥发的应加盖。

(4)被消毒物品要洗净擦干,浸没在消毒液中,打开轴节和套盖。

(5)浸泡消毒后的物品,使用前用无菌生理盐水冲净;气体消毒后的物品,应待气体散发后再使用,以免药物刺激人体组织。

(6)消毒剂中不能放置纱布、棉花等物,以防降低消毒效力。

(7)熟悉消毒剂的毒副作用,做好工作人员的防护。

2.化学消毒剂的分类 各种化学消毒剂按其效力不同可分为四类。

(1)灭菌剂 可杀灭一切微生物,包括细菌芽孢,使其达到灭菌要求的制剂。如戊二醛、环氧乙烷、甲醛等。

(2)高效消毒剂 可杀灭一切细菌繁殖体(包括分枝杆菌)、病毒、真菌及其孢子,并对细菌芽孢有显著杀灭作用的制剂。如过氧乙酸、部分含氯消毒剂等。

(3)中效消毒剂 可杀灭细菌繁殖体、真菌、病毒等除细菌芽孢以外的其他微生物的制剂。如部分含氯消毒剂、碘类、醇类等。

（4）低效消毒剂　只能杀灭细菌繁殖体、亲脂病毒和某些真菌的制剂。如酚类、胍类、季铵盐类等。

3.化学消毒灭菌方法

（1）浸泡法　是将物品浸没于消毒溶液中，在标准的浓度与时间内达到消毒灭菌作用的方法。被浸泡的物品和消毒剂的种类不同，消毒剂的浓度和浸泡时间也不同。常用于耐湿而不耐热的物品、器械的消毒灭菌，如锐利器械、内窥镜的消毒。消毒时应打开物品的轴节或套盖，管腔内要灌满消毒液。

（2）喷雾法　是用喷雾器将化学消毒剂均匀喷洒于空间或物体表面进行消毒的方法，常用于地面、墙壁、空气、物品表面等的消毒。

（3）擦拭法　是用消毒剂擦拭被污染物品的表面或进行皮肤、黏膜消毒的方法，如用含氯消毒剂擦拭桌、椅、墙壁，用2%碘酊和70%的乙醇进行皮肤消毒等。宜选用易溶于水、渗透性强、无显著刺激性的消毒剂。

（4）熏蒸法　是在密闭空间内将一定浓度的消毒剂加热或加入氧化剂，使其产生气体，在规定的时间内进行消毒的方法。如手术室、换药室、病室的空气消毒以及精密仪器、不能蒸煮及浸泡的物品，不耐湿、不耐高温的物品（各种票证）的消毒。在消毒间或密闭的容器内，也可用熏蒸法对被污染的物品进行消毒灭菌。临床常用的有甲醛气体或环氧乙烷气体。

4.常用化学消毒剂　常用化学消毒剂见表3-2。

表3-2　常用化学消毒剂

消毒剂名称	消毒水平	使用范围	注意事项
过氧乙酸	高效	①适用于耐腐蚀物品、皮肤及环境等的消毒灭菌 ②常用的消毒方法有浸泡、擦拭、喷洒 ③0.05%~1%溶液用于浸泡污染物品，灭菌需达30 min;0.2%~0.4%溶液用于环境喷洒，需30~60 min;0.2%溶液用于皮肤消毒，作用1~2 min;0.02%溶液用于黏膜冲洗消毒	①对金属有腐蚀性，对织物有漂白作用 ②稳定性差，需现配现用，配制时避免与碱或有机物相混合 ③易氧化分解而降低杀菌力，溶液浓度过高时有刺激性及腐蚀性，应加强防护措施 ④存放于通风阴凉处，防高温引起爆炸
戊二醛	高效	①适用于不耐热的医疗器械和精密仪器的消毒与灭菌 ②常用灭菌浓度2%戊二醛 ③常用浸泡法，消毒时间20~45 min,灭菌时间10 h	①盛装消毒剂的容器应加盖，定期检测浓度 ②对手术刀片等有腐蚀性，浸泡前应先加入0.5%亚硝酸钠防锈 ③灭菌效果受pH值影响大，用强化酸性戊二醛时，应先用碳酸氢钠调节pH值至7.5~8.3 ④对皮肤、黏膜有刺激性，灭菌后的物品使用前用无菌蒸馏水冲洗擦干;接触溶液，应注意防护

续表 3-2

消毒剂名称	消毒水平	使用范围	注意事项
环氧乙烷	高效	①利用灭菌剂气体,在密闭容器内进行灭菌的方法 ②气体杀菌力强,杀菌谱广,可杀灭各种微生物。气体穿透力强,可穿透玻璃、聚乙烯等 ③适用于电子仪器、光学仪器、医疗器械、书籍、文件、皮毛、化纤、木制品、橡胶制品、内窥镜、透析器、一次性使用的诊疗用品等的消毒灭菌,根据灭菌物品种类、包装和不同的装载量与方式,选择合适浓度在密闭环境中进行灭菌 ④环氧乙烷低温下为无色液态,超过10.8 ℃变为气态,常温常压下为无色气体	①具有一定毒性,易燃易爆,在空气中浓度超过3%以上即有爆炸危险,环境应保持良好通风,工作人员要严格遵守操作规程 ②存放于阴凉通风处、远离火源、静电处,储存温度不可超过40 ℃,相对湿度要求在60%～80% ③灭菌后的物品,需放入解析器内清除残留的环氧乙烷后方可使用 ④环氧乙烷遇水后可形成有毒的乙二醇,故不可用于食品类、油脂类的灭菌
福尔马林 (37%～40%的甲醛溶液)	高效	①适用于易腐蚀、对湿热敏感的物品的消毒灭菌 ②根据消毒物品的种类选择合适的浓度和消毒时间 ③消毒按100 mg/L, 灭菌按500 mg/L计算甲醛用量,加热使其产生甲醛气体(或加等量高锰酸钾氧化),密闭消毒箱作用6～12 h	①器械、衣物必须在消毒灭菌箱中进行 ②因蒸气穿透力弱,应将被消毒物品分开摊放,衣物应挂起 ③消毒效果易受温湿度影响,要求室温在18 ℃以上、相对湿度70%～90% ④对人体有一定毒性和刺激性,消毒后应去除残留甲醛气体,使用时注意防护 ⑤甲醛因有致癌作用,故不宜室内空气消毒

续表 3-2

消毒剂名称	消毒水平	使用范围	注意事项
含氯消毒剂（常用的有液氯、漂白粉、漂白粉精、二氯异氰脲酸钠等）	高、中效	①适用于餐具、环境、水、疫源地等的消毒 ②常用的消毒方法有浸泡、擦拭、喷洒及干粉消毒等 ③待消毒的物品，用含有效氯500 mg/L的消毒液，浸泡10 min以上；被乙肝病毒、结核杆菌、细菌芽孢污染的物品，用含有效氯2 000～5 000 mg/L的消毒液，浸泡30 min；如用喷洒法，有效氯的含量、消毒时间均要加倍 ④干粉加入排泄物中，按有效氯10 000 mg/L搅拌，放置2～6 h；干粉加入医院污水中，按照有效氯50 mg/L搅拌，2 h后排放	①消毒剂应保存在阴凉、干燥、通风处及密闭容器内，以减少有效氯的丧失 ②配制的溶液性质不稳定，应现配现用 ③有腐蚀和漂白作用，不适宜于金属制品、有色织物及油漆家具的消毒 ④消毒时如存在大量有机物，应延长作用时间或提高消毒液浓度 ⑤消毒后的物品应及时用清水冲净
碘伏	中效	①适用于皮肤、黏膜等的消毒 ② 0.5%～2.0%有效碘溶液用于外科手术及注射部位皮肤消毒，涂擦2次，作用3 min ③ 0.05%有效碘溶液用于黏膜、创面消毒，作用3～5 min ④ 0.05%～0.1%有效碘溶液用于浸泡消毒，作用时间为30 min	①稀释后稳定性差，宜现用现配 ②避光密闭保存于阴凉、干燥处 ③碘伏对二价金属有腐蚀性，不应做相应金属制品的消毒 ④皮肤消毒后无须乙醇脱碘
碘酊	中效	① 2.5%碘酊用于创伤、手术、注射部位的皮肤消毒 ②作用1 min后用70%～75%的乙醇脱碘	①消毒液中的碘在常温下可挥发，应保存在密闭容器内 ②对伤口及黏膜有刺激性，不宜使用；皮肤过敏者禁用 ③对金属有腐蚀性，不能浸泡金属器械 ④消毒部位有脓、血等会降低消毒效果
乙醇	中效	①适用于皮肤、物品表面及医疗器械的消毒 ② 70%～75%乙醇用于皮肤消毒 ③ 75%乙醇对细菌繁殖体污染的物品浸泡消毒，作用10 min以上	①易挥发、易燃，需加盖保存于阴凉避火处，并定期测定其有效浓度 ②不适于手术器械灭菌，因不能杀灭芽孢 ③使用浓度勿超过80%，因乙醇杀菌需一定量的水分，浓度过高或过低均影响杀菌效果 ④有刺激性，不宜用于黏膜及创面消毒

续表 3-2

消毒剂名称	消毒水平	使用范围	注意事项
胍类消毒剂 氯己定	低效	①适用于外科洗手、皮肤、黏膜等的消毒 ②4%的氯己定乙醇溶液擦拭皮肤2遍,作用2 min ③0.05%~0.1%的氯己定水溶液冲洗黏膜、创面	①阴离子表面活性剂如肥皂、洗衣粉等可降低其消毒效果 ②消毒物品应先清洁,带污垢的物品一般不用此法
季铵盐类 新洁尔灭 新洁灵	低效	①适用于皮肤、黏膜、环境、物品的消毒 ②常用消毒方法有浸泡、擦拭、喷洒等 ③500~1 000 mg/L的消毒液,用于皮肤消毒,作用3~5 min;500 mg/L用于黏膜消毒,作用3~5 min;1 000~2 000 mg/L用于环境表面消毒,作用30 min	①阴离子表面活性剂如肥皂、洗衣粉等可降低其消毒效果 ②易被污染,宜现用现配 ③存在有机物时会降低其消毒效果,应加大消毒液的浓度或延长作用时间

二、医院清洁、消毒、灭菌工作

医院清洁、消毒、灭菌工作是指根据一定的规范、原则对医院环境、各类用品、病人分泌物及排泄物等进行消毒处理的过程,其目的是尽最大可能减少医院感染的发生。

(一)消毒、灭菌方法的分类

根据消毒因子的浓度、强度和作用时间对微生物的杀灭能力,可将消毒灭菌方法分为四个作用水平:

1. 灭菌法　可杀灭一切微生物以达到灭菌水平的方法。此类方法有:干热灭菌、压力蒸汽灭菌、电离辐射灭菌、微波灭菌等物理灭菌方法以及用戊二醛、环氧乙烷、甲醛、过氧乙酸、过氧化氢等灭菌剂进行的化学灭菌方法。

2. 高水平消毒法　可杀灭一切细菌繁殖体(包括结核分枝杆菌)、病毒、真菌及其孢子和绝大多数细菌芽孢的消毒方法。包括上述的灭菌法以及臭氧消毒法、紫外线消毒等物理方法以及过氧乙酸、部分含氯消毒剂等进行消毒的方法。

3. 中水平消毒法　可杀灭和清除细菌繁殖体、真菌、病毒等除细菌芽孢以外的各种病原微生物的消毒方法,包括煮沸消毒法、流通蒸汽消毒法以及碘类、醇类、复方氯己定、复方季铵盐类消毒剂等进行消毒的方法。

4. 低水平消毒法　只能杀灭细菌繁殖体(结核分枝杆菌除外)、亲脂病毒和某些真菌的消毒方法,包括通风换气、冲洗等机械除菌法和苯扎溴铵、氯己定、金属离子消毒剂等化学消毒方法。

(二)医院选择消毒、灭菌方法的原则

医院清洁、消毒、灭菌工作应严格遵守消毒程序,通常遵循先清洗后消毒灭菌的程

序;但是被朊毒体、气性坏疽及原因不明的突发传染性病原体污染的诊疗器械、器具和物品应先消毒,再按常规清洗消毒灭菌。

1.根据医院用品的危险性选择消毒、灭菌的方法　医院用品的危险性是指物品污染后对人体造成危害的程度,通常分为三类。

(1)高度危险性物品　是指穿过皮肤、黏膜进入无菌组织或器官内部的器械或与破损的组织、皮肤黏膜密切接触的器材和用品,如手术器械、注射器、注射的药物和液体、血液和血液制品、透析器、脏器移植物、导尿管、膀胱镜等。高度危险性物品必须选用灭菌法以杀灭一切微生物。

(2)中度危险性物品　是指仅和皮肤、黏膜相接触,而不进入无菌组织内的物品。如体温计、压舌板、呼吸机管道、胃肠道内镜、气管镜、喉镜、避孕环等。中度危险性物品一般情况下达到消毒即可,要求致病性微生物不得检出。通常根据不同要求选择中水平消毒法或高水平消毒法。

(3)低度危险性物品　是指不进入人体组织、不接触黏膜,仅直接或间接地和健康无损的皮肤相接触的物品。这类物品虽有微生物污染,但一般情况下无害,只有当受到一定量致病菌污染时才造成危害,包括生活卫生用品和病人、医务人员生活和工作环境中的物品。如毛巾、面盆、痰盂(杯)、地面、墙面、桌面、床面、被褥、一般诊断用品(听诊器、血压计等)等。低度危险性物品一般可用低水平消毒法或只做一般的清洁处理即可,但如存在病原微生物污染,必须针对所污染的病原微生物种类选择有效的消毒方法。

2.消毒灭菌处理首选物理方法　如器械灭菌应首选压力蒸汽灭菌法,空气消毒处理应首选过滤除菌的动态净化处理方法,对非治病性微生物轻度污染物品及环境可采用清洁的器具清扫、擦拭、清洗、自然通风净化等清洁卫生处理方法。

3.根据污染微生物的特性选择消毒、灭菌方法　依据污染微生物种类、数量及其对消毒因子的敏感性选择消毒、灭菌方法。

(1)对受到致病性细菌芽孢或真菌孢子和抵抗力强、危险程度大的病毒污染的物品必须选择灭菌法或高水平消毒法。

(2)对受到致病性细菌、真菌、亲水病毒、螺旋体、支原体、衣原体污染的物品,选用中水平以上的消毒法。

(3)对受到一般细菌和亲脂病毒污染的物品,可选用中水平或低水平的消毒法。

(4)消毒物品存在较多有机物或微生物污染特别严重时,应加大消毒剂的剂量并延长消毒时间。

4.根据消毒物品的性质选择消毒、灭菌方法　既要保护物品不被破坏,又要使消毒方法易于发挥作用。

(1)耐湿、耐热的物品和器材应首选压力蒸汽灭菌,耐高温的玻璃器材、油剂类和干粉类可选用干热灭菌法。

(2)怕热、忌湿和贵重物品选择环氧乙烷气体或低温甲醛蒸汽消毒、灭菌。

(3)金属器械的浸泡灭菌,应选择腐蚀性小的灭菌剂,同时注意防锈。

(4)物品表面消毒时,应考虑到表面性质:光滑表面可选择紫外线消毒器近距离照射,或用化学消毒剂擦拭;多孔材料表面可选择喷雾消毒法。

5.严格遵守消毒程序　所有接触病人的器材和物品均应先消毒再清洗,然后再按照物品危险性的种类选择合理的消毒、灭菌方法进行处理。

（三）医院日常的清洁、消毒、灭菌

1. 医院环境消毒　医院环境常被病人、隐性感染者或带菌者排出的病原微生物污染，成为感染的媒介。因此，医院环境的清洁与消毒是控制医院感染的基础。医院环境要清洁，无低洼积水、蚊蝇滋生地，及时清除垃圾，做到无灰尘、无蛛网、无蚊蝇、窗明几净，环境和物品表面的消毒符合规范。

（1）环境空气消毒　从空气消毒的角度可将医院环境分为四类，其包括的内容及可采用的空气消毒方法如下：①Ⅰ类环境包括层流洁净手术室、层流洁净病房和无菌药物制剂室等，采用层流通风法净化空气。②Ⅱ类环境包括普通手术室、产房、婴儿室、早产儿室、普通保护性隔离室、烧伤病区、重症监护病区等，采用低臭氧紫外线灯制备的循环风紫外线空气消毒器或静电吸附式空气消毒器进行空气消毒，循环风量（m^3/h）必须达到房间体积的 8 倍以上。Ⅱ类环境均为有人房间，必须采用对人无毒无害，且可连续消毒的方法。③Ⅲ类环境包括儿科病房、妇产科检查室、治疗室、注射室、换药室、急诊室、化验室、各类普通病区和诊室等，除可采用Ⅱ类环境中的空气消毒方法外，还可采用臭氧、紫外线灯、过氧乙酸、化学消毒剂熏蒸或喷雾、中草药空气消毒剂喷雾等空气消毒方法，消毒时要求人离开房间。④Ⅳ类环境包括传染病科及病区，可采用Ⅲ类环境中的空气消毒方法。

（2）环境和物品表面消毒　消毒方法包括以下几点。①地面消毒：如无明显污染，可每日 1～2 次湿式清扫，以清除地面的污秽和部分微生物；如受病原微生物污染，可选择一定浓度的含氯消毒剂或过氧乙酸消毒液湿拖擦洗或喷洒地面。②墙面消毒：通常不需常规消毒，如受到病原微生物污染，可用一定浓度的含氯消毒剂或过氧乙酸消毒液喷洒或擦拭，墙面消毒高度一般为 2～2.5 m。③病室内各类用品物品表面消毒：如床头柜、桌子、椅子等可用清洁湿抹布或蘸取消毒液的抹布进行每日 2 次擦拭；如受到病原微生物污染，可用一定浓度的含氯消毒剂或过氧乙酸消毒液喷洒或擦拭，还可用紫外线灯照射消毒。④病室床单位消毒：包括病床、毯子、棉胎、枕芯、床垫、床单等，可用紫外线灯照射消毒或床单位臭氧消毒器消毒。⑤其他物品表面消毒：如病历夹、门把手、水龙头、洗手池、面盆、门窗、便池等一般每天用洁净水擦抹刷洗处理，保持清洁；如受到病原微生物污染，可根据物品性质选择化学消毒剂喷洒或擦拭消毒。另外Ⅲ类环境中的治疗室、注射室、换药室、化验室的各种物体表面及台面等需每日用含氯消毒剂擦拭，湿拖把拖地。

2. 预防性和疫源性消毒

（1）预防性消毒　指在未发现明显感染源的情况下，为预防感染的发生对可能被病原微生物污染的环境、物品、个体等进行消毒及对粪便和污染物的无害化处理。例如医院的医疗器械灭菌、诊疗用品的消毒，餐具的消毒和一般病人住院期间和出院后进行的消毒等。

（2）疫源性消毒　指有感染源或曾经存在病原微生物污染的情况下，为预防感染播散而进行的消毒，包括随时消毒和终末消毒。①随时消毒是指对医院存在的疫源地内的传染源在住院期间进行的病室或床边消毒，随时杀灭或清除由感染源排出的病原微生物。应根据病情做到"三分开""六消毒"：分居室、分饮食、分生活用具；消毒分泌物或排泄物、消毒生活用具、消毒双手、消毒衣服和床单、消毒病人居室、消毒生活用水和污物。陪护人员应加强防护。②终末消毒是指感染源已离开疫源地,杀灭其遗留下来的病原微生物。如医院内的感染病人出院、转院或死亡后对其住过的病室及污染物品进行的消毒。应根据消毒对象及其污染情况选择适宜的消毒方法,消毒人员应做好充分的准备工作并加强自我防护。

3. 被服类消毒 各科病人用过的被服可集中送到被服室,经环氧乙烷灭菌后,再送洗衣房清洗,备用。如无条件成立环氧乙烷灭菌间,可根据不同的物品采用不同的消毒方法:①棉织品如病人的床单、病员服经一般洗涤后高温消毒;②毯子、棉胎、枕芯、床垫可用日光暴晒或紫外线消毒;③感染病人的被服应与普通病人的被服分开清洗和消毒;④工作人员的工作服及值班室被服应与病人的被服分开清洗和消毒。

4. 饮水、茶具、餐具和卫生洁具等消毒 ①饮水符合国家饮用水标准,细菌总数<100 个/mL,大肠埃希菌数<3 个/1 000 mL;②病人日常使用的茶具、餐具要严格执行一洗、二涮、三冲、四消毒、五保洁的工作程序,消毒处理后要求清洁、干爽、无油垢,不油腻,无污物,采用灭菌滤纸片在消毒后、使用前进行检测,细菌总数 $\leqslant 5$ cfu/cm^2,HBsAg 阴性,未检出大肠埃希菌及致病菌为消毒合格;③痰杯、便器等分泌物和排泄物盛具以及抹布、拖把等洁具应按照污染程度及其潜在危险性,采用清洁或消毒处理。

5. 皮肤和黏膜消毒 皮肤和黏膜是人体的防御屏障,其表面有一定数量的微生物,有一些是致病性微生物或条件致病菌。皮肤和黏膜消毒时应注意:①医务人员应加强手的清洗、消毒,避免交叉感染;②病人皮肤、黏膜的消毒应根据不同的部位、病原微生物污染的情况选择相应的消毒剂和消毒方法。

6. 器械物品的清洁、消毒、灭菌 医疗器械及其他物品是导致医院感染的重要途径之一,必须严格执行医疗器械、器具的消毒技术规范,并达到以下要求:进入人体组织、无菌器官的医疗器械、器具和物品必须达到灭菌水平;接触皮肤、黏膜的医疗器械、器具和物品必须达到消毒水平;各种用于注射、穿刺、采血等有创操作的医疗器具必须一用一灭菌。疑似或确诊朊毒体、气性坏疽及突发原因不明的传染病病原体感染者宜选用一次性诊疗器械、器具和物品,使用后进行双层密闭封装焚烧处理;可重复使用的污染器械、器具及物品应双层密闭封装后由消毒供应中心单独回收并处理。普通病人污染的可重复使用的诊疗器械、器具和物品与一次性使用物品分开放置;可重复使用的应直接置于封闭容器内,由消毒供应中心回收、清洗消毒与灭菌;一次性使用的不得重复使用。灭菌后的器械物品不得检出任何微生物;消毒时要求不得检出致病性微生物,对试验微生物的杀灭率 $\geqslant 99.9\%$,对自然污染的微生物杀灭率 $\geqslant 90\%$;如使用化学消毒剂消毒灭菌,应定期检测消毒液中的有效成分,使用中的消毒液染菌量 $\leqslant 100$ cfu/mL,致病性微生物不得检出;消毒后的内镜,细菌总数 $\leqslant 20$ cfu/mL,致病性微生物不得检出。根据医院不同种类危险性用品的消毒、灭菌原则进行清洁、消毒、灭菌。

7. 医院污物、污水的处理 根据 WHO 的规定,医院废弃物主要分为:一般性生活废弃物、病理性废弃物、化学性废弃物、放射性废弃物、各种感染性废弃物、创伤性废弃物、药剂废弃物、爆炸性废弃物八类。为防止医院感染的发生,医院废弃物应严格管理,根据废弃物的种类实施不同的收集处理办法,感染性废弃物应遵守密闭灭菌方法和消毒—清洗—消毒灭菌的程序。

医院污水可能含有各种病原微生物和有害物质,如不加强管理,将会造成环境污染和社会公害。医院污水包括医疗污水、生活污水和地面雨水,医院应建立集中污水

笔记栏

处理系统并遵照相关规定按污水种类分开排放,排放质量应符合《污水综合排放标准》。综合医院的感染病区和普通病区的污水应实行分流,分别进行消毒处理。

(四)医院清洁、消毒、灭菌的监测

消毒效果的监测是评价医院消毒设备运转是否正常、消毒剂是否有效、消毒方法是否合理、消毒是否达标的手段。从事医院消毒效果监测的人员应经过专业培训,选择合适的采样时间并严格遵循操作规程。

1.各类环境空气、物品表面、医务人员手的消毒卫生标准(表3-3)　Ⅰ类、Ⅱ类环境中不得检出金黄色葡萄球菌、大肠杆菌及铜绿假单胞菌。Ⅲ类、Ⅳ类环境中不得检出金黄色葡萄球菌及大肠杆菌。早产儿室、新生儿室、母婴同室病房及儿科病房的物品表面和医务人员的手上,不得检出沙门菌、溶血性链球菌、金黄色葡萄球菌及大肠杆菌。

表3-3　各类环境空气、物品表面、医务人员手细菌菌落总数卫生标准

环境类别	空气(cfu/cm³)	物品表面(cfu/cm²)	医务人员手(cfu/cm²)
Ⅰ类	≤10	≤5	≤5
Ⅱ类	≤200	≤5	≤5
Ⅲ类	≤500	≤10	≤10
Ⅳ类	-	≤15	≤15

2.器械物品消毒效果监测　高度危险性医疗用品必须无菌,不得检出任何微生物。中度危险性医疗用品细菌菌落总数应≤20 cfu/g 或 100 cm²,致病性微生物不得检出。低度危险性医疗用品细菌菌落总数应≤200 cfu/g 或 100 cm²,致病性微生物不得检出。

3.消毒液的监测　定期测定消毒液中的有效成分,使用中的消毒液染菌量≤100 cfu/mL,致病性微生物不得检出,但这类消毒液不能做灭菌处理或浸泡、保存灭菌器械,也不能做空气喷洒。

4.洗衣房衣物、医用污物消毒效果监测　不得检出致病菌。

(五)消毒供应中心(室)工作

消毒供应中心(central sterile supply department,CSSD)是医院内承担所有重复使用诊疗器械、器具、物品的清洗消毒、灭菌以及灭菌物品供应的部门,是预防和控制医院感染的重要科室。消毒供应中心工作质量的好坏,直接影响诊疗和护理质量,关系到病人和医务人员的安危。

1.消毒供应中心的设置　医院应独立设置消毒供应中心,有条件的医院消毒供应中心应为附近基层医院提供消毒供应。

(1)建筑原则　医院消毒供应中心的新建、扩建和改建,应遵循医院感染预防与控制的原则,遵守国家法律法规对医院建筑和职业防护的相关要求。

(2)基本要求　消毒供应中心宜接近手术室、产房和临床科室或与手术室有物品直接传递专用通道;周围环境应清洁、无污染源、区域相对独立;内部通风、采光良好,

气体排放和温度、湿度控制符合要求;建筑面积应符合医院建设标准的规定,并兼顾未来发展规划的需要。

2.消毒供应中心的布局

(1)工作区域　包括去污区,检查、包装及灭菌区和灭菌物品存放区,其划分应遵循"物品由污到洁,不交叉、不逆流;空气流向由洁到污;去污区保持相对负压;检查、包装及灭菌区保持相对正压"的原则。各区之间应设实际屏障;去污和检查包装及灭菌区均应设洁、污物品通道和人员出入缓冲间(带)。

(2)辅助区域　包括工作人员更衣室、值班室、办公室、休息室、卫浴间等。

3.消毒供应中心的工作内容　主要包括以下七部分。

(1)回收　消毒供应中心应对临床使用过的,需重复使用的诊疗器械、器具和物品集中进行回收;被朊毒体、气性坏疽及突发原因不明的传染病病原体污染的诊疗器械、器具和物品,使用者应双层封闭包装并标明感染性疾病名称,由消毒供应中心单独回收处理。

(2)清洗消毒　这是灭菌前准备的一个重要环节。清洗方法包括机械清洗和手工清洗。要求玻璃类物品光亮透明不挂水珠、无划痕;金属器械光亮清洁、无锈、无污、无血迹;橡胶类物品表面光滑、管腔通畅、弹性良好。

(3)干燥、检查与保养　首选干燥设备,根据物品性质进行干燥处理;无干燥设备及不耐热的器械、器具和物品使用消毒低纤维絮擦布进行干燥处理;管腔类器械使用压力气枪或95%乙醇进行干燥处理;不应使用自然干燥法进行干燥。

(4)包装　包括装配、包装、封包、注明标识等步骤,器械与敷料分室包装。

(5)装载、灭菌及卸载　根据物品的性质选择适宜有效的灭菌方法,按照不同的灭菌器要求装载灭菌包,放置方法恰当,尽量将同类物品同锅灭菌,装载时标识应注明灭菌时间、灭菌器编号、灭菌批次、科室名称、灭菌包种类等,标识应具有追溯性。灭菌后按要求卸载,并且待物品冷却,检查包外化学指示物变色情况以及包装的完整和干燥情况。

(6)储存与发放　灭菌后物品应分类、分架存放于无菌物品存放区。物品存放架或柜应距地面高度20~25 cm,离墙5~10 cm,距天花板50 cm。发放时有专人专窗,或者按照规定线路由专人、专车或容器加防尘罩去临床科室发放。

(7)相关监测　消毒供应中心应安排人员专门负责质量监测,根据《消毒技术规范》及《医院消毒供应中心清洗消毒及灭菌效果监测标准》等定期对清洁剂、消毒剂、洗涤用水、润滑剂、包装材料等进行质量检查,定期进行监测材料的质量检查,对清洗消毒器、超声清洗器、灭菌器等进行日常清洁和检查,根据灭菌器的类型对灭菌效果分别进行检查。

4.消毒供应中心的管理　应将消毒供应中心纳入医院建设规划,将其工作管理纳入医疗质量管理体系。

消毒供应中心在主管院长或其相关职能部门的直接领导下开展工作,由护理管理部门、医院感染管理部门、人事管理部门、设备及后勤管理等部门协同管理,以保障消毒供应中心的工作需要,确保医疗安全。

消毒供应中心应建立健全岗位职责、操作规程、消毒隔离、质量管理、监测、设备管理、器械管理(包括外来医疗器械)及职业安全防护等管理制度和突发事件的应急预案;建立质量管理追溯制度;完善质量控制过程的相关记录;同时建立与相关科室联系制度。

医院应根据消毒供应中心的工作质量及岗位需求合理配备具有执业资格的护士、消毒员和其他工作人员。消毒供应中心的工作人员应接受与岗位职责相应的岗位培训,正确掌握以下知识与技能:各类诊疗器械、器具与物品的清洗、消毒、灭菌的知识与技能;相关清洗、消毒、灭菌设备的操作规程;职业安全防护原则和方法;医院感染与控制的相关知识。同时根据专业进展,开展继续教育培训,更新知识。

第三节　手卫生

医务人员的手经常直接或间接地与污染物品或病人接触,极易引起医院感染。为保障病人安全、提高医疗质量、防止交叉感染,医院应加强医务人员手卫生的规范化管理,提高医务人员手卫生的依从性。

一、手卫生概述

(一)基本概念

1. 手卫生　是医务人员洗手、卫生手消毒和外科手消毒的总称。

2. 洗手　指医务人员用肥皂(或皂液)和流动水洗手,去除手部皮肤污垢、碎屑和部分致病菌的过程。

3. 卫生手消毒　指医务人员用速干手消毒剂揉搓双手,以减少手部暂居菌的过程。

4. 外科手消毒　指外科手术前医务人员用肥皂(或皂液)和流动水洗手,再用手消毒剂清除或者杀灭手部暂居菌和减少常居菌的进程。使用的手消毒剂可具有持续抗菌活性。

(二)手卫生的管理

《医务人员手卫生规范》是医疗机构在医疗活动中管理和规范医务人员手卫生的行动指南。

1. 医院应制定相应的手卫生管理制度　手卫生是控制医院感染的重要措施,长期的临床实践表明,手部皮肤清洁是减少手部细菌行之有效的重要方法。所以医务人员要严格执行。

2. 医院应大力支持手卫生工作　配备有效、便捷、符合要求的手卫生设施,为医务人员执行手卫生提供必要条件。

3. 定期开展手卫生培训　培训形式和内容应根据培训对象不同而调整,使广大医务人员能掌握手卫生知识和技能,提高医务人员无菌观念和自我保护意识,确保手卫生的效果。

4. 加强对医务人员手卫生的指导与监督　包括对手卫生设施的管理,提高医务人员手卫生的依从性。

5. 加强手卫生效果的监测　每季度对手术室、产房、导管室、层流洁净病房、骨髓移植病房、器官移植病房、重症监护病房、新生儿室、母婴室、血液透析病房、烧伤病房、感染疾病科、口腔科(门诊及病房)等部门工作的医务人员进行手消毒效果监测;当怀疑医院感染爆发与医务人员手卫生有关时,应及时进行监测,并进行相应的致病微生物检测。卫生手消毒后,细菌菌落数 ≤ 10 cfu/cm^2;外科手消毒后,细菌菌落数 ≤5 cfu/cm^2。

(三)手卫生设施

1.洗手与卫生手消毒设施　手卫生设施的设置应方便医务人员,并且符合国家卫生相关规定。

(1)流动水洗手设施　水龙头应位于洗手池的适当位置,开关最好为非手触式。手术室、产房、导管室、层流洁净病房、骨髓移植病房、器官移植病房、重症监护病房、新生儿室、母婴室、血液透析病房、烧伤病房、感染疾病科、口腔科(门诊及病房)、消毒供应中心等重点部门必须配备非手触式水龙头;有条件的医疗机构应在诊疗区域配备非手触式水龙头。

(2)清洁剂　如肥皂、皂液或含杀菌成分的洗手液。另备盛放清洁剂的容器。要求固体肥皂保持清洁与干燥,皂液或洗手液有浑浊或变色时及时更换,盛放皂液的容器宜为一次性使用,重复使用的容器需每周清洁与消毒。

(3)干手物品　如擦手纸、干毛巾或干手机,另备盛放擦手纸或干毛巾的容器。如用干毛巾,需一用一消毒。

(4)速干手消毒剂　含有醇类和护肤成分的手消毒剂,如乙醇、异丙醇、氯己定、碘伏等,剂型包括水剂、凝胶和泡沫型。手消毒剂应为符合国家有关规定的产品,医务人员有良好的接受性,宜使用一次性包装,并且无异味、无刺激性。

2.外科手消毒设施

(1)洗手池　洗手池设置在手术室附近,水池大小、高矮适宜,能防止洗手水溅出,池面应光滑无死角,易于清洁,每日清洁与消毒。洗手池及水龙头的数量应根据手术间的数量设置,水龙头数量应不少于手术间的数量,水龙头开关应为非手触式。

(2)清洁用品　包括清洁剂、清洁指甲用物、手卫生的揉搓用品等。手刷的刷毛应柔软,定期检查,及时剔除不合格手刷,并且要一用一灭菌。

(3)手消毒剂　应取得卫生健康委员会卫生许可批件,在有效期内使用。以免冲洗手消毒剂为主,消毒后不需用水冲洗。手消毒剂的出液器应采用非手触式。消毒剂宜采用一次性包装,重复使用的消毒剂容器应每周清洁与消毒。

(4)干手物品　清洁毛巾、无菌巾均应一人一用,用后清洁、灭菌;盛装毛巾的容器应每次清洁、灭菌。

(5)其他　计时装置、洗手流程及说明图。

二、洗　手

有效的洗手可清除手上99%以上的各种暂住菌,是防止医院感染传播最重要的措施之一。

【目的】　清除手上的污垢和大部分暂住菌,切断通过手传播感染的途径。

【操作前准备】

1. 护士准备　衣帽整洁,修剪指甲,取下手表、饰物,卷袖过肘。

2. 环境准备　清洁、宽敞。

3. 用物准备　流动水洗手设施、清洁剂、干手物品,必要时备护手液或直接备速干手消毒剂。

【操作步骤】　洗手操作步骤见表3-4。

表3-4　洗手

操作步骤	要点与说明
1. 洗手:取下手上饰物,卷袖过肘,调节合适水流及水温,浸湿双手	• 水流不可过大以防溅湿工作服
2. 揉搓:以清洁肥皂或无菌皂液涂抹双手,按"七步洗手法"揉搓双手(图3-1)、手腕及腕上10 cm,持续15 s。①掌心相对,手指并拢相互揉搓;②掌心对手背,沿指缝相互揉搓,交换进行;③掌心相对,双手交叉指缝相互揉搓;④弯曲手指使关节在另一掌心旋转揉搓,交换进行;⑤一手握另一手大拇指旋转揉搓,交换进行;⑥五个手指尖并拢在另一掌心中旋转揉搓,交换进行;⑦握住手腕回旋摩擦,交换进行	• 注意指尖、指缝、拇指、指关节等处的清洗
3. 冲净:从上至下彻底用流水冲净双手	• 流水可避免污水沾污双手
4. 干手:用擦手纸或毛巾擦干双手或在干手机下烘干双手	• 擦手巾应保持清洁干燥,每日消毒

【注意事项】

1. 当手部有血液或其他体液等肉眼可见污染时,应用清洁剂和流动水洗手;当手部没有肉眼可见污染时,可用速干手消毒剂消毒双手代替洗手,揉搓方法与洗手方法相同。

2. 洗手方法正确,手的各个部位都需洗到、冲净,尤其要认真清洗易污染部位,冲净双手时注意指尖向下。

3. 注意调节合适的水温、水流,避免污染周围环境。

4. 洗手指征:①直接接触每个病人前后;②从同一病人身体的污染部位移动到清洁部位时;③接触病人黏膜、破损皮肤或伤口前后,接触病人血液、体液、分泌物、排泄物、伤口敷料等之后;④接触病人周围环境及物品后;⑤穿脱隔离衣前后,脱手套之后;⑥进行无菌操作,接触清洁、无菌物品之前;⑦处理药物或配餐前。

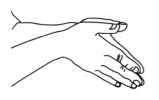

A.掌心相对,手指
并拢相互揉搓

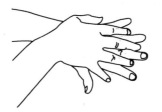

B.掌心对手背,沿指缝
相互揉搓,交换进行

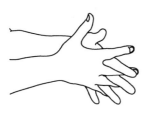

C.掌心相对,双手交
叉指缝相互揉搓

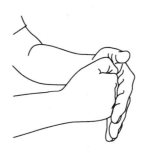

D.弯曲手指使关节在另一
掌心旋转揉搓,交换进行

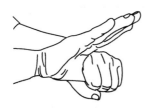

E.一手握另一手大拇指
旋转揉搓,交换进行

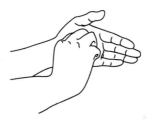

F.五个手指尖并拢在另一
掌心中旋转揉搓,交换进行

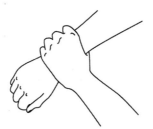

G.握住手腕回旋摩擦,交换进行

图3-1　七步洗手法

三、卫生手消毒

医务人员接触污染物品或感染病人后,手常被大量细菌污染,仅一般洗手不能达到预防交叉感染的要求,必须在洗手后再进行卫生手的消毒。

【目的】 清除致病性微生物,预防感染与交叉感染,避免污染无菌物品和清洁物品。

【操作前准备】

1.护士准备 衣帽整洁,修剪指甲,取下手表、饰物,卷袖过肘。

2.环境准备 清洁、宽敞。

3.用物准备 流动水洗手设施、清洁剂、干手物品、速干手消毒剂。

【操作步骤】 卫生手消毒操作步骤见表3-5。

表3-5 卫生手消毒

操作步骤	要点与说明
1.洗手:按洗手步骤洗手并保持手的干燥	• 符合洗手的要求与要点
2.涂剂:取速干手消毒剂于掌心,均匀涂抹至整个手掌、手背、手指和指缝,必要时增加至手腕及腕上10 cm	• 消毒剂要求:作用速度快,不伤皮肤、不引起过敏反应
3.揉搓:按照揉搓洗手的步骤揉搓双手,直至手部干燥	• 保证消毒剂完全覆盖手部皮肤 • 揉搓时间至少15 s
4.干手	• 自然干燥

【注意事项】

1.卫生手消毒前先洗手并保持手部的干燥,遵循洗手的注意事项。

2.速干手消毒剂揉搓双手时方法正确,注意手的各个部位都需揉搓到。

3.医务人员在下列情况下应先洗手,然后进行卫生手的消毒:①接触病人的血液、体液和分泌物后;②接触被传染性致病微生物污染的物品后;③直接为传染病病人进行检查、治疗、护理后;④处理传染病人污物之后。

四、外科手消毒

为保证手术效果,减少医院感染,外科手术前医务人员必须在洗手后再进行外科手消毒。

【目的】 清除指甲、手部、前臂的污物和暂居菌,将常居菌减少到最低程度。抑制微生物的快速再生。

【操作前准备】

1.护士准备 衣帽整洁,修剪指甲,取下手表、饰物,卷袖过肘。

2.环境准备 清洁、宽敞。

3.用物准备 洗手池、清洁用品、干手物品、手消毒剂、计时装置、洗手流程及说明图。

【操作步骤】 外科手消毒操作步骤见表3-6。

表3-6　外科手消毒

操作步骤	要点与说明
1.洗手:调节水流,湿润双手,取适量的清洁剂揉搓并刷洗双手、前臂和上臂下1/3	●特别注意使用毛刷清洁指甲下的污垢和手部皮肤的皱褶处 ●揉搓用品应每人使用后消毒或者一次性使用;清洁指甲用品每日清洁与消毒
2.冲净:流动水冲洗双手、前臂和上臂下1/3	●始终保持双手位于胸前并高于肘部
3.干手:使用干手物品擦干双手、前臂和上臂下1/3	
4.消毒	
▲免冲洗手消毒法:取适量的免冲洗手消毒剂涂抹至双手的每个部位、前臂和上臂下1/3,认真揉搓直至消毒剂干燥	●每个部位均需涂抹到消毒剂 ●手消毒剂的取液量、揉搓时间及使用方法遵循产品使用说明
▲冲洗手消毒法:取适量的手消毒剂涂抹至双手的每个部位、前臂和上臂下1/3,认真揉搓2~6 min。流水冲净双手、前臂和上臂下1/3。无菌巾彻底擦干双手、前臂和上臂下1/3	●每个部位均需涂抹到消毒剂 ●手消毒剂的取液量、揉搓时间及使用方法遵循产品使用说明 ●水由手部流向肘部 ●无菌巾擦干顺序:手部、前臂和上臂下1/3

【注意事项】

1.外科手消毒应遵循的原则:①先洗手,后消毒;②不同病人手术之间、手套破损或手被污染时,应重新进行外科手消毒。

2.洗手之前应先摘除手部饰物(包括假指甲)和手表,修剪指甲时要求长度不超过指尖,保持指甲周围组织的清洁。

3.在整个手消毒过程中始终保持双手位于胸前并高于肘部;涂抹消毒剂并揉搓、流水冲洗、无菌巾擦干等都应从手部开始,然后再向前臂和上臂下1/3进行。

4.用后的清洁指甲用具、揉搓用品(如海绵、手刷等),应放到指定的容器中;揉搓用品应每人使用后消毒或者一次性使用;清洁指甲用品应每日清洁与消毒。

5.术后摘除外科手套后,用肥皂(皂液)清洁双手。

第四节　无菌技术

无菌技术是预防医院感染的一项基本而重要的技术,其基本操作方法根据科学原则制订,任何一个环节都不能违反,每个医务人员都必须熟练掌握并严格遵守。

一、无菌技术概述

(一)基本概念

1.无菌技术　是指在执行医疗护理操作过程中,防止一切微生物侵入人体和防止无菌物品、无菌区域被污染的操作技术。

2.无菌区　指经过灭菌处理未被污染的区域。

3.非无菌区　指未经过灭菌处理,或虽经过灭菌处理但又被污染的区域。

4.无菌物品　指经过物理或化学方法灭菌后保持无菌状态的物品。

5.非无菌物品　指未经过灭菌处理,或虽经过灭菌处理后但又被污染的物品。

(二)无菌技术操作原则

1.操作环境清洁且宽敞　①操作室应清洁、宽敞、定期消毒;②操作台清洁、干燥、平坦、物品放置合理;③进行无菌技术操作前半小时,停止清扫工作,减少走动,防止尘埃飞扬。

2.工作人员仪表符合要求　无菌操作前,工作人员应着装整洁,修剪指甲,洗手,戴好帽子、口罩,必要时穿无菌衣,戴无菌手套。

3.无菌物品放置有序,标志明显　①存放环境:室内温度低于 24 ℃,相对湿度<70%,机械通风换气 4～10 次/h;无菌物品必须存放在无菌容器或无菌包内,不可暴露在空气中;并置于高出地面 20 cm、距离天花板超过 50 cm、离墙远于 5 cm 处的物品存放柜或架上,以减少来自地面、屋顶和墙壁的污染。②标识清楚:无菌包或无菌容器外要注明物品名称、灭菌日期,物品按失效期先后顺序摆放;无菌物品和非无菌物品应分别放置,并有明显标志。③使用有序:无菌物品通常按失效期先后顺序摆放取用;必须在有效期内使用,可疑污染、污染或过期物品应重新灭菌。④储存有效期:如果符合存放环境要求,使用纺织品材料包装的无菌物品,有效期宜为 14 d,否则一般为 7 d;医用一次性纸袋包装的无菌物品,有效期宜为 1 个月;使用一次性医用皱纹纸、一次性纸塑袋、医用无纺布或硬质容器包装的无菌物品,有效期宜为 6 个月;由医疗器械生产厂家提供的一次性使用无菌物品遵循包装上标识的有效期。

4.操作过程中加强无菌观念　进行无菌操作时,应培养并加强无菌观念:①明确无菌区、非无菌区、无菌物品、非无菌物品,非无菌物品应远离无菌区;②操作者身体应与无菌区保持一定距离;③取放无菌物品时,操作者应面向无菌区;④用无菌持物钳取用无菌物品,手臂须保持在腰部水平或治疗台面以上,不可跨越无菌区域,手不可接触无菌物品;⑤无菌物品一经取出,即使未使用,也不可放回无菌容器内;⑥操作时不可面向无菌区讲话、咳嗽、打喷嚏;⑦无菌物品疑有污染或已被污染,即不可使用,应予更换并重新灭菌。过期或包布受潮均应重新灭菌;⑧一套无菌物品只供一位病人使用一次。

二、无菌技术基本操作方法

(一)使用无菌持物钳法

【目的】　用于取放和传递无菌物品,保持无菌物品的无菌状态。

【操作前准备】

1.护士准备　衣帽整洁、修剪指甲、洗手、戴口罩。

2.环境准备　清洁、宽敞、明亮、定期消毒。

3.用物准备　无菌持物钳、盛放无菌持物钳的容器。

(1)无菌持物钳的种类　临床常用的持物钳有三叉钳、卵圆钳和镊子三种。①卵圆钳:有直头和弯头两种,下端有两个卵圆形的小环,可用于夹取刀、剪、钳、镊、治疗碗、弯盘等无菌物品;②三叉钳:结构和卵圆钳相似,下端较粗,呈三叉形,并以一定弧度向内弯曲。可用于夹取盆、盒、罐、骨科器械等较大或较重物品;③镊子:有长镊和短镊两种,镊子尖端细小,使用时轻巧方便,可用于夹取棉球、缝针、纱布等小物品。

(2)无菌持物钳的存放 每个容器只能放置一把无菌持物钳,有两种存放方法。①湿式保存法:盛放无菌持物钳的有盖容器底部垫有纱布,容器深度与钳的长度比例适合,浸泡在盛有消毒液的容器内,消毒液面应浸没持物钳轴节以上 2～3 cm 或镊子长度的 1/2(图 3-2);②干燥保存法:目前临床主要使用干燥保存法,即将盛有无菌持物钳的无菌干罐保存在无菌包内,在集中治疗前开包,4 h 更换一次。

【操作步骤】 无菌持物钳操作方法见表 3-7。

表 3-7 使用无菌钳法

操作步骤	要点与说明
1. 查对:检查并核对物品的名称、有效期、灭菌标识	• 确保在灭菌有效期内使用 • 第一次开包使用时,应记录打开日期、时间并签名,4 h 内有效
2. 取持物钳:将浸泡无菌持物钳的容器盖打开,手持无菌持物钳上 1/3,钳端闭合,将钳移至容器中央,垂直取出,关闭容器盖(图 3-3)	• 不可从盖孔中取、放无菌持物钳 • 取、放时,不可触及容器口边缘及液面以上的容器内壁,以免污染
3. 用持物钳:保持钳端向下,在腰部以上视线范围内活动,不可倒转向上	• 以防消毒液反流而污染钳端
4. 放物钳:用后闭合钳端,打开容器盖,垂直放回容器,松开轴节,关闭容器盖	• 轴节松开便于与消毒液充分接触 • 防止无菌持物钳空气中暴露过久而污染

图 3-2 无菌持物钳浸泡法

图 3-3 无菌持物钳使用法

【注意事项】

1. 严格遵循无菌操作原则。

2. 取、放无菌持物钳时钳端闭合,不可触及容器口边缘。

3. 无菌持物钳使用后应立即放回容器内,不得在空气中暴露过久。

4. 使用过程中:①始终保持钳端向下,不可触及非无菌区;②就地使用,如到距离较远处夹取物品,应将持物钳放入容器内一同搬移;③无菌持物钳只能用于夹取无菌物品,不能用于夹取油纱布,防止油粘于钳端而影响消毒效果;④不可用无菌持物钳换药或消毒皮肤,以防被污染。

5. 无菌持物钳一经污染或疑有污染时,不得再放回容器内,应重新灭菌。

6. 干燥法保存时应 4 h 更换一次。

7. 无菌持物钳如为湿式保存,还需注意:①无菌持物钳及浸泡容器每周清洁、消毒 2 次,同时更换消毒液;②使用频率较高的部门应每天清洁、灭菌(如门诊换药室、注射室、手术室等);③取、放无菌持物钳时不可触及液面以上部分的容器内壁;④放入无菌持物钳时需松开轴节,以利于钳与消毒液充分接触。

(二) 使用无菌容器法

【目的】 用于盛放无菌物品并保持无菌状态。

【操作前准备】

1. 护士准备　衣帽整洁、修剪指甲、洗手、戴口罩。

2. 环境准备　清洁、宽敞、明亮、定期消毒。

3. 用物准备

(1)盛有无菌持物钳的无菌罐、盛放无菌物品的容器。

(2)常用的无菌容器有无菌盒、罐、盘等。无菌容器内盛放灭菌器械、棉球、纱布等。

【操作步骤】 使用无菌容器法见表 3-8。

表 3-8　使用无菌容器法

操作步骤	要点与说明
1. 查对:检查并核对无菌容器名称、灭菌日期、失效期、灭菌标识	● 应同时查对无菌持物钳以确保在有效期内 ● 第一次使用,应记录开启日期、时间并签名,24 h 内有效
2. 开容器盖:取物时,打开无菌容器盖,内面向上置于稳妥处或拿在手中(图 3-4)	● 防止污染盖内面 ● 拿盖时,手不可触及盖的边缘及内面
3. 取出物品:用无菌持物钳从无菌容器内取出无菌物品	● 手指不可触及容器边缘及内面 ● 无菌持物钳及物品不可触及容器边缘
4. 关容器盖:取物后,立即将容器盖盖严	● 避免容器内无菌物品在空气中暴露过久
5. 手持容器:手持无菌容器(如治疗碗)时,应托住容器底部(图 3-5)	

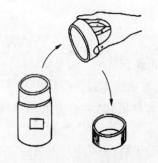

图 3-4　打开无菌容器

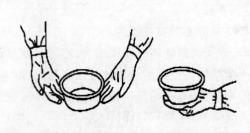

图 3-5　手持无菌容器

46

【注意事项】

1.严格遵循无菌操作原则。

2.无菌容器应定期消毒灭菌,一经打开,使用时间不超过 24 h。

3.移动无菌容器时,应托住底部,手指不可触及无菌容器的内面及边缘。

4.从无菌容器内取出的无菌物品,虽未使用,也不可再放回无菌容器内。

(三)使用无菌包法

【目的】 用无菌包布包裹无菌物品,使无菌物品保持无菌状态,供无菌操作用。

【操作前准备】

1.护士准备 衣帽整洁、修剪指甲、洗手、戴口罩。

2.环境准备 清洁、宽敞、明亮、定期消毒。

3.用物准备

(1)盛有无菌持物钳的无菌罐、盛放无菌包内物品的容器或区域。

(2)无菌包:内放无菌治疗巾、敷料、器械等。无菌包灭菌前应妥善包扎,将需灭菌的物品放于包布中央,将包布近侧一角盖住物品,左右两角先后盖上并将角尖向外翻折,盖上最后一角后用化学指示胶带贴妥(图 3-6),再贴上注明物品名称及灭菌日期的标签。

(3)记录纸、笔。

【操作步骤】 使用无菌包法见表 3-9。

表 3-9 使用无菌包法

操作步骤	要点与说明
1.检查核对:检查无菌包名称、灭菌日期、灭菌指示胶带,检查有无潮湿或破损	• 无菌包外标明包的名称及灭菌日期,超过有效期或潮湿破损不可使用
2.解开系带:将无菌包平放在清洁、干燥、平坦的操作台上,解开系带	• 不可放在潮湿处,以免污染
3.开无菌包:将系带卷放于包布下,按原折叠顺序逐层打开无菌包	• 打开包布时,手不可触及包布内面
4.取出物品:用无菌持物钳夹取所需物品,放在准备好的无菌区域内	• 取、放物品时,不可跨越无菌区
5.原痕包扎:按原折痕包好,系带横向扎好,并注明开包日期及时间	• 表示此无菌包已开过
6.取出包内全部物品:将系带卷放妥当,无菌包托在手上打开,另一只手抓住包布四角,稳妥地将包内物品放入事先准备的无菌区域内,将包布折叠放妥(图 3-7)	• 投放时,手托包布使无菌面朝向无菌区域

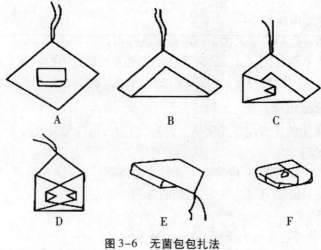

图3-6 无菌包包扎法

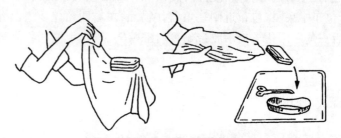

图3-7 一次性取出无菌包内物品

【注意事项】

(1)严格遵循无菌操作原则。

(2)无菌包布通常选用质厚、致密、未脱脂的双层棉布制成。

(3)无菌包应定期消毒灭菌,如包内物品超过有效期、被污染或包布受潮,则应重新灭菌。

(4)打开包布时手只能接触包布四角的外面,不可触及包布内面,不可跨越无菌区。如包内物品未用完,应按原折痕包好,系带横向扎好,并注明开包日期及时间,限24 h内使用。

（四）倒取无菌溶液法

【目的】 保持无菌溶液的无菌状态,供治疗护理使用。

【操作前准备】

1.护士准备 衣帽整洁、修剪指甲、洗手、戴口罩。

2.环境准备 清洁、宽敞、明亮、定期消毒。

3.用物准备 ①无菌溶液、启瓶器、弯盘。②盛装无菌溶液的容器。③棉签、消毒液、记录纸、笔等,必要时备盛有无菌持物钳的无菌罐、无菌纱布罐。

【操作步骤】 倒取无菌溶液法见表3-10。

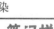

表 3-10　倒取无菌溶液法

操作步骤	要点与说明
1.清洁用物:取盛有无菌溶液的密封瓶,擦净瓶身外灰尘	
2.检查核对:认真检查无菌溶液的名称及有效期,瓶盖有无松动,瓶体及瓶底有无裂痕,查看无菌溶液有无沉淀、浑浊、絮状物、变色等	●确定溶液正确,对光检查溶液,质量可靠方可使用
3.打开瓶塞:用启瓶器撬开瓶盖,消毒瓶塞,待干后用无菌纱布打开瓶塞	●手不可触及瓶口及瓶塞内面,防止污染
4.倒取溶液:手持溶液瓶,瓶签朝向掌心,倒出少量溶液旋转冲洗瓶口后,再由原处倒出无菌溶液至无菌容器中(图3-8)	●避免沾湿瓶签 ●倒溶液时,勿使瓶口接触容器口周围
5.盖塞记录:倒毕塞好瓶塞,消毒后盖好,并在瓶签上注明开瓶日期及时间	●倒后立即塞好瓶塞,以防污染 ●已开启的溶液瓶内的溶液,可保存24 h ●瓶签上注明开瓶日期、时间后放回原处

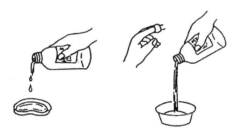

图 3-8　倒取无菌溶液法

【注意事项】

1.严格遵循无菌操作原则,不可跨越无菌区。

2.倒溶液时,不可直接接触无菌溶液瓶口;不可将物品伸入无菌溶液瓶内蘸取溶液;已倒出的溶液,虽未使用也不得倒回瓶内,以免污染剩余溶液。

3.瓶签应朝向掌心,以防沾湿瓶签,影响查对。

4.已开启的溶液瓶内的溶液,有效时间为24 h,余液只作清洁操作用。

(五)铺无菌盘法

无菌盘是将无菌治疗巾铺在洁净、干燥的治疗盘内,形成无菌区域以供无菌操作用。无菌包内无菌治疗巾的折叠有两种方法:①纵折法,治疗巾纵折 2 次,再横折 2 次,开口边向外(图3-9);②横折法,治疗巾横折后纵折,再重复一次(图3-10)。

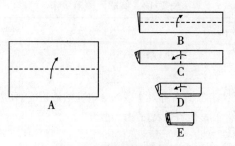

图3-9 治疗巾纵折法

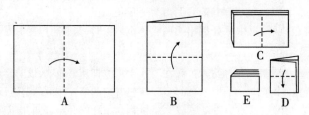

图3-10 治疗巾横折法

【目的】 形成无菌区域以放置无菌物品,供治疗护理用。

【操作前准备】

1.护士准备 衣帽整洁、修剪指甲、洗手、戴口罩。

2.环境准备 清洁、宽敞、明亮、定期消毒。

3.用物准备

(1)盛有无菌持物钳的无菌罐、盛放治疗巾的无菌包、无菌物品。

(2)治疗盘、记录纸、笔。

【操作步骤】 铺无菌盘方法见表3-11。

表3-11 铺无菌盘方法

操作步骤	要点与说明
1.检查核对:检查无菌物品名称、包装是否完整及灭菌有效期	• 无菌包外标明包的名称及灭菌日期,超过有效期或潮湿破损不可使用
2.取治疗巾:打开无菌治疗巾包,用无菌持物钳取出一块治疗巾放在治疗盘内	• 如包内治疗巾未用完则按原折包好,注明开包日期和时间,限24 h内使用
3.铺治疗巾	• 治疗巾内面构成无菌区
▲单层底铺法:双手捏住无菌巾上层外面两角,轻轻抖开,将其双折铺于治疗盘上,将上层折成扇形,边缘向外(图3-11),放入无菌物品后,上层盖上,上下层边缘对齐。开口处向上翻折两次,两侧边缘分别向下折一次,露出治疗盘边缘	• 不可跨越无菌区 • 手不可触及无菌巾内面 • 保持物品无菌 • 上下层边缘对齐

续表 3-11

操作步骤	要点与说明
▲双层底铺法:双手捏住治疗巾一边外面两角,轻轻抖开,从远到近3折成双层底,上面呈扇形折叠,开口边向外(图3-12)。放入无菌物品后,拉平扇形折叠层,盖于物品上,边缘对齐	• 手不可触及无菌巾内面 • 保持物品无菌
▲双巾铺盘法:双手捏住无菌巾一边两角外面,轻轻抖开,从远到近铺于治疗盘上,无菌面朝上。放入无菌物品。取出另一块无菌巾打开,从近到远覆盖于无菌物品上,无菌面朝下。两巾边缘对齐,四边多余部分分别向上反折	• 手不可触及无菌巾另一面
4.记录整理:注明铺盘名称及时间,整理用物	• 铺好的无菌盘4 h内有效

【注意事项】

1. 严格遵循无菌操作原则。

2. 铺无菌盘区域须清洁干燥,无菌巾避免潮湿、污染。

3. 铺盘时非无菌物品和身体应与无菌盘保持适当距离,手不可触及无菌巾内面,不可跨越无菌区。

4. 铺好的无菌盘应尽早使用,有效期不超过4 h。

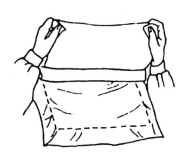 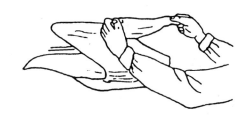

图 3-11　单层底铺法　　　　　　图 3-12　双层底铺法

(六)戴、脱无菌手套法

【目的】　预防病原微生物通过医务人员的手传播疾病和污染环境,适用于医务人员进行严格的无菌操作时,接触病人破损皮肤、黏膜时。

【操作前准备】

1. 护士准备　衣帽整洁、修剪指甲、取下手表、洗手、戴口罩。

2. 环境准备　清洁、宽敞、明亮、定期消毒。

3. 用物准备　无菌手套、弯盘。无菌手套一般有两种类型:①天然橡胶、乳胶手套;②人工合成的非乳胶产品,如乙烯、聚乙烯手套。

【操作步骤】　戴、脱无菌手套法见表3-12。

表 3-12　戴、脱无菌手套法

操作步骤	要点与说明
1.检查核对：核对无菌手套号码、灭菌日期及包装是否完整	• 选择适合操作者手掌大小的号码
2.开手套袋：手套袋平放于清洁、干燥桌面上打开	
3.戴手套	• 戴手套时,防止手套外面(无菌面)触及任何非无菌物品
▲分次提取法:一手锹开手套袋开口处,另一只手捏住手套反折部分(手套内面)取出手套,对准五指戴上;未戴手套的手掀起另一只袋口,再以戴好手套的手指插入另一只手套的反折内面(手套外面),取出手套,同法戴好(图 3-13);双手调整好手套位置,将手套的翻边扣套在工作服衣袖外面	• 已戴手套的手不可触及未戴手套的手及另一手套的内面(非无菌面);未戴手套的手不可触及手套的外面 • 戴好手套的手保持在腰部以上视线范围内
▲一次性提取法:两手同时掀开手套袋开口处,分别捏住两只手套的反折部分,取出手套;将两手套五指对准,先戴一只手,再以戴好手套的手指插入另一只手套的反折内面,同法戴好(图 3-14)	• 要点同分次提取法戴手套
4.脱手套:操作毕,一手捏住另一手套的腕部外面,翻转脱下;再将脱下手套的手伸入另一只手套内,将其往下翻转脱下	• 如手套上有血迹或污染严重时,应先用清水冲洗 • 注意勿使手套外面(污染面)接触皮肤
5.用物处理:将用过的手套放入医用垃圾袋内,按医疗废物处理	• 弃置手套后清洁双手

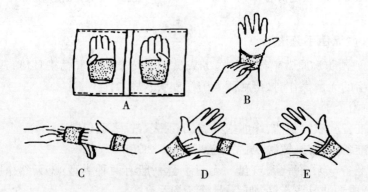

图 3-13　分次提取法戴手套

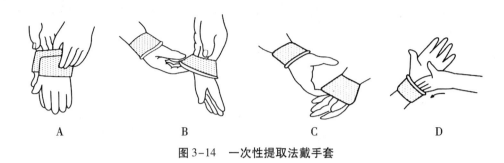

图 3-14　一次性提取法戴手套

【注意事项】

1. 严格遵循无菌操作原则。

2. 注意修剪指甲以防刺破手套,选择合适手掌大小的手套尺码。

3. 戴手套时手套外面(无菌面)不可触及任何非无菌物品;已戴手套的手不可触及未戴手套的手及另一手套的内面;未戴手套的手不可触及手套的外面。

4. 戴手套后,手臂不可下垂,双手应始终保持在腰部或操作台面以上视线范围内的水平;如发现有破损或可疑污染,应立即更换。

5. 脱手套时,应翻转脱下,避免强拉,注意勿使手套外面(污染面)接触到皮肤;脱手套后应洗手。

第五节　隔离技术

隔离是采用各种方法、技术,防止病原体从病人及携带者传播给他人的措施。通过隔离可以切断感染链,将传染源、高度易感人群安置在指定地点,暂时避免与周围人群接触,防止病原微生物在病人、工作人员及媒介物中扩散。

一、隔离技术概述

隔离是预防医院感染的重要措施之一,医院建筑设计应符合卫生学要求,布局合理,具备隔离预防的功能。在隔离工作中,护理人员应自觉遵守隔离制度,严格遵循隔离原则,认真执行隔离技术,同时应加强隔离知识教育,使出入医院的所有人员理解隔离的意义并能主动配合隔离工作。

(一)基本概念

1. 清洁区　指未与病人直接接触、未被病原微生物污染的区域。如治疗室、更衣室、配餐室、库房、值班室等场所以及病区以外的地区,如食堂、药房、营养室等。

隔离要求:病人及病人接触过的物品不得进入清洁区;工作人员接触病人后需消毒手、脱去隔离衣及鞋后方可进入清洁区。

2. 潜在污染区　也称半污染区,指有可能被病原微生物污染的区域。如医护办公室、病区内走廊、化验室等。

隔离要求:病人或穿隔离衣的工作人员通过走廊时,不得接触墙壁、家具等;各类

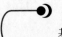

检验标本应放在指定的存放盘和架上,检验后的标本及玻璃管、玻片等应严格按要求分别处理。

3.污染区 指被病原微生物污染的区域。如病房、病人洗手间、浴室、病区外走廊等。

隔离要求:污染区的物品未经消毒处理,不得带到他处;工作人员进入污染区时,必须穿隔离衣,戴口罩、帽子,必要时换隔离鞋;离开前脱隔离衣、鞋,并消毒双手。

4.两通道 指在进行呼吸道传染病诊治的病区中的医务人员通道和病人通道。医务人员通道的出入口设在清洁区一端,病人通道的出入口设在污染区一端。

5.缓冲间 指进行呼吸道传染病诊治的病区中,清洁区与潜在污染区之间、潜在污染区与污染区之间设立的两侧均有门的小室,为医务人员的准备间。

6.负压病区 也称负压病室,指通过特殊通风装置,使病区的空气由清洁区向污染区流动,使病区内的压力低于室外压力。负压病区排出的空气需经处理,确保对环境无害。

7.标准预防 是基于病人的血液、体液、分泌物(不包括汗液)、非完整皮肤和黏膜均可能含有感染性因子的原则,针对医院所有病人和医务人员采取的一组预防感染措施。

(二)医院建筑布局与隔离要求

根据病人获得感染的危险性程度,医院可分成4个区域。①低危险区域:包括行政管理区、教学区等;②中等危险区域:包括普通门诊、普通病房等;③高危险区域:包括感染疾病科(门诊、病房)等;④极高危险区域:包括手术室、重症监护病房、器官移植病房等。高危险区域的科室宜相对独立,应与普通门诊和病区分开,远离食堂、水源和其他公共场所。应明确服务流程,保证洁、污分开,通风系统区域化,并配备合适的手卫生设施。

1.呼吸道传染病病区的布局与隔离要求 适用于呼吸道传播疾病病人的隔离。

(1)建筑布局 呼吸道传染病病区应设在医院相对独立的区域,分为清洁区、潜在污染区和污染区,设立两通道和三区之间的缓冲间。各区域之间宜用感应自控门,缓冲间两侧的门不应同时开启,以减少区域之间的空气流通。经空气传播疾病的隔离病区,应设置负压病室。病室的气压宜为−30 Pa,缓冲间的气压宜为−15 Pa。

(2)隔离要求 ①各区之间界线清楚、标识明显;②病室内有良好的通风设备,安装适量的非手触式开关的流动水洗手池;③不同种类传染病病人分室安置,疑似病人单独安置。受条件限制的医院,同种疾病病人可安置于一室,两病床之间距离不少于1.1 m。

2.感染性疾病病区的布局与隔离要求 适用于主要经接触传播疾病病人的隔离。

(1)建筑布局 感染性疾病病区应设在医院相对独立的区域,远离儿科病区、重症监护病区和生活区。设单独人、出口和入出院处理室,设清洁区、半污染区、污染区,三区设缓冲间。中小型医院可在建筑物的一端设立感染性疾病病区。

(2)隔离要求 ①分区明确、标识清楚;②病区通风良好,自然通风或安装通风设施,配备适量非手触式开关的流动水洗手设施;③不同种类的感染性疾病病人应分室安置,每间病室不应超过4人,病床间距应不少于1.1 m。

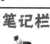

3.普通病区、门诊、急诊的布局与隔离要求

(1)普通病区　在病区的末端,设一间或多间隔离病室;感染性疾病病人与非感染性疾病病人宜分室安置;受条件限制的医院,同种感染性疾病、同种病原体感染病人可安置于一室,病床间距宜大于0.8 m;病情较重的病人宜单人间安置。

(2)门诊　普通门诊应单独设立出入口,设置问询、预检分诊、挂号、候诊、诊断、检查、治疗、交费、取药等区域;儿科门诊应自成一区,出入方便,并设预检分诊、隔离诊查室等;感染疾病科门诊符合国家相关规定。各诊室应通风良好,配备适量的流动水洗手设施和(或)配备速干手消毒剂;建立预检分诊制度,发现传染病病人或疑似传染病病人,应到专用隔离诊室或引导至感染疾病科门诊诊治,可能污染的区域应及时消毒。

(3)急诊　应设单独出入口、预检分诊、诊查室、隔离诊查室、抢救室、治疗室、观察室等;有条件的医院宜设挂号、收费、取药、化验、X射线检查、手术室等;严格预检分诊制度,及时发现传染病病人及疑似病人,及时采取隔离措施;各诊室内应配备非手触式开关的流动水洗手设施和(或)配备速干手消毒剂;急诊观察室床间距不小于1.2 m。

(三)隔离管理与隔离原则

1.一般消毒隔离

(1)根据隔离种类,在每个隔离单位前挂隔离标志。门口放置用消毒液浸湿的脚垫,洗手、消毒手的设备,避污纸,隔离衣悬挂架等。

(2)工作人员进入隔离单位须戴口罩、帽子,穿隔离衣。穿隔离衣前,备齐所用物品,各种护理操作应有计划并集中执行,以减少穿脱隔离衣的次数和消毒手的频率,不易消毒的物品放入塑料袋内避污。穿隔离衣后,只能在规定范围活动。一切操作严格按照隔离规程。医务人员每接触一位病人或污染物品后必须消毒双手。

(3)病人接触过的物品或落地的物品应视为污染,消毒后方可给他人使用;病人的衣物、稿件、钱币等经熏蒸消毒后才能交给家人带回;病人的排泄物、分泌物、呕吐物须经消毒后方可排放;需送出病区处理的物品,应放置于污物袋内,袋外有明显标记。

(4)病室每日进行空气消毒,可用紫外线照射或用消毒液喷雾消毒;每日晨间护理后,用消毒液擦拭病床、床旁桌椅等物品。

(5)严格执行陪伴和探视制度。必须陪伴和探视时,应向病人及探视者做解释及教育工作,遵守隔离要求和制度。

(6)了解病人的心理情况,满足病人的心理需要,尽力解除病人因隔离而产生的孤独、自卑、恐惧等心理反应。在严格执行隔离要求的同时,要对病人热情、关心,避免病人在心理上产生恐惧或因被隔离而感到孤独、自卑,向病人及家属解释隔离的重要性及暂时性,以取得其信任与合作。

(7)传染性分泌物三次培养结果均为阴性或已渡过隔离期,经医生下达医嘱后,方可解除隔离。

2.终末消毒处理　终末消毒处理是对转科、出院或死亡病人及其所住病室、用物和医疗器械等进行的消毒处理。

(1)病人的终末处理　病人转科或出院前应洗澡,换清洁衣服。个人用物须消毒后方能带出。若病人死亡,用消毒液擦拭尸体,必要时用消毒液棉球填塞口、鼻、耳、肛门等孔道,伤口处更换敷料,然后用一次性尸单包裹尸体,送传染科太平间。

(2)隔离单位的终末处理　病人用过的物品需分类消毒处理。关闭门窗,打开床旁桌,摊开棉被,竖起床垫,用消毒液熏蒸或用紫外线照射。熏蒸后打开门窗,用消毒液擦拭家具、地面。被服类放入标明"隔离"字样的污物袋,消毒处理后再清洗。床垫、棉被和枕芯还可用日光暴晒或用紫外线消毒。

二、隔离种类及措施

目前,隔离预防主要是在标准预防的基础上,实施两大类隔离:一是基于传染病特点切断疾病传播途径的隔离,二是基于保护易感人群的隔离。

(一)基于传染病特点切断传播途径的隔离预防

确认的感染性病原微生物的传播途径主要有三种:接触传播、空气传播和飞沫传播。通过多种传播途径传播的感染性疾病应联合应用多种隔离预防措施。

1.接触传播的隔离与预防　是对确诊或可疑感染了经接触传播的疾病,如肠道感染、多重耐药菌感染、皮肤感染等病人采取的隔离和预防。在标准预防的基础上,隔离措施还有:

(1)隔离病房使用蓝色隔离标志。

(2)应限制病人的活动范围,根据感染疾病类型确定入住单间隔离病室还是同病种感染者同室隔离。原则上禁止探陪,探视者需要进入隔离室时,应采取相应的隔离措施。

(3)应减少病人的转运,如需要转运时,应采取有效措施,减少对其他病人、医务人员和环境表面的污染。

(4)进入隔离病室前必须戴好帽子、口罩,从事可能污染工作服的操作时,应穿隔离衣;离开病室前,脱下隔离衣,按要求悬挂,每天更换清洗与消毒;或使用一次性隔离衣,用后按医疗废物管理要求进行处置。接触甲类传染病应按要求穿脱防护服,离开病室前,脱去防护服,并按管理要求进行处置。

(5)接触隔离病人的血液、体液、分泌物、排泄物等物时,应戴手套;离开隔离病室前,接触污染物品后应摘除手套、洗手或手消毒。手上有伤口时应戴双层手套。

(6)病人接触过的一切物品,如被单、衣物等均应先灭菌,然后再进行清洁、消毒、灭菌。被病人污染的敷料应装袋标记后送焚烧处理。

2.空气传播的隔离与预防　是对经空气传播的呼吸道传染疾病如肺结核、水痘等采取的隔离与预防。在标准预防的基础上,隔离措施还有:

(1)隔离病房使用黄色隔离标志。

(2)相同病源引起感染的病人可同居一病室,远离其他病室,通向走廊的门窗须关闭。有条件时尽量使隔离病室远离其他病室或使用负压病室。无条件收治时,应尽快转送至有条件收治呼吸道传染病的医疗机构进行收治,并注意转运过程中医务人员的防护。

(3)当病人病情容许时,应戴外科口罩,定期更换,并限制其活动范围。为病人准备专用的痰杯,口鼻分泌物需经消毒处理后方可丢弃。被病人污染的敷料应装袋标记后送焚烧处理。

(4)应严格空气消毒。

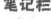

(5)医务人员严格遵守区域流程,在不同的区域,穿戴不同的防护用品,离开时按要求摘脱,并正确处理使用后的物品。

(6)进入确诊或可疑传染病病人房间时,应戴帽子、医用防护口罩;进行可能产生喷溅的诊疗操作时,应戴护目镜或防护面罩,穿防护服;当接触病人及其血液、体液、分泌物、排泄物等物时应戴手套。

3.飞沫传播的隔离与预防　是对经飞沫传播的疾病如百日咳、白喉、流行性感冒、病毒性腮腺炎、流行性脑脊髓膜炎等病人采取的隔离与预防。在标准预防的基础上,隔离措施还有:

(1)隔离病房使用粉色隔离标志。

(2)同空气传播的隔离与预防的第(2)、(3)。

(3)病人之间、病人与探视者之间相隔距离在1 m以上,探视者应戴外科口罩。

(4)加强通风或进行空气消毒。

(5)医务人员严格按照区域流程,在不同的区域,穿戴不同的防护用品,离开时按要求摘脱,并正确处理使用后物品。

(6)与病人近距离(1 m以内)接触时,应戴帽子、医用防护口罩;进行可能产生喷溅的诊疗操作时,应戴护目镜或防护面罩,穿防护服;当接触病人及其血液、体液、分泌物、排泄物等物时应戴手套。

4.其他传播途径的隔离与预防　应根据疾病的特性,采取相应的隔离与防护措施。

(二)基于保护易感人群的隔离预防

保护性隔离是以保护易感人群作为制订措施的主要依据而采取的隔离,也称反向隔离。适用于抵抗力低下或极易感染的病人,如严重烧伤、早产儿、白血病、脏器移植及免疫缺陷等病人。其隔离的主要措施如下:

1.设专用隔离室　病人应住单间病室隔离。室外悬挂明显的隔离标志。病室内空气应保持正压通风,定时换气;地面、家具等均应每天严格消毒。

2.进入隔离室要求　凡进入病室内人员应穿戴灭菌后的隔离衣、帽子、口罩、手套及拖鞋;未经消毒处理的物品不可带入隔离区;接触病人前、后及护理另一位病人前均应洗手。

3.污物处理　病人的引流物、排泄物、被其血液及体液污染的物品,应及时分装密闭,标记后送指定地点。

4.探陪要求　凡患呼吸道疾病者或咽部带菌者,包括工作人员均应避免接触病人;原则上禁止探视病人,探视者需要进入隔离室时应采取相应的隔离措施。

三、隔离技术基本操作方法

为保护医务人员和病人,避免感染和交叉感染,应加强手卫生,根据情况使用帽子、口罩、手套、鞋套、护目镜、防护面罩、防水围裙、隔离衣、防护服等防护用品。

(一)口罩、帽子的使用

1.帽子的使用　帽子分为一次性帽子和布制帽子。帽子可防止工作人员的头屑飘落、头发散落或被污染。戴帽子应遮住全部头发,保持清洁。离开污染区前将帽子放入特定污物袋内,以便集中处理。

2. 口罩的使用　口罩能阻止对人体有害的可见或不可见的物质吸入呼吸道,也能防止飞沫污染无菌物品或清洁物品。3 层纱布的口罩只能阻挡 70% ~80% 的细菌,6 层纱布的口罩可阻挡 90% 以上的细菌,而 8 层纱布的口罩几乎可阻挡 100% 的细菌。医院使用的口罩多为夹层,中间夹层一般采用熔喷法生产的膨松的聚丙烯纤维网或充电极化纤维网,以增强对细菌的过滤能力。

(1)口罩的类型　常用口罩主要分为三类。①纱布口罩:能保护呼吸道免受有害粉尘、气溶胶、微生物及灰尘伤害。普通脱脂纱布口罩长 18 cm 左右,宽 14 cm 左右,应不少于 12 层,纱布要求密度适当,经纬纱均不得少于 9 根。②外科口罩:医务人员在有创操作过程中能阻止血液、体液和飞溅物传播,通常为一次性使用的无纺布口罩,有可弯折鼻夹,多为夹层,外层有防水作用,中间夹层有过滤作用,能阻隔空气中 5 μm 颗粒超过 90%,内层可以吸湿。③医用防护口罩:能阻止经空气传播的直径 ≤5 μm 的感染因子或近距离 <1 m 经飞沫传播的物质,要求配有不小于 8.5 cm 的可弯折鼻夹,长方形口罩展开后中心部分尺寸的长和宽均不小于 17 cm。密合型拱形口罩纵、横径均不小于 14 cm,口罩滤料的颗粒过滤效率应不小于 95%。

(2)口罩的选择与佩戴　根据用途及佩戴者的脸型大小来决定,戴上后的口罩要能遮住口、鼻、眼眶以下的大部分面积。以带过滤功能的 N95 型口罩为例,佩戴时,取出口罩,双手提起,找出鼻梁片位置,勒带自然下垂。然后将口罩固定于下巴位置,鼻端朝上,上带拉过头,下带系于耳朵和颈项之间。最后轻压鼻端,调整位置,检查有无漏气。

3. 注意事项

(1)使用帽子的注意事项　①进入污染区和洁净环境前、进行无菌操作时等应戴帽子;②帽子要大小合适,能遮住全部头发;③被病人血液、体液污染后应及时更换;④一次性帽子使用后,应放入医疗垃圾袋集中处理;⑤布制帽子保持清洁干燥,每次或每天更换与清洁。

(2)使用口罩的注意事项　①应根据不同操作要求选用不同种类的口罩:进行一般诊疗活动时,可佩戴纱布口罩或外科口罩;手术室工作或护理免疫功能低下的病人、进行体腔穿刺等操作时应戴外科口罩;接触经空气传播或近距离接触经飞沫传播的呼吸道传染病病人时,应戴医用防护口罩。②口罩应遮住口鼻部,戴上口罩后,不可用污染的手触摸口罩。每次进入工作区域前,应检查医用防护口罩的密合性;口罩用后,及时取下并将污染面向内折叠,放入胸前小口袋或小塑料袋内,不能挂在胸前。③始终保持口罩的清洁、干燥。纱布口罩应每天更换、清洁与消毒,遇污染时及时更换。医用外科一次性口罩只能一次性使用。口罩潮湿或可疑污染应立即更换。④脱口罩前后应洗手,使用后的一次性口罩应放入医疗垃圾袋内,以便集中处理。

(二)护目镜、防护面罩的使用

护目镜能防止病人的血液、体液等具有感染性的物质溅入人体眼部。防护面罩能防止病人的血液、体液等具有感染性的物质溅到人体面部。下列情况应使用护目镜或防护面罩:①进行诊疗、护理操作,可能发生病人血液、体液、分泌物等喷溅时;②近距离接触经飞沫传播的传染病病人时;③为呼吸道传染病病人进行气管切开、气管插管等近距离操作,可能发生病人血液、体液、分泌物喷溅时,应使用全面型防护面罩。

戴护目镜、防护面罩前应检查有无破损,佩戴装置有无松脱;佩戴后应调节舒适度。摘下护目镜、防护面罩时应捏住靠头或耳朵的一边,放入医疗垃圾袋内,如需重复使用,应放入回收容器内,以便清洁、消毒。

(三)穿、脱隔离衣

隔离衣是用于保护医务人员避免受到血液、体液或其他感染性物质污染,或用于保护病人避免感染的防护用品,分为一次性隔离衣和布制隔离衣。一次性隔离衣通常用无纺布制作,由帽子、上衣和裤子组成,可分为连身式、分身式两种。通常根据病人的病情、隔离种类和隔离措施,确定是否穿隔离衣,并选择其型号。

【目的】 保护医务人员避免受到血液、体液和其他感染性物质污染,或用于保护病人避免感染。

【操作前准备】

1. 护士准备 衣帽整洁、修剪指甲、取下手表;卷袖过肘、洗手、戴口罩。
2. 环境准备 清洁、宽敞。
3. 用物准备 隔离衣一件、挂衣架,手消毒用物。

【操作步骤】 穿、脱隔离衣方法见表3-13。

表3-13 穿、脱隔离衣方法

操作步骤	要点与说明
▲穿隔离衣(图3-15)	●当工作服可能被传染性的分泌物、渗出物污染时需要穿隔离衣
(1)取隔离衣:手持衣领取下隔离衣(衣领和隔离衣内面为清洁面),将隔离衣清洁面朝向自己,污染面向外,衣领两端向外折齐,对齐肩缝,露出肩袖内口	●取隔离衣时看清隔离衣是否完好、合适,有无穿过;确定清洁面和污染面
(2)穿衣袖:一手持衣领,另一手伸入一侧袖内,举起手臂,将衣袖上抖,使手露出袖口。换手持衣领,同法穿好另一袖	●系衣领时污染的袖口不可触及衣领、面部和帽子
(3)系衣领:两手持衣领,双手由前向后理顺领边,系好领扣	●手不可触及瓶口及瓶塞内面,防止污染
(4)扎袖口:扣好袖口或系上袖带	●注意此时手已污染
(5)系腰带:自一侧衣缝腰带下5 cm处将隔离衣后身逐渐向前拉,见到衣边则捏住,再依法将另一边捏住。两手在背后将衣边边缘对齐,向一侧折叠,按住折叠处,将腰带在背后交叉,回到前面打一活结系好	●后侧边缘须对齐,折叠处不能松散 ●手不可触及隔离衣的内面 ●如隔离衣后侧下部边缘有衣扣,则扣上 ●穿好隔离衣后,双臂保持在腰部以上,视线范围内;不得进入清洁区
▲脱隔离衣(图3-16)	
(1)解腰带:解开腰带,在前面打一活结	●如隔离衣后侧下部边缘有衣扣,则先解开
(2)解袖口:解开袖口,在肘部将部分衣袖塞入工作衣袖内	●不可使衣袖外侧塞入袖内

续表3-13

操作步骤	要点与说明
(3)消毒双手:消毒清洗双手,擦干	• 消毒手时不能沾湿隔离衣
(4)解领口:解开领口	• 注意保持衣领清洁
(5)脱衣袖:一手伸入另一袖口内,拉下衣袖过手(遮住手),再用衣袖遮住的手在外面拉下另一衣袖,两手在袖内使袖子对齐;双臂逐渐退出	• 衣袖不可污染手及手臂 • 双手不可触及隔离衣外面
(6)挂隔离衣:双手持衣领,将隔离衣两边对齐,挂在衣钩上;不再穿的隔离衣,脱下后清洁面向外,卷好投入污物袋中	• 如为一次性隔离衣,脱时应使清洁面向外,衣领及衣边卷至中央,弃后消毒双手

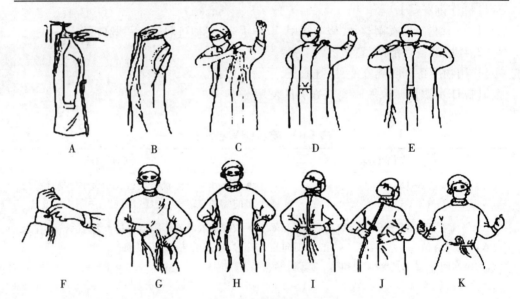

图3-15 穿隔离衣法

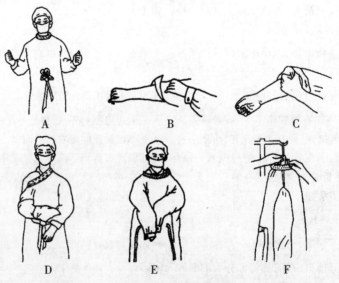

图3-16 脱隔离衣法

【注意事项】

1.隔离衣的长短要适合,须全部遮盖工作服。如有破损,应补好后再穿。隔离衣应每日更换,若潮湿或严重污染应立即更换。

2.穿脱隔离衣过程中避免污染衣领和清洁面,始终保持衣领清洁。

3.穿好隔离衣后,双臂保持在腰部以上、视线范围内,不得进入清洁区,避免接触清洁物品。

4.消毒手时不能沾湿隔离衣,隔离衣也不可触及其他物品。

5.脱下的隔离衣如挂在半污染区,清洁面向外,挂在污染区则污染面向外。

6.下列情况应穿隔离衣:①接触经接触传播的感染性疾病病人,如传染病病人、多重耐药菌感染病人等时;②对病人实行保护性隔离时,如大面积烧伤病人、器官移植等病人的诊疗、护理时;③可能受到病人血液、体液、分泌物、排泄物喷溅时。

(四)穿、脱防护服

医务人员在接触甲类或按甲类传染病管理的传染病病人时须穿防护服。防护服属于一次性防护用品,分连体式和分体式两种。防护服应具有良好的防水、抗静电和过滤效能,无皮肤刺激性,穿脱方便,结合部严密,袖口、脚踝口应为弹性收口。

防护服只能在规定区域内穿脱,穿前检查有无潮湿、破损,长短是否合适。接触多个同类传染病病人时,防护服可连续使用,接触疑似病人时,防护服应每次更换。防护服如有潮湿、破损或污染,应立即更换。下列情况应穿防护服:①临床医务人员在接触甲类或按甲类传染病管理的传染病病人时;②接触经空气或飞沫传播的传染病病人;③可能受到病人血液、体液、分泌物、排泄物喷溅时。

(五)避污纸的使用

避污纸是备用的清洁纸片,做简单隔离操作时,用避污纸垫着拿取物品,保护双手或物品不被污染,以省略消毒程序。取避污纸时,应从页面抓取,不可掀页撕取(图3-17)。避污纸用后随即丢入污物桶内,集中焚烧处理。使用过程中注意保持避污纸清洁以防交叉感染。

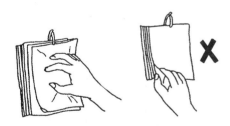

图3-17　取避污纸法

(六)鞋套、防水围裙的使用

鞋套一次性使用,应具有良好的防水性。应在规定区域内穿鞋套,一般从潜在污染区进入污染区时和从缓冲间进入负压病室时应穿鞋套。离开该区域时应及时脱掉,放入医疗垃圾袋内。发现鞋套破损应及时更换。

防水围裙主要用于可能受到病人的血液、体液、分泌物及其他污染物质喷溅、进行复用医疗器械的清洗时。若为重复使用的围裙,每班使用后及时清洗与消毒,遇有破损或渗透时,应及时更换。若为一次性使用的围裙,应一次性使用,受到污染时应及时更换。

(黄秋英)

 ### 问题分析与能力提升

1. 刘女士,50岁,今日凌晨出现上腹疼痛,阵发性加剧 2 h,伴高热,皮肤巩膜发黄,既往:胆总管结石 2 年,体检:一般情况差,T 39.5 ℃,P 124 次/min,R 24 次/min,BP 100/65 mmHg,四肢湿冷,心肺(−),右上腹压痛(+),墨菲征(+),肠鸣音弱。医疗诊断:急性梗阻性化脓性胆管炎,休克早期。经病人签字同意后,医生决定在全麻下立即行手术解除胆道梗阻。

请问:①手术器械、物品灭菌应选择哪种方法? 为什么? ②进行该手术的手术室环境属于医院环境的哪一类? 如何进行手术室环境消毒?

2. 刘先生,46 岁,因恶心、厌油、食欲减退、右上腹疼痛、巩膜黄染 10 d 就诊。经医生检查:轻中度肝大,质地软,肝区有压痛及叩击痛,初步诊断后收入传染科病区。

请问:①该病人应采取何种隔离种类? ②对此病人需采取哪些隔离措施?

3. 李先生,60 岁,2 h 前被汽车撞伤后急诊入院,入院查:病人神志不清,T 38.5 ℃,P 124 次/min,R 24 次/min,BP 80/50 mmHg,四肢湿冷。经家属签字同意后,立即行急诊开颅手术,术后住重症监护区。目前病人仍然昏迷,采用全胃肠外营养。

请问:①按医院用品的危险性分类,全胃肠外营养液属于哪一类? ②护士帮助病人执行全胃肠外营养前后,应如何进行手卫生?

第四章
病人入院和出院的护理

学习目标

识记：①能正确说出病人床单位所包括的设备；②能正确陈述病人入院、出院护理的目的；③能正确陈述临床上常用卧位的适用范围；④能正确描述分级护理的分级标准及护理要点。

理解：①能正确描述并解释下列概念：入院护理、分级护理；②能正确描述变换卧位法的目的，说明变换卧位法操作中的注意事项。

运用：①能正确运用铺床方法为新病人、暂时离床病人、麻醉手术后病人、长期卧床病人准备安全、整洁、舒适的床单位；②能够根据病人的病情、治疗需要，为其安置卧位；③能按正确的方法协助病人变换卧位；④能正确使用轮椅或平车搬运病人，同时，根据病人的病情、体重等合理安排搬运的人数及方法；⑤在临床护理工作中，能正确运用节力原则，减轻护士在工作中力的付出，提高工作效率，同时，增进病人的舒适，促进康复。

根据门诊、急诊医生的诊查，需要住院治疗的病人都要经历入院和出院两个过程。护士在此过程中，应从整体护理的角度出发，评估、了解病人生理、心理、社会、文化等需求，并给予针对性的护理措施与引导，使病人尽快适应环境，遵守医院规章制度，积极参与、密切配合医疗护理活动，加速其康复。在病人康复出院时，护士应掌握出院护理程序，协助病人办理出院手续，并做好健康教育等出院指导，使病人巩固治疗效果，提高自护能力，恢复健康，提高生活质量。

第一节　病人入院的护理

病人入院护理是指病人经门诊或急诊医生诊疗后，因病情需要住院观察时，经医生建议并签发住院证后，由护士为病人提供的一系列护理工作。

入院护理的目的包括：①协助病人及家属熟悉环境、了解医院及科室规章制度，使病人尽快适应医院环境，消除紧张、焦虑等不良情绪；②观察与评估病人的情况；③满足病人的合理需求，调动病人配合医疗、护理的积极性；④做好健康教育，满足病人对疾病知识的需求。

一、入院程序

入院程序是指病人根据门诊或急诊医生签发的住院证,自住院处办理入院手续至进入病区的过程。

1. 办理入院手续　病人或家属持签发的住院证到住院处办理入院手续。住院处办理入院手续完毕后,立即电话通知相关病区值班护士,并简要介绍病人病情,病区做好接纳新病人的准备工作。对急诊手术病人可根据情况先手术,后补办入院手续。

2. 实施卫生处置　根据医院条件、病人的病情,协助病人进行卫生处置,如理发、沐浴、更衣、修剪指甲等。病人如有头虱或体虱,先行灭虱,后沐浴、更衣。传染病病人或疑似传染病病人应送隔离室进行处置。

3. 护送病人进入病区　住院处护士携病历护送病人入病区。根据病人病情可选用步行护送、轮椅或平车推送。护送病人时注意安全和保暖,不应停止必要的治疗,如输液、给氧等。护送有外伤的病人应注意其卧位。护送重症病人,应注意监护生命体征。护送病人入病区后,与病区值班护士交接病人病情、所采取或需要继续的治疗与护理措施、病人的个人卫生情况及物品等。

二、病人入院后的初步处理

病区值班护士在接到住院处通知后,立即根据病人病情准备床单位。将备用床改为暂空床,备齐病人所需用物;危、重病人根据病区情况,应安置在危重病室;急诊手术病人应改铺麻醉床。危、重病人和急诊手术病人需备急救用物。

(一)门诊病人的入院护理

1. 迎接新病人:病人进入病区后,负责接待的护士首先向病人做自我介绍,迎接新病人至指定的床单位,并妥善安置病人,介绍邻床病友。在迎接新病人的过程中,应以自己的行动和语言消除病人的不安情绪,增强病人的安全感、对护士的信任感。

2. 通知主管医生诊查病人:如有需要,协助医生为病人进行诊疗。

3. 给予病人佩戴腕带标识,进行入院护理评估,填写住院病历及相关表格,佩戴腕带标识,放置床头(尾)卡,填写入院登记本;根据住院病人首次护理评估单收集病人健康资料,测量生命体征、身高、体重等。通过健康评估,了解病人的身心状况,制订适宜的护理计划。

4. 根据医嘱,通知营养室准备膳食,并执行各项治疗措施;紧急情况时,给予紧急护理措施。

5. 介绍与指导:向病人及家属介绍病区环境、设备、有关规章制度、床单位及设备的使用、主管的医护人员等情况。指导常规标本的留取方法、时间及注意事项。

(二)急诊、重危病人的入院护理

病区护士接到住院处通知后立即做好如下准备:

1. 通知医生　接到住院处电话通知后,护士立即通知有关医生做好抢救准备。

2. 准备急救设备和急救药物　如输液器具、急救车、氧气、吸引器等。

3. 安置病人　将病人安置在危重病室或抢救室,佩戴腕带标识。

4. 入院护理评估　与护送人员交接病人的病情、治疗情况及有关物品等。对于意识不清的病人、不能正确表述的病人(如语言、听力障碍)或婴幼儿病人,需暂留家属或护送者,以便询问病史。

5.配合救治 对于抢救病人,立即建立静脉通道、监测生命体征;密切观察病人病情变化,积极配合医生进行救治,并做好抢救记录。

三、病人床单位的准备

(一)病人床单位的构成

病人床单位是指医疗机构为病人提供的家具与设备,是病人住院时休息、饮食、排泄、活动、运动、治疗与护理的最基本的生活单位。病人床单位的固定构成包括:床、床垫、床褥、枕芯、棉胎或毛毯、大单、被套、枕套、橡胶单和中单(需要时)、床旁桌、床旁椅、床上桌(需要时),还包括墙上的照明灯、吸氧管、吸引管及呼叫装置等(图4-1)。

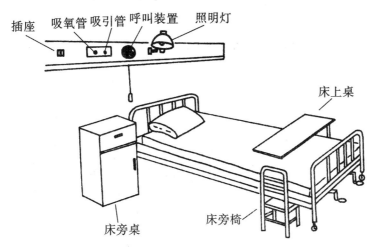

图4-1 病人床单位的构成

1.床 床是病室中主要的设备。卧床病人的饮食、排泄、治疗、活动等都在床上,所以病床一定要符合实用、耐用、舒适与安全的原则。普通病床(图4-2)的规格一般为高0.5 m、长2 m、宽0.9 m,床头和床尾可抬高的手摇式床,以方便病人更换卧位;床脚可有脚轮,便于移动。另可选用多功能病床(图4-3),根据病人需要,可改变床位高低、移动床档、变换病人卧位等,控制按钮置于病人方便处,可供清醒病人自主调节卧位。

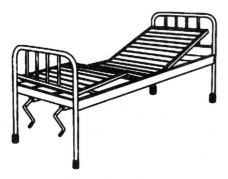

图4-2 普通病床

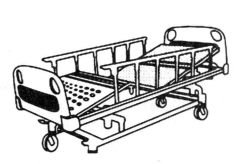

图4-3 多功能病床

2. 床垫　长、宽与床的规格相当,厚 10 cm,以棕丝或海绵垫作垫芯,包布多选用牢固的布料制作。

3. 床褥　放于床垫上面,长宽与床垫规格相同,一般选用棉花作褥芯,吸水性强。

4. 棉胎　长 2.5 m,宽 1.6 m,胎芯多选用棉花,也可用人造棉等。

5. 枕芯　长 0.6 m,宽 0.4 m,内装荞麦皮、木棉或高弹腈纶丝棉等。

6. 大单　长 2.5 m,宽 1.8 m,选用棉布制作。

7. 被套　长 2.5 m,宽 1.7 m,选用棉布制作,开口于尾端,有系带。

8. 枕套　长 0.65 m,宽 0.45 m,选用棉布制作。

9. 橡胶单　长 0.85 m,宽 0.65 m,两端各加长 0.4 m 棉布。

10. 中单　长 1.7 m,宽 0.85 m,选用棉布制作。

11. 床旁桌　常规放置于病人右侧,便于病人取用日常用品。

12. 床旁椅　供病人、探视家属或医务人员使用。

(二)铺床法

床单位须保持整洁,床上用物要定期更换。铺床法的基本要求为舒适、平整、紧扎、安全、实用。常用的铺床法有四种:备用床(图 4-4)、暂空床(图 4-5)、麻醉床(图 4-6)和卧床病人床整理(图 4-7)。

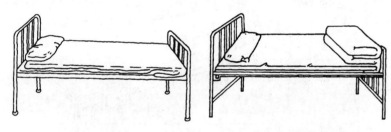

图 4-4　备用床　　　　　　　　　图 4-5　暂空床

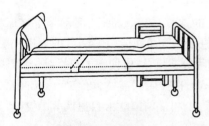 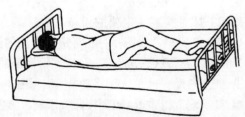

图 4-6　麻醉床　　　　　　图 4-7　卧床病人床整理

备用床

【目的】　保持病室整洁,准备迎接新病人。

【操作前准备】

1. 护士准备　衣帽整洁,修剪指甲,洗手,戴口罩。

2. 环境准备　病室内无病人进餐或进行治疗,环境宽敞明亮,清洁、通风等。

3. 用物准备　(以被套法为例)　治疗车上层:按使用顺序由下而上放置枕芯、枕

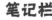
套、棉胎或毛毯、被套、大单、床刷及床刷套、手消毒液。治疗车下层:生活垃圾桶、医疗垃圾桶。

【操作步骤】 备用床的整理见表4-1。

表4-1 备用床的整理

操作步骤	要点与说明
1.放置用物:携用物至病人床旁,移开床旁桌,离床约20 cm,移床旁椅至床尾正中,离床约15 cm。将治疗车上用物按顺序放于椅面上	• 便于操作 • 便于取用
2.扫床:用床刷将床褥进行湿式清扫,"S"形折叠放于床旁椅上。	
3.检查床垫:检查床垫有无凹陷,或根据需要翻转床垫	
4.铺床褥:将床褥齐床头平放于床垫上,将对折处下拉至床尾,铺平床褥。	• 避免床垫局部经常受压而凹陷,造成病人卧睡不适
5.铺大单	
(1)护士站在床的右侧,将大单横、纵中线对齐床面横、纵中线放于床褥上,分别向床头、床尾展开	• 铺床时,正确运用人体力学原理,两脚分开,稍屈膝,并确保身体平稳,减少来回走动,节时省力
(2)将近侧(靠近护士一侧)大单向近侧下拉散开,将对侧(远离护士一侧)大单向远侧散开	
(3)铺大单床头:护士移至床头将大单散开平铺于床头	• 铺大单的顺序:先床头后床尾,先近侧后对侧
(4)铺近侧床头:右手托起床垫一角,左手伸过床头中线,将大单折入床垫下,扶持床头角(图4-8A)	
(5)做角:左手固定床角,右手将大单边缘提起使从大单侧看呈等边三角形平铺于床面,将位于床头侧方的大单塞于床垫下,再将床面上的大单下拉于床缘(图4-8B~F),将床缘大单塞于床垫下	
(6)移至床尾,同步骤(3)~(5)铺床尾角	
(7)移至床中间处,两手下拉大单中部边缘,塞于床垫下(图4-8G)	
(8)转至床对侧,同步骤(3)~(7)铺对侧大单	
6.套棉被(或毛毯)	
(1)护士站在床的左侧,将被套横、纵中线对齐床面横、纵中线放于大单上,向床头侧打开被套,使被套上端距床头15 cm,再向床尾侧打开被套,并拉平	

续表 4-1

操作步骤	要点与说明
(2)将近侧被套向近侧床缘下拉散开,将远侧被套向远侧床缘散开	
(3)将被套尾部开口端的上层打开至 1/3 处(图 4-9A)	
(4)将折叠好的"S"形棉胎放于被套尾端开口处,棉胎中线与床中线对齐,棉胎底边与被套开口边缘平齐(图 4-9B)	• 有利于棉胎放入被套
(5)套被套:拉棉胎上缘中部至被套被头中部,充实对侧棉胎角于被套顶角处,展开对侧棉胎,平铺于被套内	• 棉胎上端与被套头端紧贴,避免被套头端空虚
(6)充实近侧棉胎角于被套顶角处,展开近侧棉胎,平铺于被套内	
(7)移至床尾,逐层拉平盖被,系带,然后自左侧向右侧将盖被的两侧平齐床缘内折,铺成被筒	• 边缘向内折,与床沿平齐,使床面整齐、美观
(8)将尾端内折于床尾或塞于床垫下	
7.套枕套:在枕套套于枕芯外,四角充实,并横放于床头盖被上	• 枕套开口端背门,使病室整齐美观
8.移回床旁桌、床旁椅	
9.推治疗车离开病室	
10.洗手	

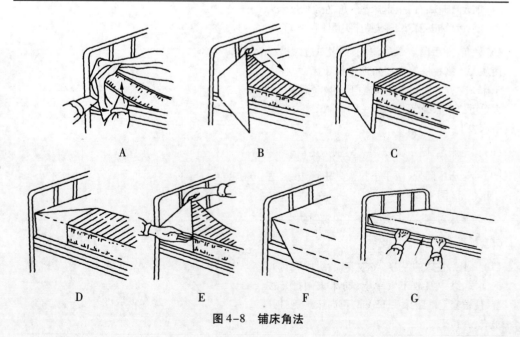

图 4-8 铺床角法

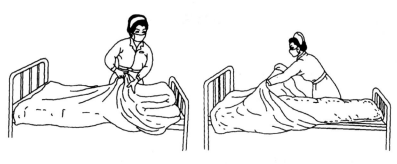

图 4-9 套被套法

【注意事项】

1. 铺床符合舒适、平整、紧扎、安全、实用的原则,保持病室整洁、美观。
2. 床单中缝与床中线对齐,床单四角平整、紧扎。
3. 盖被中线与床中线对齐,两边内折对称,被头充实,盖被平整。
4. 枕头四角充实,开口背门。
5. 操作中注意省时、节力。

暂空床

【目的】

1. 迎接新病人入院。
2. 供暂时离床病人使用。
3. 保持病室整洁。

【操作前准备】

1. 护士准备 衣帽整洁,修剪指甲,洗手,戴口罩。
2. 环境准备 病室内无病人进餐或进行治疗,环境宽敞明亮,清洁、通风等。
3. 用物准备 按备用床准备用物,必要时备橡胶单、中单。

【操作步骤】 暂空床的整理见表 4-2。

表 4-2 暂空床的整理

操作步骤	要点与说明
1. 同备用床步骤 1~6	
2. 在床头右侧,将备用床的盖被上端向内折 1/4,然后扇形三折于床尾,并使之平齐	• 便于病人上床,保持病室环境整洁
3. 余同备用床 7~10	

【注意事项】

1. 同备用床注意事项 1~5。
2. 用物准备根据病人病情需要。

麻醉床

【目的】

1. 便于接收和护理麻醉手术后的病人。

2. 使病人安全、舒适,预防并发症。

3. 避免床上用物污染,方便更换。

【操作前准备】

1. 评估 根据病人的诊断、病情、手术方式和麻醉方式,准备铺床用物以及术后需要抢救、治疗的药物等。

2. 护士准备 衣帽整洁,修剪指甲,洗手,戴口罩。

3. 环境准备 病室内无病人进餐或进行治疗,环境宽敞明亮,清洁、通风等。

4. 用物准备

(1)治疗车上层:①铺床用物,按使用顺序由下而上放置枕芯、枕套、棉胎或毛毯、被套、中单2条、橡胶单2条(橡胶单及中单数量根据评估准备)、大单、床刷及床刷套、手消毒液。②麻醉护理盘,治疗巾内备开口器、压舌板、舌钳、通气导管、牙垫、治疗碗、氧气导管、吸痰管、棉签、平镊、纱布或纸巾;治疗巾外备手电筒、心电监护仪(或者血压计、听诊器)、治疗巾、弯盘、胶布、护理记录单、笔。

(2)治疗车下层:生活垃圾桶、医疗垃圾桶。

(3)另根据病室条件备输液架、吸痰装置、吸氧装置等。

【操作步骤】 麻醉床的整理见表4-3。

表4-3 麻醉床的整理

操作步骤	要点与说明
1. 同备用床步骤1~5(6)铺好近侧大单	
2. 铺橡胶单和中单	• 防止呕吐物、分泌物或伤口渗液污染床单位
(1)依次将橡胶单、中单置于床中部或床尾部,中线与床中线齐,将近侧橡胶单、中单塞于床垫下	• 根据病人的麻醉方式和手术部位铺橡胶单、中单 • 若需要铺在床中部,则橡胶单、中单的上缘应距床头50 cm
(2)同法将另一橡胶单、中单铺于床头	• 橡胶单和中单上缘与床头平齐,下缘压在中部橡胶单和中单上
3. 转至对侧,铺好大单、橡胶单和中单	
4. 套棉被(或毛毯):步骤同备用床6(1)~(7)	
5. 于床尾向内反折盖被尾端,齐床尾	
6. 将盖被纵向折叠于背门一侧,开口处向门	• 盖被三折上下对齐,外侧齐背门侧床沿,便于病人术后移至病床
7. 套枕套,将枕头横立于床头,开口端背门	
8. 移回床旁桌,将床旁椅放置于盖被折叠侧	• 避免床旁椅妨碍将病人移至病床

续表 4-3

操作步骤	要点与说明
9. 麻醉护理盘置于床旁桌上,其他物品按需要放置	
10. 推治疗车离开病室	
11. 洗手	

【注意事项】

1. 同备用床。

2. 用物准备应齐全,便于及时抢救和护理病人。

卧床病人床整理

【目的】

1. 保持病人床单位的清洁,使病人睡卧舒适,病室整洁。

2. 观察病情,协助病人变换卧位,预防压疮等并发症的发生。

【操作前准备】

1. 评估病人并解释

(1) 评估病人的病情、意识状态、活动能力、配合程度等。

(2) 向病人及家属解释更换床单的目的、方法、注意事项以及配合要点。

2. 病人准备　了解更换床单的目的、方法、注意事项及配合要点。

3. 护士准备　衣帽整洁,修剪指甲,洗手,戴口罩。

4. 环境准备　病室内无病人进餐或进行治疗,环境宽敞明亮,清洁、通风等。按季节调节室内温度,酌情关闭门窗。必要时用屏风遮挡病人。

5. 用物准备　治疗车上层:大单、中单、被套、枕套、床刷及床刷套,需要时备清洁衣裤。将准备好的用物叠放整齐并按使用顺序放置。治疗车下层:生活垃圾桶、医疗垃圾桶。

【操作步骤】　卧床病人床整理见表 4-4。

表 4-4　卧床病人床整理

操作步骤	要点与说明
1. 推治疗车至床旁	
2. 放平床头和膝下支架,拉起对侧床栏	● 便于操作,防止病人坠床
3. 移开床旁桌椅,放置用物于治疗椅上,同备用床	● 便于取用
4. 移病人至对侧:松开床尾盖被,将病人枕头移至对侧,并协助病人移至对侧,病人侧卧、背向护士	● 便于操作,防止病人受凉

续表 4-4

操作步骤	要点与说明
5. 松近侧污单：从床头至床尾将各层床单、中单、橡胶单从床垫下拉出	• 保持恰当的姿势，注意节力
6. 清扫近侧橡胶单和床褥	
(1)上卷中单至床中线处，塞于病人身下	• 中单、大单污染面向上内卷
(2)清扫橡胶单，将橡胶单搭于病人身上	• 清扫原则：自床头向床尾，自床中线至床外缘
(3)将大单上卷至中线处，塞于病人身下	
(4)自床头向床尾清扫床褥	
7. 铺近侧清洁大单、近侧橡胶单和清洁中单	
(1)铺大单：将清洁大单同备用床步骤5(1)放置，展开近侧半幅，将对侧半幅卷紧塞于病人身下。近侧按备用床步骤5(4)～(7)	• 大单中线与床中线对齐 • 大单、中单清洁面向内翻卷
(2)铺中单：放下橡胶单，铺清洁中单于橡胶单上，近侧部分下拉至床缘，对侧内折后卷至床中线，塞于病人身下，将近侧橡胶单、中单边缘塞于床垫下	
8. 移病人至近侧，拉起近侧床栏：协助病人平卧，将病人枕头移向近侧，并协助病人移向近侧，病人侧卧、面向护士，躺卧于已铺好床单的一侧，拉起近侧床栏	
9. 放下对侧床栏，松对侧污单：护士转至床对侧，从床头至床尾松开各单，将污中单由病人身下取出，卷至床尾，用床刷湿式清扫橡胶单后，将橡胶单搭于病人身上，然后将污大单从病人身下取出，卷至床尾，与中单一并放于治疗车污衣袋内	
10. 铺对侧大单、中单：扫净床上碎屑，从病人身下取出清洁大单、中单展开，按近侧方法铺好各层床单、中单	
11. 摆体位：将枕头移向床中间，协助病人平卧	
12. 套被套	
(1)同备用床步骤6(1)～(3)将被套平铺于盖被上	
(2)松开污被套系带，从污被套内依次将棉胎或毛毯头端两角及中点抓取出，顺势将其拉至清洁被套被头中部，充实远侧棉胎角于被套顶角处，展开远侧棉胎，平铺于被套内，同法充实近侧被套	• 避免棉胎接触病人皮肤 • 如清醒病人，可配合抓住被头两角，配合操作

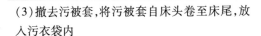

续表4-4

操作步骤	要点与说明
(3)撤去污被套,将污被套自床头卷至床尾,放入污衣袋内	
(4)逐层将被套、棉胎展平,系带	
(5)折被筒,床尾余下部分塞于床垫下	• 嘱病人屈膝配合
13.更换枕套	
14.铺床后处理	
(1)移回床旁桌椅,根据病情、天气情况,帮助病人取舒适卧位,打开门窗	• 保持病室空气流通,空气清新
(2)推治疗车离开病室	
(3)处理污物,洗手	

【注意事项】

1.同"备用床"。

2.让病人感觉安全、舒适,操作中防止坠床,必要时拉起床栏。

3.与病人进行有效沟通,注意观察病人的病情变化。

四、分级护理

分级护理是根据病人病情的轻、重、缓、急以及自理能力的评估结果,对病人给予不同级别的护理。通常将护理级别分为四个等级,即特级护理、一级护理、二级护理、三级护理。各级护理级别的适用对象及相应的护理内容见表4-5。

表4-5 各级护理级别的适用对象及护理内容

护理级别	适用对象	护理内容
特级护理	病情危重,病情随时变化需要进行抢救的病人;重症监护病人;脏器移植等各种复杂变化、大手术后病人;需严密监护病情变化,使用呼吸机辅助呼吸者;实施连续性肾脏替代治疗(CRRT),并需要严密监护生命体征的病人;其他有生命危险,并需要严密监护生命体征的病人	1.监测生命体征,严密观察病人病情变化 2.根据医嘱,正确实施治疗、护理措施 3.根据医嘱,准确测量出入量 4.根据病人的病情,正确、及时、有效实施基础和专科护理,如口腔护理、压疮预防及护理、气道护理及管路护理等,实施安全措施 5.保持病人床单位整洁,保持病人舒适和功能体位 6.实施床旁交接班

续表4-5

护理级别	适用对象	护理内容
一级护理	病情趋于稳定的重症病人;手术或治疗期间需要严格卧床休息的病人;生活完全不能自理且病情不稳定的病人;生活部分自理,但病情随时可能发生变化的病人	1. 每小时巡视病人,观察病情变化 2. 根据病人病情需要,测量生命体征 3. 根据医嘱,正确实施治疗、护理措施 4. 根据病人病情,正确、及时、有效实施基础和专科护理,如口腔护理、压疮预防及护理、气道护理及管路护理等,实施安全措施 5. 提供护理相关的健康指导
二级护理	病情稳定,但仍需卧床休息者;生活部分自理的病人	1. 每2 h巡视病人,观察病情变化 2. 根据病人病情,测量生命体征 3. 根据医嘱,正确实施治疗、护理措施 4. 提供护理相关的健康指导
三级护理	生活完全自理且病情稳定或处于康复期的病人	1. 每3 h巡视病人,观察病情变化 2. 根据病人病情,测量生命体征 3. 根据医嘱,正确实施治疗、护理措施 4. 提供护理相关的健康指导

在临床工作中,为了更为直观地了解病人的护理级别,及时观察病情,做好基础和专科护理以满足病人身心需要,护士站的病人一览表和床头(尾)卡上,通常采用不同颜色的标志来表示病人的护理级别。特级和一级护理采用红色标志,二级护理采用黄色标志,三级护理采用绿色标志。

第二节 病人的卧位

卧位即病人在休息和适应医疗护理需要时所采取的卧床姿势。正确的卧位对增进病人舒适、治疗疾病、减轻症状、预防并发症及进行各种检查等均能起到良好的作用。护士在临床工作中应熟悉各种卧位的要求及方法,帮助病人取正确、舒适、安全的卧位。

一、舒适卧位的基本要求

舒适卧位是指病人卧床时,身体各部位处于最舒适的位置,感到轻松自在。要协助或指导病人卧于舒适卧位,护士必须了解舒适卧位的基本要求,并能根据病人需要及实际条件选择使用合适的支持物或保护性设施。

1. 保护隐私 病人的卧位或者在护士对其进行护理操作时,均应注意保护病人隐私,必要时使用屏风或围帘,根据需要适当地遮盖病人身体,促进其身心舒适。

2. 卧床姿势 尽量符合人体力学的要求,使体重平均分布于身体的负重部位,关节维持于正常的功能位置。

3. 体位变化　至少每 2 h 变化一次,避免局部长期受压而导致压疮。

4. 身体活动　在无禁忌的情况下,病人每天各部位均应活动,改变卧位时做关节活动范围练习,预防关节粘连等并发症。

5. 受压部位　加强受压部位的皮肤护理。

二、卧位的分类

根据卧位的平衡性,将卧位分为稳定性卧位和不稳定性卧位。卧位的平衡性与人体重量、支撑面成正比,而与重心高度成反比。在稳定性卧位的状态下,病人感到轻松、舒适;在不稳定卧位的状态下,大量肌群处于紧张状态,易疲劳,病人感到不舒适。

根据卧位的自主性,可分为:主动卧位、被动卧位、被迫卧位三种。

1. 主动卧位　指病人能够根据自己的意愿、习性随意改变卧位。见于轻症病人、术前及康复期病人。

2. 被动卧位　指病人自身无力变换卧位,躺卧于由他人安置的卧位。见于昏迷、瘫痪或极度衰弱的病人。

3. 被迫卧位　指病人意识清晰,也有变换卧位的能力,但由于疾病的影响、治疗的需要,而被迫采取的卧位。如哮喘急性发作的病人因呼吸极度困难而被迫采取端坐位。

同时,根据病人卧位时身体的姿势,可以分为仰卧位、侧卧位、半坐卧位等。

三、常用卧位

(一)仰卧位

仰卧位又称平卧位,根据病情或检查、治疗的需要,可分为以下三种类型:

1. 去枕仰卧位

(1)姿势:病人去枕仰卧,头偏向一侧,两臂置于身体两侧,两腿伸直,自然放平,将枕头横立于床头(图4-10)。

(2)适用范围:①昏迷或全身麻醉未清醒的病人。可以避免呕吐物误入气管而引起窒息或肺部并发症。②椎管内麻醉或脊髓腔穿刺后的病人,可预防颅内压降低而引起的头痛。

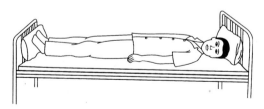

图 4-10　去枕仰卧位

2. 中凹卧位(休克卧位)

(1)姿势:用垫枕抬高病人的头胸部 10°～20°,抬高下肢 20°～30°(图4-11)。

(2)适用范围:休克病人。抬高头胸部,有利于保持气道通畅,改善呼吸及缺氧症状;抬高下肢,有利于静脉血液回流,增加心输出量而使休克症状得到缓解。

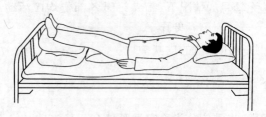

图 4-11　中凹卧位(休克卧位)

3.屈膝仰卧位

(1)姿势:病人仰卧,头下垫枕,两臂置于身体两侧,两膝屈起,并稍向外分开(图 4-12)。

(2)适用范围:胸腹部检查或行导尿术、会阴冲洗等,放松腹肌,便于检查或暴露操作部位。

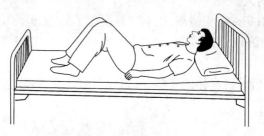

图 4-12　屈膝仰卧位

(二)侧卧位

1.姿势　病人侧卧,臀部稍后移,两臂屈肘,一手置于枕旁,一手置于胸前,下腿稍伸直,上腿弯曲(臀部肌内注射时,下腿弯曲,上腿伸直,使臀部被注射部位肌肉放松)。必要时在两膝间、后背和胸腹部放置软枕、稳定卧位,使病人舒适、安全(图 4-13)。

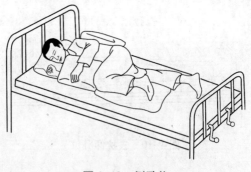

图 4-13　侧卧位

2.适用范围

(1)灌肠、肛门检查、臀部肌内注射、配合胃肠镜检查等。

（2）预防压疮：为避免局部组织长期受压，仰卧位与侧卧位交替。同时，便于护理局部受压部位。

（三）半坐卧位

1. 姿势　病人仰卧，床头支架或靠背架抬高 30°～60°，摇高床尾支架或用大单裹住枕芯置于两膝下，将大单两端固定于床沿处，使下肢屈曲，防止病人下滑。必要时，床尾可置一软枕，垫于病人的足底，增进舒适感，防止足底抵触床尾栏杆。放平时，先放平膝下支架，后放平床头支架。对于危重病人，臀下应放置软垫或使用气垫床，防止局部受压而发生压疮(图 4-14)。

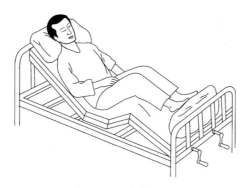

图 4-14　半坐卧位

2. 适用范围

（1）某些面部或颈部手术病人，取半坐卧位可减少局部出血。

（2）胸腔疾病、胸部创伤或心脏疾病引起的呼吸困难者。取半坐卧位可借助重力使膈肌下降，胸腔容积增大，减少腹腔脏器对心肺的压力；同时，部分血液滞留在下肢和盆腔，回心血量减少，减轻肺部淤血和心脏负担，利于气体交换，改善呼吸困难；亦利于脓液、血液、渗出液的引流。

（3）腹腔、盆腔手术后或有炎症的病人。取半坐卧位可松弛腹肌，减轻腹部切口张力，缓解疼痛，利于愈合；同时，可使腹腔渗出物流入盆腔，减少炎症扩散和毒素吸收，促使感染局限，便于引流，减少中毒反应。此外，取半坐卧位还可防止感染向上蔓延引起膈下脓肿。

（4）疾病恢复期体质虚弱者。利于病人向站立位过渡。

（四）端坐位

1. 姿势　扶病人坐起，抬高床头支架 70°～80°，背部放置软枕，便于病人向后倚靠，身体稍向前倾。床上放一跨床桌，桌上放软枕，病人可伏桌休息，膝部支架抬高15°～20°。必要时加床栏，确保病人安全(图 4-15)。

2. 适用范围　左心衰竭、心包积液、支气管哮喘发作的病人。因极度呼吸困难，病人被迫端坐。

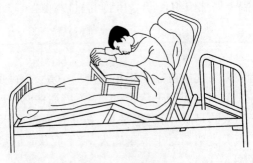

图 4-15 端坐位

(五)俯卧位

1.姿势 病人俯卧,两臂屈肘放于头的两侧,两腿伸直;分别在胸下、髋部、踝部各置一软枕,头偏向一侧(图4-16)。

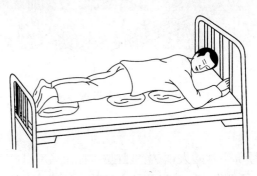

图 4-16 俯卧位

2.适用范围

(1)脊椎手术后或腰、背、臀部有伤口,不能平卧或侧卧病人。

(2)腰、背部检查或配合胰、胆管造影检查时。

(3)胃肠胀气所致的腹痛。俯卧位,可使腹腔容积增大,缓解胃肠胀气所致的腹痛。

(六)头低足高位

1.姿势 病人仰卧,床尾用支托物垫高15～30 cm;枕头横立于床头,以防碰伤头部。此卧位易让病人感到不舒适,所以不可长期使用,另颅内高压者禁用(图4-17)。

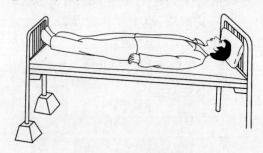

图 4-17 头低足高位

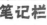

2. 适用范围

(1)肺部分泌物引流,使痰液咳出。

(2)十二指肠引流术,利于胆汁引流。

(3)妊娠胎膜早破,防止脐带脱垂。

(4)跟骨或胫骨结节牵引,利用人体重力作为反牵引力,加强牵引效果。

(七)头高足低位

1. 姿势 病人仰卧,床头用支托物垫高 15 ~ 30 cm 或根据病情而定,床尾横立一枕头,以防足部触及床尾栏杆(图 4-18)。

2. 适用范围

(1)颈椎骨折做颅骨牵引。

(2)预防脑水肿,降低颅内压。

(3)颅脑手术后。

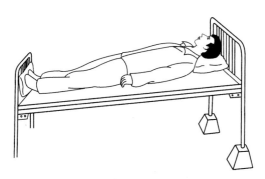

图 4-18 头高足低位

(八)膝胸卧位

1. 姿势 病人跪卧,两小腿平放于床上,稍分开;大腿和床面垂直,胸贴床面,腹部悬空,臀部抬起,头转向一侧,两臂屈肘,放于头的两侧(图 4-19)。

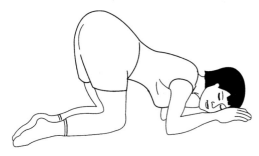

图 4-19 膝胸卧位

2. 适用范围

(1)肛门、直肠、乙状结肠镜检查及治疗。

(2)矫正子宫后倾。

(3)促进产后子宫复原。

（九）截石位

1. 姿势　病人平卧于检查台上,两腿分开放置于支腿架上(支腿架上放软垫),臀部齐台边,两手放在身体两侧或胸前。采取此卧位时,应注意保护病人隐私和保暖(图4-20)。

2. 适用范围

(1)会阴、肛门部位的检查、治疗、手术,如膀胱镜、妇产科阴道检查、肛门检查等。

(2)产妇分娩。

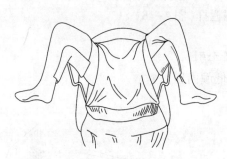

图4-20　截石位

四、变换卧位法

对于长期卧床的病人,因局部组织持续受压,呼吸道分泌物不易咳出,易出现压疮、坠积性肺炎、消化不良、便秘、肌肉萎缩以及精神萎靡等。因此,护士应定时为病人变换卧位,以保持舒适和安全,预防并发症的发生。

（一）协助病人移向床头

【目的】　协助滑向床尾而不能自行移动的病人移向床头,恢复舒适而安全的卧位。

【操作前准备】

1. 评估病人并解释

(1)评估:病人的年龄、体重、病情、意识、治疗情况、心理状态及合作程度。

(2)解释:向病人及家属解释移向床头的目的、方法及配合要点。

2. 病人准备　了解移向床头的目的、过程及配合要点。病人情绪稳定,愿意配合。

3. 护士准备　衣帽整洁,洗手,视病人情况决定护士人数。

4. 环境准备　环境宽敞明亮,整洁、安静,温度适宜。

5. 用物准备　根据病情准备好枕头等物品。

【操作步骤】　变换卧位法见表4-6。

表4-6　变换卧位法

操作步骤	要点与说明
1.核对、解释:核对床号、姓名;向病人及家属解释操作的目的、过程及配合事项,说明操作要点	• 确认、评估病人,使其建立安全感,取得病人的配合

续表4-6

操作步骤	要点与说明
2.固定、安置:固定床脚轮;将各种导管及输液装置安置妥当,必要时将被折叠至床尾或一侧	● 避免导管脱落
3.视病人病情放平床头支架或靠背架,枕头横立于床头	● 避免撞伤病人,保证病人安全
4.协助病人移向床头	
▲一人协助病人移向床头法(图4-21)	● 适用于体重较轻且生活能部分自理的病人
(1)协助病人屈膝仰卧,双手握住床头栏杆,双脚蹬床面	
(2)护士靠近床侧,两腿适当分开,一手托住病人肩背部,另一手托住臀部	
(3)护士在托起病人的同时,嘱病人两脚蹬床面,挺身上移	● 减少病人与床面之间的摩擦,避免组织受伤
▲两人协助病人移向床头法	
(1)病人仰卧屈膝,双手放在腹部	● 不可拖拉,以免擦伤皮肤
(2)两名护士分别站于床的两侧,交叉托住病人颈肩和臀部,或两人同侧,一人托住颈、肩部及腰部,另一人托住臀部及腘窝部,两人同时抬起病人移向床头	● 病人的头部应予以支持
5.舒适安全:放回枕头,视病情需要摇起床头或支起靠背架,协助病人取舒适卧位,整理床单位,必要时,拉起床栏	

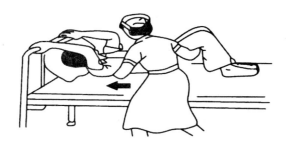

图4-21 一人协助病人移向床头法

(二)协助病人翻身侧卧

【目的】

1.协助病人变换卧位,增进舒适。

2.满足医疗、护理的需要,如更换或整理床单位、背部皮肤护理等。

3.减少并发症,预防坠积性肺炎、压疮等发生。

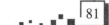

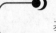

【操作前准备】

1. 评估病人并解释

（1）评估：病人的年龄、体重、病情、意识、治疗情况、心理状态及合作程度。

（2）解释：向病人及家属解释翻身侧卧的目的、方法及配合要点。

2. 病人准备　了解翻身侧卧的目的、过程及配合要点。病人情绪稳定，愿意配合。

3. 护士准备　衣帽整洁，洗手，视病人情况决定护士人数。

4. 环境准备　环境宽敞明亮，整洁、安静，温度适宜，必要时进行遮挡，保护病人隐私。

5. 用物准备　根据病情准备好枕头等物品。

【操作步骤】　协助病人翻身侧卧见表4-7。

表4-7　协助病人翻身侧卧

操作步骤	要点与说明
1. 核对、解释：核对床号、姓名；向病人及家属解释操作的目的、过程及配合事项，说明操作要点	• 确认、评估病人，使其建立安全感，取得病人的配合
2. 固定、安置：固定床脚轮；将各种导管及输液装置安置妥当，必要时将被折叠至床尾或一侧	• 避免导管脱落或扭曲受压
3. 协助卧位：协助病人仰卧，两手置于腹部，两腿屈曲	
4. 翻身	
▲一人协助病人翻身侧卧（图4-22）	• 适用于体重较轻且生活能部分自理的病人
（1）先将病人双下肢移向靠近护士侧的床沿，再将病人肩、腰、臀部向护士侧移动，协助或嘱病人屈膝	• 不可拖拉，以免擦破皮肤 • 意识不清者应拉起床栏，防止坠床
（2）护士一手托肩，一手托膝，轻轻将病人转向对侧，使病人背向护士	
▲两人协助病人翻身侧卧（图4-23）	• 适用于体重较轻且生活能部分自理的病人
（1）两名护士站在床的同一侧，一人托住病人的颈肩部和腰部，另一人托住病人的臀部和腘窝部，两人同时将病人稍抬起移向近侧	• 病人的头部应予以支持
（2）两人分别托扶病人的肩、腰部和臀、膝部，轻轻将病人转向对侧	• 两人动作应协调稳定
▲轴式翻身术	• 适用于脊椎受损或脊椎手术后病人，避免翻身时脊柱错位而损伤脊髓
（1）摆体位、置大单：协助病人去枕、仰卧，将大单置于病人身下	

续表 4-7

操作步骤	要点与说明
(2)移动病人:两名护士站于病床同侧,分别抓紧靠近病人肩、腰背、髋部、大腿等处的大单,将病人拉至近侧,拉起床栏	
(3)安置体位:护士绕至对侧,将病人近侧手臂置于头侧,远侧手臂置于胸前,两膝间放一软枕	
(4)协助侧卧:护士双脚前后分开,两人双手抓紧病人肩、腰背、髋部、大腿等处的远侧大单,一名护士发口令,两人动作一致地将病人整个身体以圆滚轴式翻转至侧卧,使病人面向护士	• 翻转时勿让病人身体屈曲,以免脊柱错位
5.检查、安置卧位:检查各导管、输液装置是否稳妥。按侧卧位的要求,安置病人肢体各关节处于功能位置,放置软枕,必要时使用床栏	
6.观察背部、骶尾部皮肤,进行背部护理,记录翻身时间、皮肤状况;做好交接	• 翻身间隔时间视病情及局部受压情况而定

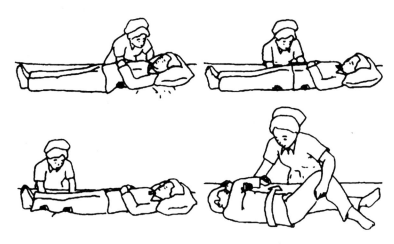

图 4-22 一人协助病人翻身侧卧

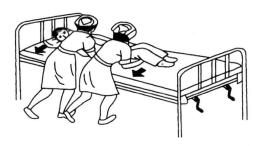

图 4-23 两人协助病人翻身侧卧

【注意事项】

1.移动病人时动作应稳妥、协调一致,不拖拉病人,以避免擦伤皮肤;翻身后,肢体各关节处于功能位,用软枕垫好肢体。翻身时应注意为病人保暖,防止坠床,必要时拉起床栏,确保病人安全。

2.轴线翻身翻转时,需维持躯干正常的生理弯曲,以防加重脊柱骨折、脊髓损伤和关节脱位。

3.翻身的间隔时间视病人的病情及皮肤受压情况而定。如发现皮肤发红或破损时应及时处理,酌情增加翻身次数,同时在翻身卡上记录,做好交接班。

4.病人身上有各种导管、输液装置时,应先将导管安置妥当,翻身后仔细检查导管等是否有脱落、移位、扭曲、受压等,以确保导管通畅。

5.为术后病人翻身前应检查敷料是否潮湿或脱落,如脱落、浸湿,应先更换敷料并妥善固定后再行翻身,翻身后注意伤口不可受压;颈椎或颅骨牵引者,翻身时不可放松牵引;翻身后注意牵引方向、位置以及牵引力是否正确;颅脑术后防止因头部剧烈转动引起脑疝,导致病人突然死亡,病人应卧于健侧或平卧;石膏固定者,注意翻身后患处位置及局部肢体的血运情况,避免受压。

6.翻身时,护士应注意节力原则。例如,尽量让病人靠近护士自身;护士双腿分开,扩大支撑面等。

第三节　运送病人法

在病人入院、接受检查或治疗以及出院时,对于不能自行行走的病人,护士均需根据病人病情选用不同的运送工具,如轮椅、平车或担架等运送病人。在运送病人的过程中,护士应密切观察病人的病情变化。同时,护士自身应将人体力学的原理正确地运用于操作中,以免发生损伤,提高工作效率,并保证病人的安全与舒适。

一、轮椅运送法

【目的】

1.护送不能行走但能坐起的病人入院、出院、检查、治疗或室外活动。

2.帮助病人下床活动,促进血液循环和体力恢复。

【操作前准备】

1.评估病人并解释

(1)评估　病人的年龄、体重、意识、治疗情况,病情与躯体活动能力。病人损伤的部位和理解合作程度。

(2)解释　向病人及家属解释轮椅运送的目的、方法、配合要点及注意事项。

2.病人准备　了解轮椅运送的目的、方法、注意事项,愿意配合。

3.护士准备　衣帽整洁,修剪指甲,洗手,戴口罩。

4.用物准备　轮椅、毛毯(根据季节酌情准备)、别针、软枕(根据病人需要)。

5.环境准备　环境宽敞明亮,移开障碍物,便于操作。

【操作步骤】　轮椅运送法见表4-8。

表4-8　轮椅运送法

操作步骤	要点与说明
1.检查、核对:检查轮椅性能,将轮椅推至病人床旁,核对病人床号、姓名	• 检查轮椅车轮、制动闸、安全带、脚踏板等各部件性能,确保安全 • 确认、评估病人,以取得配合
2.放置轮椅:使椅背与床尾平齐,椅面朝向床头,扳制动闸将轮椅制动,翻起脚踏板,解开安全带。根据季节需要,将毛毯平铺于轮椅上	• 防止轮椅滑动 • 毛毯平铺于轮椅,上端高过病人颈部15 cm
3.协助病人上轮椅	
(1)准备:撤去盖被,扶病人坐起,协助穿衣及鞋	• 身体虚弱者,坐起后,应休息片刻,无不适方可下地,以免发生直立性低血压
(2)嘱病人双手置于护士肩上,护士双臂伸入病人肩下,协助病人下床	
(3)协助病人转身,嘱病人用手扶住轮椅把手,坐于轮椅中	• 病情允许者,护士可站在轮椅后面,固定轮椅,病人自行坐入轮椅
(4)放下脚踏板,协助病人双足置于踏板上	
(5)系起安全带,根据季节需要,用毛毯包裹病人	• 使用毛毯,应将上端围在病人颈部,用别针固定;两侧围裹病人手臂,用别针固定袖筒;再用余下部分围裹病人上身、下肢和双足,避免病人受凉
(6)确认病人无不适后,松制动闸,推病人至目的地(图4-24)	• 推行时下坡应减速,上坡或过门槛时,应翘起前轮,使病人头、背部后倾,并抓住扶手,以免发生意外 • 推行时,随时观察病人病情变化
4.协助病人下轮椅	
(1)将轮椅推至床尾,使椅背与床尾平齐,病人面向床头	
(2)扳制动闸将轮椅制动,翻起脚踏板	
(3)解开轮椅安全带,解除病人身上固定毛毯用别针	
(4)护士站在病人面前,两腿前后放置并屈膝,让病人双手置于护士肩上,护士双臂伸入病人肩下,协助病人站起、转身、坐于床缘	
(5)协助病人脱去鞋子及保暖外衣,躺卧舒适,盖好盖被	
(6)整理床单位,观察病情,必要时拉起床栏	
5.推轮椅至原处放置	

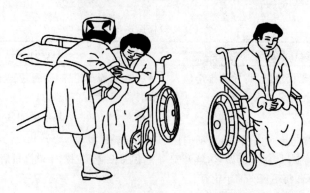

A.协助患者坐进轮椅　　　　B.为患者包盖保暖

图4-24　轮椅运送法

【注意事项】

1.运送过程中密切观察病人病情变化,并确保病人安全、舒适。

2.根据室外温度适当增加外衣、盖被(或毛毯),以免病人着凉。

二、平车运送法

【目的】　运送不能起床的病人入院,做各种检查、治疗、手术或转运。

【操作前准备】

1.评估病人并解释

(1)评估　病人的年龄、体重、意识、治疗情况,病情与躯体活动能力。病人损伤的部位和理解合作程度。

(2)解释　向病人及家属解释平车运送的目的、方法、配合要点及注意事项。

2.病人准备　了解平车运送的目的、步骤、配合方法。

3.护士准备　衣帽整洁,修剪指甲,洗手,戴口罩。

4.用物准备　平车(上置大单和橡胶单、中单或一次性治疗巾)、毛毯或棉被(根据季节酌情准备)。如为骨折病人,应用硬板垫于平车上,并将骨折部位固定稳妥;如有颈椎、腰椎骨折病人或病情较重的病人,应备帆布中单或布中单。

5.环境准备　环境宽敞明亮,移开障碍物,便于操作。

【操作步骤】　平车运送法见表4-9。

表4-9　平车运送法

操作步骤	要点与说明
1.检查、核对:检查平车性能,将平车推至病人床旁,核对病人床号、姓名	• 检查平车:车轮、车面、制动闸、栏杆等各部件性能,保证安全
2.安置好病人身上的导管、输液装置等	• 避免导管脱落、扭曲、液体逆流
3.搬运病人	• 根据病人病情、体重,确定搬运方法
▲挪动法	• 适用于病情许可、能适当配合的病人

续表 4-9

操作步骤	要点与说明
(1)推平车至病人床旁,移开床旁桌、床旁椅,松开盖被	
(2)将平车推至床旁与床平行,大轮靠近床头,将制动闸止动	●制动平车,防止平车滑动
(3)协助病人将上身、臀部、下肢依次向平车挪动,让病人头部卧于大轮端,安置卧位	●病人离开平车回床时,协助病人先移动下肢,再移动上肢
(4)用被单或盖被(毛毯)包裹病人,先足部,再两侧,头部盖被折成45°,拉起平车栏杆,松制动闸	●病人保暖舒适,包裹整齐美观 ●拉起平车栏杆,确保安全
▲一人搬运法	●适用于小儿或体重较轻,不能自行挪动,病情允许的病人
(1)推平车至病人床旁,大轮端靠近床尾,平车与床尾呈钝角,将制动闸止动	●缩短搬运距离,节力
(2)松开盖被,协助病人穿好衣服	
(3)搬运者一手自病人近侧腋下伸至对侧肩部,另一手臂伸入病人臀下,嘱病人双臂交叉于搬运者颈后;搬运者抱起病人(图4-25)	●搬运者双下肢前后分开站立,扩大支撑面;同时嘱病人向搬运者倾斜,缩短力臂,省力
(4)移步将病人放于平车中央,盖好盖被,拉起平车栏杆	
▲两人搬运法	●适用于体重较重、不能活动的病人
(1)同一人搬运法步骤(1)~(2)	
(2)站立:搬运者甲、乙二人站于病人床旁同侧,协助病人将上臂放于胸前	
(3)分工:搬运者甲一手伸至病人头、颈、肩下,另一手伸至病人腰下;搬运者乙一手伸至病人臀下,另一手伸至病人膝下,两人同时将病人抬起(图4-26)	●搬运者甲应使病人头部处于较高的位置,减轻不适 ●搬运者用力一致,避免拖拉病人,防止病人受伤
(4)同一人搬运法(4)	
▲三人搬运法	●适用于体重超重、不能活动的病人
(1)同一人搬运法步骤(1)~(2)	
(2)站立:搬运者甲、乙、丙三人站于病人床旁同侧,协助病人将上臂放于胸前	
(3)分工:搬运者甲双手托住病人头、颈、肩及胸部;搬运者乙双手托住病人背、腰、臀部;搬运者丙双手托住病人膝部及双足;三人同时抬起病人(图4-27)	●搬运者甲应使病人头部处于较高的位置,减轻不适 ●搬运者用力一致,避免拖拉病人,防止病人受伤

续表4-9

操作步骤	要点与说明
(4)同一人搬运法(4)	
▲四人搬运法	• 适用于颈椎、腰椎受损,病情较重的病人
(1)同挪动法(1)~(2)	
(2)在病人身下铺一布中单或大单	• 搬运骨折病人时,应放置硬板,固定好骨折部位
(3)站立:搬运者甲、乙分别站于床头、床尾;搬运者丙、丁分别站于平车和床旁	
(4)分工:搬运者甲托住病人的头、颈、肩部;搬运者乙托住病人的双足;搬运者丙、丁分别抓住中单的四角,四人同时抬起病人(图4-28)	
(5)同一人搬运法(4)	
4.整理床单位,铺暂空床	• 保持病室整齐、美观
5.松平车制动闸,推病人至目的地	

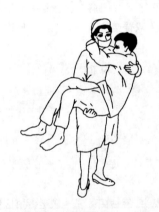

图4-25 一人搬运病人上平车法

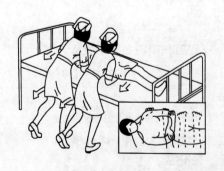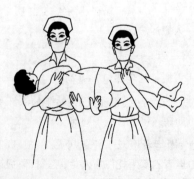

图4-26 两人搬运病人上平车法

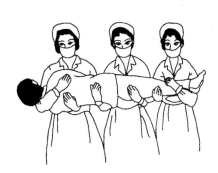
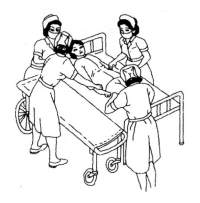

图4-27　三人搬运病人上平车法　　图4-28　四人搬运病人上平车法

【注意事项】

1. 搬运时注意动作稳妥、协调;运送过程中密切观察病人病情变化,并确保病人安全、舒适。

2. 保证病人的持续性治疗不受影响。

3. 推送病人时,平车小轮端在前,车速适宜,推行者站于病人头侧,以便观察病情,确保安全。上坡时,病人头部应处于高处,以免不适。

4. 颅脑损伤、颌面部外伤、麻醉后以及昏迷者,应将头偏向一侧;搬运颈椎损伤的病人,头部应保持中立。

5. 进、出门时,避免平车碰撞房门。

第四节　病人出院的护理

经过住院期间治疗和护理的病人,在病情好转、稳定、痊愈需出院或需转院(科)、不愿接受医生建议而自愿离院的情况下,护士均应对其进行一系列的出院护理工作。

出院护理的目的主要包括:①指导病人办理出院手续;②对病人进行出院健康教育,遵医嘱继续按时接受治疗或定期复诊,协助其尽快适应原工作、生活,适应角色的转变;③清洁、整理床单位。

一、病人出院前的护理

在医生为病人开出院医嘱后,护士应做到:

1. **通知病人及其家属**　护士根据医生的出院医嘱,告知病人及家属出院日期,并协助做好出院准备。

2. **进行健康教育**　护士根据病人的恢复情况,进行适时、恰当的健康教育,指导出院后的休息、饮食、用药、功能锻炼、复查等方面的注意事项。必要时,为病人提供疾病健康教育手册,便于病人及家属提高护理知识及技能等。

3. **注意病人的情绪变化**　护士需特别注意病情无明显好转、转院、自愿离院的病人,给予针对性的心理安慰,增强病人康复的信心。自愿出院的病人应在出院医嘱上注明"自动出院",并要求病人或家属确认签名。

4.征求意见 征求病人及家属对医院工作的意见,以便不断提高医疗护理工作的质量。

二、病人出院当日的护理

护士在病人出院当日,根据出院医嘱停止相关治疗和处理医疗护理文件,协助病人或家属办理出院手续,整理病室、床单位。

(一)医疗护理文件的处理

1.执行出院医嘱

(1)停止一切医嘱,用红笔在各种执行卡或表格单上填写"出院"字样,注明日期并签全名。在体温单40~42 ℃横线之间,在相应日期和时间栏内,用红笔纵行填写出院时间。

(2)填写出院病人登记本。

(3)撤去"病人一览表"上的诊断卡及床头(尾)卡。

(4)对于出院后需继续服药的病人,应按医嘱处方到药房领药,并交由病人及家属出院带回,同时进行用药指导。

2.填写病人出院护理记录单。

3.按要求整理病历,交由病案室保存。

(二)对病人的护理

1.解除病人腕带标识。

2.协助病人及家属清理用物,归还入院寄存的物品,收回病人住院期间所借物品,并消毒处理。

3.协助病人或家属办理出院手续:护士收到住院收费处签写的出院通知单后,根据病人病情,步行护送、轮椅或平车推送病人出院。

(三)床单位及病室的处理

1.病室开窗通风。

2.出院病人床单位处理:在病人离开病室后,整理床单位。

(1)撤去病床上的污被服,放入污物袋中。根据出院病人疾病种类决定清洗、消毒方法。

(2)用消毒液擦拭床旁桌、床旁椅、床。

(3)床垫、床褥、棉胎、枕芯等用紫外线灯照射消毒或使用臭氧机消毒,亦可日光下暴晒。

(4)非一次性使用的脸盆等,用消毒液浸泡。

(5)传染性疾病病人离院后,需按传染病终末消毒法进行处理。

3.铺好备用床,准备迎接新病人。

(张　柳)

问题分析与能力提升

1.病人王先生,65岁,近几日活动后喘憋加重,咳嗽,咳痰约10 mL/d。查体示该病人双侧肺叩诊清音,双肺呼吸音清,可闻及散在哮鸣音。肺功能检查示阻塞性通气功能障碍,可逆试验阳性。肺部X射线示双肺纹理增多。血气分析显示PCO_2 43.5 mmHg,PO_2 70 mmHg。门诊拟"支气管哮喘"收住入呼吸内科。

请问:①病区护士接到住院处入院的通知,如何迎接新病人? ②病人于夜间喘憋加重,如何为病人安置舒适卧位? ③住院期间,病人需外出检查,如何安全运送病人?

2.病人杨某,男性,46岁,70 kg,因车祸伤致右侧股骨干骨折而急诊入院。

请问:①护士应如何为病人做好入院护理工作? ②在运送至手术室的过程中,应采取何种搬运工具,如何搬运? ③病人送至手术室后,护士应为其准备何种床单位? ④病人麻醉苏醒后送至病房,此时护士应协助病人采取何种卧位? 为什么? ⑤术后病人病情趋向稳定,但仍需严格卧床,护士应对该病人采用的护理级别是什么? 该级别的护理要点有哪些?

第五章

病人的清洁卫生

学习目标

识记：①能正确叙述口腔护理、头发护理、皮肤护理及会阴部护理的目的及评估内容；②能正确陈述特殊口腔护理、头发护理、皮肤护理及会阴部清洁的目的和操作的注意事项；③能正确说出常用的口腔护理溶液及其作用；④能正确叙述压疮发生的原因、高危人群及易患部位。

理解：①能正确描述并解释下列概念：压疮、剪切力；②能举例说明压疮发生的高危人群及预防措施；③能比较压疮各期的临床表现，根据各期特点正确识别压疮的临床分期，并说明各期的治疗和护理重点。

运用：①能运用所学知识为病人进行口腔护理、头发护理、皮肤护理、会阴部护理及便盆的使用；②能运用所学知识对病人进行各种清洁卫生的健康教育；③能指导病人采取有效措施预防压疮的发生；④根据压疮的分期采取相应的治疗和护理措施。

良好的清洁卫生是人类基本的生理需要之一，维持个体清洁卫生是确保个体舒适、安全及健康的重要保证。机体卫生状况不良会对个体的生理和心理产生负面影响，甚至诱发各种并发症。因此，为使病人在住院期间身心处于最佳状态，护士应及时评估病人的卫生状况，并根据病人自理能力、卫生需求及个人习惯协助病人进行卫生护理，确保病人清洁和舒适，预防感染和并发症的发生。病人的清洁卫生内容包括口腔护理、头发护理、皮肤护理及会阴部护理。护理人员应及时评估病人的健康及清洁状况，制订出清洁计划并实施，维护病人的清洁与舒适，预防感染及并发症；同时，护理时应尽可能确保病人的独立性，保护病人隐私，尊重病人并促进病人身心舒适。

第一节　病人清洁卫生的评估

一、口腔清洁的评估

口腔由牙齿、牙龈、舌、颊、软腭及硬腭等组成，具有摄取、咀嚼和吞咽食物，以及发音、感觉、消化等重要功能。良好的口腔卫生可促进机体的健康和舒适。因口腔的温度、湿度以及食物残渣适宜微生物的生长繁殖,故口腔中经常存在非致病菌群和(或)致病菌群。个体处于健康状态时,机体具有一定抵抗力,且通过日常饮水、进食、刷牙及漱口等活动可达到减少和清除致病菌的目的,因而不会出现口腔异常。但当个体处于疾病状态时,机体防御功能下降,并可能伴有因进食或饮水障碍等造成的自我口腔清洁能力下降,导致口腔内致病菌大量繁殖,引起口腔卫生不洁,甚至出现口腔局部炎症和溃疡等口腔疾病。口腔出现问题时会导致个体食欲下降,影响营养物质消化和吸收,造成局部疼痛甚至引发全身性疾病;牙齿破损、缺失或不洁会影响个体自尊与自我形象;口腔异味会给个体社会交往带来消极影响。由此可见,口腔卫生对保持病人的健康十分重要。护士应认真评估病人的口腔卫生状况,指导病人重视并掌握正确的口腔清洁技术,完成日常口腔清洁活动,维持良好的口腔卫生状况。对于机体衰弱和存在功能障碍的病人,护士需根据其病情及自理能力,协助完成口腔护理。

口腔评估的目的是确定病人现存或潜在的口腔卫生问题,以制订护理计划并提供恰当的护理措施,从而预防或减少口腔疾患的发生。

1. 口腔卫生及清洁状况　口腔卫生状况的评估包括:口唇、口腔黏膜、牙龈、牙齿、舌、腭、唾液及口腔气味等。此外,评估病人口腔清洁情况和日常习惯,如刷牙、漱口或清洁义齿的方法、次数及清洁程度等。

2. 自理能力　评估病人口腔清洁过程中的自理程度。对于记忆功能减退或丧失的病人,可能需他人提醒或指导方能完成口腔清洁活动;对于对自我照顾能力表示怀疑的病人,应鼓励其发挥自身潜能,减少对他人的依赖,不断增强自我照顾能力。

3. 对口腔卫生保健知识的了解程度　评估病人对保持口腔卫生重要性的认识程度及预防口腔疾患等相关知识的了解程度,如刷牙方法、口腔清洁用具的选用、牙线使用方法、义齿的护理,以及影响口腔卫生的因素等。

在为病人进行口腔护理前,应对病人的口腔卫生状况、自理能力及口腔卫生保健知识水平进行全面评估。评估时,可采用口腔护理评估表(表5-1),将口腔卫生状况分为好、一般和差,分别记为1分、2分和3分。总分为各项目之和,分值范围为12～36分。分值越高,表明病人口腔卫生状况越差,越需加强口腔卫生护理。

表 5-1　口腔护理评估

部位＼分值	1分	2分	3分
唇	滑润,质软,无裂口	干燥,有少量痂皮,有裂口,有出血倾向	干燥,有大量痂皮,有裂口,有分泌物,易出血
黏膜	湿润,完整	干燥,完整	干燥,黏膜破损或有溃疡面
牙龈	无出血及萎缩	轻微萎缩,出血	有萎缩,容易出血、肿胀
牙/义齿	无龋齿,义齿合适	无龋齿,义齿不合适	有许多空洞,有裂缝,义齿不合适,齿间流脓液
牙垢/牙石	无牙垢或有少许牙石	有少量或中量牙垢或中量牙石	大量牙垢或牙石

续表 5-1

部位 \ 分值	1分	2分	3分
舌	湿润,少量舌苔	干燥,有中量舌苔	干燥,有大量舌苔或覆盖黄色舌苔
腭	湿润,无或有少量碎屑	干燥,有少量或中量碎屑	干燥,有大量碎屑
唾液	中量,透明	少量或过多量	半透明或黏稠
气味	无味或有味	有难闻气味	有刺鼻气味
损伤	无	唇有损伤	口腔内有损伤
自理能力	完全自理	部分依赖	完全依赖
健康知识	大部分知识来自于实践,刷牙有效,使用牙线清洁牙齿	有些错误观念,刷牙有效,未使用牙线清洁牙齿	有许多错误观念,很少清洁口腔,刷牙无效,未使用牙线清洁牙齿

4.口腔特殊问题 评估病人是否存在特殊口腔问题。如佩戴义齿者,取下义齿前,应先观察病人义齿佩戴是否合适,有无义齿连接过紧,说话时义齿是否容易滑下;取下义齿后,观察义齿内套有无结石、牙斑及食物残渣等,检查义齿表面有无破损和裂痕等。若病人因口腔或口腔附近的治疗、手术等戴有特殊装置或管道,应注意评估佩戴状况、对口腔功能的影响及是否存在危险因素。

二、头发清洁的评估

头发清洁是病人每日卫生护理的一项重要内容。经常梳理和清洁头发,可及时清除头皮屑和灰尘,保持头发清洁、易梳理。同时,经常梳头和按摩头皮,可促进头部血液循环,增进上皮细胞营养,促进头发生长,预防感染发生。良好的头发外观对维护个人形象、保持良好心态及增强自信十分重要。对于病情较重、自我完成头发护理受限的病人,护士应予以适当协助。

1.头发与头皮状况 健康的头发清洁、有光泽、整齐、浓密适度、分布均匀,头皮清洁、无头皮屑、无损伤。头发的生长和脱落与机体营养状况、内分泌状况、遗传因素、压力及某些药物的使用等因素有关。评估时应观察头发的分布、浓密程度、长度、颜色、韧性与脆性及清洁状况,注意观察头发有无光泽、发质是否粗糙及尾端有无分叉;观察头皮有无头皮屑抓痕、擦伤及皮疹等情况,并询问病人头皮有无瘙痒。

2.头发护理知识及自理能力 评估病人及家属对头发清洁护理相关知识的了解程度,病人的自理能力等。

3.病人的病情及治疗情况 评估是否存在因患病及治疗妨碍病人头发清洁的因素。

三、皮肤清洁的评估

皮肤与其附属物构成皮肤系统。皮肤是身体最大的器官,由表皮、真皮及皮下组织组成。皮肤还包括由表皮衍生而来的附属器,如毛发、皮脂腺、汗腺和指(趾)甲等。

完整的皮肤具有保护机体、调节体温、感觉、吸收、分泌及排泄等功能。

皮肤的新陈代谢迅速,其代谢产物如皮脂、汗液及表皮碎屑等与外界细菌和尘埃结合形成污垢,黏附于皮肤表面,如不及时清除,可刺激皮肤,降低皮肤抵抗力,以致破坏其屏障作用,成为细菌入侵的门户,造成各种感染。皮肤护理有助于维持身体的完整性,促进舒适,预防感染,防止压疮及其他并发症的发生;同时还可维护病人自身形象、促进康复。

皮肤状况可反映个体健康状态。健康的皮肤温暖、光滑、柔嫩、不干燥、不油腻,且无发红、无破损、无肿块和其他疾病征象。自我感觉清爽、舒适,无任何刺激感,对冷、热及触摸等感觉良好。护士可通过视诊和触诊评估病人皮肤,作为病人一般健康资料和清洁护理的依据。护士在评估病人皮肤时,应仔细检查皮肤的颜色、温度、柔软性、厚度、弹性、完整性、感觉及清洁性,同时注意体位、环境(如室温)、汗液量、皮脂分泌、水肿及色素沉着等因素对评估准确性的影响。

1. 颜色　肤色因人而异,与种族和遗传有关。此外,身体不同部位或身体的同一部位的肤色因姿势和环境因素的影响也存在差别。临床上常见的异常皮肤颜色包括:

(1)苍白　常见于休克或贫血病人,由血红蛋白减少所致。

(2)发绀　皮肤黏膜呈青紫色,常见于口唇、耳郭、面颊和肢端,由于单位容积血液中还原血红蛋白量增高所致。

(3)发红　由毛细血管扩张充血,血流速度加快及红细胞含量增多所致。生理情况见于运动、饮酒后;疾病情况见于发热性疾病,如大叶性肺炎、肺结核及猩红热等。

(4)黄染　皮肤、黏膜发黄称为黄染。皮肤黏膜乃至体液和其他组织黄染时,称为黄疸,是由胆道阻塞、肝细胞损害或溶血性疾病导致血中胆红素浓度增高所致。早期或轻微黄疸常见于巩膜,较明显时才见于皮肤。

(5)色素沉着　由皮肤基底层黑色素增多而导致局部或全身皮肤色泽加深。

2. 温度　皮肤温度有赖于真皮层循环血量,可提示有无感染和循环障碍。如局部炎症或全身发热时,循环血量增多,局部皮温增高;休克时,末梢循环差,皮温降低。另外,皮肤温度受室温影响,并伴随皮肤颜色的变化。皮肤苍白表明环境较冷或有循环障碍;皮肤发红表明环境较热或有炎症存在。

3. 柔软性和厚度　皮肤柔软性受皮肤含水量、皮下脂肪量、质地、饱满性、真皮层纤维的弹性以及皮肤水肿等因素的影响。皮肤厚度受身体部位、年龄及性别等因素的影响。如手掌、脚掌皮肤较厚,而眼睑、大腿内侧皮肤则较薄;婴儿皮肤一般平滑、柔软、较薄,而老年人皮肤则较干燥、粗糙;男性皮肤较女性皮肤厚。

4. 弹性　检查皮肤弹性时可从前臂内侧提起少量皮肤,放松时如果皮肤很快复原,表明皮肤弹性良好。一般老年人或脱水病人皮肤弹性较差,当提起少量皮肤再放松时,皮肤复原较慢。

5. 完整性　检查皮肤有无破损、斑点、丘疹、水疱或硬结。应特别注意病人皮肤有无损伤以及损伤的状况,如皮肤损伤部位、损伤范围等。

6. 感觉　通过触诊评估病人皮肤的感觉功能。用适度的压力触摸病人皮肤,询问病人皮肤的感觉,并嘱病人描述对护士手指温度的感受。若对温度、压力及触摸存在感觉障碍,表明病人皮肤有广泛性或局限性损伤。皮肤有瘙痒感,表明皮肤干燥或有过敏情况。

7. 清洁度　通过嗅病人体味和观察病人皮肤的湿润、污垢及皮脂情况来评估皮肤清洁度。

评估中应注意不易触及的皮肤隐匿部位,如女性乳房下及会阴部、男性阴囊部位。对存在感觉功能障碍、机体活动障碍及供血不足的病人,应加强其皮肤评估。对发现的皮肤问题,应向病人解释所需进行的皮肤护理,并指导病人学习相关卫生护理技术。

第二节　清洁卫生护理技术

一、口腔护理

(一)口腔卫生指导

与病人讨论口腔卫生的重要性,定时检查病人口腔卫生情况,指导病人养成良好的口腔卫生习惯,提高口腔健康水平。对病人口腔卫生给予如下指导:

1. 正确选择和使用口腔清洁用具　牙刷是清洁口腔的必备工具,选择牙刷时尽量选用刷头较小且表面平滑、刷柄扁平而直、刷毛质地柔软且疏密适宜的牙刷。刷头较小的牙刷在口腔内运用灵活,可适应扭转和分区洗刷的实际需要,保证刷牙时可触及牙齿各个部位。尼龙刷毛软硬度和弹性适中,耐磨性强,对牙齿的清洁和按摩作用较佳,不会损伤牙龈。不可使用已磨损的牙刷或硬毛牙刷,因其不仅清洁效果欠佳,且易导致牙齿磨损及牙龈损伤。牙刷在使用间隔期应保持清洁和干燥,至少每隔三个月更换一次。应选用无腐蚀性的牙膏,以免损伤牙齿。含氟牙膏具有抑制和保护牙齿的作用,药物牙膏可抑制细菌生长,具有预防龋齿、治疗牙周病或牙齿过敏的作用,可根据需要选择使用。

2. 采用正确的刷牙方法　刷牙可清除食物残渣,有效减少牙齿表面与牙龈边缘的牙菌斑,而且具有按摩牙龈的作用,有助于减少口腔环境中的致病因素,并增强组织抗病能力。刷牙通常于晨起和就寝前进行,每次餐后也建议刷牙。目前提倡的刷牙方法有颤动法和竖刷法。颤动法刷牙时,牙刷毛面与牙齿呈45°,刷头指向牙龈方向,使刷毛进入龈沟和相邻牙缝内,做短距离的快速环形颤动(图5-1A)。每次只刷2~3颗牙齿,刷完一个部位后再刷相邻部位。对于前排牙齿内面,可用牙刷毛面的顶部以环形颤动方式刷洗(图5-1B);刷牙齿咬合面时,将刷毛压在咬合面上,使毛端深入裂沟区作短距离的前后来回颤动(图5-1C)。竖刷法是将牙刷刷毛末端置于牙龈和牙冠交界处,沿牙齿方向轻微加压,并顺牙缝纵向刷洗。需要注意的是,避免采用横刷法,即刷牙时做左右方向拉锯式动作,此法可损害牙体与牙周组织。每次刷牙时间不应少于3 min。刷完牙齿后,再由内向外刷洗舌面,以清除食物碎屑和减少致病菌(图5-1D)。协助病人刷舌时,可嘱其伸出舌头,握紧牙刷并与舌面呈直角,用较小力量先刷向舌面尖端,再刷舌的两侧面。之后嘱病人彻底漱口,清除口腔内的食物碎屑和残余牙膏。必要时重复刷洗和漱口,直至口腔完全清洁。之后用清水洗净牙刷,甩去多余水分后控干,待用。

3. 正确使用牙线　若刷牙不能彻底清除牙齿周围的牙菌斑和碎屑,可使用牙线清除牙间隙食物残渣,去除齿间牙斑菌,预防牙周病。尼龙线、丝线及涤纶线均可作为牙线材料(图5-2A、B),建议每周使用牙线剔牙2次,餐后立即进行效果更佳。

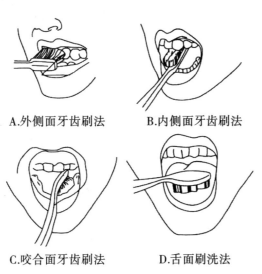

A.外侧面牙齿刷法　　　　　B.内侧面牙齿刷法

C.咬合面牙齿刷法　　　　　D.舌面刷洗法

图5-1　刷牙方法

　　具体操作方法是将牙线两端分别缠于双手示指或中指,以拉锯式将其嵌入牙间隙(图5-2C、D)。拉住牙线两端使其呈"C"形,滑动牙线至牙龈边缘,绷紧牙线,沿一侧牙面前后移动牙线以清洁牙齿侧面,然后用力弹出,再换另一侧,反复数次直至牙面清洁或将嵌塞食物清除(图5-2E)。使用牙线后,需彻底漱口以清除口腔内的碎屑。操作中注意对牙齿侧面施加压力时,施力要轻柔,切忌将牙线猛力下压,以免损伤牙龈。

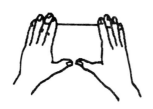
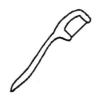

A.使用丝线或尼龙线作为牙线　　　　　　　　　B.牙签线

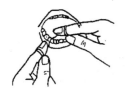
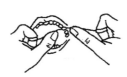

C.用拉锯式轻轻将牙线　　　D.将牙线压入牙缝　　　E.将牙线用力弹出,
　越过相邻牙接触点　　　　　　　　　　　　　　每个牙缝反复数次

图5-2　牙线剔牙法

(二)义齿的清洁护理

牙齿缺失者通过佩戴义齿可促进食物咀嚼,便于交谈,维持良好的口腔外形和个人外观。日间佩戴义齿,会积聚食物碎屑、牙菌斑及牙石,故应在餐后取下义齿进行清洗,其清洗方法与刷牙法相同。夜间休息时,应将义齿取下,使牙龈得到充分休息,防止细菌繁殖,并按摩牙龈。当病人不能自行清洁口腔时,护士应协助病人完成义齿的清洁护理。操作时,护士戴好手套,取下义齿,清洁义齿并进行口腔护理。取下的义齿应浸没于贴有标签的冷水杯中,每日换水一次。注意勿将义齿浸于热水或乙醇中,以免变色、变形及老化。佩戴义齿前,护士应协助病人进行口腔清洁,并保持义齿湿润以减少摩擦。

(三)特殊口腔护理

对于高热、昏迷、危重、进食、鼻饲、口腔疾患、术后及生活不能自理的病人,护士应遵医嘱给予特殊口腔护理,一般每日 2～3 次。如病情需要,应酌情增加次数。

【目的】

1. 保持口腔清洁、湿润、预防口腔感染等并发症,以保证口腔的正常功能。

2. 预防或减轻口腔异味,清除牙垢,增进食欲,确保病人舒适。

3. 评估口腔内的变化(如黏膜、舌苔及牙龈等),提供病人病情动态变化的信息。

【操作前准备】

1. 护士准备　衣帽整洁,修剪指甲,洗手、戴口罩。

2. 病人准备

(1)评估病人的年龄、病情、意识、心理状态、配合程度及口腔卫生状况;并向病人及家属解释口腔护理的目的、方法、注意事项及配合要点。

(2)病人了解口腔护理的目的、方法、注意事项及配合要点;取舒适、安全且易于操作的体位。

3. 环境准备　宽敞,光线充足或有足够的照明,清洁、无异味。

4. 用物准备

(1)治疗车上层:治疗盘内备口腔护理包一个(内有治疗碗 1 个、棉球若干个、弯血管钳 1 把、镊子 1 把、弯盘 1 个),另备吸水管 1 根、一次性压舌板 1 个、一次性治疗巾 1 块、手电筒、棉签,必要时备开口器等;治疗盘外备常用漱口液(表5-2)、口腔外用药(按需准备,常用的有口腔溃疡膏、西瓜霜、维生素 B_2 粉末、锡类散等)、手消毒液。

(2)治疗车下层:生活垃圾桶、医用垃圾桶。

表5-2　口腔护理常用溶液

名称	作用及适用范围
0.9% 氯化钠溶液	清洁口腔,预防感染
0.02% 呋喃西林溶液	清洁口腔,广谱抗菌
1%～3% 过氧化氢溶液	抗菌除臭,用于口腔有溃烂、出血者
1%～4% 碳酸氢钠溶液	改变细菌生长环境,用于真菌感染

续表5-2

名称	作用及适用范围
2%~3% 硼酸溶液	酸性防腐剂,抑制细菌生长
0.1% 醋酸溶液	用于铜绿假单胞菌感染
0.08%甲硝唑溶液	用于厌氧菌感染
复方硼酸溶液(朵贝尔溶液)	除臭、抑菌

【操作步骤】　口腔护理操作见表5-3。

表5-3　口腔护理操作

操作步骤	要点与说明
1. 核对:备齐用物,携至病人床旁,再次核对床号和姓名	●便于操作 确认病人
2. 体位:协助病人侧卧或仰卧(头偏向一侧),面向护士	●便于分泌物及多余水分从口腔内流出,防止反流造成误吸 ●使病人靠近护士,利于护士操作时节力
3. 铺巾置盘:打开口腔护理包,铺治疗巾于病人颈下,置弯盘于病人口角旁(图5-3)	●防止床单、枕头及病人衣服被浸湿
4. 湿润口唇	●防止口唇干裂者直接张口时破裂出血
5. 漱口:协助病人用吸水管吸水漱口	
6. 口腔评估:嘱病人张口,护士一手持手电筒,一手用压舌板轻轻撑开颊部,观察口腔情况。昏迷病人或牙关紧闭者可用开口器协助张口	●便于全面观察口腔内状况(溃疡、出血点及特殊气味) ●开口器应从臼齿放入,牙关紧闭者不可使用暴力使其张口,以免造成损伤 ●有活动义齿者,取下义齿并用冷水刷洗,浸于冷水中备用
7. 按顺序擦拭:用止血钳夹取含有无菌溶液的棉球,拧干棉球	●棉球应包裹止血钳尖端,防止钳端直接触及口腔黏膜和牙龈
(1)嘱病人咬合上、下齿,用压舌板轻轻撑开左侧颊部,擦洗左侧牙齿的外面。沿纵向擦洗牙齿,按顺序由臼齿洗向门齿。同法擦洗右侧牙齿的外面	●每次更换一个棉球,一个棉球擦洗一个部位 ●擦洗过程中动作应轻柔,特别是对凝血功能障碍的病人,应防止碰上黏膜和牙龈
(2)嘱病人张口,依次擦洗牙齿的左上内侧面、左上咬合面、左下内侧面、左下咬合面,然后弧形擦洗左侧颊部。同法擦洗右侧牙齿	
(3)擦洗舌面及硬腭	●勿过深,以免触及咽部引起恶心

续表5-3

操作步骤	要点与说明
8. 再次漱口:协助病人用吸水管吸水漱口,将漱口水吐入弯盘,纱布擦净口唇	• 保持口腔清爽 • 有义齿者,协助病人佩戴义齿
9. 再次评估口腔状况	• 确定口腔清洁是否有效
10. 润唇:口唇涂石蜡油或润唇膏,酌情涂药	• 防止口唇干裂 • 如有口腔黏膜溃疡,可局部涂口腔溃疡膏
11. 操作后处理	
(1)撤去治疗巾及弯盘	
(2)协助病人取舒适卧位,整理床单位	• 确保病人舒适、安全
(3)整理用物	• 弃口腔护理用物于医用垃圾桶内
(4)洗手	• 减少致病菌传播
(5)记录:记录口腔卫生状况及护理效果	• 利于评价

【注意事项】

1. 擦洗过程中,动作轻柔,对有凝血功能障碍者,应防止碰伤黏膜及牙龈。

2. 棉球不可过湿,以防病人将溶液吸入呼吸道。

3. 对于昏迷病人禁漱口,需开口器时,应从白齿处放入。牙关紧闭者不可使用暴力使其张口,以免造成损伤。

4. 有义齿病人,应取下,用冷水刷洗干净,病人漱口后戴好。义齿禁用热水或乙醇浸泡,以免变色、变形或老化。

5. 对长期使用抗生素者,应观察口腔内有无真菌感染。

6. 传染病病人用物按隔离消毒原则处理。

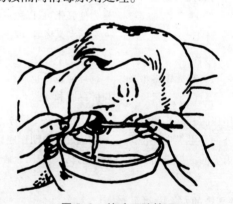

图5-3 特殊口腔护理

二、床上洗头

多数病人可自行完成头发的清洁护理,但患病或身体衰弱会妨碍个体进行日常的头发清洁,导致头发清洁度降低。对于长期卧床、关节活动受限、肌肉张力降低或共济失调的病人,护士应协助其完成头发的清洁和梳理。护士在协助病人进行头发护理时,应询问病人的个人习惯,调整护理方法以适应病人需要。

洗头频率取决于个人日常习惯和头发卫生状况。对于出汗较多或头发上沾有各种污渍的病人,应酌情增加洗头次数。

根据病人健康状况、体力和年龄,可采用多种方式为病人洗头。身体状况好的病人,可在浴室内采用淋浴方法洗头;不能淋浴的病人,可协助病人坐于床旁椅上行床边洗头;卧床病人可行床上洗头。总之,洗头时应以确保病人安全、舒适及不影响治疗为原则。长期卧床病人,应每周洗发一次。有头虱的病人,须经灭虱处理后再洗发。

护士在实际工作中可根据医院的现有条件为病人进行床上洗头,如采用马蹄形、扣杯法或洗头车等方法。

【目的】
1. 去除污物及头皮屑,保持头发的清洁,减少感染机会。
2. 按摩头皮,促进头部血液循环及头发的生长代谢。
3. 促进病人舒适,增进身心健康,建立良好的护患关系。

【操作前准备】
1. 护士准备　衣帽整洁,修剪指甲,洗手、戴口罩。
2. 病人准备
(1)评估病人的年龄、病情、意识、心理状态、配合程度及头发卫生状况;向病人及家属解释洗头的目的、方法、注意事项及配合要点。
(2)病人了解洗头的目的、方法、注意事项及配合要点;按需给予便器,协助病人排便。
3. 环境准备　移开床旁桌椅,关好门窗,调节室温。
4. 用物准备
(1)治疗盘内:一次性治疗巾、浴巾、毛巾、别针、眼罩或纱布、耳塞或棉球(以不吸水棉球为宜)、量杯、洗发液、梳子。
(2)治疗盘外:橡胶马蹄形卷或自制马蹄形垫、水壶(内盛43～45 ℃热水或按病人习惯调制)、脸盆或污水桶、手消毒液,需要时可备电吹风。治疗车下层备生活垃圾桶、医用垃圾桶。扣杯式洗头发另备搪瓷杯、橡胶管。

【操作步骤】　床上洗头操作步骤见表5-4。

表5-4　床上洗头

操作步骤	要点与说明
1. 核对:携用物至病人床旁,再次核对床号和姓名	• 确认病人
2. 围毛巾:将衣领松开向内折,将毛巾围于颈下,别针固定	• 便于操作
3. 铺一次性治疗巾:铺治疗巾和浴巾于枕上	• 保护床单、枕头及盖被不被沾湿
4. 体位	

笔记栏

续表 5-4

操作步骤	要点与说明
▲马蹄形垫床上洗头法(图 5-4) 协助病人取仰卧位,上半身斜向床边,将枕垫于病人肩下。置马蹄形垫于病人后颈下,使病人颈部枕于马蹄形垫的突起处,头部置于水槽中。马蹄形垫下端置于脸盆或污水桶中	● 如无马蹄形垫,可自制马蹄形卷代替(图 5-5) ● 防止床单、枕头及病人衣服被浸湿 ● 防止水倒流
▲扣杯式床上洗头法(图 5-6) 协助病人取仰卧位,枕垫于病人肩下。铺治疗巾和浴巾于病人头部位置。取脸盆一只,盆底放一条毛巾,倒扣搪瓷杯于盆底,杯上垫折成四折并外裹防水薄膜的毛巾。将病人头部枕于毛巾上,脸盆内置一根橡胶管,下接污水桶	● 利用虹吸原理,将污水引入桶内
▲洗头车床上洗头法(图 5-7) 协助病人取仰卧位,上半身斜向床边,头部枕于洗头车的头托上,将接水盘置于病人头下	
5. 保护眼耳:用棉球或耳塞塞好双耳,用纱布或眼罩遮盖双眼	● 防止操作中水流入眼部和耳部
6. 洗发	
(1)松开头发,用温水充分湿润头发	● 确保水温合适(43~45 ℃,或符合病人习惯)
(2)取适量洗发液于掌心,均匀涂遍头发,由发际至脑后反复揉搓,同时用指腹轻轻按摩头皮	● 揉搓力度适中,避免用指甲搔抓以防损伤头皮
(3)一手抬起头部,另一手洗净脑后部头发	● 按摩可促进头部血液循环
(4)温水冲洗头发,直至冲净	● 头发上若残留洗发液,会刺激头发和头皮,并使头发变得干燥
7. 擦干头发:解下颈部毛巾,擦去头发上的水分。取下眼部的眼罩和耳内的棉球。用毛巾包好头发,擦干面部	● 及时擦干头发,避免病人着凉
8. 操作后处理	
(1)撤去洗发用物	
(2)将枕移向床头,协助病人取舒适体位	
(3)解下包头毛巾,用浴巾擦干头发,用梳子梳理整齐。用电吹风吹干头发,梳理成型	
(4)协助病人取舒适卧位,整理床单位	● 确保病人舒适、整洁
(5)整理用物	
(6)洗手	● 减少致病菌传播
(7)记录:记录执行时间及护理效果	● 利于评价

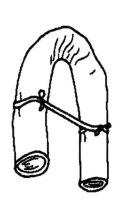

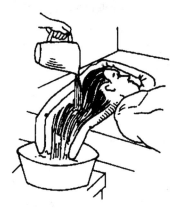

图5-4　马蹄形垫床上洗头发

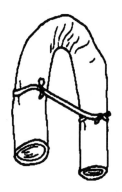

图5-5　马蹄形卷

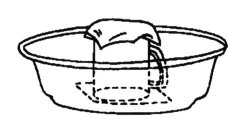

图5-6　扣杯式床上洗头法

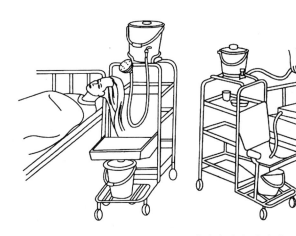

图5-7　洗头车床上洗头法

【注意事项】

1.洗头过程中应注意保暖及观察病人的病情变化如面色、呼吸等,有异常者应立即停止操作并处理。

2. 在为病人进行头发护理过程中,应注意病人的个人喜好,尊重病人的习惯。

3. 过于虚弱、病情不稳定、颅脑损伤急性期、头皮伤口未愈合者暂不进行洗头。

4. 颈椎损伤或颈椎手术病人,待颈椎稳定性恢复后再洗头。

5. 用指腹揉搓头发和头皮,力量应适中,避免抓伤头皮。

三、床上擦浴

(一)皮肤清洁卫生指导

1. 采用合理的清洁方法　皮脂积聚会刺激皮肤,阻塞毛孔或在油性皮肤上形成污垢,因此护士应指导病人经常沐浴。通过沐浴可清除积聚于皮肤上的油脂、汗液、死亡的表皮细胞及部分细菌。另外,沐浴有助于刺激皮肤的血液循环。热水浴可促进表皮小动脉扩张,为皮肤供应更多血液和营养物质。同时,沐浴使个体产生健康感,自我感觉清新、放松,可改善外表和增进自尊。特别是对于出汗较多的病人,经常沐浴并保持皮肤干燥可防止因皮肤潮湿而致的皮肤破损。但对于皮肤干燥的病人,应酌情减少沐浴次数。此外,护士在协助病人沐浴过程中,可观察病人皮肤状况和身体情况,并评估病人心理、社会需求,有助于建立良好护患关系。

沐浴的范围、方法和需要协助的程度取决于病人的活动能力、健康状况及个人习惯等。应鼓励病人自行沐浴,预防因机体长期不活动而引起并发症。一般全身状况良好者,可行淋浴或盆浴。妊娠 7 个月以上的孕妇禁用盆浴。传染病病人应根据病情和隔离原则进行沐浴。对于活动受限的病人可采用床上擦浴。对存在体力依赖或认知障碍的病人,护士在为其提供皮肤护理时应更加注意观察皮肤状况。

无论病人接受何种沐浴方式,护士均应遵循以下原则:①提供私密空间。关闭门窗或拉上窗帘。为病人擦浴时,只暴露正在擦洗的部位,注意适时遮盖身体其他部位,保护病人隐私。②保证安全。沐浴区域应配备必要的安全措施,如防滑地面、扶手等;在离开病人床单位时,需妥善安放床栏(特别是不能自理或意识丧失的病人);在临时离开病室时,应将呼叫器放于病人易取位置。③注意保暖。关闭门窗,控制室温,避免空气对流。皮肤潮湿时,空气对流易导致热量大量散失。洗浴过程中尽量减少病人身体暴露,避免病人着凉。④提高病人自理能力。鼓励病人尽可能参与沐浴过程,根据病人需要给予协助。⑤预期病人需求。事先将换洗的清洁衣服和卫生用品置于病人床边或浴室内。

2. 正确选择清洁用品　护士应根据病人的皮肤状况、个人喜好及清洁用品的性质、使用目的和效果选择洗浴用品和护肤用品。①浴皂可有效清洁皮肤。对于皮肤易过敏者,应使用低过敏性浴皂。对于皮肤特别干燥或有破损者,应使用温水清洗,避免使用浴皂。②润肤剂于体表形成油脂面,可防止水分蒸发,具有软化皮肤作用。常用的润肤剂包括羊毛脂和凡士林类护肤品。③爽身粉可减少皮肤摩擦,吸收多余水分,并抑制细菌生长。

一般情况下,可选择 1～2 种浴皂(浴液)和润肤剂对病人进行皮肤清洁护理。在考虑病人喜好时,对于病人不宜使用的清洁用品需向病人讲明原因,取得病人理解。

(二)床上擦浴

床上擦浴适用于病情较重、长期卧床、制动或活动受限(如使用石膏、牵引)及身体衰弱而无法自行沐浴的病人。

【目的】

1. 去除皮肤污垢,保持皮肤清洁,促进身心舒适,增进健康。

2. 促进血液循环,增强皮肤排泄功能,预防皮肤感染和压疮等并发症的发生。

3. 促进病人身体放松,增加病人活动机会。

4. 为护士提供观察病人并与其建立良好护患关系的机会。

5. 观察病人一般情况,活动肢体,防止肌肉痉挛和关节僵硬等并发症发生。

【操作前准备】

1. 护士准备 衣帽整洁,修剪指甲,洗手、戴口罩。

2. 病人准备

(1)评估病人的年龄、病情、意识、心理状态、合作程度及皮肤卫生状况;向病人及家属解释床上擦浴的目的、方法、注意事项及配合要点。

(2)病人了解床上擦浴的目的、方法、注意事项及配合要点;病情稳定,全身状况较好。病人皮肤的清洁度、有无异常改变。

(3)根据需要协助病人排便。

3. 环境准备 调节室温在 24 ℃以上,关好门窗,拉上窗帘或使用屏风遮挡。

4. 用物准备

(1)治疗盘内:浴巾 2 条、毛巾 2 条、浴皂、小剪刀、梳子、浴毯、50% 乙醇、护肤用品(润肤剂、爽身粉)。

(2)治疗盘外:面盆 2 个、水桶 2 个(一个用于盛 50～52 ℃的热水,并按年龄和个人习惯增减水温;另一桶用于接盛污水)、清洁衣裤和被服、手消毒液。另备便盆、便盆巾和屏风。治疗车下层备生活垃圾桶、医用垃圾桶。

【操作步骤】 床上擦浴见表 5-5。

表 5-5 床上擦浴

操作步骤	要点与说明
1. 核对:备齐用物携至床旁,将用物放于易取、稳妥处。核对病人并询问病人有无特殊用物需求	• 便于操作 • 确认病人
2. 按需要给予便器	• 温水擦浴时,易引起病人排尿和排便反射
3. 关闭门窗,屏风遮挡	• 防止室内空气对流,减少病人机体热量散失,防止病人受凉 • 保护病人隐私,促进病人身心舒适
4. 体位:协助病人移近护士,取舒适卧位,并保持身体平衡	• 确保病人舒适,同时避免操作中护士身体过度伸展,减少肌肉紧张和疲劳
5. 盖浴毯:根据病情放平床头及床尾支架,松开盖被。浴毯遮盖病人	• 移去盖被可防止洗浴时弄脏或浸湿盖被 • 浴毯用于保暖和维护病人隐私
6. 备水:将脸盆和浴皂放于床旁桌上,倒入温水约 2/3 满	• 温水可促进病人身体舒适和肌肉放松,避免受凉

续表 5-5

操作步骤	要点与说明
7. 擦洗面部和颈部	
(1)将一条浴巾铺于病人枕上,另一条浴巾盖于病人胸部。将毛巾叠成手套状,包于护士手上(图5-8)。将包好的毛巾放入水中,彻底浸湿	• 避免擦浴时弄湿床单和盖被 • 毛巾折叠可保持擦浴时毛巾的温度,避免毛巾边缘过凉刺激病人皮肤
(2)先用温水擦洗病人眼部,由内眦至外眦,使用毛巾不同部位轻轻擦干眼部	• 避免使用浴皂,以免引起眼部刺激 • 避免交叉感染 • 防止眼部分泌物进入鼻泪管
(3)询问病人面部擦洗是否使用浴皂。按顺序洗净并擦干前额、面颊、鼻翼、耳后、下颌直至颈部	• 因面部皮肤比身体其他部位皮肤更容易暴露于外界,浴皂容易使面部皮肤干燥 • 注意擦净耳郭、耳后及皮肤褶皱处 • 除眼部外,其他部位一般采用清水和浴皂各擦洗一遍后,再用清水擦净及浴巾擦干的顺序擦洗
8. 擦洗上肢和手	
(1)为病人脱去上衣,盖好浴毯。先脱近侧后脱远侧。如有肢体外伤或活动障碍,应先脱健侧,后脱患侧	• 充分暴露擦洗部位,便于擦浴 • 先脱健侧便于操作,避免患侧关节过度活动
(2)移去近侧上肢浴毯,将浴巾纵向铺于病人上肢下面	
(3)将毛巾涂好浴皂,擦洗病人上肢,直至腋窝,而后用清水擦净,并用浴巾擦干	• 从远心端向近心端擦洗 • 擦洗皮肤时,力量要足以刺激肌肉组织,以促进皮肤血液循环 • 注意洗净腋窝等皮肤褶皱处 • 碱性残留液可破坏皮肤正常菌群生长 • 皮肤过湿可致皮肤变软,易引起皮肤破损
(4)将浴巾对折,放于病人床边处。置脸盆于浴巾上。协助病人将手浸于脸盆中,洗净并擦干。根据情况修剪指甲。操作后移至对侧,同法擦洗对侧上肢	• 浸泡可软化皮肤角质层,便于清除指甲下污垢
9. 擦洗胸、腹部	
(1)根据需要换水,测试水温	
(2)将浴巾盖于病人胸部,将浴毯向下折叠至病人脐部。护士一手掀起浴巾一边,用另一包有毛巾的手擦洗病人胸部。擦洗女性病人乳房时应环形用力,注意擦净乳房下皮肤褶皱处。必要时,可将乳房抬起以擦洗褶皱处皮肤。彻底擦干胸部皮肤	• 减少病人身体不必要的暴露,保护病人隐私 • 皮肤分泌物和污物易沉积于褶皱处。乳房下垂,皮肤摩擦后易出现破损 • 擦洗过程中应保持浴巾盖于病人胸部,保护病人隐私并避免着凉

续表 5-5

操作步骤	要点与说明
(3)将浴巾纵向盖于病人胸、腹部(可使用两条浴巾)。将浴毯向下折叠至会阴部。护士一手掀起浴巾一边,用另一包有毛巾的手擦洗病人腹部一侧,同法擦洗腹部另一侧。彻底擦干腹部皮肤	• 防止身体受凉,减少暴露 • 由于皮肤褶皱处潮湿、分泌物聚集,容易刺激皮肤,并导致皮肤破损,因此应注意洗净脐部和腹股沟处的皮肤褶皱 • 擦洗过程中,应将浴巾盖于病人腹部,保护病人隐私并避免着凉
10. 擦洗背部	
(1)协助病人取侧卧位,背向护士。将浴巾纵向铺于病人身下	• 暴露背部和臀部,便于擦洗
(2)将浴毯盖于病人肩部和腿部	• 保暖,减少身体不必要的暴露
(3)依次擦洗后颈部、背部至臀部	• 由于臀部和肛门部位皮肤褶皱处常有粪便,易于滋生细菌,因此要注意擦净臀部和肛门部位皮肤褶皱
(4)进行背部按摩	
▲俯卧位背部按摩	
1)铺浴巾:暴露病人背部、肩部、上肢及臀部,将身体其他部位用盖被盖好。将浴巾纵向铺于病人身下	• 减少不必要的身体暴露 • 防止液体浸湿床单
2)清洁背部:用毛巾依次擦洗病人的颈部、肩部、背部及臀部	
3)全背按摩:两手掌蘸少许50%乙醇,用手掌大、小鱼际以环形方式按摩。从骶尾部开始,沿脊柱两侧向上按摩至肩部,按摩肩胛部位时应用力稍轻;再从上臂沿背部向下按摩至髂峰部位。如此有节律地按摩数次	• 促进肌肉组织放松 • 促进皮肤血液循环 • 手勿离开病人皮肤,按摩持续至少 3 min
4)用拇指指腹蘸50%乙醇,由骶尾部开始沿脊柱旁按摩至肩部、颈部,再继续向下按摩至骶尾部	• 促进皮肤血液循环
5)用手掌大、小鱼际蘸50%乙醇紧贴皮肤按摩其他受压处,按向心方向按摩,由轻至重	• 按摩 3~5 min
6)背部轻叩 3 min	
▲侧卧位背部按摩	
1)同俯卧位背部按摩(1)~(6)	
2)协助病人转向另一侧卧位,按摩另一侧髋部	
(5)协助病人穿好清洁上衣。先穿对侧,后穿近侧;如有肢体外伤或活动障碍,应先穿患侧,后穿健侧	• 确保病人温暖、舒适 • 先穿患侧,可减少肢体关节活动,便于操作

续表 5-5

操作步骤	要点与说明
(6)将浴毯盖于病人胸、腹部。换水	• 换水可防止微生物从肛门传播到会阴部
11.擦洗下肢、足部及会阴部	
(1)协助病人平卧	
(2)将浴毯撤至床中线处,盖于远侧腿部,确保遮盖会阴部位。将浴巾纵向铺于近侧腿部下面	• 减少身体不必要的暴露
(3)依次擦洗踝部、膝关节、大腿,洗净后彻底擦干	• 由远心端向近心端擦洗可促进静脉回流
(4)移盆于足下,盆下垫浴巾	
(5)一手托起病人小腿部,将足部轻轻置于盆内,浸泡后擦洗足部。根据情况修剪趾甲。彻底擦干足部。若足部过于干燥,可使用润肤剂	• 确保足部接触盆底,以保持稳定 • 浸泡可软化角质层 • 确保洗净趾间部位,因趾间比较潮湿,有分泌物存在 • 润肤剂可保持皮肤湿润
(6)护士移至对侧。将浴毯盖于洗净腿,同法擦洗近侧腿部和足部。擦洗后,用浴毯盖好病人。换水	
(7)用浴巾盖好上肢和胸部,将浴毯盖好下肢,只暴露会阴部。洗净并擦干会阴部(见会阴部护理)	• 保护病人隐私
(8)协助病人穿好清洁裤子	
12.梳头:协助病人取舒适体位,为病人梳头	• 维护病人个人形象
13.操作后处理	
(1)整理床单位,按需更换床单。整理用物,放回原处	• 为病人提供清洁环境
(2)洗手	• 减少致病菌传播
(3)记录:记录执行时间及护理效果	• 利于评价

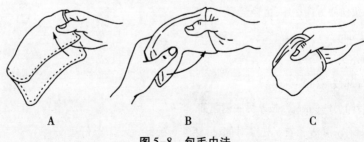

A   B   C

图 5-8 包毛巾法

笔记栏

【注意事项】

1.擦浴时应注意病人保暖,控制室温,随时调节水温,及时为病人盖好浴毯。天冷时可在被子内操作。

2.操作时动作敏捷、轻柔,减少翻动次数。通常于15~30 min内完成擦浴。

3.擦浴过程中,应注意观察病人病情变化及皮肤情况,如出现寒战、面色苍白、脉速等征象,应立即停止擦浴,并给予适当处理。

4.擦浴时注意保护病人隐私,尽可能减少暴露。

5.擦浴过程中,注意遵循节力原则。

6.擦浴过程中,注意保护伤口和管路,避免伤口受压、管路打折或扭曲。

四、会阴擦洗

会阴部护理包括清洁会阴部位及其周围皮肤。会阴部护理往往与常规沐浴结合进行。有自理能力的病人可自行完成会阴部护理;对于自理能力受限的病人,护士在为其进行会阴部护理时,特别是面对异性病人时会感到困窘,病人也会感到局促不安,但不能因此而忽视病人的卫生需求。护士严谨的科学作风和敏捷的操作技术可缓解病人不安情绪。

会阴部由于其特殊的生理结构,成为病原微生物侵入人体的主要途径。此外,会阴部温暖、潮湿,且通风较差,为致病菌的滋生创造有利条件。患病时机体抵抗力减弱,病人长期卧床,会阴部空气流通不畅,易导致皮肤破损。而且,会阴部皮肤阴毛生长较密,易于致病菌繁殖,故经常进行会阴部清洁护理对预防感染及增强病人舒适十分必要。特别是对于泌尿生殖系统感染、大小便失禁、会阴部分泌物过多或尿液浓度过高导致皮肤刺激或破损、留置导尿、产后及会阴术后病人尤为重要,护士应协助其进行会阴部清洁护理。

由于会阴部的各个孔道彼此接近,故易发生交叉感染。尿道口是最洁净的部位,肛门是相对最不洁净的部位。因此,进行会阴部清洁时,应首先清洁尿道口周围,最后擦洗肛门。

【目的】

1.去除会阴部异味,预防和减少感染。

2.防止皮肤破损,促进伤口愈合。

3.增强舒适,指导病人清洁的原则。

【操作前准备】

1.护士准备　衣帽整洁,修剪指甲,洗手、戴口罩。

2.病人准备

(1)评估病人的年龄、病情、意识、心理状态、配合程度;有无大小便失禁或留置导尿管;会阴部清洁程度、皮肤黏膜情况,有无伤口、流血及流液情况。向病人及家属解释会阴部护理的目的、方法、注意事项及配合要点。

(2)病人了解会阴擦洗的目的、方法、注意事项及配合要点。病人取仰卧位。

3.环境准备　调节室温,拉上窗帘或使用屏风遮挡,减少暴露。

4.用物准备

(1)治疗盘内:毛巾、浴巾、清洁棉球、无菌溶液、大量杯、镊子、一次性中单、一次性手套、浴毯、卫生纸。

（2）治疗盘外：一次性中单、水壶（内盛50~52 ℃的温水）、便盆、手消毒液、屏风。治疗车下层备生活垃圾桶、医用垃圾桶。

【操作步骤】 会阴擦洗见表5-6。

表5-6 会阴擦洗

操作步骤	要点与说明
1.核对:备齐用物,携至床旁。核对病人床号和姓名	• 便于操作 • 确认病人
2.遮挡:拉好窗帘或使用屏风,关闭门窗	• 保护病人隐私
3.体位:协助病人取仰卧位。将盖被折于会阴部以下,将浴毯盖于病人胸部	• 便于暴露会阴部 • 保暖,促进舒适
4.戴好一次性手套	• 预防交叉感染
5.协助病人暴露会阴部	• 便于操作
6.备水:盆内放温水,将盆和卫生纸放于床旁桌,将毛巾放于盆内	• 合适的水温可避免会阴部烫伤 • 用物置于易取处,防止操作中水溢出
7.擦洗会阴部	
▲男性	
(1)擦洗大腿上部:将浴毯上半部返折,暴露阴茎部位。用病人衣服盖于病人胸部。清洗并擦干两侧大腿上部	• 保暖并保护病人隐私
(2)擦洗阴茎头部:轻轻提起阴茎,将浴巾铺于下方、由尿道口向外环形擦洗阴茎头部(图5-9)。更换毛巾,反复擦洗,直至擦净阴茎头部	• 铺浴巾可防止操作中多余水分流入腹股沟处 • 擦洗方向为从污染最小部位至污染最大部位,防止细菌向尿道口传播
(3)擦洗阴茎体部:沿阴茎体由上向下擦洗,特别注意阴茎下皮肤	• 力量柔和、适度,避免过度刺激
(4)擦洗阴囊部:小心托起阴囊,擦洗阴囊下皮肤褶皱处	• 轻柔擦拭,防止阴囊部位受压引起病人疼痛 • 皮肤褶皱处容易有分泌物蓄积
▲女性	
(1)体位:协助病人取仰卧位,屈膝,两腿分开	• 便于会阴部护理
(2)擦洗大腿上部:将浴毯上半部返折,暴露会阴部,用病人衣服盖于病人胸部。清洗并擦干两侧大腿的上部	• 保暖,并保护病人隐私
(3)擦洗阴唇部位:一手轻轻合上阴唇;另一手擦洗阴唇外黏膜部分,从会阴部向直肠方向擦洗(从前向后)	• 皮肤褶皱处容易存留会阴部分泌物,造成致病菌滋生和繁殖 • 减少粪便中致病菌向尿道口传播的机会

续表5-6

操作步骤	要点与说明
(4)擦洗尿道口和阴道口部位:一手分开阴唇,暴露尿道口和阴道口。一手从会阴部向直肠方向轻轻擦洗各个部位,彻底擦净阴唇、阴蒂及阴道口周围部分	• 减少致病菌向尿道口传播 • 每擦一处,更换毛巾的不同部位 • 女性月经期或留置导尿时,可用棉球清洁
(5)置便盆:先铺一次性中单于病人臀下,再置便盆于病人臀下	• 为女性进行会阴冲洗
(6)冲洗:护士一手持装有温水的大量杯,一手持夹有棉球的大镊子,边冲水边擦洗会阴部。从会阴部冲洗至肛门部,冲洗后,将会阴部彻底擦干(图5-10)	• 将用过的棉球弃于便盆中
(7)整理:撤去便盆、一次性中单。协助病人放平腿部,取舒适卧位	
8.取侧卧位:将浴毯放回原位,盖于会阴部位。协助病人取侧卧位	• 增加舒适,减轻焦虑
9.擦洗肛门	• 便于护理肛门部位 • 特别注意肛门部位的皮肤情况。必要时在擦洗肛门前,可先用卫生纸擦净
10.涂软膏:如病人有大、小便失禁,可在肛门和会阴部位涂凡士林或氧化锌软膏	• 防止皮肤受到尿液和粪便中有毒物质浸润,保护皮肤
11.协助病人穿好衣裤:脱去一次性手套,协助病人穿好衣裤	• 将一次性手套弃于医用垃圾桶内
12.操作后处理	
(1)协助病人取舒适卧位,整理床单位	• 促进病人舒适,减轻对操作的应激
(2)撤去浴毯和污单,整理用物	
(3)清洗后观察会阴部及其周围部位的皮肤状况	
(4)洗手	• 减少致病菌传播
(5)记录:记录执行时间及护理效果	• 利于评价

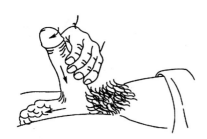

图5-9　男性病人会阴部清洁护理

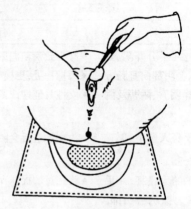

图5-10 女性病人会阴部清洁护理

【注意事项】

1.进行会阴擦洗时,每擦洗一处需变换毛巾部位。如用棉球擦洗,每擦洗一处应更换一个棉球。

2.护士在操作时,应符合人体力学原理,保持良好的身体姿势,注意节时省力。

3.如病人有会阴部及直肠手术,应使用无菌棉球擦净手术部位及会阴部周围。

4.操作中减少暴露,注意保暖,并保护病人隐私。

5.留置导尿管者,由尿道口处向远端依次用消毒棉球擦洗。

6.女性病人月经期宜采用会阴冲洗。

五、便盆使用

当病人由于疾病限制无法如厕,需要床上排便时,护士需要指导病人正确使用便盆,并给予适当协助,促进病人舒适,并保证病人安全。若病人不习惯于躺卧姿势排便,在病情允许时可适当抬高床头,以促进排便。常用便器包括便盆、尿壶,便器的材质有搪瓷、塑料和金属3种。临床上,便盆使用较为广泛,尿壶多用于卧床的男性病人。

【目的】 满足病人排便需要,促进病人舒适。

【操作前准备】

1.护士准备 衣帽整洁,修剪指甲,洗手、戴口罩。

2.病人准备

(1)评估病人的年龄、病情、意识、心理状态、配合程度及自理能力;向病人及家属解释便盆的使用方法、注意事项及配合要点。

(2)病人了解便盆的使用方法、注意事项及配合要点。

3.环境准备 关闭门窗,屏风遮挡。

4.用物准备 便盆、便盆巾、卫生纸、手消毒液。治疗车下层备生活垃圾桶、医用垃圾桶。

【操作步骤】 便盆使用方法见表5-7。

表5-7　便盆使用方法

操作步骤	要点与说明
1. 核对:携便盆至病人床旁,核对病人床号和姓名,做好解释以取得合作	
2. 屏风遮挡	●保护病人隐私
3. 铺单:铺一次性垫巾于病人臀下,协助病人脱裤、屈膝	●保护床单位,防止排泄物污染
4. 置便盆:能配合的病人,嘱其双脚向下蹬床,抬起背部和臀部,护士一手协助病人托起腰骶部,一手将便盆置于臀下(图5-11A)。若病人不能配合,先协助病人侧卧,放置便盆于病人臀部后,护士一手紧按便盆,另一手帮助病人恢复平卧位(图5-11B);或两人协力抬起病人臀部放置便盆	●不可强行塞、拉便盆,以免损伤病人骶尾部皮肤 ●注意保护病人安全,防止坠床 ●便盆开口端朝向病人足部
5. 检查:检查病人是否坐于便盆中央	
6. 尊重病人意愿,酌情守候床旁或暂离病房。离开病房前,应将卫生纸、呼叫器等放于病人身边易取处	●尊重病人隐私需要
7. 擦肛门:排便完毕,协助病人擦净肛门	
8. 取出便盆:嘱病人双腿用力,将臀部抬起,护士一手抬高病人的腰和骶尾部,一手取出便盆,盖便盆巾	
9. 操作后处理	
(1)协助病人穿裤、洗手、取舒适卧位	
(2)整理床单位	
(3)撤去屏风,开窗通风	●保证良好的病室环境
(4)及时倒掉排泄物,冷水冲洗便盆。必要时留取标本送检	●热水清洗,易使蛋白质凝固而不易洗净
(5)洗手	●减少致病菌传播
(6)记录:记录执行时间和排泄情况	●利于评价

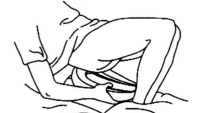
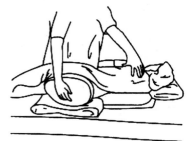

A.仰卧位置便盆法　　　　　B.侧卧位置便盆法

图5-11　便盆使用法

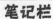

【注意事项】

1. 尊重并保护病人隐私。

2. 便盆应清洁,且不可使用破损便盆,防止皮肤损伤。

3. 金属便盆使用前需倒入少量热水加温,尤其是气候寒冷时,避免太凉而引起病人不适。

第三节 压疮的预防与护理

一、压疮的概念

压疮(pressure sore),即褥疮,是长期卧床病人或躯体移动障碍病人皮肤易出现的最严重问题,具有发病率高、病程发展快、难以治愈及治愈后易复发的特点,一直是医疗和护理领域的难题,已引起医疗机构的广泛关注。是否发生压疮已经成为护理质量的评价指标之一。

压疮是身体局部组织长期受压,血液循环障碍,局部组织持续缺血、缺氧,营养缺乏,致使皮肤失去正常功能而引起的组织破损和坏死。压疮本身并不是原发疾病,大多是由于其他原发病未能很好地护理而造成的皮肤损伤。一旦发生压疮,不仅给病人带来痛苦、加重病情及延长疾病康复的时间,严重时还会因继发感染引起败血症而危及生命。因此,必须加强病人皮肤护理,预防和减少压疮发生。虽然近年来医疗护理服务水平已有很大提高,但从全球范围看,压疮的发病率并无下降趋势。

二、压疮的原因

压疮形成是一个复杂的病理过程,是局部和全身因素综合作用引起的皮肤组织的变性和坏死。

1. 力学因素 如前所述,压疮不仅由垂直压力引起,还可由摩擦力和剪切力引起,通常是2~3种力联合作用所导致。

(1)垂直压力 对局部组织的持续性垂直压力是引起压疮的最重要原因。当持续性垂直压力超过毛细血管压(正常为16~32 mmHg)时,即可阻断毛细血管对组织的灌注,致使氧和营养物质供应不足,代谢废物排泄受阻,导致组织发生缺血、溃烂或坏死。压疮的形成与压力的强度和持续时间有密切关系。压力越大,持续时间越长,发生压疮的概率就越高。此外,压疮的发生与组织耐受性有关,肌肉和脂肪组织因代谢活跃,较皮肤对压力更为敏感,因此最先受累且较早出现变性和坏死。垂直压力常见于长时间采用某种体位,如卧位、坐位者。

(2)摩擦力 由两层相互接触的表面发生相对移动而产生。摩擦力作用于皮肤时,易损害皮肤的保护性角质层而使皮肤屏障作用受损,致使病原微生物易于入侵皮肤。在组织受压缺血的情况下,增加了压疮发生的风险。摩擦力主要源于皮肤与衣、裤或床单表面逆行的阻力摩擦,尤其当床面不平整(床单或衣裤有皱褶或床单有渣屑)时,皮肤受到的摩擦力会增加。病人在床上活动或坐轮椅时,皮肤随时可受到床单和轮椅表面的逆行阻力摩擦。搬运病人时,拖拉动作也会产生摩擦力而使病人皮肤受到损伤。皮肤擦伤后,受潮湿、污染而易发生压疮。

（3）剪切力 是由两层组织相邻表面间的滑行而产生的进行性相对移位所引起,由压力和摩擦力相加而成,与体位有密切关系。如半坐卧位时,骨骼及深层组织由于重力作用向下滑行,而皮肤及表层组织由于摩擦力的缘故仍停留在原位,从而导致两层组织间产生牵张而形成剪切力。剪切力发生时,因由筋膜下及肌肉内穿出供应皮肤的毛细血管被牵拉、扭曲、撕裂,阻断局部皮肤、皮下组织、肌层等全层组织的血液供应,引起血液循环障碍而发生深层组织坏死,形成剪切力性溃疡(图5-12)。由剪切力造成的严重伤害早期不易被发现,且多表现为口小底大的潜行伤口。

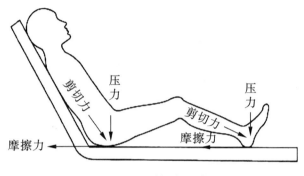

图5-12　剪切力形成

2.局部潮湿或排泄物刺激 皮肤经常受到汗液、尿液及各种渗出引流液等物质的刺激变得潮湿,因被软化而抵抗力下降,削弱了皮肤的屏障作用;此外,尿液和粪便中化学物质的刺激使皮肤酸碱度发生改变,致使表皮角质层的保护能力下降,皮肤组织破溃,且容易继发感染。此外,皮肤潮湿会增加摩擦力,进而加重皮肤损伤。

3.营养状况 营养状况是影响压疮形成的重要因素。全身出现营养障碍时,营养摄入不足,蛋白质合成减少,出现负氮平衡,皮下脂肪减少,肌肉萎缩。一旦受压,骨隆突处皮肤要承受外界压力和骨隆突本身对皮肤的挤压力,受压处因缺乏肌肉和脂肪组织保护而容易引起血液循环障碍,出现压疮。过度肥胖者卧床时,体重对皮肤的压力较大,因而容易发生压疮。机体脱水时,皮肤弹性变差,在压力或摩擦力作用下容易变形和受损。水肿皮肤因弹性和顺应性下降而易受损伤,同时组织水肿使毛细血管与细胞间距离增加,氧和代谢产物在组织细胞间的溶解和运送速度减慢,影响皮肤血液循环而容易导致压疮发生。贫血使血液输送氧气能力降低,一旦循环受阻更易造成组织缺氧,由此引发压疮。

4.年龄 老年人因老化过程导致皮肤在解剖结构、生理功能及免疫功能等方面均出现衰退现象,表现为皮肤松弛、干燥,缺乏弹性,皮下脂肪萎缩、变薄,皮肤抵抗力下降,对外部环境反应迟钝,皮肤血流速度下降且血管脆性增加,最终导致皮肤易损性增加。

5.体温升高 体温升高时,机体新陈代谢率增高,组织细胞对氧的需求量增加。加之局部组织受压,使已有的组织缺氧更加严重。因此,伴有高热的严重感染病人存在组织受压情况时,压疮发生概率升高。

6.矫形器械使用不当　应用石膏固定和牵引时,限制病人身体或肢体活动。特别是夹板内衬垫放置不当、石膏内不平整或有渣屑、矫形器械固定过紧或肢体有水肿时,致使肢体血液循环受阻,从而导致压疮发生。

7.机体活动和(或)感觉障碍　活动障碍多由神经损伤、手术麻醉或制动造成,自主活动能力减退或丧失使局部组织长期受压,血液循环障碍而发生压疮。感觉受损可造成机体对伤害性刺激反应障碍,保护性反射迟钝,长时间受压后局部组织坏死而导致压疮发生。

8.急性应激因素　急性应激使机体对压力的敏感性增加,导致压疮发生率增高。此外,急性应激引起体内代谢紊乱,应激激素大量释放,中枢神经系统和神经内分泌传导系统发生紊乱,机体内环境的稳定性被破坏,机体组织失去承压能力,从而引发压疮。

三、压疮的评估

综合、动态、客观、有效地评估压疮发生的高危人群、危险因素及易患部位对压疮的预防起到积极作用,尤其对高危人群采取针对性的护理措施是有效预防压疮发生的关键。

(一)高危人群

压疮发生的高危人群包括以下几种。①神经系统疾病病人:如昏迷、瘫痪者,其自主活动能力丧失及感觉障碍,长期卧床导致身体局部组织长期受压;②老年病人:老年人由于皮下脂肪萎缩、皮肤变薄,皮肤容易受损;③肥胖病人:过重的机体使承重部位压力增加;④身体衰弱、营养不良病人:受压处缺乏肌肉、脂肪组织保护;⑤水肿病人:水肿降低皮肤抵抗力,并增加承重部位压力;⑥疼痛病人:为避免疼痛而处于强迫体位,机体活动减少;⑦使用矫形器械病人:如石膏固定、牵引及应用夹板病人,翻身、活动受限;⑧大、小便失禁病人:皮肤经常受到污物、潮湿的刺激;⑨发热病人:体温升高致排汗增多,汗液可刺激皮肤;⑩使用镇静剂病人:自主活动减少。

(二)危险因素

护士可通过评分方式对病人发生压疮的危险因素进行定性和定量的综合分析,由此判断其发生压疮的危险程度。其目的在于筛查压疮发生的高危人群,并根据评估结果制定并采取有效的预防措施,减少或消除压疮发生的危险因素,从而降低压疮预防护理工作的盲目性和被动性,提高压疮预防工作的有效性和护理质量。常用的危险因素评估表包括 Braden 危险因素评估表、Norton 风险评估量表、Waterlow 风险评估量表及 Adersen 危险指标记分法等。应用危险因素评估表时需根据病人的具体情况进行动态评估,并及时修正措施,实施重点预防。

Braden 危险因素评估表是目前国内外用来预测压疮发生的较为常用的方法之一(表5-8),对压疮高危人群具有较好的预测效果,且评估简便、易行。Braden 危险因素评估表的评估内容包括感觉、潮湿、活动力、移动力、营养及摩擦力和剪切力6个部分。总分值范围为6~23分,分值越少,提示发生压疮的危险性越高。评分≤18分,提示病人有发生压疮的危险,建议采取预防措施。

表 5-8 Braden 危险因素评估

项目	分值			
	1	2	3	4
感觉:对压力相关不适的感受能力	完全受限	非常受限	轻度受限	未受损
潮湿:皮肤暴露于潮湿环境的程度	持续潮湿	潮湿	有时潮湿	很少潮湿
活动力:身体活动程度	卧床	坐位	偶尔行走	经常行走
移动力:改变和控制体位的能力	完全无法移动	严重受限	轻度受限	未受限
营养:日常食物摄取状态	非常差	可能缺乏	充足	丰富
摩擦力和剪切力	有问题	有潜在问题	无明显问题	—

Norton 风险评估量表也是目前公认用于预测压疮发生的有效评分方法(表5-9),特别适用于老年病人的评估。Norton 风险评估量表评估 5 个方面的压疮危险因素:身体状况、精神状态、活动能力、灵活程度及失禁情况。总分值范围为 5 ~ 20 分,分值越低,表明发生压疮的危险性越高。评分≤14 分,提示易发生压疮。由于此评估表缺乏营养状态的评估,故临床使用时需补充相关内容。

表 5-9 Norton 风险评估

项目	分值			
	1	2	3	4
身体状况	良好	一般	不好	极差
精神状态	思维敏捷	无动于衷	不合逻辑	昏迷
活动能力	可以走动	需协助	坐轮椅	卧床
灵活程度	行动自如	轻微受限	非常受限	不能活动
失禁情况	无失禁	偶有失禁	经常失禁	二便失禁

(三)易患部位

压疮多发生于长期受压及缺乏脂肪组织保护、无肌肉包裹或肌层较薄的骨隆突处。卧位不同,受压点不同,好发部位亦不同(图5-13)。

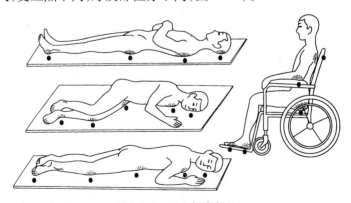

图 5-13 压疮好发部位

仰卧位:好发于枕骨粗隆、肩胛部、肘部、脊椎体隆突处、骶尾部及足跟部。

侧卧位:好发于耳郭、肩缝、肋骨、肘部、髋部、膝关节内外侧及内外踝处。

俯卧位:好发于面颊部、耳郭、肩部、女性乳房、男性生殖器、髂嵴、膝部及足尖处。

坐位:好发于坐骨结节处。

四、压疮的预防

绝大多数压疮是可以预防的,但某些病人由于特殊的自身条件使压疮在所难免,如严重负氮平衡的恶病质病人,因软组织过度消耗失去了保护作用,损伤后自身修复亦困难,难以预防压疮的发生。另外,因某些疾病限制翻身,也难以预防压疮的发生。如神经外科病人需要镇静剂以减少颅内压增高的危险,翻身不利于颅内压稳定;成人呼吸窘迫综合征病人改变体位时可引起缺氧。因此,并非所有的压疮均可预防。但是,精心科学的护理可将压疮的发生率降到最低程度。为此,要求护士在工作中做到"六勤",即勤观察、勤翻身、勤按摩、勤擦洗、勤整理及勤更换。交接班时,护士应严格、细致地交接病人的局部皮肤情况和护理措施的执行情况。

(一)避免局部组织长期受压

1. 经常变换卧位,间歇性解除局部组织承受的压力 经常翻身是长期卧床病人最简单而有效的解除压力的方法,可使骨隆突部位轮流承受身体重量,从而减少对组织的压力。翻身的时间间隔视病人病情及局部受压处皮肤状况而定,一般每 2 h 翻身一次,必要时每 30 min 翻身一次。翻身时需注意掌握翻身技巧,并根据人体力学原理,合理摆放体位以减轻局部压力。变换体位的同时,应观察受压部位的皮肤情况,适当给予按摩。建立床头翻身记录卡(表5-10),记录翻身时间、卧位变化及皮肤情况。可使用电动翻转床协助病人变换多种体位。长期坐轮椅的病人应至少每 1 h 更换姿势一次,或至少每 15 min 改变重力支撑点,以缓解坐骨结节处压力。

表5-10 翻身记录卡

姓名:	床号:	诊断名称:	
日期/时间	卧位	皮肤情况及备注	执行者

2. 保护骨隆突处和支持身体空隙处 协助病人变换卧位后,可采用软枕或表面支撑性产品垫于身体空隙处,使支持面积加大,压力分散并受力均匀,从而减少骨隆突处所承受的压力,保护骨隆突处皮肤。临床上可供选择的表面支撑性产品有泡沫垫、凝胶垫、气垫、水垫及羊皮垫等,可用于减少或舒缓局部压力。

3. 正确使用石膏、绷带及夹板固定 对使用石膏、绷带、夹板或牵引器等固定的病人,应随时观察局部皮肤状况及肢端血运情况,如指(趾)甲颜色、温度的变化,认真听取病人的反应,适当调节松紧。衬垫应平整、柔软,如发现石膏绷带过紧或凹凸不平,应立即通知医生,及时予以调整。

4.应用减压敷料　根据病人的实际情况,选择减压敷料敷于压疮好发部位以局部减压,如选择泡沫类敷料或水胶体类敷料,裁剪后固定于骨隆突处。

5.应用减压床垫　护士应根据病人的情况及减压床垫的适用范围,及时恰当地应用气垫床、水床等全身减压设备以分散压力,预防压疮发生。尤其对于难处理的疼痛或由翻身引起疼痛的病人可使用减压床垫以降低局部压力。但应指出的是,尽管采用全身或局部减压装置,仍须经常为病人更换卧位。因为即使较小的压力,如果压迫时间过长,也可阻碍局部血液循环,导致组织损伤。

(二)避免或减少摩擦力和剪切力的作用

为避免剪切力的产生,病人需采取有效体位。半卧位时,如无特殊禁忌,床头抬高30°,为防止身体下滑,可在足底部放置一木垫,并屈髋30°,于腘窝下垫软枕。长期坐轮椅的病人,应保持正确姿势,尽量坐直并紧靠椅背,必要时垫软枕;两膝关节屈曲90°,双足平放于踏板,可适当给予约束,防止身体下滑。为避免摩擦力的形成而损伤病人皮肤,在协助病人翻身或搬运病人时,应使用有效翻身技巧,将病人身体抬离床面,避免拖、拉、推等动作。使用便器时,便器不应有损坏;使用时应协助病人抬高臀部,不可硬塞、硬拉,必要时在便器边缘垫以软纸、布垫或撒滑石粉,防止擦伤皮肤。此外,保持床单和被褥清洁、平整、无碎屑,避免皮肤与床单、衣服褶皱、碎屑产生摩擦而损伤皮肤。

(三)保护病人皮肤,避免局部不良刺激

保持病人皮肤和床单的清洁干燥、避免不良刺激是预防压疮的重要措施。加强基础护理,根据需要用温水或中性溶液清洁病人皮肤。避免使用肥皂或含乙醇的清洁用品,以免引起皮肤干燥或使皮肤残留碱性残余物而刺激皮肤。擦洗动作应轻柔,不可用力过度,防止损伤皮肤。皮肤干燥者可适当使用润肤品以保持皮肤湿润。对皮肤易出汗的部位如腋窝、腘窝及腹股沟等,应及时擦干汗液。对大、小便失禁者,应及时擦洗皮肤和更换床单、衣物,并根据病人皮肤情况采取隔离防护措施,如局部使用皮肤保护剂、水胶体类敷料或伤口保护膜等,以保护局部皮肤免受刺激。

(四)促进皮肤血液循环

对长期卧床病人,应每日进行主动或被动的全范围关节运动练习,以维持关节活动性和肌肉张力,促进肢体血液循环,减少压疮发生。施行温水浴,在清洁皮肤的同时可刺激皮肤血液循环。病人变换体位后,对局部受压部位进行适当按摩,改善该部位血液循环,预防压疮发生。但需要注意的是,对于因受压而出现反应性充血的皮肤组织则不主张按摩,因此时软组织已受到损伤,实施按摩可造成深部组织损伤。

(五)改善机体营养状况

营养不良既是导致压疮发生的原因之一,也是直接影响压疮进展和愈合的因素。合理膳食是改善病人营养状况、促进创面愈合的重要措施。因此,病情允许的情况下,给予压疮高危人群高热量、高蛋白及高维生素饮食,保证正氮平衡,增强机体抵抗力和组织修复能力,并促进创面愈合。维生素 C 及锌对伤口愈合具有重要作用,对于易发生压疮的病人应适当给予补充。另外,水肿病人应限制水和盐的摄入,脱水病人应及时补充水和电解质。

（六）鼓励病人活动

尽可能避免给病人使用约束带和镇静剂。在病情许可的情况下，协助病人进行肢体功能练习，鼓励病人尽早离床活动，预防压疮发生。

（七）实施健康教育

确保病人和家属的知情权，使其了解自身皮肤状态及压疮的危害，指导其掌握预防压疮的知识和技能，如营养知识、减压装置的选择、翻身技巧及皮肤清洁技巧等，从而鼓励病人及家属有效参与或独立采取预防压疮的措施。

五、压疮的治疗与护理

（一）压疮的病理分期及临床表现

压疮的发生为渐进性过程，目前常用的分类系统是依据其损伤程度将压疮分为四期（图5-14）。

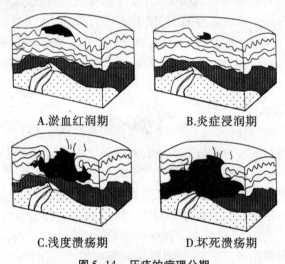

A.淤血红润期　　　　　　B.炎症浸润期

C.浅度溃疡期　　　　　　D.坏死溃疡期

图 5-14　压疮的病理分期

1. Ⅰ期（淤血红润期）　此期为压疮的初期。身体局部组织受压，血液循环障碍，皮肤出现红、肿、热、痛或麻木，解除压力 30 min 后，皮肤颜色不能恢复正常。此期皮肤的完整性未被破坏，仅出现暂时性血液循环障碍，为可逆性改变，如果及时去除致病原因，可以阻止压疮的进一步发展。

2. Ⅱ期（炎症浸润期）　红肿部位继续受压，血液循环得不到改善，静脉回流受阻，局部静脉淤血，皮肤的表皮层、真皮层或二者发生损伤或坏死。受压部位呈紫红色，皮下产生硬结。皮肤因为水肿而变薄，常有水疱形成，且极易破溃。水疱破溃后表皮脱落显露潮湿、红润的创面，病人有疼痛感。此期若及时解除受压，改善血液循环，清洁创面，仍可防止压疮进一步发展。

3. Ⅲ期（浅度溃疡期）　全层皮肤破坏，可深及皮下组织和深层组织。表皮水疱逐渐扩大、破溃，真皮层创面有黄色渗出液，感染后表皮有脓液覆盖，致使浅层组织坏死，形成溃疡。疼痛感加重。

4. Ⅳ期(坏死溃疡期) 为压疮严重期。坏死组织侵入真皮下层和肌肉层,感染向周边及深部扩展,可深达骨面。坏死组织发黑,脓性分泌物增多,有臭味。严重者细菌入血可引起败血症,造成全身感染,甚至危及生命。

一般情况下,压疮的发展是由浅到深,由轻到重的过程,但某些特殊病例也可出现例外。如个别急性或危重病人,可于 6～12 h 内迅速出现溃疡期压疮;肥胖病人出现闭合性压疮,即表皮完整,但内部组织已坏死。因此,护士应认真观察病人皮肤的改变,避免贻误病情而造成严重后果。

(二)压疮的治疗与护理

压疮发生后,应积极采取局部治疗为主全身治疗为辅的综合性治疗护理措施。

1. 全身治疗 积极治疗原发病,补充营养和进行全身抗感染治疗等。良好的营养是损伤修复的重要条件,因此应给予平衡饮食,增加蛋白质、维生素及微量元素的摄入。对长期不愈的压疮,可静脉滴注复方氨基酸溶液。低蛋白血症病人可静脉输入血浆或人血清蛋白,提高血浆胶体渗透压,改善皮肤血液循环。不能进食者采用全胃肠外营养治疗,保证每日营养物质供给以满足机体代谢需要。此外,遵医嘱给予抗感染治疗,预防败血症发生。同时加强心理护理,消除不良心境,促进身体早日康复。

2. 局部治疗和护理 评估、测量并记录压疮的部位、大小(长、宽、深)、创面组织形态、渗出液、有无潜行或窦道、伤口边缘及周围皮肤状况等,对压疮的发展进行动态监测,根据压疮分期的不同和伤口情况采取针对性的治疗和护理措施。

(1)Ⅰ期(淤血红润期) 此期的护理重点是去除致病原因,防止压疮继续发展。除加强压疮预防措施外,局部可用半透膜敷料或水胶体敷料加以保护。由于此时皮肤已破损,故不提倡局部皮肤按摩,防止进一步伤害。

(2)Ⅱ期(炎症浸润期) 此期的护理重点是保护皮肤,预防感染。除继续加强上述护理措施以避免损伤继续发展外,应注意对出现水疱的皮肤进行护理。未破的小水疱应尽量减少摩擦,防止水疱破裂、感染,使其自行吸收;大水疱可在无菌操作下用无菌注射器抽出疱内液体,不必剪去表皮,局部消毒后再用无菌敷料包扎。若水疱已破溃并露出创面,需消毒创面及创周皮肤,并根据创面类型选择合适的伤口敷料。

(3)Ⅲ期(浅度溃疡期) 此期护理的重点是清洁伤口,清除坏死组织,处理伤口渗出,促进肉芽组织生长,并预防和控制感染。

根据伤口类型选择伤口清洗液。创面无感染时多采用对健康组织无刺激的生理盐水进行冲洗;创面有感染时,需根据创面细菌培养及药物过敏试验结果选择消毒液或抗菌液以达到抑菌或杀菌的目的,从而控制感染和促进伤口愈合。如可选用 1 : 5 000 呋喃西林溶液清洗创面;对于溃疡较深、引流不畅者,可用 3% 过氧化氢溶液冲洗,抑制厌氧菌生长。

进行创面清创处理时需根据病人的病情和耐受性、局部伤口坏死组织情况和血液循环情况选择清创方式,如外科清创、机械性清创、自溶性清创、生物性清创及化学性清创,并于清创期间动态观察伤口渗液量、组织类型和面积的变化。

根据渗出液特点,选择适当的湿性敷料,并根据伤口渗出情况确定换药频率。

另外,为控制感染和增加局部营养供给,可于局部创面采用药物治疗,如碘伏、胰岛素、碱性成纤维细胞生长因子等,或采用具有清热解毒、活血化瘀、去腐生肌的中草药治疗。

（4）Ⅳ期（坏死溃疡期）　此期除继续加强浅度溃疡期的治疗和护理措施外,采取清创术清除焦痂和腐肉,处理伤口潜行和窦道以减少无效腔,并保护暴露的骨骼、肌腱和肌肉。

对深达骨质、保守治疗不佳或久治不愈的压疮可采取外科手术治疗,如手术修刮引流、植皮修补缺损或皮瓣移植术等。护士需加强围术期护理,如术后体位减压,密切观察皮瓣的血供情况和引流物的性状,加强皮肤护理,减少局部刺激等。

对无法判断的压疮和深层组织损伤的压疮需进一步全面评估,采取必要的清创措施,根据组织损伤程度选择相应的护理方法。

压疮是全身、局部因素综合作用所引起的皮肤组织变性、坏死的病理过程。护士只有认识到压疮的危害性,了解其病因和发生发展规律,掌握其防治技术,才能自觉、有效地做好压疮防治工作。护理中应抓住"预防为主,立足整体,重视局部"的观念,使压疮护理走向科学化、制度化、程序化和人性化。

（三）健康教育

向病人及家属讲解压疮各期的发展规律、临床表现以及治疗护理要点,使之能积极配合治疗和护理,防止病情恶化。

（孙　翔）

问题分析与能力提升

1.汤某,69岁,最近出现左侧胸壁逐渐增大肿物及右前臂肿物,伴活动受限。右前臂肿物活检,病理结果:(右前臂)转移性癌。以"肺癌(鳞癌)、骨转移癌、软组织癌"收治入院。查体:神志清楚,精神差,急性病容,痛苦表情,无法进食,右侧卧位,平车推入病房,全身皮肤、黏膜未见黄染,浅表淋巴结未触及,右前臂可见活检手术切口,愈合可,胸廓对称,无畸形,左侧胸壁第12肋缘可见4 cm小肿物,突出于皮肤表面,表面皮肤发红,触之质硬,压痛明显,叩诊清音,双肺呼吸音清晰,未闻及啰音;腹部无膨隆,触之柔软,无明显压痛及触痛,叩诊无明显浊音及鼓音,强迫右侧卧位,左下肢活动时疼痛明显。入院后,给予鼻饲补充营养,积极对症治疗及化疗。

请问:①针对病人的病情,护士应配合医生采取哪些护理措施?②在护理的过程中,有哪些注意事项?

2.陈某,男,45岁,因肺炎应用抗生素数周。近日发现口腔黏膜和舌苔出现乳白色片状分泌物,不易拭去。

请问:①护士在为其进行口腔护理时需评估哪些内容?②该病人出现了什么问题?③护士应为其选择何种口腔护理溶液?其作用是什么?④护士在为其进行口腔护理时应注意什么问题?

3.王某,72岁,因脑出血卧床2个月,二便失禁,不能自行翻身。近日骶尾部皮肤呈紫红色,压之不褪色。此后,此处皮肤出现大小不等的水疱。

请问:①该病人骶尾部出现什么并发症?②导致王先生发生此并发症的原因是什么?③如何预防此并发症的发生?④目前应采取何种治疗和护理措施?

第六章

休息与活动

学习目标

　　识记：①能正确描述睡眠各时相的特点；②能正确描述失眠的原因及诊断标准；③能正确解释关节活动练习的目的。

　　理解：①能正确解释休息的意义和条件；②能正确解释个体对睡眠的需要；③能正确判断影响睡眠的因素；④能正确理解住院病人睡眠的特点；⑤能正确理解活动的意义；⑥能正确判断活动受限的原因及对机体的影响；⑦能正确判断病人的肌力和机体活动能力的级别。

　　运用：①能运用正确的方法收集病人的睡眠资料；②能采取适当的护理措施协助病人休息；③能采取有效的护理措施促进病人睡眠；④能运用正确的方法评估病人的活动情况；⑤能采取恰当、有效的护理措施协助病人的活动。

第一节　休息与睡眠

　　休息不仅是维护人体健康的重要条件，还是使其处于最佳的生理和心理状况的必要条件。有效的休息不仅可以使身体放松，恢复精力和体力，还可以减轻心理压力，使人感到轻松愉快。缺少休息会导致人体出现一系列躯体症状与精神反应，如疲乏、困倦、注意力不集中，甚至出现紧张、焦虑、急躁、易怒等情绪体验。如不及时改善，机体的健康必然会受到威胁，导致身心疾病的出现。尤其在患病期间，休息显得更为重要。一方面，由于疾病本身造成病人生理、心理状态的失衡和能量的消耗，充分的休息有利于组织的修复和器官功能的恢复，帮助缩短病程，促进疾病康复。另一方面，由于住院带来环境变化和角色变化，进一步加重了病人的精神压力和负担，直接或间接地影响了病人的休息和疾病的康复。因此，护士应充分认识休息与睡眠的作用和意义，并努力为病人创造良好的休息环境，协助其得到充足、适当的休息，以达到减轻病痛、促进康复的目的。

一、休　息

　　休息是指在一定时间内相对地减少活动，使人的生理和心理得到松弛，消除或减轻疲劳,恢复精力的过程。休息包括身体和心理两方面的放松,通过休息,可以减轻疲劳和缓解精神紧张。

(一)休息的意义

休息是人类最基本的生理需求,不仅影响人的生理状况,还影响人的心理、情绪、记忆力、注意力等,无论是对病人还是健康人而言,休息都有着非常重要的意义。只要达到缓解疲劳、减轻压力、促进身心舒适和精力恢复的目的,就是有效的休息。具体表现为:①休息可以减轻或消除疲劳,缓解精神紧张和压力;②休息可以维持机体生理调节的规律性;③休息可以促进机体正常的生长发育;④休息可以减少能量的消耗;⑤休息可以促进蛋白质的合成及组织修复。

(二)休息的先决条件

1. 充足的睡眠 得到休息的最基本的先决条件是充足的睡眠。虽然每个人需要的睡眠时间有较大的差别,但都有最低限度的睡眠时数。只有满足了一定的睡眠时数,才能达到真正的休息。失眠的结果不仅是疲劳和易怒,更重要的是很难使病人得到休息。因此,护理人员应为病人创造良好的睡眠条件,使病人早日康复。护士在协助病人休息的过程中,要全面评估病人的睡眠习惯及影响睡眠的因素,制定促进睡眠的措施,保证病人的睡眠时间和质量,达到有效的休息。

2. 生理上的舒适 身体上的舒适有助于促进放松和得到更好的休息,因此在休息前必须把身体上的不舒适降至最低程度。如在睡觉前解除或控制各种原因所致的疼痛,做好个人生活卫生,安排舒适的体位,调节好病室环境,减少噪音等。对存在沟通障碍的重症病人、老年人、儿童等,护士应细心观察,及时发现并消除影响病人休息的因素。

3. 心理上的放松 个体的心理和情绪状态同样会影响休息的质量。要得到良好的休息,就要减少忧虑和紧张,保持情绪稳定。病人患病后,由于其生活、工作或社会的需要无法满足,常常会出现焦虑。因此,护理人员要耐心地与病人沟通,建立良好的护患关系,了解病人的心理问题,根据病人的年龄、性别、文化程度、个人爱好、性格特征、健康需求,提供及时有效的护理服务。尤其是老年人、妇女和儿童病人,更要重视他们对亲情的需要。只有真诚地理解、同情、关心、支持和帮助每一位病人,才能真正理解病人的心理问题。

4. 物理环境舒适 医院的物理环境是影响病人休息的重要因素,环境中的空间、温度、湿度、光线、色彩、空气、声音等对病人的休息、疾病康复均有不同程度的影响。医疗卫生服务机构在设计病区时应全面考虑这些因素,积极地为病人创造和谐、舒适的环境。

二、睡　眠

睡眠是一种周期发生的知觉的特殊状态,是人类生存的必要条件。睡眠可使人的精力和体力得到恢复,保持良好的觉醒状态,使人精力充沛地从事劳动或其他活动。睡眠对于维持人类的健康,尤其是促进疾病的康复,具有十分重要的意义。

过去人们认为睡眠是一种"均匀安静的状态",肌肉极度放松,对周围环境失去反应能力,与昏迷或麻醉状态相似。现在的观点认为,睡眠是一种知觉的特殊状态,由不同的时相组成。虽然睡眠时人对周围环境的反应能力降低,但并未完全消失。人们在睡眠中对特殊刺激会产生选择性的知觉,甚至被吵醒,如熟睡的母亲可能被其宝宝的哭声惊醒,但却听不到电话铃声。

(一)睡眠的生理

1.睡眠的发生机制 睡眠并非脑活动的简单抑制,而是一个主动过程。睡眠中枢向上传导冲动作用于大脑皮层(或称上行抑制系统),与控制觉醒状态的脑干网状结构上行激动系统的作用相拮抗,从而调节睡眠与觉醒的相互转化。睡眠中枢位于脑干尾端,脑干尾端与睡眠有非常密切的关系,此部位各种刺激性病变可引起过度睡眠,而破坏性病变可引起睡眠减少。另外研究还发现睡眠时有中枢神经介质的参与,如腺苷、前列腺素 D_2可促进睡眠,而5-羟色胺则可抑制睡眠。

2.睡眠的生理特点 睡眠是一种周期现象,是循环发生的,一般每24 h 一个周期。通常人们白天觉醒工作,夜间睡眠休息,如此循环进行。睡眠时许多生理功能发生了变化,如嗅、视、听、触等感觉功能暂时减退,骨骼肌反射和肌肉紧张度减弱,自主神经功能可出现一系列改变,如心率减慢、血压下降、呼吸变慢、瞳孔缩小、尿量减少、胃液分泌增多、代谢率降低、唾液分泌减少等。

3.睡眠的时相 通过对睡眠过程中的脑电图、眼电图和肌电图的监测,人们发现睡眠过程是由两种不同的时相状态所构成,即慢波睡眠(slow wave sleep,SWS)和快波睡眠(fast wave sleep,FWS)(表6-1)。慢波睡眠又称正相睡眠(orthodox sleep,OS)或非快速眼球运动睡眠(non rapid eye movement sleep,NREM sleep);快波睡眠又称异相睡眠(paradoxical sleep,PS)或快速眼球运动睡眠(rapid eye movement sleep,REM sleep)。睡眠过程中两个时相互相交替进行,成人进入睡眠后,首先是慢波睡眠,持续80～120 min 后转入快波睡眠,维持20～30 min 后,又转入慢波睡眠。整个睡眠过程中有4～5次交替,越近睡眠的后期,快波睡眠持续时间越长。两种睡眠时相状态均可直接转为觉醒状态,但在觉醒状态下,一般只能进入慢波睡眠,而不能进入快波睡眠。

(1)慢波睡眠 慢波睡眠为正常人所必需。此期脑电图的特征与觉醒时相比,脑电波慢而同步,呼吸和其他自主神经系统的功能活动均下降,表现为闭目、瞳孔缩小、肌肉放松,但还有一定的张力。在慢波睡眠中,机体的耗氧量下降,但脑的耗氧量几乎不变;同时,腺垂体分泌生长激素明显增多。因此,慢波睡眠有利于促进生长和体力恢复。

慢波睡眠分为四个时期。①入睡期(Ⅰ期):是从清醒到入睡的过渡阶段,只维持几分钟,是所有睡眠期中睡得最浅的一期,很容易被唤醒。在这一期,脑电图显示的一些特点与清醒时相同,但生理活动开始减慢,生命体征与新陈代谢逐渐减慢。②浅睡期(Ⅱ期):睡眠逐渐加深,但仍可听到声音,因此很容易被唤醒。此期生理活动继续变慢,肌肉逐渐放松。人可有短暂的、片段的思维活动。此期持续10～20 min。③中度睡眠期(Ⅲ期):此期肌肉完全放松,生命体征数值下降,心跳缓慢、体温下降,身体很少移动,很难被唤醒。此期持续15～30 min。④深度睡眠期(Ⅳ期):此期身体完全松弛且无法移动,极难被唤醒,腺垂体分泌大量的生长激素,人体受损的组织愈合加快,遗尿和梦游可能会发生,此期持续15～30 min。

(2)快波睡眠 与慢波睡眠相比,此期表现为各种感觉进一步减退,唤醒阈增高,骨骼肌反射和肌肉紧张度进一步减弱,肌肉几乎完全松弛,可有间断的阵发性表现,如眼球快速运动、血压升高、心率加快、呼吸加快、部分躯体抽动等交感神经兴奋的表现。在快波睡眠中,脑的耗氧量增加,脑血流量增多且脑内蛋白质合成加快,但生长激素分泌减少。快波睡眠与幼儿神经系统的成熟有密切的关系,可能有利于建立新的突触联系,能够促进学习记忆和精力恢复,快波睡眠对精神和情绪上的平衡非常重要,因为充满感情色彩的梦境可以减轻、舒缓精神压力,让人们面对内心深处的事情和感受,消除意识中令人忧虑的事情。但某些疾病容易在夜间发作,如心绞痛、哮喘、阻塞性肺气肿缺氧发作等,可能与快波睡眠期出现间断的阵发性表现有关。

表 6-1 睡眠各阶段生理变化

睡眠分期	特点	生理表现	脑电图特点
NERM 期			
第 I 期	可被外界的声响或说话声惊醒	全身肌肉松弛,呼吸均匀,脉搏减慢	低电压 α 节律,频率为 8~12 次/s
第 II 期	进入睡眠状态,但仍然易被惊醒	全身肌肉松弛,呼吸均匀,脉搏减慢,血压、体温下降	出现快速、宽大的梭状波,频率为 14~16 次/s
第 III 期	睡眠逐渐加深,需要巨大的声响才能使之觉醒	肌肉十分松弛,呼吸均匀,心跳缓慢,血压、体温继续下降	梭状波与 δ 波交替出现
第 IV 期	为沉睡期,很难唤醒,可出现梦游和遗尿	全身松弛,无任何活动,脉搏、体温继续下降,呼吸缓慢均匀,体内分泌大量生长激素	缓慢而高的 δ 波,频率为 1~2 次/s
REM 期	眼肌活跃,眼球迅速转动,梦境往往在此时出现	心率、血压、呼吸大幅度波动,肾上腺素大量分泌。除眼肌外,全身肌肉松弛,很难唤醒	呈不规则的低电压波形,与第 I 期相似

4.睡眠周期 人的睡眠是周期性发生的,慢波睡眠与快波睡眠不断重复出现,每一个睡眠周期持续 60~120 min。在成人每次 6~8 h 的睡眠中,平均包含 4~6 个睡眠时相周期。正常睡眠时,在入睡最初的 20~30 min,从慢波睡眠第 I 期开始,依次经过第 II 期、第 III 期,第 IV 期之后,返回到慢波睡眠的第 III 期然后到第 II 期,进入快波睡眠期,约持续 10 min 后,再回到慢波睡眠第 II 期,如此周而复始(图 6-1)。

在每个睡眠周期中,每一时相所占的时间比例随着睡眠的进行而有所改变。刚入睡时,慢波睡眠的中度和深度睡眠占 90 min,快波睡眠持续不超过 30 min;进入深夜,快波睡眠会延长到 60 min,而慢波睡眠的中度和深度睡眠时间会相应地缩短。越接近睡眠后期,快波睡眠持续时间越长。

在睡眠周期交替过程中,如果在任何一期将个体唤醒,再继续入睡时,不会回到将其唤醒的那个睡眠时相中,而是从睡眠最初状态开始。在夜间,若病人的睡眠经常被中断,病人将整夜无法进入深度睡眠和快波睡眠,睡眠质量将大大下降,此时,病人不得不通过增加睡眠总时数来补充缺乏的深度睡眠和快波睡眠,造成睡眠型态紊乱。因此,为了帮助病人获得最佳的睡眠,护士应在了解睡眠的规律和特点的基础上,全面评估病人睡眠的需要以及影响睡眠的因素,从而保证病人睡眠的质量和连续性。

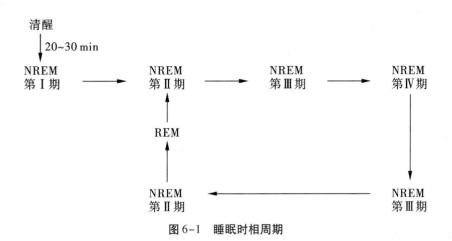

图6-1　睡眠时相周期

(二)睡眠的需要

对睡眠的需要因人而异。成人一般为7~8 h,50岁以上平均7 h。每个人睡眠量不同的确切原因尚不清楚,但年龄是睡眠量的影响因素。新生儿24 h中大多处于睡眠状态,1周以后睡眠量为16~20 h,婴儿为14~15 h,幼儿为12~14 h,学龄儿童为10~12 h,青少年为8~9 h。此外,睡眠量的多少还受个体健康状况、职业等因素的影响,疲劳、怀孕、术后或患病状态时,个体的睡眠需要量会明显增加;体力劳动者比脑力劳动者需要的睡眠时间长;劳动强度大、工作时间长的人需要的睡眠时间也长;肥胖者对睡眠的需要多于消瘦者。

各睡眠时相所占时间的比例也随年龄的变化而变化。快波睡眠的比例在婴儿期大于儿童期,青年期和老年期逐渐减少。深度睡眠的时间随年龄增长而减少,入睡期和浅睡期的时间随年龄的增长而增加。老年人睡眠的特点是早睡、早醒且中途觉醒较多,与年龄增长睡眠深度逐渐降低有关。总之,随着年龄的增长,总的睡眠时间减少,首先是慢波睡眠中的第Ⅳ期时间的减少;睡眠过程中醒来的次数增多;慢波睡眠第Ⅰ、Ⅱ期所占的睡眠时间增加。

(三)睡眠的评估

1.影响睡眠因素的评估

(1)年龄因素　年龄是影响睡眠需要量的重要因素,通常人类睡眠时间与年龄成反比,即随着年龄的增长,个体的睡眠时间逐渐减少。此外,随着年龄增加,睡眠深度也逐渐降低。

(2)生理因素　睡眠是一种周期性现象,一般发生在昼夜性节律的最低期,与人的生物钟保持一致。昼夜性节律是指人体根据内在的生物性规律,在24 h内规律地运行它的活动,并成为一个人的日常生活节律,反映出人体在生理与心理方面的起伏变化,如体温的变化、代谢的变化、激素分泌的变化等,并随个体疾病和情绪的不同而改变。大多数人的昼夜性节律的最低点发生于早晨,此时,如果人的睡眠不能与身体步调协同一致,长期频繁地夜间工作或航空时差,会造成生物节律失调,产生疲劳与不适,通常需要3~5 d才能恢复。内分泌的变化会影响睡眠,女性在月经前期和月经期常常会出现疲乏、嗜睡;绝经期女性由于内分泌的变化会引起睡眠紊乱。

(3)病理因素　许多疾病及其症状都会影响睡眠。患病的人需要更多的睡眠时间,然而,躯体疾病造成的疼痛、心悸、呼吸困难、瘙痒、恶心、发热、尿频等症状均会影响正常的睡眠。如高血压、心脏病、哮喘、睡眠呼吸暂停综合征、消化性溃疡、甲状腺功能亢进、关节炎、癌症及过度肥胖等疾病往往引起失眠。患有精神分裂症、焦虑症、抑郁症、强迫症等精神疾病的病人,常常处于过度的觉醒状态。

(4)药物因素　药物影响睡眠过程的作用机制比较复杂,某些神经系统用药、抗高血压药、抗组胺药、平喘药、镇痛药、激素等均对睡眠有一定的影响。如利尿剂可导致机体夜尿增多而影响睡眠;安眠药能够加速睡眠,长期不适当地使用安眠药,停药后可导致对药物的依赖或出现戒断反应,加重原有的睡眠障碍。

(5)环境因素　环境因素是决定个体能否顺利入睡并保持睡眠的一个重要因素。环境的改变直接影响人的睡眠状况,大多数人在陌生的环境下不易入睡。研究发现,在新环境中慢波睡眠和快波睡眠的比例会发生变化,出现入睡时间延长、快波睡眠减少、觉醒次数增加等。医院工作性质的昼夜连续性、环境的复杂性和特殊性是影响病人睡眠的重要因素之一。病人入院后改变了原来睡眠的环境,加之对新环境的陌生,适应性下降而紧张度增加,产生焦虑和不安,易引起睡眠障碍。病人睡眠时的体位、持续静脉输液治疗、身体的各种插管,以及所处环境中的声音、光线、温度、湿度、空气质量等均会直接影响病人的睡眠质量。

(6)食物因素　一些食物及饮料的摄入也会影响睡眠状况。如肉类、乳制品和豆类中含有较多L-色氨酸,这种物质能缩短入睡时间,促进入睡,是天然的催眠剂,对于睡眠不佳者,鼓励其睡前喝热牛奶可以帮助入睡。少量饮酒能促进放松和睡眠,但大量饮酒会抑制脑干维持睡眠的功能,干扰睡眠结构,使睡眠变浅。浓茶、咖啡及可乐中含有咖啡因,饮用后使人兴奋难以入睡,即使入睡也容易中途醒来,因此,睡前4~5 h应避免饮用。

(7)情绪因素　任何强烈的情绪变化及不良的心理反应,如紧张、焦虑、喜悦、悲哀、恐惧、愤怒、抑郁等均可能造成失眠。病人住院期间,由于对疾病的诊断、治疗感到焦虑、不安和恐惧,或者无法满足职业上、社会上或个人角色及义务上的需要而产生心理压力等,也会影响其睡眠。

(8)生活方式　长期处于紧张繁忙的工作状态,生活无规律,缺乏适当的运动和休息,或者长期处于单调乏味的生活环境中,缺乏必要的刺激,都会影响睡眠的质量。

(9)个人习惯　睡前的一些习惯如洗热水澡、喝牛奶、阅读报纸、听音乐等均有助于睡眠。任何影响睡眠的不健康的睡前习惯,如处于饮食过度、饥饿、饮水过多等状态都会影响睡眠的质量。

2.睡眠障碍的评估　睡眠障碍是指睡眠量及质的异常,或在睡眠时出现某些临床症状,也包括影响入睡或保持正常睡眠能力的障碍,如睡眠减少或睡眠过多,以及异常的睡眠相关行为。睡眠障碍分为器质性睡眠障碍和非器质性睡眠障碍。按照世界卫生组织编写的精神与行为障碍分类(ICD-10)对非器质性睡眠障碍的诊断,非器质性睡眠障碍包括睡眠失调(失眠、嗜睡和睡眠觉醒节律障碍)和睡眠失常(睡行症、睡惊和梦魇)两组障碍。其中失眠症在人群中最为常见。

(1)失眠　失眠是睡眠失调中最常见的一种。主要表现为难以入睡、难以维持睡眠状态,是睡眠质量或数量不能满足正常需求的一种主观体验。病人主诉有失眠,包括难以入睡、易醒、多梦、早醒、醒后不易再睡或醒后不适,白天常感到疲乏,经常打呵欠,昏昏欲睡。根据引起失眠的原因不同,可分为原发性失眠和继发性失眠。原发性失眠是一种慢性综合征,继发性失眠常因精神紧张或用脑过度、环境不适、身体障碍等引起。失眠的共同特点是:①病人主诉有失眠,包括难以入睡、易醒、多梦、早醒、醒后不易再睡或醒后不适等;②每周至少发生 3 次并持续一个月以上;③睡眠量和(或)质的不满意引起了明显的苦恼或影响了社会及职业功能;④排除由各种精神、神经和躯体等障碍所致。

(2)发作性睡眠 是一种特殊的睡眠障碍,较为少见。其特点是控制不住地发生短时间嗜睡,并伴有猝倒症、睡眠瘫痪和入睡幻觉。发作时,病人可由清醒状态直接进入快波睡眠,睡眠与正常睡眠相似,脑电图亦呈正常的睡眠波形。一般睡眠程度不深,易唤醒,但醒后又入睡。猝倒症是发作性睡眠最危险的并发症,约有 70% 的发作性睡眠病人会出现猝倒现象,发作时意识清晰,躯干及肢体肌张力突然低下而猝倒,导致严重的跌伤,一般持续 1~2 min,发作过后,病人常感到精力恢复。约有 25% 的发作性睡眠症病人会出现生动的、充满色彩的幻觉和幻听。发作性睡眠属于快波睡眠障碍,医护人员应正确地认识和处理发作性睡眠,不应将病人视为懒惰、不负责任或情绪不稳定。应指导病人注意发作前兆,学会自我保护,减少意外发生,并提醒病人禁止从事高空、驾车及水上作业等工作,避免发生意外。

(3)睡眠过度 表现为过度睡眠,而且对睡眠的要求控制不住,可持续几小时或几天,难以唤醒。睡眠过度可发生于多种脑部疾病,如脑外伤、脑血管疾病、脑炎、第三脑室底部和蝶鞍附近的脑瘤等,也可见于糖尿病、镇静剂过量等,还可见于心理失调如严重的忧郁、焦虑等心理疾病,病人通过睡眠逃避日常生活的紧张和压力。

(4)睡眠呼吸暂停 是以睡眠期间发生自我呼吸抑制、呼吸反复停顿为特征的一组综合征,临床上表现为时醒时睡,并伴有动脉血氧饱和度降低、低氧血症、高血压及肺动脉高压,可分为中枢性和阻塞性呼吸暂停两种类型。目前认为中枢性呼吸暂停是由于中枢神经系统功能不良造成的,可能与快波睡眠有关的脑干呼吸机制失调有关,见于颅脑损伤、药物中毒等。阻塞性呼吸暂停则发生在严重、频繁、用力地打鼾或喘息之后,由上呼吸道阻塞病变引起,可见于肥胖、颅面部畸形、甲状腺功能减退和肢端肥大症的病人。对于睡眠呼吸暂停的病人,护士应指导其采取正确的睡眠体位,以保证呼吸道通畅。

(5)睡眠剥夺 是睡眠时间和睡眠时相的减少或损失。一般成年人持续觉醒15~16 h,便可称为睡眠剥夺,此时极易转为睡眠状态。在实际生活中,睡眠剥夺是许多人尚未认识到的一种常见公共健康问题,睡眠剥夺可引起睡眠不足综合征,出现心理、认知、行为等方面的异常表现。在行为方面,睡眠剥夺对行为速度的影响比对行为准确性的影响更为明显;对情绪的影响比对认知的影响大并反过来对行为造成影响。能够逆转睡眠剥夺的唯一方式是恢复性睡眠,其时间远远低于睡眠剥夺的时间。

(6)其他 梦游症是一种睡眠失调,又称夜游症、梦行症或睡行症。常见于儿童或青春期的少年,可能与遗传、性格、神经功能失调有关。发作时病人于睡眠中在床上爬动或下地走动,甚至到室外活动,面无表情,动作笨拙,走路不稳,喃喃自语,偶可见较复杂的动作如穿衣。遗尿指 5 岁以上的儿童仍不能控制排尿,在日间或夜间反复出现不自主的排尿。遗尿主要发生在深度睡眠时,多见于儿童,与大脑未发育完善有关,一般随着年龄增大逐渐消失。

3.住院病人睡眠状况的评估　护士应运用休息和睡眠的知识,对病人的睡眠情况进行综合评估,制订适合病人需要的护理计划,指导和帮助病人达到休息与睡眠的目的。

(1)住院病人睡眠状态评估的重点　病人对睡眠时间和质量的个体化需要;睡眠障碍的症状、类型、持续时间,对病人身心的主要影响;引起睡眠障碍的原因。

(2)住院病人睡眠状态评估的方法　护士评估睡眠的方法包括问诊、观察、量表测量和辅助检查。通过询问病人的睡眠特征、观察病人有无睡眠不足或异常睡眠行为的表现,必要时应用量表或睡眠脑电图测量,以明确病人的睡眠问题。

(3)住院病人睡眠状态评估的内容　①每天需要的睡眠时间及就寝的时间;②是否需要午睡及午睡的时间;③睡眠习惯,包括对食物、饮料、个人卫生、放松形式(阅读、听音乐等)、药物、陪伴、卧具、光线、声音及温度等的需要;④睡眠深度;⑤入睡持续的时间;⑥是否打鼾;⑦夜间醒来的时间、次数和原因;⑧睡眠中是否有异常情况(失眠、呼吸暂停、梦游等),其严重程度、原因以及对机体的影响;⑨睡前是否需要服用睡眠药物及药物的种类和剂量;⑩睡眠效果。

(四)住院病人的睡眠特点

住院事件本身对病人来说是一个应激源,病人的身心状态较健康时发生了不同程度的变化,病人原有的睡眠型态受到影响,主要表现为以下两方面:

1.睡眠节律的改变　表现为昼夜性节律去同步化,又称节律移位,是指病人正常的昼夜节律遭到破坏,睡眠与昼夜性节律不协调。由于疾病的发展和变化,临床住院病人的各项诊疗活动可能会在一天24 h内的任何时间进行,因此,不可避免地造成病人的睡眠活动发生昼夜性节律去同步化。昼夜性节律去同步化具体表现为白天昏昏欲睡,夜间失眠,觉醒阈值明显降低,极易被惊醒,继而出现焦虑、沮丧、不安、烦躁等症状。

2.睡眠质量的改变　睡眠质量是各睡眠时相持续的时间、睡眠深度及睡眠效果三方面协调一致的综合体现。对住院病人睡眠质量的影响主要是睡眠剥夺、睡眠中断和诱发补偿现象。表现为入睡时间延长、睡眠持续时间缩短、睡眠次数增多、总睡眠时数减少,尤其是快波睡眠减少。睡眠中断、睡眠时相转换次数增多,不能保证睡眠的连续性。慢波睡眠的第Ⅲ、Ⅳ期和快波睡眠减少时,会在下一个睡眠周期中得到补偿,特别是慢波睡眠的第Ⅳ期优先得到补偿,同时分泌大量生长激素,以弥补因觉醒时间增加造成的能量消耗。

(五)促进睡眠的护理措施

1.创建良好的休息环境　为病人创造安静、安全、舒适、整洁的休息环境。控制好病区的温度、湿度、空气、光线及声音,减少外界环境对病人感官的不良刺激。病室内保持适宜的温度,一般冬季为18 ~ 22 ℃,夏季为25 ℃左右。湿度保持在50% ~ 60%。护士应将影响睡眠的噪音降到最小限度,避免在夜间搬动病床或其他物品,避免穿硬底鞋,降低说话及走路的声音。保证病室门的紧密性并在病人睡眠时关闭。危重、夜间需要进行严密观察、治疗处置、严重打鼾的病人应与其他病人分开,每个床单位应备有床头灯,避免造成对其他病人睡眠的影响。

保持床铺的安全、舒适,有足够的宽度和长度,被褥及枕头的硬度及厚度合适。为保证睡眠安全,老人、儿童及意识障碍的病人要加床档。睡前整理病室环境,保持地面清洁干燥,避免因物品摆放不当或地面湿滑造成病人起夜时发生危险。

2. 合理安排护理措施　为保证病人充分的休息,应合理安排护理措施执行的时间,尽量减少对病人睡眠的影响。常规的护理治疗措施应安排在白天,避免病人睡眠时被惊醒。特殊情况必须在睡眠期间操作时,则应将活动安排尽量间隔 90 min,以避免病人在一个睡眠周期中发生睡眠中断的现象。

3. 满足病人身体舒适的需要　护士积极采取措施从根本上消除影响病人身体舒适和睡眠的因素,如在睡前帮助病人完成个人卫生护理、避免衣服对病人身体的刺激和束缚、避免床褥对病人舒适的影响、选择合适的卧位、放松关节和肌肉、保证呼吸的通畅、控制疼痛及减轻各种躯体症状等。

4. 减轻病人的心理压力　轻松愉快的心情有助于睡眠,相反,焦虑、不安、恐慌、忧愁等情绪会影响睡眠,护士要善于观察并掌握观察的方法和技巧,及时发现和了解病人的心理变化,与病人共同讨论影响睡眠的原因,解决病人的睡眠问题。多关心、体贴病人,多与病人交流,耐心倾听病人主诉,当病人感到焦虑、不安或失望时,不要强迫其入睡,应尽量转移病人对失眠问题的注意力,指导病人做一些放松活动来促进睡眠。

5. 合理使用药物　对于使用安眠药的病人,护士应掌握安眠药的性能、种类、应用方法、对失眠的影响及副作用,注意观察病人在服药期间的睡眠情况及身心反应,及时报告医生予以处理,减少意外发生。

(1)苯二氮䓬类　如地西泮(安定)、氯氮䓬(利眠宁)、硝西泮(硝基安定)、艾司唑仑(舒乐安定)等是目前临床最常用的镇静、催眠、抗焦虑药。地西泮可明显缩短入睡时间,延长睡眠持续时间,减少觉醒次数。由于其安全范围较大,副作用较小,而广泛地应用于失眠症的临床治疗。但长期服用可产生耐药性和依赖性,停用后会出现戒断症状,如失眠、焦虑、兴奋、感冒样症状、心动过速、呕吐、出汗、震颤、感觉障碍,甚至引起惊厥,因此不宜长期服用,尽可能应用控制症状的最低剂量,疗程在 4 周之内。

(2)巴比妥类　如苯巴比妥(鲁米那)、异戊巴比妥、戊巴比妥等,可选择性地阻断网状结构上行激活系统,使大脑皮层细胞兴奋性降低,从而达到镇静、催眠的作用。与苯二氮䓬类药物相比,巴比妥类药物的安全范围窄,耐受性及成瘾性强,因此,已不作为镇静催眠药的首选。

(3)其他类　如水合氯醛,口服或直肠给药均能迅速吸收,临床上主要用于顽固性失眠或用其他催眠药效果不佳的病人。由于水合氯醛刺激性强,应用时必须稀释,口服时与水或食物同服可以避免胃部不适,直肠炎或结肠炎的病人不可直肠给药。

6. 做好健康教育　与病人共同讨论影响睡眠的生理、心理、环境、生活方式等因素,鼓励病人建立良好的生活方式和睡眠习惯,如根据人体生物节律性调整作息时间,合理安排时间生活,白天应适当锻炼,晚间睡前可略活动,按时睡觉和起床,保证人体需要的睡眠时间。睡前可以进食少量易消化的食物或热饮料,防止饥饿影响睡眠,但应避免饮用咖啡、浓茶、可乐以及含乙醇的刺激性饮料,或摄入大量不易消化的食物。

7. 做好晚间护理　就寝前,护士协助病人洗漱、排便、更衣、整理床单位等,帮助病人采取舒适的卧位,也可适当给予背部按摩,促进肌肉放松。注意检查身体各部位引流管、伤口、牵引、敷料等容易引起病人不舒适的因素,并及时给予处理。对主诉疼痛的病人,护士应根据医嘱给予镇痛药物,减少病人的不适。对住院病人尽可能保持其平常的睡前习惯,减少睡前习惯的改变对病人睡眠的影响。

第二节 活 动

凡是有生命的物体均需要活动,并都有与生俱来的活动能力,活动能力在人的生存发展过程中非常重要。人们通过穿衣、行走、进食、排泄等活动来满足基本生理需要;通过身体活动来维持呼吸、循环、消化及骨骼肌肉的正常功能;通过思维活动维持意识和智力的发展;通过学习和工作满足自我实现的需要。

如果一个人的活动能力因疾病的影响而发生改变,不仅直接影响机体各系统的生理功能,还会影响病人的心理状态。因此,活动对维持健康有着重要的作用和意义,具体表现在以下三方面:首先,适当的活动可以保持良好的肌张力,增强运动系统的强度和耐力,保持关节的弹性和灵活性,增强全身活动的协调性,控制体重,避免肥胖;其次,适当的运动可以加速血液循环,提高机体氧和能力,增强心肺功能,同时还可以促进消化,预防便秘;最后,活动还有助于缓解心理压力,促进身心放松,有助于睡眠,并能减慢老化过程和慢性疾病的发生。个体可以根据身体条件、个人爱好和环境条件等因素,结合不同年龄阶段的身心发育特点来选择合适的活动方式。

一、活动受限的原因及对机体的影响

(一)活动受限的原因

当身体由于疾病或先天性问题影响骨骼、关节、肌肉等运动系统时,均会影响正常的活动功能而导致活动受限。常见的活动受限的原因有生理和心理因素。

1. 生理因素

(1)疼痛 许多疾病引起的疼痛会限制病人的活动,最常见的是手术后,病人因刀口疼痛而主动或被动地限制活动以减轻疼痛。还有类风湿性关节炎病人,为避免活动时所引起的疼痛,会被动地减少活动,特别是某种姿势的改变。

(2)运动、神经系统功能受损 可造成暂时的或永久的运动功能障碍,如脑血管意外脊髓损伤造成的中枢性神经功能损伤,导致受损神经支配部分的身体出现运动障碍。另外,重症肌无力、肌肉萎缩的病人也会出现明显的活动受限,甚至不能活动。

(3)运动系统结构改变 肢体的先天畸形或残障等,直接或间接地限制了正常活动。另外,由于疾病造成的关节肿胀、增生、变形等会影响机体的活动。

(4)损伤 肌肉、骨骼、关节的器质性损伤,如扭伤、挫伤、骨折等,往往导致受伤肢体的活动受限。

(5)营养状态改变 某些疾病所致的严重营养不良、缺氧、虚弱无力等症状,因不能提供病人身体所需的能量而限制了活动。另外,过度肥胖的病人也会出现身体活动受限。

(6)医疗护理措施的限制 为治疗某些疾病而采取的医护措施也会限制病人的活动。如为防止昏迷病人出现躁动而发生意外,按照要求采取必要的约束;骨科病人在牵引和使用石膏绷带的过程中,会限制其活动范围,甚至制动;心肌梗死早期的病人需要绝对的卧床休息,以减轻心脏负荷,因而大大地减少了病人的活动量。

2.心理因素 心理因素会影响人的正常活动能力,压力过大、极度忧郁或某些精神病病人,在思维异常的同时伴有活动能力下降,如抑郁性精神分裂症病人、木僵病人等,活动明显减少。

(二)活动受限对机体的影响

1.对皮肤的影响 活动受限或长期卧床的病人,皮肤抵抗力下降,皮肤易受损或形成压疮。

2.对运动系统的影响 对某些病人来说,限制活动范围和强度是必要的,但如果骨骼关节和肌肉组织长期处于活动受限的状态,会出现全身软弱无力、关节僵硬或挛缩、手足下垂、骨质疏松、骨骼变形、髋关节外旋及关节活动范围缩小,严重时会导致运动系统功能丧失。

3.对心血管系统的影响 长期卧床对心血管系统的影响主要有体位性低血压和静脉血栓的形成。

(1)体位性低血压 是病人从卧位到坐位或直立位时,或长时间站立出现血压突然下降超过 20 mmHg,并伴有头昏、头晕、视力模糊、乏力、恶心的表现。长期卧床的病人,第一次起床时往往会感到虚弱无力、心悸、眩晕。这是由于长期卧床造成全身肌肉张力丧失与神经血管反射力降低,使肌肉压迫静脉以促进血液回流心脏的功能障碍,血液滞留下肢。由卧位突然直立时,血管无法适应神经血管的反射,仍处于扩张状态,血液回流障碍,造成血压突然下降,导致病人出现眩晕等低血压的症状。

(2)静脉血栓的形成 是静脉的一种急性非化脓性炎症,并伴有继发性血管腔内血栓形成的疾病。病变主要累及四肢浅静脉或下肢深静脉。病人卧床时间越长,发生深静脉血栓的危险性越高。特别是肥胖、脱水、贫血及休克的卧床病人,发生的概率则更高。这是因为长期卧床的病人,由于姿势不良或关节长期屈曲,出现静脉血液循环不畅,如果循环不良的时间超过人体组织受损的代偿时间,就会发生血管内膜的受损。另一方面,由于机体活动量减少,血容量相对不足,而血液中血浆部分的减少比血细胞部分减少得多,导致血液黏稠度增高,血液流速减慢,形成血栓的危险性增加。同时因为缺少肢体活动,引起下肢深静脉血流缓慢,这些情况同时发生,就会形成血栓。由此可见,静脉血流滞缓和血液高凝状态是深部静脉血栓形成的主要原因。血栓的整体部分可以脱落,形成栓子,随血流运行,引起栓塞。最严重的危险是血栓脱落栓塞于肺部血管,导致肺动脉栓塞。

因此,对大手术后、产后或慢性疾病需长期卧床者,应鼓励病人在床上进行下肢的主动活动,并做深呼吸和咳嗽动作。术后能起床者尽可能早期下床活动,促使小腿肌肉活动,增加下肢静脉回流。

4.对呼吸系统的影响 长期卧床可导致有效通气受到限制和影响呼吸道分泌物的排出,最终导致坠积性肺炎的发生。原因是病人长期卧床造成胸部扩张受限,使有效通气量减少,影响氧气的正常交换,导致二氧化碳潴留,严重时会出现呼吸性酸中毒。此外,长期卧床病人由于虚弱,全身肌肉无力,呼吸肌运动能力减弱,胸廓与横膈运动受限,无力进行有效的深呼吸,致使呼吸道内分泌物排出困难,痰液大量堆积,干扰了气道内纤毛排除异物的功能。积聚的分泌物由于重力作用流向肺底,如果不及时处理,将会造成肺部感染,导致坠积性肺炎。

5. 对消化系统的影响 由于活动量的减少及疾病的消耗,病人往往出现食欲下降、厌食,同时蛋白质等营养物质大量消耗,导致负氮平衡,甚至会出现严重的营养不良。由于食欲下降,病人摄入的纤维素和水分减少,造成胃肠道的蠕动减慢,病人常发生便秘。有的病人不习惯于床上排便,辅助排便的腹肌和提肛肌肌张力下降,加重便秘。便秘时,病人往往出现头痛、头晕、腹胀、腹痛等症状,严重时可出现粪便嵌塞,使排便更加困难。

6. 对泌尿系统的影响 长期卧床的病人,由于排尿姿势的改变,会影响正常的排尿活动。正常情况下,当处于站姿或坐姿时,能使会阴肌肉放松,同时肌肉下压刺激排尿。平躺时上述情况改变,出现排尿困难,若长期存在,膀胱膨胀造成逼尿肌过度伸展,机体对膀胱胀满的感觉性变差,形成尿液潴留。由于机体活动量减少,尿液中的钙磷浓度增加,若同时伴有尿液潴留,进而沉积出结晶,形成泌尿道结石。另外,由于尿液潴留,正常排尿对泌尿道的冲洗功能减少,大量细菌繁殖,致病菌可由尿道口进入,上行到膀胱、输尿管和肾,造成泌尿系统感染。

7. 对心理方面的影响 长期卧床,往往会给病人带来一些社会心理方面的问题。卧床病人脱离了正常的工作和原有的生活状况,担心家庭、工作和经济收入,而出现焦虑、恐惧、失眠、自尊等心理改变,缺乏学习动力,丧失了进取心及情绪的表达,出现沟通困难等问题。此外,有些制动病人容易出现情绪波动,甚至会在行为上处于敌对好斗的状态,还有一些病人会变得胆怯畏缩,或出现定向力障碍,不能辨别时间和地点。

二、病人活动的评估

指导病人进行适当活动对促进疾病康复、减少长期卧床出现的并发症是非常重要的。在指导活动前,护士要采集病史和检查运动功能状态来评估病人的活动能力,是否存在活动受限的因素,活动程度如何,并根据病人的实际情况制订相应的护理计划。

(一)评估的重点

护士对病人活动的评估重点有:病人对日常生活活动、康复运动的个体化需要,病人生活自理能力,影响病人活动的主要因素,病人的活动耐力,活动受限对病人的主要影响。

(二)评估的方法

评估活动的方法包括问诊、体格检查和辅助检查。通过询问病人的日常活动能力、活动耐力的情况及影响因素,以及对病人肌力、机体活动功能、心肺功能的体格检查,辅助实验室检查结果,综合判断病人的活动需要和活动能力。

(三)评估的内容

1. 病人的一般资料 一般资料包括病人的年龄、性别、职业、文化程度等。对于病人活动状况的评估,首先应考虑病人的年龄,年龄是决定机体对活动的需要及耐受程度的重要因素之一;性别使运动方式及运动强度产生区别;职业和文化程度可以帮助护士分析和预测病人对活动的态度和兴趣。护士在制订活动计划时应全面考虑这些因素,选择适合病人的活动方式,提高护理措施的针对性。

2. 心肺功能状态 活动会增加机体对氧的需要量,机体出现代偿性心率及呼吸加快、血压升高,给呼吸和循环系统带来压力。因此活动前应评估血压、心率、呼吸等指标,根据心肺功能确定活动负荷量的安全范围,根据病人的反应及时调整活动量。

3. 骨骼肌肉状态　通过肌力和肌张力的评估可以了解机体的骨骼肌肉状态。我们可以通过机体收缩特定肌肉群的能力来评估肌力。检查时,让被检查者做肢体关节部分的伸展动作,并从相反方向测试被检查者对抗阻力的力量。肌力一般分为6级。0级:完全瘫痪、肌力完全丧失;1级:可见肌肉轻微收缩但无肢体活动;2级:肢体可移动位置但不能抬起;3级:肢体能抬离但不能对抗阻力;4级:能做对抗阻力的运动,但肌力减弱;5级:肌力正常。

4. 关节功能状况　机体的正常活动还必须具有良好的关节功能。在评估关节功能状况时,要根据疾病和卧床对关节的影响进行评估,通过病人自己移动关节的主动运动和护士协助病人移动关节的被动运动,观察关节的活动范围有无受限,是否有关节僵硬、变形,活动时关节有无声响或疼痛、不适等症状。

5. 机体活动能力　通过对病人日常活动情况的评估来判断其活动能力,如观察病人行走、穿衣、修饰、如厕等活动的完成情况进行综合评价。一般机体活动能力可分为5级。0级:完全能独立,可自由活动;1级:需要使用设备或器械(如拐杖、轮椅);2级:需要他人的帮助、监护和教育;3级:不仅需要帮助,也需要设备和器械;4级:完全不能独立,不能参加活动。

6. 社会心理状况　心理状况对活动的完成有重要影响。如果病人心情压抑、焦虑,对活动缺乏热情,甚至产生厌倦或恐惧心理,则会严重影响活动的进行及预期效果。反之,如果病人心境开朗,对各种活动积极、热情,对疾病的治疗充满信心,则会很好地完成各种活动,使护理计划顺利完成。因此,评估病人的社会心理状态,帮助病人保持愉快的心情和良好的社会关系,以及对活动的兴趣,是完成高质量活动的必要条件。

7. 目前的患病情况　了解病人目前的患病情况,对评估其活动能力具有重要意义。全面的评估有助于合理安排病人的活动量及活动方式,同时也有利于疾病的康复。如果病人为慢性病或疾病的恢复期,病情对活动的影响较小,护士应鼓励其坚持进行主动运动,促进疾病的康复。如果为截瘫、昏迷、骨折等卧床病人,其活动几乎完全受限,则应采取由护士协助为主的被动运动,并要早期预防长期卧床对机体造成的并发症。另外,护士为病人制订合理的护理计划时,还要考虑到疾病治疗方案对运动的特殊要求,正确处理肢体活动与制动的关系。

三、协助病人活动

根据病人的年龄、身心发育特点和疾病情况选择适宜的活动方式是促进康复的重要环节。对躯体活动受限的病人,在活动中可采取被动运动的方式,并鼓励病人尽力配合,使肌肉得到最大范围的锻炼。对于可离床活动的病人,可选用主动运动的方式,采用徒手方式或利用简单器械完成。

(一)选择合适的卧位

根据病人的病情,选择合适的卧位,让病人体位舒适、稳定,全身尽可能放松,以减少肌肉和关节的紧张。长期卧床和缺乏活动是发生压疮的主要危险因素,如果不能采取积极有效的预防措施,病人受压部位会出现血液循环障碍,引起局部组织缺血、缺氧,发生皮肤破损和坏死。因此,护士应定时为病人翻身、协助病人活动和按摩受压部位,避免压疮的发生。

(二)保持脊柱的正常生理弯曲和各关节的功能位置

脊柱对行走、跑跳时产生的震动具有缓冲作用,并对脊髓和脑组织起着重要的保护作用。长期卧床的病人,由于缺乏活动,或长时间采取不适当的被动体位或强迫体位,会引起脊柱、关节及肌肉组织的变形,失去正常的生理弯曲及功能,病人出现局部疼痛、肌肉僵硬等症状。因此,卧床病人应注意保护颈部及腰部,如病情允许,应经常变换体位,并给予背部护理,按摩受压部位,协助病人进行关节和肌肉的功能活动,促进局部血液循环,帮助放松,减轻疼痛,保持关节、肌肉的正常生理功能和活动范围。

(三)维持关节活动度

关节活动范围(range of motion,ROM)是指关节运动时所通过的运动弧,常以度数表示,亦称关节活动度。关节活动度练习简称为 ROM 练习,是根据每一特定关节可活动的范围,通过应用主动或被动的练习方法,维持关节正常的活动度,恢复和改善关节功能的锻炼方法。由个体独立完成的称为主动性 ROM 练习;依靠医务人员完成的称为被动性 ROM 练习。对于活动受限的病人应根据病情尽快进行 ROM 练习,开始可由医务人员完全协助或部分协助完成,逐渐过渡到病人独立完成。被动性 ROM 练习可在为病人进行清洁护理、翻身和更换卧位时完成,这样既节省时间,又可随时观察病人的病情变化。每天应做 2~3 次 ROM 练习。被动性 ROM 练习的具体方法为:

1. 目的 ①维持关节活动度;②预防关节僵硬、粘连和挛缩;③促进血液循环,有利于关节营养的供给;④恢复关节功能;⑤维持肌张力。

2. 操作方法

(1)护士运用人体力学原理,帮助病人采取自然放松姿势,面向操作者,并尽量靠近操作者。

(2)根据各关节的活动形式和范围,依次对病人的颈部、肩、肘、腕、手指、髋、踝、趾关节做屈曲、伸展、过伸、外展、内收、内旋、外旋等关节活动练习。①屈曲:关节弯曲或头向前弯;②伸展:关节伸直或头向后仰;③伸展过度(过伸):超过一般的范围;④外展:远离身体中心;⑤内收:移向身体中心;⑥内旋:旋向中心;⑦外旋:自中心向外旋转。练习时注意观察病人的身心反应。各关节的活动形式和范围参照表 6-2、图 6-2、图 6-3。

表 6-2 各关节的活动形式和范围

部位	屈曲	伸展	过伸	外展	内收	内旋	外旋
脊柱	颈段前屈 35°	后伸 35°			左右侧屈 30°		
	腰段前屈 45°	后伸 20°					
肩部	前屈 135°	后伸 45°		90°	左右侧屈 30°	135°	45°
肘关节	150°	0°	5°~10°		45°		

续表6-2

部位	屈曲	伸展	过伸	外展	内收	内旋	外旋
前臂						旋前80°	旋后100°
腕关节	掌屈80°	背伸70°		桡侧偏曲50°		尺侧偏曲35°	
手	掌指关节90° 近侧指间关节120° 远侧指间关节60°~80°			拇指屈曲50°		过伸45° 屈曲80° 外展70°	
髋	150°	0°	15°	45°		40°	60°
膝	135°	0°	10°		30°		
踝关节	背屈25°	趾屈45°					

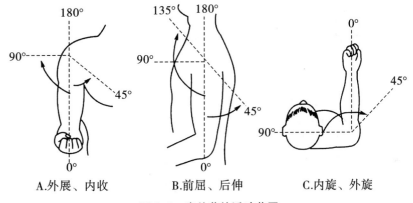

A.外展、内收　　　B.前屈、后伸　　　C.内旋、外旋

图6-2 肩关节的活动范围

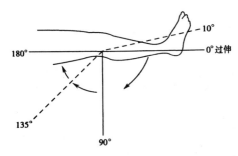

图6-3 膝关节的活动范围

（3）活动关节时,操作者的手应做成环状或支架支撑关节远端的身体(图6-4)。

（4）每个关节每次做5~10次完整的ROM练习,当病人出现疼痛、疲劳、痉挛或抵抗反应时,应停止操作。

（5）练习结束后,测量生命体征,协助病人取舒适卧位,整理床单位。

（6）记录每日练习的项目、次数、时间以及关节活动度的变化。

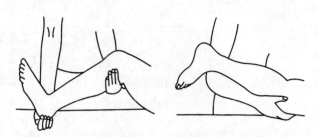

图6-4 以手做成环状或支架来支托腿部

3. 注意事项

（1）练习前保持病室安静、空气清新、温度适宜,帮助病人更换宽松、舒适的衣服,以便于活动,注意保护病人的隐私。

（2）练习前对病人的疾病情况、机体活动能力、心肺功能状态、关节的现存功能进行全面评估,根据康复目标和病人的具体情况制订练习计划。

（3）练习过程中,要注意观察病人对活动的反应及耐受性,注意观察有无关节僵硬、疼痛、痉挛及其他不良反应,出现异常情况及时报告医生处理。

（4）护士应结合病人病情,向病人及家属介绍关节活动的重要性,鼓励病人积极配合锻炼,并最终达到由被动转变为主动的练习方式。

（5）对急性关节炎、骨折、肌腱断裂、关节脱位的病人进行 ROM 练习时,应在临床医生和康复医生的指导下完成,避免出现再次损伤。

（6）对有心脏疾患的病人,在 ROM 练习时应注意观察病人有无胸痛和心律、心率、血压等方面的变化,避免因剧烈活动诱发心脏病的发作。

（7）练习后,应及时、准确地记录练习的时间、内容、次数、关节的活动变化及病人的反应,为制订下一步护理计划提供依据。

（四）肌肉练习

1. 等长练习 等长练习为肌肉收缩时,肌纤维不缩短,即肌肉的长度不变但张力增加,不伴有明显的关节运动,故又称静力练习。例如膝关节完全伸直定位后,做股四头肌收缩松弛运动,即为等长练习。等长练习常用于病人受损伤后加强肌肉力量的锻炼,如多点（角度）的等长练习方法,即在整个运动弧度中,每隔20°做一组等长练习（避开引起疼痛的角度）,以全面增强肌肉力量。一般认为,等长练习中,肌肉收缩的维持时间应该在 6 s 以上,所增加的静力负荷视参加锻炼者的具体情况而定。

等长练习的优点是不引起明显的关节运动,故可在肢体被固定的早期应用,以预防肌肉萎缩;也可在关节内损伤、积液、炎症时应用;并可利用较大负荷增强练习效果等。主要缺点是等长练习以增加静态肌力为主,并有关节角度的特异性,即在某一关节角度下练习,只对增强关节处于该角度时的肌力有效。

2. 等张练习 等张练习是指对抗一定的负荷做关节的活动锻炼,同时也锻炼肌肉收缩。因伴有大幅度关节活动,又称动力练习。等张练习可遵循大负荷、少重复次数、快速引起疲劳的原则进行,也可采用"渐进抗阻练习法"（progressive resistance exercise,PRE）,逐渐增加肌肉阻力进行练习,即先找出 10RM 的重量（测定肌肉做连续 10 次运动的最大负荷),分 3 组循序渐进地采用 10RM 的 50%、75%、100% 进行运动练习,每组各做 10 次抗阻练习,每组运动的间隔休息时间一般为 1 min(也可视参加锻炼者的体力而定),每日练习一次,每周复测 10RM 值,以调整负荷重量。等张练习的优点是动态运动符合大多数日常活动的肌肉运动方式,可增加肌肉力量,并促进关节功能,同时有利于改善肌肉的神经控制。

进行肌肉练习时应注意:

(1)以病人的病情及运动需要为依据,制订适合病人的运动计划,帮助病人认识活动与疾病康复的关系,使病人充分理解并积极配合练习,达到活动的目的。要经常鼓励和赞扬病人在练习过程中取得的进步和成绩,增强其康复信心。

(2)肌肉练习前后应做充分的准备及放松运动,避免出现肌肉损伤。

(3)掌握运动的量与频率,以达到肌肉适度疲劳而不出现明显疼痛为原则。每次练习中间有适当的间歇让肌肉充分复原。在训练过程中应根据情况及时调整训练方案。

(4)注意肌肉等长收缩引起的升压反应及增加心血管负荷的作用,有高血压、冠心病及其他心血管疾病的病人慎用肌力练习,有较严重心血管病变者忌做肌力练习。

(5)如练习中出现严重疼痛不适,或伴有血压、脉搏、心律、呼吸、意识、情绪等方面的变化,应及时停止练习,并报告医生给予必要的处理。

(刘　姝)

问题分析与能力提升

1.病人,王某,女,36 岁,已婚,女儿 10 岁,因脑部肿瘤入院,已行颅内肿瘤切除术,并行组织切片检查,结果未知。病人主诉头痛,夜间难以入睡,平均每晚睡眠不足 3 h,且常被病区声响吵醒。

请问:①影响该病人睡眠不佳的因素有哪些?②作为病区护士,请你提供改善该病人睡眠质量的方法。

2.王某,男,32 岁,不慎从高处坠落,诊断为左下肢胫骨骨折,左下肢石膏固定,查体:病人痛苦面容,体温 38.8 ℃,血压 130/95 mmHg,脉搏 105 次/min。

请问:①请评估病人活动受限的因素。②病人活动受限对机体有哪些方面的影响?如何对病人进行指导?

3.病人,女,50 岁,胃大部切除术后 3 d,查体:体温 37.6 ℃,血压 100/70 mmHg,脉搏 86 次/min,医生建议她下床活动,但病人因身体虚弱、惧怕刀口疼痛而不愿接受。

请问:①如何帮助病人接受医生的建议?②护士应采取哪些护理措施协助病人活动?③在协助病人活动时应注意哪些问题?

第七章
生命体征的评估与护理

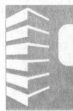 **学习目标**

识记:①能正确叙述体温、脉搏、呼吸、血压的正常值;②能正确说出体温、脉搏、呼吸、血压的生理变化;③能正确描述体温过低及脉搏、呼吸和血压异常的护理。

理解:①能正确描述并解释下列概念:生命体征、体温过高、热型、稽留热、弛张热、间歇热、不规则热、心动过速、心动过缓、间歇脉、脉搏短绌、洪脉、细脉、交替脉、水冲脉、奇脉、高血压、低血压、呼吸增快、呼吸减慢、深度呼吸、潮式呼吸、间断呼吸、蝉鸣样呼吸、鼾声呼吸、体位引流、吸痰法和氧气疗法;②能正确评估体温、脉搏、呼吸、血压;③能正确识别吸气性呼吸困难、呼气性呼吸困难和混合性呼吸困难;④能正确说明影响血压测量的因素;⑤能正确解释血压的分级标准;⑥能正确说明有效咳嗽、叩击、体位引流、氧气疗法和吸痰的方法。

运用:①能够判断病人发热过程的分期,并为体温过高病人制定护理措施;②能够判断病人缺氧的类型和缺氧的程度,为病人实施正确的氧气疗法,设定正确的氧流量;③能用正确的方法测量和记录生命体征的各项指标,且态度认真、操作规范,能够体现对病人的人文关怀。

生命体征是体温、脉搏、呼吸和血压的总称。生命体征受大脑皮质控制,由自主神经直接调节。生命体征是机体内在活动的一种客观反映,是衡量机体身心状况的可靠指标。正常人生命体征在一定范围内相对稳定,变化很小;而在病理情况下,其变化极其敏感。护理人员通过观察生命体征的变化,可了解机体重要脏器的功能活动情况,了解疾病的发生、发展及转归,为预防、诊断、治疗、护理提供依据。因此,正确掌握生命体征的观察和护理是临床护理中重要的内容之一。

第一节　生命体征的评估

通常所说的体温也称体核温度,是指身体内部(胸腔、腹腔和中枢神经)的平均温度,其特点是相对稳定且较皮肤温度高。皮肤温度也称为体表温度,它低于体核温度,可随环境温度和衣着情况而变化。

脉搏是指在每个心动周期中,由于心脏的收缩和舒张,动脉内的压力、容积也发生周期性变化,导致动脉管壁产生有节律的波动,称为动脉脉搏,简称为脉搏。

机体在新陈代谢过程中,需要不断地从外界环境中摄取氧气,并把自身产生的二氧化碳排出体外,这种机体和环境之间进行气体交换的过程,称为呼吸。呼吸是维持新陈代谢和生命活动所必需的基本生理过程之一。一旦呼吸停止,生命也将岌岌可危。

血压(blood pressure,BP)是血液在血管内流动时对单位面积血管壁的侧压力(压强)。在不同血管内,血压被分为动脉血压、毛细血管压和静脉血压,而通常所说的血压指的是动脉血压。在一个心动周期中,动脉血压随着心室的收缩和舒张而发生规律性的波动。当心室收缩时,动脉血压上升达最高值,称收缩压。在心室舒张末期,动脉血压下降达最低值,称舒张压。收缩压与舒张压之差为脉压。平均动脉压是指在一个心动周期中,动脉血压的平均值,约等于舒张压+1/3 脉压或1/3 收缩压+2/3 舒张压。

一、体温的评估

(一)体温的产生

体温由糖、脂肪、蛋白质三大营养物质氧化分解而产生。三大营养物质在体内氧化分解释放能量,其总量的 50% 以上迅速转化为热能,以维持体温,并不断散发到体外;其余不足 50% 的能量储存于三磷酸腺苷(triphosadenine,ATP)内,供机体利用,最终仍转化为热能散发到体外。

(二)产热与散热

1. 产热过程 机体的产热过程是细胞新陈代谢的过程。人体以化学方式产热,产热的主要部位是肝脏和骨骼肌。使产热增加的活动有进食、寒战、交感神经兴奋、甲状腺素分泌增多等。

2. 散热过程 人体以物理方式散热。人体最主要的散热途径有皮肤、呼吸和排泄,其中皮肤是最主要的散热器官。人体的散热方式有辐射、传导、对流、蒸发四种。

(1)辐射 指热由一个物体表面通过电磁波的形式传至另一个与它不接触的物体表面的一种散热方式。它是人体在安静状态下处于气温较低环境中的主要散热形式。影响辐射散热的因素包括环境的温度、有效的辐射面积、皮肤的颜色以及衣着情况等。

(2)传导 是机体的热量直接传给与它接触的温度较低的物体的一种散热方式。影响传导的因素主要是所接触物体的导热性能。由于水的导热性能好,临床上常采用冰袋、冰帽、冰(囊)、水湿敷为高热病人物理降温,就是利用了传导散热的原理。

(3)对流 是指通过气体或液体的流动来交换热量的一种散热方式,是传导散热的一种特殊形式。对流散热受到气体或液体流动速度、温差大小的影响,它们之间呈正比关系。

(4)蒸发 指从液态转变为气态,同时带走大量热量的一种散热方式。蒸发散热有不显汗和发汗两种形式。临床上对高热病人采用温水或乙醇擦浴方法,通过水或乙醇的蒸发,起到降温的作用。

笔记栏

（三）体温的调节

人体的体温是相对恒定的，维持体温相对恒定依赖于自主性（生理性）体温调节和行为性体温调节两种方式。自主性体温调节是在下丘脑体温调节中枢控制下，随机体内外环境温度刺激，通过一系列生理反应，调节机体的产热和散热，使体温保持相对恒定的体温调节方式。行为性体温调节是人类有意识的行为活动，通过机体在不同环境中的姿势和行为改变而达到调节体温的目的，如增减衣物或机体活动量等。因此，行为性体温调节是以自主性体温调节为基础，也是对自主性体温调节的补充。

通常意义上的体温调节是指自主性体温调节，其方式是：

1. 温度感受器　温度感受器分为外周温度感受器和中枢温度感受器。外周温度感受器为游离神经末梢，分布于皮肤、黏膜、腹腔内脏中，包括热感受器和冷感受器，它们分别可将热或冷的信息传向中枢；中枢温度感受器是指存在于中枢神经系统内的对温度变化敏感的神经元。其分布于下丘脑、脑干网状结构、脊髓等部位，包括热敏神经元和冷敏神经元，可将热或冷的刺激传入中枢。

2. 体温调节中枢　体温调节中枢位于下丘脑。下丘脑前部和后部的功能各有不同。

（1）下丘脑前部　下丘脑前部为散热中枢，散热中枢兴奋，加速体热的散发。其生理作用有：①促使皮肤血管扩张，增加皮肤表面的血流量，使热量经辐射方式散失；②增加出汗和加速呼吸，通过水分子蒸发达到散热目的；③降低细胞代谢，减少产热；④减少肌肉活动，防止产热过多。

（2）下丘脑后部　下丘脑后部为产热中枢，产热中枢兴奋，加速机体产热。其生理作用有：①促使血管收缩，减少辐射散热；②减少出汗，通过交感神经直接抑制汗腺活动；③提高组织代谢率，通过交感神经系统刺激肾上腺髓质，使肾上腺素分泌增加，从而增加组织的氧化率；④寒战，增加产热。

（四）正常体温

正常体温是一个温度范围，而不是一个固定值。由于体核温度不易测量，所以临床上通常以口腔、腋下和直肠的温度来代表体温。在三种测量方法中，直肠温度最接近于人体深部温度，但在日常工作中，以测量口腔、腋下温度更为常见、方便（表7-1）。

表7-1　成人体温平均值及正常范围

部位	平均温度	正常范围
腋温	37.0 ℃（98.6 ℉）	36.3～37.2 ℃（97.3～99.0 ℉）
口温	37.5 ℃（99.5 ℉）	36.5～37.7 ℃（97.7～99.9 ℉）
肛温	36.5 ℃（97.7 ℉）	36.0～37.0 ℃（96.8～98.6 ℉）

温度可用摄氏温度（℃）和华氏温度（℉）来表示。摄氏温度和华氏温度的换算公式为：℉ = ℃×9/5+32；℃ =（℉-32）×5/9。

（五）体温的生理变化

体温可随昼夜、年龄、性别、活动、药物等诸多因素出现生理性变化，但其变化范围

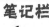

很小,一般不超过1 ℃。

1.昼夜变化 正常人的体温24 h内呈周期性波动,一般清晨2~6时体温最低,下午2~8时最高。波动的幅度一般不超过1 ℃。体温的昼夜周期性波动称为昼夜节律,与下丘脑生物钟功能有关,是由内在生物节律决定的,但长期从事夜间工作的人昼夜体温变化则相反。

2.年龄 不同年龄基础代谢水平不同,体温也不同。新生儿尤其是早产儿因体温调节中枢尚未发育完善,调节体温的能力差,体温易受环境温度影响而变化,因此对新生儿需做好防寒保暖措施;儿童由于代谢率高,体温可略高于成人;老年人代谢率较低,血液循环变慢,加上活动量减少,因此体温略低于成人。

3.性别 一般来说,女性相对于男性有较厚的皮下脂肪层,维持体热能力强,故女性体温较男性稍高约0.3 ℃。女性的基础体温随月经周期也会出现规律性变化,即月经来潮后体温逐渐下降,至排卵后,体温又逐渐上升。这种体温的规律性变化与血中孕激素及其代谢产物的变化相吻合。在经前期和妊娠早期,由于黄体酮的影响,体温可轻度增高。

4.饮食 饥饿、禁食时,体温会下降;进食后由于食物的特殊动力作用可使体温升高,尤其是摄入大量蛋白质食物可增加食物在肝脏内的氧化,使产热增加。

5.运动 剧烈运动时,骨骼肌紧张并强烈收缩,致使产热量增加,体温升高。一般在户外活动者较室内安居的人体温高。所以临床上应在病人安静状态下测量体温,小儿测温时应防止哭闹和过度玩耍。

6.情绪 情绪激动、精神紧张都可使交感神经兴奋,促使肾上腺素和甲状腺素释放增多,加快代谢速度,增加产热量,从而使体温升高。

7.药物 麻醉药物可抑制体温调节中枢或影响传入路径的活动并能使血管扩张,使散热增加,降低机体对寒冷环境的适应能力。因此,对手术病人,术中、术后应注意保暖。

此外,环境温度、冷热的应用等都对体温有影响,在测量体温时,应加以考虑。

二、脉搏的评估

(一)脉搏的产生

心脏窦房结的自律细胞发出兴奋冲动,传至心脏各部,致使心脏收缩。当心脏收缩时,左心室将血泵入主动脉,由于主动脉的弹性作用和外周阻力,主动脉内压力骤然升高,动脉管壁随之扩张;当心脏舒张时,无血液泵出,动脉管壁弹性回缩。这种动脉管壁随着心脏的舒缩而出现周期性的起伏搏动即形成动脉搏动。

(二)正常脉搏及生理变化

1.脉率 脉率是每分钟脉搏搏动的次数(频率)。正常情况下,脉率和心率是一致的。当脉率微弱难以测定时,应测心率。正常成人在安静状态下,脉率为60~100次/min。脉率受许多因素的影响而发生一定范围的波动。

(1)年龄 年龄愈小,脉搏愈快,新生儿可达130~140次/min,随年龄的增长,脉率逐渐减慢,老年时稍微加快(表7-2)。

(2)性别 女性比男性稍快,每分钟约快5次。

(3)体型 体表面积越大,脉搏越慢,所以身材细高者比同龄矮壮者的脉率慢。

(4)活动 进食、运动时脉搏可暂时增快,休息、睡眠时较慢。

(5)情绪 情绪变动可影响脉率。兴奋、恐惧、发怒可使脉率增快;忧郁、镇静可使脉率减慢。

(6)药物 许多药物会导致脉率发生变化。兴奋剂可使脉率加快;镇静剂、洋地黄类药物可使脉率减慢。

2.脉律 脉律是指脉搏的节律性。它反映了左心室的收缩情况。正常脉律是搏动均匀,间隔时间、跳动的力量相等。但在正常小儿、青少年或自主神经功能紊乱者,可见到吸气时脉搏增快,呼气时减慢,称窦性心律不齐,一般无临床意义。

表7-2 脉率的正常范围及平均脉率

年 龄	正常范围（次/min）		正常脉率（次/min）	
出生~1个月	70~170		120	
1~12个月	80~160		120	
1~3岁	80~120		100	
3~6岁	75~115		100	
6~12岁	70~110		90	
	男	女	男	女
12~14岁	65~105	70~110	85	90
14~16岁	60~100	65~105	80	85
16~18岁	55~95	60~100	75	80
18~65岁	60~100		72	
65岁以上	70~100		75	

3.脉搏的强度 即血流冲击血管壁的力量大小程度。正常情况下每搏强弱相同,取决于动脉充盈度和周围血管阻力,即与心搏出量、脉压、外周阻力和动脉壁的弹性有关。

4.动脉壁的情况 触诊时可感觉到的动脉壁性质。正常动脉壁光滑、柔软,具有弹性。

三、呼吸的评估

(一)呼吸过程

呼吸的全过程由3个相互关联的环节组成(图7-1)。

1.外呼吸 也称肺呼吸。指外界环境与血液之间在肺部进行的气体交换,包括肺通气和肺换气两个过程。肺通气指通过呼吸运动使肺与外界环境之间进行的气体交换。实现肺通气的结构包括呼吸道、肺泡和胸廓等。呼吸道是气体进出的通道,肺泡是气体交换的场所,胸廓的节律性运动则是实现肺通气的原动力。肺换气指肺泡与肺毛细血管之间的气体交换。其交换方式通过分压差扩散进行,即气体从高分压处向低分压处扩散。如肺泡内氧分压高于静脉血氧分压,而二氧化碳分压则低于静脉血的二氧化碳分压。交换的结果是静脉血变成动脉血,肺循环毛细血管的血液不断从肺泡中获得氧,释放出二氧化碳。

2.气体运输 通过血液循环将氧由肺运送到组织细胞,同时将二氧化碳由组织细胞运送到肺的过程。

3.内呼吸 也称组织换气,指血液与组织、细胞之间的气体交换过程。交换方式同肺换气,结果是使动脉血变成静脉血,体循环毛细血管的血液不断地从组织中获得二氧化碳,释放出氧气。

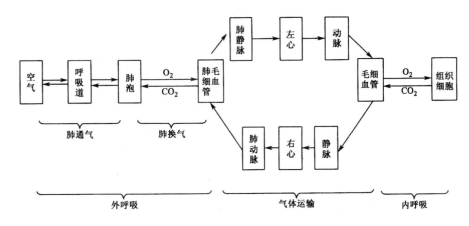

图 7-1 呼吸过程三环节

(二)呼吸运动的调节

1.呼吸中枢 指中枢神经系统内产生和调节呼吸运动的神经细胞群,分布于大脑皮层、间脑、脑桥、延髓和脊髓等部位。各部位在调节呼吸中的作用各不相同,相互协调和制约。延髓和脑桥是产生基本呼吸节律性的部位,大脑皮层可随意控制呼吸运动,在一定限度内可以随意屏气或加强加快呼吸。

2.呼吸运动的调节

(1)肺牵张反射 由肺的扩张和缩小所引起的反射性呼吸变化,称肺牵张反射,又称黑-伯二氏反射(Hering-Breuer's reflex)。它是一种负反馈调节机制,其生理意义是能使吸气不致过长、过深,促使吸气转为呼气。它与脑桥呼吸调节中枢共同调节着呼吸的频率和深度。

(2)呼吸肌本体感受性反射 指呼吸肌本体感受器传入冲动引起的反射性呼吸变化。其生理意义是随着呼吸肌负荷的增加,呼吸运动也相应地增强。如慢性阻塞性肺病病人,气道阻力增加,通过呼吸肌本体感受性反射,呼吸肌收缩力增强,以克服增加的气道阻力,维持肺通气。

(3)防御性呼吸反射 包括咳嗽反射、喷嚏反射和屏气反射,是对机体有保护作用的呼吸反射。喉、气管和支气管黏膜上皮的感受器感受到机械或化学刺激时,可引起咳嗽反射,将呼吸道内异物或分泌物咳出。鼻黏膜受到刺激时,可引起喷嚏反射,能排出异物或有害刺激物。当理化刺激侵入呼吸器官,如忽然吸入冷空气或有害气体时也可引起呼吸暂停,以达到避免吸入呼吸道刺激物和异物的目的。

(4)呼吸的化学性调节 动脉血氧分压(PaO_2)、二氧化碳分压($PaCO_2$)和氢离子浓度[H^+]的改变对呼吸运动的影响,称化学性调节。其中$PaCO_2$是调节呼吸中最重要的生理性化学因素。血液中$PaCO_2$升高,[H^+]升高,刺激化学感受器,从而作用于呼吸中枢,导致呼吸加深加快,肺通气增加;血液中PaO_2降低,[H^+]降低时,呼吸受到抑制,出现呼吸运动减弱或暂停;若$PaCO_2$超过一定水平,则抑制中枢神经系统活动,包括呼吸中枢,出现呼吸困难、头痛、头晕,甚至昏迷,即二氧化碳麻醉。PaO_2降低时,引起呼吸加深加快,肺通气增加,是通过外周化学感受器对呼吸运动进行调节。$PaCO_2$的调节作用是通过中枢和外周化学感受器两条途径实现的。

(三)正常呼吸

正常成人安静状态下呼吸频率为16～20次/min,节律规则,呼吸运动均匀无声且不费力(表7-3)。呼吸与脉搏的比例为1:4,男性及儿童以腹式呼吸为主,女性以胸式呼吸为主。

(四)呼吸的生理变化

呼吸受到许多生理因素影响而在一定范围内波动。

1.年龄 年龄愈小,呼吸频率愈快,如新生儿呼吸约为44次/min左右。

2.性别 同年龄女性稍高于男性。

3.体温 发热时,呼吸频率加快;退热时,呼吸变深变慢。

4.疾病 甲状腺功能亢进、胸腔积液、出血、急性感染等可使呼吸频率加快。颅内压增高可使呼吸减慢,尿毒症和糖尿病酮症酸中毒时,呼吸可变得深大。

5.血压 血压大幅度变动时,可反射性地影响呼吸。血压升高时,呼吸减慢;血压降低时,呼吸加快加强。

6.其他 情绪激动、运动、疼痛、环境温度升高等因素也可使呼吸增快。

表7-3 正常和异常呼吸

呼吸名称	呼吸型态	特点
正常呼吸	吸气 呼气	规则、平稳
呼吸过速		规则、快速
呼吸过缓		规则、缓慢
深度呼吸		深而大
潮式呼吸		潮水般起伏
间断呼吸		呼吸和呼吸暂停交替出现

四、血压的评估

(一)血压的形成

在循环系统这个封闭的管道系统中,足够量的血液充盈是形成血压的前提,心脏射血和外周阻力是形成血压的基本因素,同时大动脉的弹性储器作用对血压的形成也起着重要作用。

在心动周期中,心室收缩所释放的能量分为两部分:一部分是动能(推动血液在血管中流动),另一部分是势能(形成对血管壁的侧压,并使主动脉和大动脉管壁扩张)。如果不存在外周阻力,心室收缩释放的能量将全部表现为动能,迅速向外周流失,动脉血压不能形成,只有在存在外周阻力的情况下,左心室射出的血量(60 ～ 80 mL/次)仅 1/3 流向外周,其余 2/3 暂时储存于主动脉和大动脉内,形成较高的收缩压。心室舒张时,主动脉和大动脉管壁弹性回缩,将储存的势能转化为动能,推动血液继续流动,维持一定的舒张压高度。大动脉的弹性对动脉血压的变化有缓冲作用。

(二)影响血压的因素

1.每搏输出量　在心率和外周阻力不变时,如果每搏输出量增大,心缩期射入主动脉的血量增多,收缩压明显升高,而大动脉内增多的血量可在心舒期流向外周,到舒张末期滞留在动脉内的血量增加并不多,舒张压虽有升高但程度不大,因此,收缩压的大小主要反映每搏输出量的大小。

2.心率　在每搏输出量和外周阻力不变时,心率增快,心舒期缩短,心舒末期主动脉内存留的血量增多,舒张压明显升高,由于动脉血压升高可使血流速度加快,所以心缩期内仍有较多的血液从主动脉流向外周,但收缩压升高不如舒张压明显。因此,心率主要影响舒张压。

3.外周阻力　在心输出量不变而外周阻力增大时,心舒期中血液向外周流动的速度减慢,心舒末期存留在主动脉中血量增多,舒张压明显升高。因此,舒张压的高低主要反映外周阻力的大小,而外周阻力的大小受小动脉和微动脉的口径和血液黏度的影响。阻力血管口径变小,血液黏度增加,外周阻力则增大。

4.主动脉和大动脉管壁的弹性　大动脉管壁弹性对血压起缓冲作用。随着年龄增长,动脉管壁硬化时,大动脉的弹性储器作用减弱,故收缩压升高,舒张压降低,脉压增大。

5.循环血量和血管容积　正常情况下,循环血量和血管容积相适应,才能保持一定水平的体循环充盈压。如果循环血量减少或血管容积扩大,血压便会下降。

(三)正常血压

测量血压一般以肱动脉为标准。正常成人安静状态下血压范围为:收缩压 90 ～ 139 mmHg,舒张压为 60 ～ 89 mmHg,脉压为 30 ～ 40 mmHg。按照国际标准计量单位的规定,压强的单位是帕(Pa),即牛顿/米²(N/m²),但由于帕的单位比较小,故血压的单位常用千帕(kPa)。人们长期以来使用水银血压计测量血压,因此习惯上用水银柱的高度即毫米汞柱(mmHg)来表示血压数值。其换算公式:1 kPa=7.5 mmHg;1 mmHg=0.133 kPa。

（四）影响血压变化的因素

1.年龄　随着年龄的增长，收缩压和舒张压均有逐渐增高的趋势，但收缩压的升高比舒张压的升高更为显著（表7-4）。

表7-4　各年龄组的血压平均值

年龄	血压(mmHg)	年龄	血压(mmHg)
1个月	84/54	14~17岁	120/70
1岁	95/65	成年人	120/80
6岁	105/65	老年人	140~160/80~90
10~13岁	110/65		

2.性别　女性在更年期前，血压低于男性，更年期后，血压升高，差别缩小。

3.昼夜和睡眠　清晨起床前的血压最低，饭后略有升高，晚餐后的血压值最高，睡觉时又会降低。睡眠不佳时，血压稍增高。

4.体型　高大、肥胖者血压较高。

5.体位　站位血压>坐位血压>卧位血压，这与重力引起的代偿机制有关。对于长期卧床或使用某些降压药物的病人，如由卧位改为立位时，可出现头晕、心慌、站立不稳甚至晕厥等体位性低血压的表现。

6.环境　寒冷环境中，由于末梢血管收缩，血压可升高。高温环境中，皮肤血管扩张，血压可下降。

7.部位　一般右上肢血压值高于左上肢，原因是右侧肱动脉来自主动脉弓的第一大分支无名动脉，而左侧肱动脉来自主动脉的第三大分支左锁骨下动脉，由于右侧比左侧消耗的能量少，故右侧血压比左侧血压高10~20 mmHg。下肢高于上肢20~40 mmHg，其原因与股动脉的管径较肱动脉粗，血流量大有关。

8.其他因素　情绪激动、剧烈运动、兴奋、疼痛、吸烟、摄盐过多、药物等均可使血压升高。

第二节　生命体征的测量

生命体征的测量是护理人员必须掌握的一项基本技术，观察体温、脉搏、呼吸、血压等生命体征的变化能够为疾病的诊断、护理提供依据。

一、体温的测量

（一）体温计的种类及构造

1.水银体温计　水银体温计又称玻璃体温计，由装有水银的真空毛细玻璃管制成，玻璃管壁上有刻度，利用水银遇热膨胀的原理而在刻度上反映体温。它分口表、肛表、腋表3种（图7-2）。

口表和肛表的玻璃管似三棱柱状，水银端呈圆柱状，肛表水银端较粗短，腋表则呈扁平状。口表可代替腋表使用。体温表的毛细管下端和水银端之间有一狭窄部，使水银遇热膨胀后不能自动回缩，从而保证其正确性。玻璃制体温计的优点是准确，可反复使用，缺点是易破损。

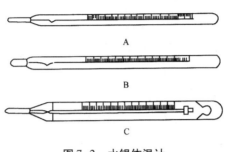

图7-2　水银体温计

A.口表　　B.肛表　　C.腋表

2.电子体温计　电子体温计采用电子感温探头测量体温，测得的温度直接由数字显示，直观、准确、灵敏度高。有医院用电子体温计和个人用电子体温计两种（图7-3）。医院用电子体温计只需将探头放入外套内，外套使用后按一次性用物处理，以防止交叉感染。个人用电子体温计，其形状如钢笔，方便易携带，测量时插入测量位置约30 s，信号一响，即可读取显示的体温值。

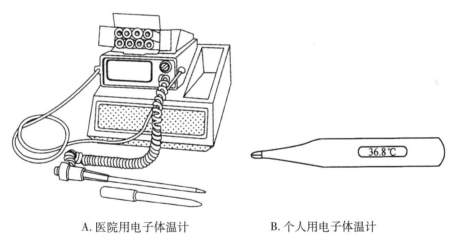

A.医院用电子体温计　　　　　　　　B.个人用电子体温计

图7-3　电子体温计

3.可弃式体温计　可弃式体温计为单次使用的体温计，其构造为一特制的纸板条，其上标有一定范围的体温坐标点，每个点上都制有相对应的化学感温试剂。当体温计受热之后，化学点的颜色由白色变为绿色或蓝色，最后的色点即为测得的体温值。这种体温计为一次性用物，适用于测量口腔温度，放在口内测量1 min，即可测得体温。可预防交叉感染，但成本较高。

4.感温胶片　感温胶片是对体温敏感的胶片，可置于前额或腹部，依据胶片颜色的改变可了解体温的变化，但不能显示体温的具体数值，只能用于判断体温是否在正常范围之内。适用于小儿。

5.其他

(1)远红外线测温仪 利用远红外线的感应功能,快速测试人体的温度。常用于人群集聚处,又需快速检测体温时,如:车站、机场等快速检测旅客的体温。远红外线测温仪在防控"非典"中发挥了重要作用。

(2)红外线耳温枪 采用了红外线技术,无须等待,可连续测量病人温度的器械,没有使用次数的限制,能对体弱多病卧床老人,哭闹或睡着的孩子随时进行体温检查。体温计探头与报警器相连,当病人的体温超过一定的限度时,它会自动报警。

(二)体温计的消毒与检查

1.体温计的消毒 为防止交叉感染,保证体温计的清洁,对使用过的体温计应进行消毒处理。传染病病人应设专用体温计,并单独进行清洁消毒。

(1)水银体温计消毒法 将使用后的体温计放入盛有消毒液的容器中浸泡,5 min后取出,清水冲洗;用离心机甩下水银(35 ℃以下);再放入另一消毒液容器内30 min取出;用冷开水冲洗;再用消毒纱布擦干,存放在清洁盒内备用。常用消毒液有1%过氧乙酸、70%乙醇或其他有效消毒液。消毒液每日更换1次,容器、离心机容器每周消毒1次。

(2)电子体温计消毒法 仅消毒电子感温探头部分,消毒方法应根据制作材料的性质选用,如浸泡、熏蒸等。

2.体温计的检查 在使用新的体温计前或定期消毒体温计后,应对体温计进行核对,以检查其准确性。将全部体温计的水银柱甩在35 ℃以下,于同一时间放入已测好的40 ℃以下的水中,3 min后取出检视。凡误差在0.2 ℃以上或玻璃管有裂痕者、水银柱自行下降者,则不能再使用。合格体温计用纱布擦干,放入容器内备用。

(三)体温测量方法

【目的】

1.判断体温有无异常。

2.动态监测体温变化,分析热型及伴随症状。

3.协助诊断,为预防、治疗、康复和护理提供依据。

【操作前准备】

1.护士准备 衣帽整洁,修剪指甲,洗手,戴口罩。

2.病人准备

(1)了解体温测量的目的、方法、配合要点及注意事项。

(2)体位舒适,情绪稳定。

(3)测温前20~30 min若有运动、进食、冷热饮、冷热敷、沐浴、坐浴、灌肠等,应休息30 min后再测量。

3.环境准备 室温适宜、光线充足、环境安静。

4.用物准备 容器2个(一个为清洁容器,内盛已消毒的体温计,另一个为盛放测温后的体温计)、含消毒液纱布、表(有秒针)、记录本、笔。如测肛温,需另备润滑油、棉签、卫生纸。

【操作步骤】 体温测量见表7-5。

表7-5 体温测量

操作步骤	要点与说明
1.核对并检查用物:备齐用物携至床旁,核对并解释	• 清点体温计的数量,检查是否完好,水银柱是否在35 ℃以下;确认病人
2.测量:选择测量体温的方法	
▲口温	• 测量方法方便
(1)将口表水银端置于病人舌下热窝(图7-4)	• 舌下热窝是口腔中温度最高的部位,在舌系带两侧,左右各一,由舌动脉供血
(2)嘱病人闭口,用鼻呼吸,勿用牙咬体温计	• 避免体温计被咬碎,造成损伤
(3)时间:3 min	• 获得正确的测量结果
▲肛温	
(1)病人取侧卧、俯卧位、屈膝仰卧位,暴露臀部	• 便于测量
(2)润滑肛表水银端,插入肛门3~4 cm;婴幼儿可取仰卧位,护士一手握住患儿双踝,提起双腿,另一手将已润滑的肛表插入肛门(婴儿1.25 cm,幼儿2.5 cm)。并用手掌根部和手指将双臀轻轻捏拢并固定(图7-5)	• 便于插入,避免擦伤或损伤肛门及直肠黏膜
(3)时间:3 min	
▲腋温	• 测量方法安全,用于婴幼儿或其他无法测量口温者
(1)病人取舒适卧位	
(2)擦干腋窝的汗液,体温计水银端放在腋窝处,紧贴皮肤,屈臂过胸夹紧(图7-6)	• 腋下有汗液,导致散热增加,影响所测体温准确性 • 形成人工体腔,保证测量的准确性
(3)测量时间:10 min	• 需要较长的时间才能使腋下的人工体腔内的温度接近机体内部的温度
3.取出体温计,用消毒纱布擦净	• 若测肛温,用卫生纸擦拭肛门处
4.读数	• 评估体温是否正常,若与病情不符,应重新测量,有异常及时处理
5.记录	• 将体温值记录在记录本或电子设备上
6.协助病人穿衣、裤,取舒适体位	• 工作的完整性
7.体温计消毒	• 防止交叉感染
8.洗手后绘制体温单	• 体温曲线绘制见第十八章

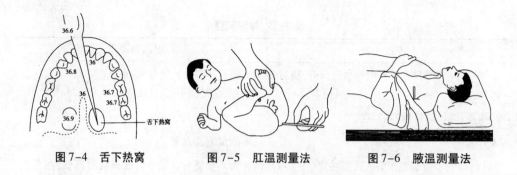

图 7-4　舌下热窝　　　　图 7-5　肛温测量法　　　　图 7-6　腋温测量法

【注意事项】

1.测量体温前,应清点体温计的数量,并检查体温计是否完好,水银柱是否在35 ℃以下。

2.根据病情选择合适的测温方法。婴幼儿,昏迷、精神异常、口腔疾患、口鼻手术、张口呼吸病人不宜测口温;直肠或肛门疾患及手术、腹泻、心肌梗死病人不宜测肛温,以免刺激肛门引起迷走神经反射,导致心动过缓;腋下有创伤、手术或炎症,腋下出汗较多,肩关节受伤或消瘦夹不紧体温计者不宜测腋温。

3.为婴幼儿、危重病人、躁动病人测温时,应设专人守护,防止意外。

4.若病人不慎咬破体温计,首先应及时清除玻璃碎屑,再口服蛋清或牛奶,以延缓汞的吸收,若病情允许,可服粗纤维食物,加速汞的排出。

5.避免影响体温测量的各种因素,如运动、进食、冷热饮、冷热敷、洗澡、坐浴、灌肠等。

6.新入院病人测量体温4 次/d,连续测量3 d,3 d 后体温正常者改为测量2 次/d。

7.手术病人,术前1 d 8 pm 测量体温,术后测量4 次/d,连续测量3 d,体温恢复正常改为测量2 次/d。

二、脉搏的测量

(一)测量脉搏的部位

浅表、靠近骨骼的大动脉均可作为测量脉搏的部位。成年人最常选择的诊脉部位是桡动脉;儿童测桡动脉或颞动脉;婴儿测心尖搏动。有时也可测面动脉、颈动脉、桡动脉、肱动脉、胫后动脉、股动脉及足背动脉。

(二)脉搏测量的方法(以桡动脉为例)

【目的】

1.判断脉搏有无异常。

2.动态监测脉搏变化,间接了解心脏状况。

3.协助诊断,为预防、治疗、康复、护理提供依据。

【操作前准备】

1.护士准备　衣帽整洁,修剪指甲,洗手,戴口罩。

2.病人准备

(1)了解脉搏测量的目的、方法、配合要点及注意事项。

（2）体位舒适,情绪稳定。

（3）测脉搏前 30 min 内,无剧烈运动、紧张、恐惧、哭闹。

3. 环境准备 室温适宜、光线充足、环境安静。

4. 用物准备 表(有秒针)、记录本、笔。

【操作步骤】 脉搏的测量见表 7-6。

表 7-6 脉搏的测量

操作步骤	要点与说明
1. 核对:备齐用物携至床旁,核对并解释	• 确认病人
2. 体位:病人取卧位或坐位,手腕伸直,手臂放舒适位置	• 病人舒适,护士便于测量
3. 测量:护士将示指、中指、无名指的指端触按于病人的桡动脉上,按压力度适中,以能清楚地触及脉搏为宜(图 7-7)	• 压力太大阻断脉搏搏动,压力太小感觉不到脉搏搏动
4. 计数:正常脉搏测 30 s,乘以 2。如发现脉搏细短者,应由两名护士同时测量,一人听心率,另一人测脉率,由听心率者发出"起""停"口令,计时 1 min(图 7-8)	• 测量时需注意脉律、脉搏强弱等情况 • 获得正确的心率及脉率 • 心脏听诊部位可选择左锁骨中线内侧第 5 肋间处
5. 记录:将脉率数值记录在记录本或电子记录上	• 将脉率数记录在记录本上 • 脉搏短绌以分数式记录,记录方式为心率/脉率。如心率 200 次/min,脉率 60 次/min,则应写成 200/60 次/min
6. 洗手后绘制体温单	• 脉搏曲线绘制见第十八章

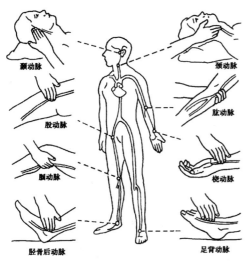

图 7-7 常用诊脉部位

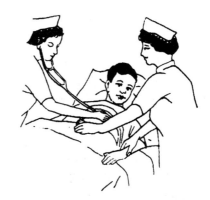

图 7-8 脉搏短绌测量法

【注意事项】

1. 勿用拇指诊脉,因拇指小动脉的搏动较强,易与病人的脉搏相混淆。

2. 为偏瘫病人测脉搏时,应选择健侧肢体。

3. 测脉率时,应同时注意脉搏节律、强弱等情况。

三、呼吸的测量

【目的】

1. 判断呼吸有无异常。

2. 动态监测呼吸变化,了解病人呼吸功能情况。

3. 协助诊断,为预防、治疗、康复、护理提供依据。

【操作前准备】

1. 护士准备　衣帽整洁,洗手,戴口罩。

2. 病人准备

(1)体位舒适,情绪稳定,保持自然呼吸状态。

(2)测脉搏前 30 min 内,无剧烈运动、情绪激动。

(3)了解呼吸测量的目的、方法、注意事项。

3. 环境准备　室温适宜、光线充足、环境安静。

4. 用物准备　表、记录本、笔、必要时备棉花。

【操作步骤】　呼吸的测量见表 7-7。

表 7-7　呼吸的测量

操作步骤	要点与说明
1. 核对:备齐用物携至床旁,核对并解释	• 确认病人
2. 体位:病人取卧位或坐位	
3. 方法:护士于测量脉搏之后,手指仍保持在病人的诊脉部位似诊脉状,观察病人胸、腹的起伏	• 精神放松,避免引起病人的紧张 • 女性以胸式呼吸为主,男性和儿童以腹式呼吸为主
4. 观察:呼吸频率(一起一伏为一次呼吸)、深度、节律、音响、形态及有无呼吸困难	
5. 计数:正常呼吸频率测 30 s,乘以 2	• 协助诊断,为预防、治疗、康复、护理提供依据
6. 将脉率数值记录在记录本或电子记录上	
7. 洗手后将呼吸值转记到体温单上	• 呼吸曲线绘制见第十八章

【注意事项】

1. 若有剧烈运动,情绪激动等,应休息 30 min,待安静、情绪稳定后再测。

2. 因呼吸的频率和深度会受到意识的影响,故不必告诉病人欲测其呼吸,以免影响准确性。

四、血压的测量

血压测量可分为直接测量和间接测量两种方法。直接测量法是将溶有抗凝剂的长导管经皮插入动脉内,导管与压力传感器连接,显示实时的血压数据。可连续监测动脉血压的动态变化,数值精确、可靠。但它属于一种创伤性检查,临床仅限于急危重病人、特大手术及严重休克病人的血压检查。间接测量法是应用血压计间接测量血压,它是根据血液通过狭窄的血管形成涡流时发出响声而设计,其原理是用加压气球向缠缚于测量部位的袖带加压,使动脉完全闭塞,然后缓缓放气,当袖带内的压力与心脏收缩压相等时,血压将通过袖带,此时便能听到血液流过的声响,称之为收缩压。继续放气,当袖带内压力低于心脏收缩压,但高于心脏舒张压这一段时间内,心脏每收缩一次,均可听到一次声音。当袖带压力降低到等于或稍低于舒张压时,血流恢复通畅,伴随心跳所发出的声音便突然变弱或消失,此时血压计所指的刻度即为舒张压。间接测量法是目前临床上广泛应用的方法。

(一)血压计的种类与构造

1.血压计的种类　血压计的种类主要有水银血压计(立式和台式两种,立式可随意调节高度)(图7-9)、无液血压计(图7-10)、电子血压计(图7-11)三种。

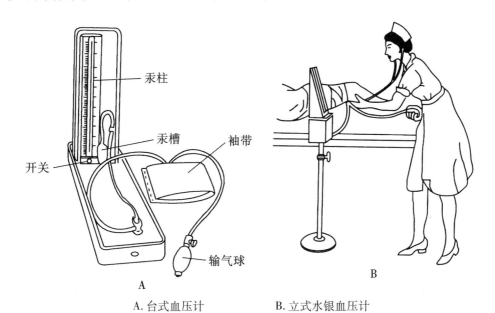

A.台式血压计　　　　B.立式水银血压计

图7-9　水银血压计

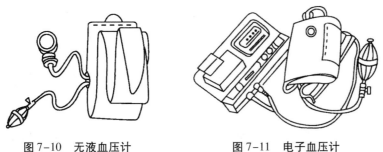

图7-10　无液血压计　　　　图7-11　电子血压计

2.血压计的构造　血压计的结构由三部分组成。

(1)输气球和压力阀门。

(2)袖带:袖带为长方形扁平的橡胶袋。成人袖带长 24 cm,宽 12 cm,外层布套长 50 cm。橡胶袋上有两根橡胶管,一根连输气球,另一根与压力表相接。袖带的宽度和长度一定要合适,原则上,宽度须比被测肢体的直径宽 1/5,长度应能完全包绕肢体。袖带太窄,须加大力量才能阻断动脉血流,测得的血压值偏高;袖带太宽,大段血管受阻,测得的数值偏低。

(3)血压计:①水银血压计,又称汞柱血压计,由玻璃管、标尺、水银槽三部分组成。在血压计盒盖内固定一根玻璃管,管面上标有刻度。玻璃上端盖以金属帽与大气相通,玻璃管下端和水银槽(储有水银 60 g)相通。水银血压计的优点是测得的数值准确可靠,但较笨重且玻璃管易破裂。②无液血压计,又称弹簧式血压计、压力表式血压计。其外形呈圆盘状,正面盘上标有刻度,盘中央有一指针提示血压数值。携带方便,但可信度差。③电子血压计:袖袋内有一换能器,由自动采样电脑控制数字运算、自动放气程序。数秒内可得到血压的数值及脉搏数值。其优点是操作方便,不用听诊器,省略放气系统,排除听觉不灵敏、噪声干扰等造成的误差,但准确性较差。

（二）测血压的方法

【目的】

1.判断血压有无异常。

2.动态监测血压变化,间接了解循环系统的功能状况。

3.协助诊断,为预防、治疗、康复、护理提供依据。

【操作前准备】

1.护士准备　衣帽整洁,修剪指甲,洗手,戴口罩。

2.病人准备

(1)了解血压测量的目的、方法、配合要点及注意事项。

(2)体位舒适,情绪稳定,愿意合作。

(3)测量前 30 min 内无吸烟、运动、情绪激动等。

3.环境准备　室温适宜、光线充足、环境安静。

4.用物准备　血压计、听诊器、记录本、笔。

【操作步骤】　血压的测量见表 7-8。

表 7-8　血压的测量

操作步骤	要点与说明
1.核对:备齐用物携至床旁,核对并解释	●确认病人
2.测量血压	●测血压前,病人应至少坐位安静休息 5 min,30 min 内禁止吸烟或饮咖啡,排空膀胱
▲肱动脉	
(1)体位:病人手臂位置(肱动脉)与心脏呈同一水平。坐位时手臂位置平第四肋,仰卧位时平腋中线	●若肱动脉高于心脏水平,测得血压值偏低;肱动脉低于心脏水平,测得血压值偏高

续表 7-8

操作步骤	要点与说明
(2)病人卷袖,露臂,手掌向上,肘部伸直	●必要时脱袖,以免衣袖过紧影响血流,影响血压测量值的准确性
(3)打开血压计,垂直放妥,开启水银槽开关	●避免倾倒
(4)缠袖带:驱尽袖带内空气,平整地缠于上臂中部,下缘距肘窝 2~3 cm,松紧以能插入一指为宜	●袖带缠的太松,充气后呈气球状,有效面积变窄,使血压测量值偏高;袖带缠得太紧,未注气已受压,血压测量值偏低
(5)充气:触摸肱动脉搏动,将听诊器胸件置肱动脉搏动最明显处(图 7-12)。一手固定,另一手握加压气球,关气门,充气至肱动脉搏动消失再升高 20~30 mmHg	●避免将听诊器胸件塞在袖带下,以免局部受压较大和听诊时出现干扰声 ●肱动脉搏动消失表示袖带内压力大于心脏收缩压,血流被阻断 ●充气不可过猛、过快,以免水银溢出和病人不适;充气不足或充气过度都会影响测量结果
(6)放气:缓慢放气,以水银柱下降 4 mmHg/s 为宜,注意水银柱刻度和肱动脉声音的变化。听诊器出现的第一声搏动音,此时水银柱所指的刻度,即为收缩压;当搏动音突然变弱或消失,水银柱所指刻度即为舒张压	●放气太慢,静脉充血,舒张压值偏高;放气太快,未注意到听诊间隔,血压值不准确 ●眼睛视线保持与水银柱弯月面同一水平。视线低于水银柱弯月面,读数偏高,反之读数偏低 ●第一声搏动音出现,表示袖带内压力降至与心脏收缩压相等,血流能通过受阻的肱动脉 ●WHO 规定成人应以动脉搏动音消失作为判断舒张压的标准
▲腘动脉	
(1)体位:仰卧、俯卧或侧卧	●一般不采用屈膝仰卧位
(2)病人卷裤,卧位舒适	●必要时脱一侧裤子,暴露大腿,以免过紧影响血流,影响血压测量值的准确性
(3)缠袖带:将袖带缠于大腿下部,下缘距腘窝 3~5 cm,将听诊器胸件置于腘动脉搏动最明显处(图 7-9B)	●袖带松紧适宜
(4)其余操作同肱动脉	
3.整理血压计:排尽袖带内余气,扣紧压力活门,整理后放入盒内。血压计盒盖右倾 45°,使水银全部流回槽内,关闭水银槽开关,盖上盒盖,平稳放置	●避免玻璃管破裂,水银溢出
4.病人卧位舒适	●必要时协助穿衣穿裤
5.记录:将所测血压值按收缩压/舒张压 mmHg(kPa)记录在记录本上。如:120/84 mmHg	●当变音与消失音之间有差异时,两读数都应记录,方式是收缩压/变音/消失音 mmHg
6.洗手后将血压值转记到体温单上	

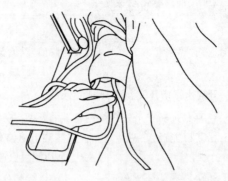

图 7-12　听诊器放置部位

【注意事项】

1.测量前应检查血压计及听诊器是否符合要求　袖带的宽窄是否合适,水银是否充足,玻璃管有无裂缝,玻璃管上端是否和大气相通,橡胶管和加压气球有无老化、漏气,听诊器是否完好等。

2.保护血压计　打气不可过猛、过高,如水银柱里出现气泡,应调节或检修,不可带气泡测量,用毕应及时关闭水银柱下面的开关。

3.需要密切观察血压时应做到四定　定时间、定部位、定体位、定血压计。

4.正确选择测量肢体　偏瘫病人应选择健侧肢体,一侧肢体正在输液或施行过手术,应选择对侧肢体测量。

5.发现血压听不清或有异常时应重测　注意使水银柱降至"0"点,休息片刻后再测,必要时双侧对照。

6.防止产生误差　①设备方面:袖带过窄,可使测得的血压值偏高;袖带过宽、橡胶管过长、水银量不足等可使测得的血压值偏低。②病人方面:手臂位置低于心脏,吸烟、进食、运动、膀胱充盈等,可使测得的血压值偏高;手臂位置高于心脏,可使测得的血压值偏低。③操作过程:袖带缠得过松,测量者的眼睛视线低于水银柱弯月面,可使测得的血压值偏高;反之,测得的血压值偏低。放气速度太慢,可使测得的舒张压偏高;放气速度太快,听不清声音的变化。

第三节　异常生命体征的护理

一、异常体温的护理

(一)体温过高

1.定义　体温过高又称发热,是指机体在致热原作用下,体温调节中枢的调定点上移而引起的调节性体温升高,并且超过正常值范围。一般而言,腋下温度超过37 ℃或口腔温度超过37.3 ℃,一昼夜体温波动在1 ℃以上可称为体温过高。

引起体温过高的原因甚多,根据致热原的性质和来源不同,可以分为感染性发热

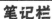

和非感染性发热两大类。感染性发热较多见,主要由病原体引起。非感染性发热由病原体以外的各种物质引起,目前越来越引起人们的重视。

2.临床分级 以口腔温度为例,发热程度可划分为:

(1)低热 37.3~38.0 ℃(99.1~100.4 ℉)。

(2)中等热 38.1~39.0 ℃(100.6~102.2 ℉)。

(3)高热 39.1~41.0 ℃(102.4~105.8 ℉)。

(4)超高热 41 ℃及以上(105.8 ℉以上)。

3.发热过程及表现 一般发热过程包括三个时期:

(1)体温上升期 此期特点是产热大于散热。主要表现有:皮肤苍白、畏寒、寒战、皮肤干燥。体温上升可有两种方式:骤升和渐升。骤升是体温突然升高,在数小时内升至高峰,见于肺炎球菌肺炎、疟疾等。渐升是指体温逐渐上升,见于伤寒等。

(2)高热持续期 此期特点是产热和散热在较高水平上趋于平衡。主要表现有:皮肤潮红、灼热,口唇、皮肤干燥,呼吸深而快,心率加快,头痛、头晕、食欲缺乏、全身不适、软弱无力。

(3)退热期 此期特点是散热大于产热,体温恢复至正常水平。主要表现有:皮肤潮湿、大量出汗。退热方式可有骤退和渐退两种。骤退时病人由于大量出汗,体液大量丧失,易出现血压下降、脉搏细速、四肢厥冷等虚脱或休克现象,护理中应加强观察。

4.常见热型 各种体温曲线的型态称为热型。某些发热性疾病具有独特的热型,加强观察有助于对疾病的诊断。需要注意的是,由于目前抗生素的广泛使用(包括滥用)或由于使用(包括不适当使用)解热药、肾上腺皮质激素等,使热型变为不典型。常见热型有(图7-13):

(1)稽留热 体温持续在39~40 ℃,达数天或数周,24 h波动范围不超过1 ℃。见于肺炎球菌肺炎、伤寒等。

(2)弛张热 体温在39 ℃以上,24 h内温差达1 ℃以上,体温最低时仍高于正常水平。见于败血症、风湿热、化脓性疾病等。

(3)间歇热 体温骤然升高至39 ℃以上,持续数小时或更长,然后下降至正常或正常以下,经过一个间歇,又反复发作,即高热期和无热期交替出现。见于疟疾等。

(4)不规则热 发热无一定规律,且持续时间不定。见于流行性感冒、癌性发热等。

5.高热病人护理措施

(1)降低体温 可选用物理降温或药物降温方法。物理降温有局部和全身冷疗两种方法。局部冷疗采用冷毛巾、冰袋、化学致冷袋在头部、大动脉处做冷敷。全身用冷可采用温水擦浴、乙醇擦浴的方式,通过机体的蒸发散热而达到降温目的,此方法一般多用于39.5 ℃以上的高热病人。具体要求见第九章冷热疗法护理。必要时可给予药物降温,使用时应注意药物的剂量,尤其是年老体弱及心血管疾病者要防止退热时出现虚脱或休克现象。采用降温措施30 min后应测体温,并做好记录与交班。

(2)加强病情观察 ①观察生命体征,定时测量体温,一般测量4次/d,高热病人应每4 h测量1次体温;体温降至38.5 ℃(口腔温度)以下时,改为每天测量4次;体温降至正常后,连续测2 d,3次/d。同时要注意发热的类型、程度和经过,及时注意病人呼吸、脉搏和血压的变化。②观察病人是否出现寒战、淋巴结肿大、出血、肝脾大、结膜充血等伴随症状。③观察病人发热的原因及诱因有无解除,发热主要由感染或非感染因素引起,临床上多见于感染性发热。发热的诱因有受寒、饮食不洁、过度疲劳;服用某些药物(如抗肿瘤药物、免疫抑制剂、抗生素等);婴幼儿、老人、术后病人等。④比较病人治疗前后全身症状及实验室检查结果。⑤观察病人饮水量、饮食摄入量、尿量和体重的变化。

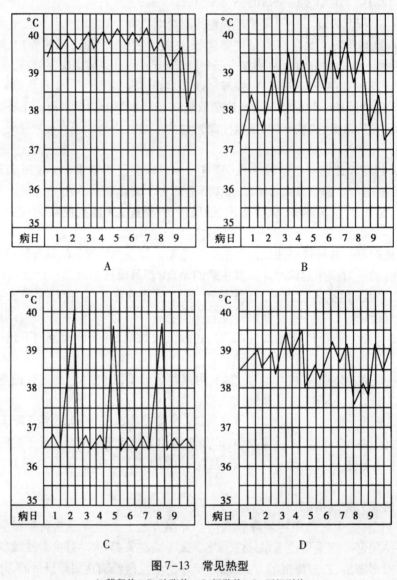

图7-13 常见热型

A.稽留热 B.弛张热 C.间歇热 D.不规则热

(3)补充营养和水分 少量多餐,给予易消化的高热量、高蛋白、高维生素、低脂的流质或半流质食物,以提高机体的抵抗力。鼓励多饮水,以每日3 000 mL为宜,以补充高热消耗的大量水分,并促进毒素和代谢产物的排出。

(4)增进舒适、预防并发症 休息可减少能量的消耗,有利于机体的康复。高热病人应卧床休息,低热者可酌情减少活动,适当休息,并注意环境安静、室温适宜、空气清新;要加强口腔护理,发热时由于唾液分泌减少,导致口腔黏膜干燥,抵抗力下降,有利于病原体的生长繁殖,易出现口腔感染,应加强口腔护理,保持口腔清洁。退热期病人往往大量出汗,应及时擦干汗液,更换衣服及床单,保持皮肤清洁干燥,防止受凉感冒。对长期持续高热者,应定时协助翻身,防止压疮、肺炎等并发症的出现。

(5)加强心理护理　护士应经常巡视,观察发热各阶段病人的心理状态,对体温的变化及伴随的症状予以耐心解释,以缓解病人焦虑、紧张的情绪。尤其对于长期发热的病人,护士一定要注意其心理反应。

(6)健康教育　与病人共同讨论分析发热原因及防护措施;教育病人加强营养、锻炼,以增强身体素质、提高防病能力,教会病人如何正确测量体温,如何行物理降温等。

(二)体温过低

1. 定义　体温过低是指体温低于正常范围。

2. 原因

(1)产热减少　重度营养不良、极度衰弱,使机体产热减少。

(2)散热过多　长时间暴露在低温环境中,使机体散热过多、过快;在寒冷环境中大量饮酒,使血管过度扩张,导致热量流失。

(3)体温调节中枢受损　常见于中枢神经系统功能不良,如颅脑外伤、脊髓受损;药物中毒,如麻醉剂、镇静剂等;重症疾病,如败血症、大出血等。

3. 临床分期

(1)轻度　32.1~35.0 ℃(89.8~95.0 ℉)。

(2)中度　30.0~32.0 ℃(86.0~89.6 ℉)。

(3)重度　<30.0 ℃(86.0 ℉),瞳孔散大,对光反射消失。

(4)致死温度　23~25 ℃(73.4~77.0 ℉)。

4. 临床表现　皮肤苍白、口唇耳垂呈紫色、四肢冰冷、呼吸减慢、血压降低、脉搏细弱、心律不齐、感觉和反应迟钝甚至昏迷。

5. 体温过低病人的护理措施

(1)环境温度　提供合适的环境温度,调节室温至22~24 ℃为宜,新生儿置温箱中。

(2)保暖措施　给予衣物、毛毯、棉被、电热毯、热水袋等,防止体热散失。给予温热饮料、提高机体温度。

(3)加强监测　监测生命体征变化,至少每小时一次,直到体温恢复至正常且稳定。如为治疗性体温过低,要防止冻伤。

(4)病因护理　根据体温过低原因进行护理,使体温恢复正常。

(5)积极指导　教会病人避免导致体温过低的因素,如营养不良、衣服穿着过少、供暖设施不足等。

二、异常脉搏的护理

(一)异常脉搏的评估

1. 脉率异常

(1)心动过速 成人脉率超过 100 次/min,称心动过速(速脉),常见于发热、血容量不足、甲状腺功能亢进、心力衰竭、休克等,以增加心排血量、满足机体新陈代谢的需要。一般体温每升高 1 ℃,成人脉率约增加 10 次/min,儿童则增加 15 次/min。

(2)心动过缓 成人脉率低于 60 次/min,称心动过缓(缓脉),常见于颅内压增高、房室传导阻滞、甲状腺功能减退、阻塞性黄疸等。正常人如运动员也可有生理性窦性心动过缓。

2. 节律异常

(1)间歇脉 在一系列正常规则的脉搏中,出现一次提前而较弱的脉搏,其后有一较正常延长的间歇(代偿间歇),称为间歇脉(过早搏动)。如每隔一个或两个正常搏动后出现一次期前收缩,则前者称为二联律,后者称为三联律。常见于各种器质性心脏病或洋地黄中毒病人。发生机制是心脏异位起搏点过早地发出冲动而引起心脏搏动提早出现。但正常人在过度疲劳、精神兴奋、体位改变时也偶尔出现间歇脉。如果早搏次数≥30 次/h 或≥6 次/min,应与医生联系并及时处理。

(2)脉搏短绌 在单位时间内脉率少于心率称脉搏短绌,简称绌脉。其特点是心律完全不规则、心率快慢不一、心音强弱不等。常见于心房纤颤的病人。发生机制是由于心肌收缩力强弱不等,有些心输出量少的搏动可产生心音,但不能引起周围血管的搏动,而致脉率低于心率。绌脉越多,心律失常越严重,病情好转,绌脉可消失。

3. 强弱异常

(1)洪脉 当心输出量增加,周围动脉阻力较小,动脉充盈度和脉压较大时,脉搏强大有力,称洪脉。见于高热、甲状腺功能亢进症、主动脉瓣关闭不全等病人。

(2)丝脉或细脉 当心输出量减少,周围动脉阻力较大,动脉充盈度降低时,脉搏细弱无力,扪之如细丝,称丝脉(细脉)。常见于大出血、主动脉瓣狭窄、休克、全身衰竭的病人,是一种危险脉象。

(3)水冲脉 脉搏骤起骤落,有如洪水冲涌,急促有力,故名水冲脉。主要由于收缩压偏高,舒张压偏低引起脉压增大所致。常见于主动脉瓣关闭不全、动脉导管未闭、甲状腺功能亢进等。检查方法是将病人前臂抬高过头,检查者用手紧握病人手腕掌面,可明显感到急促有力的冲击。

(4)交替脉 指节律正常而强弱交替出现的脉搏。交替脉常常是左心衰竭的重要体征。主要由于心室收缩强弱交替出现而导致心肌受损的一种表现,常见于高血压性心脏病、急性心肌梗死、主动脉瓣关闭不全等病人。

(5)奇脉 当平静吸气时,脉搏明显减弱甚至消失的现象称奇脉,可见于心包积液、缩窄性心包炎、心包填塞的病人。其发生主要与在吸气时由于病理原因使心脏受束缚,引起左心室搏出量减少有关。

4. 动脉壁异常 正常动脉用手指压迫时,其远端动脉管不能触及,若仍能触到者,提示动脉硬化。其原因是动脉壁的弹力纤维减少,胶原纤维增多。动脉硬化程度不

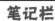

同,动脉壁的改变也不同,早期硬化仅可触知动脉壁弹性消失,呈条索状;严重时动脉壁不仅硬,且有迂曲和呈结节状,诊脉犹如按在琴弦上。

(二)脉搏异常的护理

1.加强观察　观察病人脉搏的脉率、节律、强弱及动脉壁情况,并观察药物的治疗效果和不良反应。有起搏器者应做好相应的护理。

2.休息与活动　指导病人增加卧床休息时间,适当活动,减少心肌耗氧量。必要时给予氧疗。

3.准备急救物品和急救仪器　准备抗心律失常药物,除颤器处于完好状态。

4.心理护理　稳定情绪,消除紧张、恐惧情绪。

5.健康教育　指导病人进食清淡易消化的饮食;戒烟限酒;善于控制情绪;勿用力排便;指导病人及家属认识脉搏检测的重要性,掌握正确的检测方法,学会自我护理。

三、异常呼吸的护理

(一)异常呼吸的评估

1.频率异常

(1)呼吸过速　指成人呼吸频率超过 24 次/min,但节律仍规整,也称气促(表7-8)。见于发热、疼痛、缺氧、甲状腺功能亢进等病人。一般体温每升高 1 ℃,呼吸频率增加 3 次/min 或 4 次/min。

(2)呼吸过缓　指成人呼吸频率低于 12 次/min,但节律仍规整,见于颅内压增高、巴比妥类药物中毒等病人。

2.节律异常

(1)潮式呼吸　又称陈-施(Cheyne-Stokes)呼吸,是一种呼吸由浅慢逐渐变为深快,然后再由深快转为浅慢,再经一段呼吸暂停(5~20 s)后,又开始重复以上过程的周期变化,其形态如潮水涨落故称潮式呼吸。其周期可达 0.5~2 min。常见于中枢神经系统疾病,如脑炎、脑膜炎、颅内压增高、酸中毒、巴比妥中毒和濒死病人。产生机制是由于呼吸中枢兴奋性减弱,血中正常浓度 CO_2 不能通过化学感觉器引起呼吸中枢兴奋,故呼吸逐渐减弱以至暂停,当呼吸暂停时,CO_2 停止呼出,体内 CO_2 积聚,血中 $PaCO_2$ 可暂时增高,当增至一定浓度后,通过颈动脉体和主动脉体的化学感受器,反射性地刺激呼吸中枢再次引起呼吸。随着呼吸进行,CO_2 排出,使 $PaCO_2$ 降低,呼吸再次变慢以至暂停,从而形成周期性呼吸异常。

(2)间断呼吸　又称毕奥(Biots)呼吸,表现为呼吸与呼吸暂停现象交替出现。其特点是有规律的呼吸几次后,突然停止呼吸,间隔一个短时间后又开始呼吸,为呼吸中枢兴奋性显著降低的表现,产生机制同潮式呼吸,但比潮式呼吸更严重,预后更为不良,多在临终前出现。

3.深度异常

(1)深度呼吸　又称库斯莫(Kussmaul's)呼吸,是一种深而规则的大呼吸,以便机体排出较多的 CO_2,调节血中的碳酸平衡。见于糖尿病酮症酸中毒和尿毒症酸中毒等。

(2)浅快呼吸　是一种浅表而不规则的呼吸,有时呈叹息样,见于呼吸肌麻痹、某些肺与胸膜疾病,如肺炎、胸膜炎、肋骨骨折等,也可见于濒死的病人。

4. 声音异常

(1)蝉鸣样呼吸　由于声带附近阻塞,使空气吸入发生困难所致,表现为吸气时有一种高音调似蝉鸣样的音响,多见于喉头水肿、痉挛、喉头异物等。

(2)鼾声呼吸　由于气管或支气管内有较多的分泌物蓄积所致,表现为呼气时发出粗糙的鼾声,多见于昏迷病人。

5. 形态异常

(1)胸式呼吸减弱,腹式呼吸增强　正常女性以胸式呼吸为主。由于肺、胸膜或胸壁的疾病,如肺炎、胸膜炎、肋骨骨折、肋骨神经痛等产生剧烈的疼痛,均可使胸式呼吸减弱,腹式呼吸增强。

(2)腹式呼吸减弱,胸式呼吸增强　正常男性及儿童以腹式呼吸为主。如由于腹膜炎、大量腹水、肝脾极度肿大、腹腔内巨大肿瘤等,使膈肌下降受限,造成腹式呼吸减弱,胸式呼吸增强。

6. 呼吸困难　呼吸困难是指病人自感空气不足,呼吸费力,可出现发绀、鼻翼扇动、端坐呼吸,辅助呼吸肌参与呼吸活动,造成呼吸频率、深度、节律的异常。临床上可分为:

(1)吸气性呼吸困难　其特点是吸气显著困难、吸气时间延长,出现三凹征(吸气时胸骨上窝、锁骨上窝、肋间隙或腹上角出现凹陷)。由于上呼吸道部分梗阻,气流不能顺利进入肺,吸气时呼吸肌收缩,肺内负压极度增高所致。常见于气管阻塞、气管异物、喉头水肿。

(2)呼气性呼吸困难　其特点是呼气费力,呼气时间延长。由于下呼吸道部分梗阻、气流呼出不畅所致。常见于支气管哮喘、阻塞性肺气肿。

(3)混合性呼吸困难　其特点是吸气和呼气均感费力,呼吸浅而快。由于广泛性肺部病变使呼吸面积减少,影响换气功能所致。常见于肺部感染、大量胸腔积液和气胸。

(二)异常呼吸的护理

1. 提供舒适环境　保持环境整洁、安静、舒适,室内空气流通、清新,温度、湿度适宜,有利于病人放松和休息;取合适的体位,卧床休息,以减少耗氧量。

2. 加强观察　密切观察呼吸的频率、深度、节律、声音、形态有无异常;有无咳嗽、咳痰、咯血、发绀及胸痛的表现。观察药物的治疗效果和不良反应。

3. 提供营养和水分　选择营养丰富、易消化和吸收的食物,注意水分的供给,避免过饱及产气食物,以免膈肌上升影响呼吸。

4. 吸氧　根据病情给予氧气吸入或人工呼吸机,以改善呼吸困难。

5. 吸痰　必要时进行吸痰,及时清除呼吸道分泌物,保持呼吸道通畅。

6. 心理护理　维持良好的护患关系,稳定病人情绪,保持良好心态。

7. 健康教育　教会病人缩唇呼吸、腹式呼吸等呼吸训练方法。

四、促进呼吸功能的护理措施

(一)清理呼吸道分泌物的护理措施

1. 有效咳嗽 咳嗽是一种防御性呼吸反射,是清除呼吸道分泌物、保持呼吸道通畅的有效措施。有效咳嗽可排出呼吸道内的异物、分泌物。护理人员应对病人加以指导,帮助病人学会有效的咳嗽。促进有效咳嗽的要点有:病人取坐位或半卧位,屈膝,上身前倾,双手抱膝或在胸部和膝盖上置一枕头并用两肋夹紧,深吸气后屏气3 s(对于有伤口的病人,护理人员应将双手压在切口的两侧),然后病人用腹肌用力及双手抓紧支持物(脚和枕),用力做爆破性咳嗽,将痰咳出。

2. 叩击 用手叩打胸背部,借助振动,使分泌物松脱而排出体外。叩击的方法是:病人取坐位或侧卧位,操作者将手固定成背隆掌空状,即手背隆起,手掌中空,手指弯曲,拇指紧靠示指。自下而上、由外向内有节奏地轻轻叩打,以病人不感到疼痛为宜。边叩边鼓励病人咳嗽。注意不可在裸露的皮肤、肋骨上下、脊柱、肾脏、乳房等部位叩打。

3. 体位引流 是将病人置于特殊体位,借助重力作用使肺与支气管存积的分泌物流入大气管并咳出体外的方法。主要适用于支气管扩张、肺脓肿等有大量脓痰者,可起到重要的治疗作用。对严重高血压、心力衰竭、高龄、极度衰竭等病人应禁忌。其实施要点为:

(1)病人体位:使病人的患肺处于高位,其引流的支气管开口向下,便于分泌物顺体位引流而咳出。临床上应根据病变部位不同,采取相应的体位进行引流。

(2)嘱病人间歇性深呼吸并尽力咳嗽,护理人员轻叩相应部位,以提高引流效果。

(3)痰液黏稠不宜引流时,可给予蒸汽吸入、超声雾化吸入、祛痰药,有利于排出痰液。

(4)进行体位引流的时间与次数为每日 2～4 次,易选择在空腹时进行。每次15～30 min。

(5)监测内容包括:①病人的反应,如出现头昏、面色苍白、出冷汗、血压下降等,应停止引流;②引流液的色、质、量,并给予记录。如引流液大量涌出,应注意防止窒息。如引流液每日小于 30 mL,可停止引流。

拍打与体位引流后,随即行深呼吸和咳嗽,以排出引流与松脱的分泌物。

4. 吸痰法 吸痰法是利用机械吸引的方法,经口、鼻腔、人工气道将呼吸道的分泌物吸出,以保持呼吸道通畅,预防吸入性肺炎、肺不张、窒息等并发症的一种治疗手段。临床上主要用于年老体弱、昏迷、危重、麻醉未清醒前等各种原因引起的不能有效咳嗽者。

目前各大医院均设中心负压吸引装置,吸引器管道连接到各病房床单位,使用时只要接上吸痰导管,打开开关即可,使用十分便利。

【目的】 清除呼吸道分泌物,保持呼吸道通畅;促进呼吸功能,改善肺通气;预防并发症。

【操作前准备】

1. 护士准备 衣帽整洁,洗手,戴口罩。

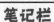

笔记栏

2. 病人准备

(1) 了解吸痰的目的、方法、配合要点及注意事项。

(2) 体位舒适,情绪稳定。

3. 环境准备　室内温度、湿度适宜,光线充足,安静。

4. 用物准备　无菌生理盐水,无菌容器内存无菌吸痰管数根,弯盘,消毒纱布、无菌持物钳或镊子。必要时备压舌板、张口器、舌钳、电接头。电动吸引器或中心吸引器一台。

【操作步骤】　机械吸痰的操作方法见表7-9。

表 7-9　机械吸痰的操作方法

操作步骤	要点与说明
1. 核对:携用物至病人床旁,核对病人床号姓名	• 确认病人
2. 调节:接通电源,打开开关,检测吸引器性能,调节负压	• 一般成人 300 ~ 400 mmHg,儿童 300 mmHg
3. 检查病人口、鼻腔,取下活动义齿	• 若口腔吸痰有困难,可由鼻腔吸引;昏迷病人可用压舌板或张口器帮助张口
4. 体位:病人头部转向一侧,面向操作者	
5. 试吸:连接吸痰管,在试吸罐中试吸少量生理盐水	• 检查吸痰管是否通畅,同时润滑导管前端
6. 吸痰:一手反折吸痰导管末端,另一手用无菌持物钳或镊挟持吸痰管前端,将吸痰管经口插入咽部(深度 10 ~ 15 cm),然后放松吸痰管末端,给予负压。先吸口咽部分泌物,再吸气管内分泌物	• 插管时不可有负压,以免引起呼吸道黏膜损伤 • 若气管切开吸痰,注意无菌操作,先吸气管切开处,再吸口(鼻)部 • 采用左右旋转并向上提管的手法,以利于呼吸道分泌物的充分吸尽 • 每次吸痰时间<15 s
7. 吸痰管退出时,在冲洗罐中用生理盐水抽吸	• 以免分泌物堵塞吸痰导管
8. 观察气道是否通畅;病人的反应,如面色、呼吸、心率、血压等;吸出液的色、质、量	• 一根吸痰管只使用一次 • 动态评估病人
9. 处理	• 擦拭病人面部分泌物,体位舒适,整理床单位 • 整理用物,吸痰管按一次性用物处理,吸痰的玻璃接管插入盛有消毒液的试管中浸泡,吸痰用物根据操作性质每班更换或每日更换 1 ~ 2 次

【注意事项】

1. 操作前检查吸引器性能是否良好,安装连接是否正确。

2. 严格执行无菌技术操作,每吸痰一次应更换吸痰管,特别是气管切开病人。

3. 动作轻柔,防止出现呼吸道黏膜损伤。

4.痰液黏稠时,可配合叩击、雾化吸入、蒸汽吸入,提高吸痰效率。

5.储液瓶内液体及时倾倒,不能超过2/3。

6.每次吸痰时间不得超过15 s,避免加重病人缺氧。

(二)氧气疗法

氧气是人类维持正常生命活动必不可少的物质。一般正常人在安静状态下,每分钟耗氧量约为250 mL,而体内储存的氧仅有1.5 L左右,因此在缺氧的情况下,体内储存氧只能供给组织器官4~5 min。所以人体必须不断地吸入氧气,才能维持生命。

氧气吸入疗法是指通过给氧,提高动脉血氧分压(PaO_2)和动脉血氧饱和度(SaO_2),增加动脉血氧含量(CaO_2),纠正各种原因造成的缺氧状态,促进组织的新陈代谢,维持机体生命活动的一种治疗方法。

1.缺氧的分类及氧气疗法的适应证

(1)低张性缺氧　主要特点是动脉血氧分压降低,使得动脉血氧含量减少,组织供氧不足。由于吸入气体中氧分压过低,外呼吸功能障碍,静脉血分流入动脉而引起的缺氧。常见于高山病、慢性阻塞性肺部疾病、先天性心脏病等。

(2)血液性缺氧　由于血红蛋白数量减少或性质改变,导致携氧量降低而引起的缺氧。常见于贫血、一氧化碳中毒、高铁血红蛋白血症等。

(3)循环性缺氧　由于组织血流量减少使组织供氧量减少所致。常见于休克、心力衰竭、大动脉栓塞等。

(4)组织性缺氧　由于组织细胞利用氧异常所致的缺氧。常见于氰化物中毒、大量放射线照射等。

以上四类缺氧中,低张性缺氧(除静脉血分流入动脉外)由于病人的动脉血氧分压(PaO_2)和动脉血氧饱和度(SaO_2)明显低于正常,吸氧能够提高PaO_2、SaO_2、CaO_2,使组织供氧增加,因此疗效最好。此外,氧疗对于心功能不全、心输出量严重下降、大量失血、严重贫血以及一氧化碳中毒等,也有一定的治疗作用。

2.缺氧程度的判断　对缺氧程度的判断,除临床表现外,主要依据PaO_2和SaO_2来判断。PaO_2是反映缺氧的敏感指标,是决定给氧的重要依据。PaO_2的正常值为80~100 mmHg(10.7~13.3 kPa),SaO_2的正常值为95%。

(1)轻度低氧血症　动脉血氧分压(PaO_2)>6.67 kPa(或50 mmHg),动脉血氧饱和度(SaO_2)>80%,病人无发绀,一般不予氧疗,若出现呼吸困难,可给予低流量、低浓度(1~2 L/min)氧气。

(2)中度低氧血症　动脉血氧分压(PaO_2)为4~6.67 kPa(30~50 mmHg),动脉血氧饱和度(SaO_2)60%~80%,病人出现发绀、呼吸困难等症状,应给予氧疗缓解症状。

(3)重度低氧血症　动脉血氧分压(PaO_2)<4 kPa(30 mmHg),动脉血氧饱和度(SaO_2)<60%,病人出现显著发绀、呼吸困难等症状,视诊可见"三凹征",是氧疗的绝对适应证,应立即给予对证处理,缓解缺氧。

3.氧疗的方法

(1)鼻导管给氧法　有单侧鼻导管给氧法和双侧鼻导管给氧法两种。①双侧鼻导管给氧法:是将双侧鼻导管插入鼻孔内,插管深度约1 cm。此法比较简单,且易于固定、刺激性小,病人较舒适,是目前临床常用的给氧方法之一。②单侧鼻导管给氧法:是将一根细氧气鼻导管插入病人一侧鼻孔,经鼻腔到达鼻咽部,末端与氧气装置连接,给病人供氧的一种方法。该法刺激性大,病人不宜耐受,目前临床已不常用(图7-14)。

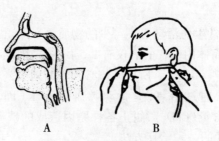

图7-14　单侧鼻导管给氧法

(2)鼻塞给氧法　是将一种塑料特制的鼻塞插入病人一侧鼻孔前庭内给氧的方法。该法刺激性小,可双侧鼻孔交替使用,病人舒适易接受,但张口呼吸或鼻腔堵塞者氧疗效果差。

(3)面罩给氧法　是指将面罩置于病人口鼻部给氧的方法。应用面罩吸氧效果较好,能够共同发挥口、鼻的呼吸作用。该方法用于病情危重、血氧分压明显下降者,氧流量维持在6～8 L/min(图7-15)。

(4)氧气头罩给氧法　该方法主要用于小儿。将病人头部置于头罩内,头罩上方有多个面孔,头罩与颈部有适当空隙(图7-16),可以保持头罩内温湿度和氧气浓度,防止CO_2潴留。

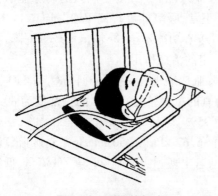

图7-15　面罩给氧法

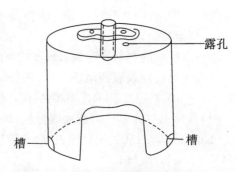

露孔

槽　　　　槽

图7-16　氧气头罩

(5)氧气枕给氧法　氧气枕常代替氧气装置应用于家庭氧疗、危重病人抢救或转运途中。将氧气枕充入氧气,接好湿化瓶,让病人枕上氧气枕,接好导管即可使用,方法简便(图7-17)。

4.供氧的装置　供氧装置有两种:一是氧气筒及氧气压力表,二是中心供氧装置。

(1)氧气筒及氧气压力表装置　氧气筒是一圆柱形无缝钢筒,筒内可容纳6 000 L氧气,最高

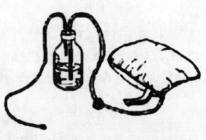

图7-17　氧气枕

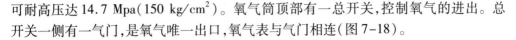

可耐高压达 14.7 Mpa(150 kg/cm²)。氧气筒顶部有一总开关,控制氧气的进出。总开关一侧有一气门,是氧气唯一出口,氧气表与气门相连(图7-18)。

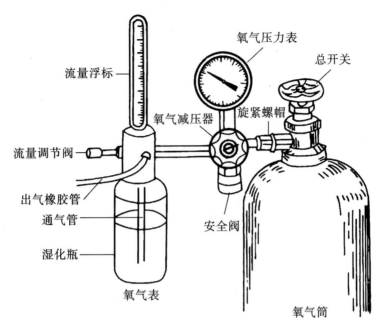

图7-18 氧气筒及氧气压力表装置

氧气表由压力表、减压器、流量表、湿化瓶及安全阀组成。①压力表:从表的指针所指的刻度能测知筒内氧气的压力,以 Mpa 或 kg/cm² 表示。压力越大,说明氧气储存量越多。②减压器:是一种弹簧自动减压装置,将来自氧气筒内的压力减至 2～3 kg/cm²(0.19～0.29 Mpa),使流量平衡,保证安全,便于使用。③流量表:用来测量每分钟氧气流出量。流量表内有浮标,当氧气通过流量表时,即将浮标吹起,从浮标上端平面所指刻度,可以测知每分钟氧气的流出量。④湿化瓶:用来湿润氧气,以免呼吸道黏膜被干燥氧气刺激。可选用一次性或内装 1/3～1/2 灭菌蒸馏水的湿化瓶,通气管浸于水中,出气橡胶管和鼻导管相连。如为急性肺水肿病人吸氧时,湿化瓶内改为 20%～30% 乙醇,可降低肺泡内泡沫的表面张力,使泡沫破裂,进而改善气体交换。⑤安全阀:由于氧气表的种类不同,有的安全阀在湿化瓶上端,有的在压力表下端。当氧气流量过大、压力过高时,压力阀的内部活塞即自行上推,使过多的氧气由四周小孔溢出,保证安全。

将氧气表装在氧气筒上的方法是:①冲尘,将氧气筒置于架上,将总开关向逆时针方向旋转 1/4 周,随即迅速关好总开关,达到清洁气门的目的,避免灰尘吹入氧气表内。②接氧气表,将表的旋紧螺帽与氧气筒气门处的螺纹接头衔接,用手初步旋紧,然后将表稍向后倾,再用扳手旋紧,使氧气表直立,检查有无漏气。③接湿化瓶,将湿化瓶的橡胶管一端与氧气表相接,旋开总开关,再旋开流量开关,检查氧气流出是否通畅,以及全套装置是否适用,最后关上流量调节开关,推至病房使用。

供氧时间的计算公式:

$$供氧时间 = \frac{压力表压力 - 5(kg/cm^2) \times 氧气筒容积(L)}{1\ kg/cm^2 \times 氧流量(L/min) \times 60\ min}$$

氧气浓度与流量的关系：

$$吸氧浓度(\%) = 21 + 4 \times 氧流量(L/min)$$

（2）中心供氧装置　目前大医院都有中心供氧装置,医院的氧气都由供氧站供给,管道通至各病区床单位、门诊和急诊室。供应站有总开关进行管理,各用氧单位有分开关,配有氧气表,随时可取用(图7-19)。

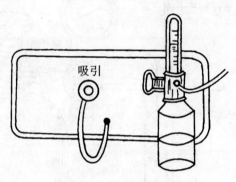

图7-19　中心供氧装置

5. 氧疗副作用与护理　当氧疗时间超过24 h,氧浓度高于60%,可出现氧疗副作用(表7-11)。

表7-11　氧疗副作用

氧疗副作用及症状	护理
氧中毒:胸骨下不适、疼痛、灼热感,继而出现呼吸增快、恶心、呕吐、烦躁、断续的干咳	避免长时间、高浓度氧疗 定时做血气分析 动态观察氧疗效果
肺不张:烦躁,呼吸、心率增快,血压上升,继而出现呼吸困难、发绀、昏迷	鼓励病人做深呼吸,多咳嗽和经常改变卧位、姿势,防止分泌物阻塞
呼吸道分泌物干燥:呼吸道黏膜干燥,分泌物黏稠,不易咳出	氧气吸入前加强湿化 定时雾化吸入
晶状体后纤维组织增生:视网膜血管收缩、视网膜纤维化,导致不可逆转的失明。仅见于新生儿,以早产儿多见	严格控制吸氧的浓度和时间
呼吸抑制:呼吸中枢抑制,呼吸减慢,甚至停止。常见于Ⅱ型呼吸衰竭者	给予低浓度、低流量吸氧,维持动脉血氧分压在8 kPa

（三）供氧的方法

【目的】

1. 纠正各种原因造成的缺氧状态,提高动脉血氧分压(PaO_2)和动脉血氧饱和度(SaO_2),增加动脉血氧含量(CaO_2)。

2. 促进组织的新陈代谢,维持机体生命活动。

笔记栏

【评估】

1. 病人的基本状态：年龄、病情、意识状况、治疗情况、心理状态及合作程度。

2. 病人对吸氧的：目的、方法、注意事项的了解程度。

3. 病人的准备：在护士协助下取舒适体位，保持稳定的情绪，积极配合。

4. 病人的心理反应及合作程度。

【操作前准备】

1. 护士准备　衣帽整洁，洗手，戴口罩。

2. 病人准备

(1) 了解吸氧法的目的、方法、注意事项及配合要点。

(2) 体位舒适，情绪稳定，愿意配合。

3. 环境准备　室温合适、光线充足、环境安静、远离火源。

4. 用物准备　治疗盘内放：小药杯内盛冷开水、纱布、弯盘、鼻导管、棉签、扳手、一次性湿化瓶或内盛1/3～1/2灭菌蒸馏水的湿化瓶、冷开水或20%～30%乙醇。治疗盘外：氧气筒或中心吸氧装置、氧气压力表装置、特别护理记录单、笔。

【操作步骤】　双侧鼻导管给氧法见表7-11。

表7-11　双侧鼻导管给氧法

操作步骤	要点与说明
1. 核对解释：携带用物至病人床旁，核对病人床号和姓名	● 确认病人
2. 检查病人鼻腔状况，鼻腔有无分泌物堵塞或异常	
3. 安装氧气压力表	
(1) 吹尘：将氧气筒置于氧气架上，打开氧气筒总开关，放出少量氧气，迅速关闭	
(2) 安表：将氧气表安于氧气筒气上，稍向后倾斜，先用手旋紧，再用扳手拧紧，氧气表直立于氧气筒旁	
(3) 检查：检查并关闭流量开关，打开氧气筒总开关，观察是否漏气	
4. 连接湿化瓶	
(1) 将一次性湿化瓶或内盛1/3～1/2灭菌蒸馏水或20%～30%乙醇(肺水肿)的湿化瓶与氧气表连接，拧紧	
(2) 将橡胶管接于湿化瓶盖旁接口上，打开流量开关，检查氧气输出情况，以及有无漏气	
(3) 关闭流量开关，备用	

续表 7-11

操作步骤	要点与说明
5. 连接鼻导管:用棉签清洁双侧鼻腔,将鼻导管与湿化瓶上橡胶管相连	
6. 调节氧流量:先调节好流量再插鼻导管	●轻度缺氧病人或小儿 1～2 L/min,中度缺氧病人 2～4 L/min,重度缺氧病人 4～6 L/min
7. 插管:将鼻导管前端放于小药杯冷开水中润湿,将鼻导管轻轻插入病人双侧鼻孔 1 cm	
8. 固定:将导管环绕于病人耳部,根据病人情况调整松紧度	
9. 记录给氧时间、氧流量、病人反应	
10. 观察:观察缺氧症状,及时比较,评价氧疗效果;观察氧气装置是否漏气及通畅;观察病人有无出现氧疗副作用;观察湿化瓶内液体量	●遇到情况及时处理
11. 停止用氧:向病人解释氧疗结束。取下鼻导管,将鼻导管拔除置于弯盘中,关闭氧气筒总开关。为病人取舒适体位,整理床单位。记录停止用氧的时间及效果	●取得合作
12. 卸表:先放出氧气表内余下氧气,再关闭流量开关。卸下湿化瓶。一手扶压力表,一手持扳手松气门螺帽,将氧气表卸下,放妥	
13. 整理用物:一次性用物集中后毁形处理,湿化瓶等可重复使用的物品,消毒处理。洗手,记录	●防止交叉感染

【注意事项】

(1)用氧前,检查氧气装置有无漏气,是否通畅。

(2)严格遵守操作规程,注意用氧安全,切实做好"四防",即防震、防火、防热、防油。

(3)搬运氧气筒时避免碰撞倾倒。氧气筒放于阴冷处,距明火不少于 5 m,距暖气不少于 1 m,氧气表及螺扣禁用油润。

(4)用氧前,先打开流量开关调好流量,再下鼻导管;停用时,先拔鼻导管,后关氧气开关。用氧过程中若要改变流量,应先将鼻导管与橡胶管分离,待调好流量再接上,以防损伤肺部组织或使病人受惊吓。

(5)常用的湿化液有灭菌蒸馏水、冷开水。急性肺水肿病人常用 20%～30% 乙醇。

(6)氧气筒内氧气不可用尽,压力表读数勿低于 0.5 Mpa(5 kg/cm^2),避免灰尘进入氧气筒内,再充气时引起爆炸。氧气筒应贴挂有标示,未用完或已用尽的氧气筒,应分别悬挂"满"或"空"的标志,既便于及时调换,也便于急用时搬运,提高抢救速度。

(7)用氧过程中,加强观察。

五、异常血压的护理

(一)异常血压的评估

1.高血压　是指在未服用降压药物的情况下,18 岁以上成年人收缩压≥140 mmHg 和(或)舒张压≥90 mmHg。根据引起高血压的原因不同,将高血压分为原发性高血压和继发性高血压两大类。临床上,以原因不明的原发性高血压为多见,占 95%;少数(5% 左右)病人血压升高是某种疾病的一种临床表现,即继发性高血压,如肾小球肾炎、嗜铬细胞瘤、颅内压增高等可致血压升高。非同日三次测量上臂血压,收缩压≥140 mmHg 和(或)舒张压≥90 mmHg 则可判断为高血压,血压水平分级参考中国高血压分类标准(2015 版)(表 7-5)。

表 7-5　中国高血压分类标准(2015 版)

分级	收缩压(mmHg)		舒张压(mmHg)
正常血压	<120	和	<80
正常高值	120～139	和(或)	80～89
高血压	≥140	和(或)	≥90
1 级高血压(轻度)	140～159	和(或)	90～99
2 级高血压(中度)	160～179	和(或)	100～109
3 级高血压(重度)	≥180	和(或)	≥110
单纯收缩期高血压	≥140	和	<90

2.低血压　收缩压低于 90 mmHg 和(或)舒张压低于 60 mmHg 称低血压,常见于休克、大量失血、心肌梗死。

3.脉压异常　①脉压增大常见于主动脉瓣关闭不全、动脉硬化、甲状腺功能亢进等;②脉压减小常见于主动脉瓣狭窄、心包积液、末梢循环衰竭等。

(二)异常血压的护理

1.良好环境　提供适宜温度、湿度,通风良好,合理照明的整洁、安静、舒适环境。

2.合理饮食　选择易消化,低脂、低胆固醇、低盐、高维生素,富含纤维素的食物。高血压病人应减少钠盐摄入,逐步降至 WHO 推荐的每人每日食盐 6 g 的要求。

3.生活规律　良好的生活习惯是保持健康、维持正常血压的重要条件。保证足够的睡眠,养成定时排便的习惯,注意保暖,避免冷热刺激等。

4.控制情绪　精神紧张、情绪激动、烦躁、焦虑、忧愁等都是诱发高血压的精神因素,因此高血压病人应加强自我修养,调整情绪,保持心情舒畅。

5.坚持运动　积极参加力所能及的体力劳动和适当的体育运动,可以改善血液循环,增强心血管功能。

6.加强监测　对密切观察血压的病人应做到"四定",即定时间、定部位、定体位、定血压计。服降压药者应监测血压,为药物治疗提供依据。

7. 健康教育　教会病人测量和判断异常血压的方法;生活有度、合理作息、适当运动、合理营养、戒烟限酒。

（张会敏）

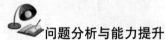

问题分析与能力提升

1. 病人,李某,女,32 岁,因"风湿性心脏病、房颤"收入院。主诉心悸、头晕、胸闷、四肢乏力,护士为其诊脉时发现脉搏细速、不规则,测心率 120 次/min,脉率 90 次/min,听诊心率快慢不一,心律完全不规则,心音强弱不等。

请问:①该病人发生了什么情况? ②此时应如何为病人测脉搏? ③如何进行护理记录?

2. 某病人术后医嘱,测血压每 30 min 一次,共四次,护士第一次测血压 90/60 mmHg,脉搏 96 次/min,第二次测血压 78/48 mmHg,脉搏 110 次/min。

请问:护士是否继续按医嘱测血压? 为什么? 应如何做?

3. 病人,王某,男,49 岁,自感呼吸困难,胸闷不适,嘴唇发紫,查 PaO_2 40 mmHg,SaO_2 65%。

请问:①该病人的缺氧程度属于哪种? ②如何为该病人进行正确的氧疗? ③用氧时的注意事项有哪些?

第八章

冷热疗法

冷热疗法是临床常用的物理治疗方法，是将低于或高于人体温度的物质作用于体表皮肤，通过神经传导引起皮肤和内脏器官血管的收缩和舒张，改变机体各系统体液循环和新陈代谢，达到治疗目的的方法。护士作为冷热疗法的实施者，应及时、准确地评估病人局部或全身状况，正确实施冷热疗法，观察病人反应，并及时评价治疗效果，确保病人安全。

第一节 冷疗法的应用

人体皮肤上分布着多种感受器，如冷觉感受器、温觉感受器、痛觉感受器等，能产生各种感觉。冷觉感受器位于真皮上层，温觉感受器位于真皮下层，痛觉感受器广泛分布于皮肤表层。冷觉感受器较集中于躯干上部和四肢，数量较温觉感受器多4~10倍，因此机体对冷刺激的反应比热刺激敏感。当冷觉感受器及温觉感受器受到强烈刺激时，痛觉感受器也会兴奋，使机体产生疼痛。

当皮肤感受器感受温度或疼痛刺激后，神经末梢发出冲动，经过传入神经纤维传到大脑皮层感觉中枢，感觉中枢对冲动进行识别，再通过传出神经纤维发出指令，机体产生行动。当刺激强烈时，神经冲动可不经过大脑，只通过脊髓反射使整个反射过程更迅速，以免机体受损。

一、冷疗法的效应

冷疗法将冷刺激作用于皮肤表面，会使机体产生局部或全身反应。

（一）生理效应

1.减轻局部充血或出血　冷可使血管收缩,减轻局部充血;冷还可以使毛细血管通透性降低,血流减慢,有利于血液凝固而减少出血(表8-1)。可用于扁桃体摘除术后、牙科术后、鼻衄、头部外伤及局部软组织损伤早期等。

2.减轻疼痛　冷可抑制细胞活动,使神经冲动传导减慢,神经末梢敏感性降低而减轻疼痛。由于充血或组织肿胀压迫神经末梢而致疼痛者,也可因冷使血管收缩或渗出减少解除压迫而止痛。临床上常用于牙痛、急性损伤和烫伤等。

3.控制炎症扩散　冷可使局部血管收缩,血流减少,细胞新陈代谢降低,降低细菌的活力,抑制炎症的扩散。

4.降低体温　当冷直接作用于皮肤大血管处,通过传导、蒸发等物理作用,可使体温降低。全身用冷后,先是毛细血管收缩,继而皮肤血管扩张,增加散热,从而降低体温。临床上常用于高热、中暑病人。对脑外伤、脑缺氧病人,可以利用局部或全身降温,减少脑细胞需氧量,有利于脑细胞的康复。

表 8-1　冷疗法的生理效应

生理指标	生理效应	生理指标	生理效应
血管	收缩	细胞需氧量	减少
血管通透性	降低	淋巴流量	减少
血流速度	减慢	神经传导速度	减慢
血液黏稠度	增加	结缔组织伸展性	减弱
细胞代谢	减少	体温	下降

（二）继发效应

用冷或用热超过一定时间后,产生与生理效应相反的作用,称为继发效应。如用冷可使血管收缩,但持续用冷 30～60 min 后,则血管扩张,这是机体避免长时间用冷对组织造成损伤而引起的防御反应。因此,冷疗法应有适当的时间,以 20～30 min 为宜。如需反复使用,中间须给予 1 h 的休息时间。

二、影响冷疗效果的因素

1.冷疗方式　用冷方式不同,疗效也不同。冷疗分湿冷法和干冷法两大类。水是良好的导体,其传导能力和渗透力均比空气强,因此湿冷的效果优于干冷,应根据病人病情选择适当的方法,使用湿冷法时,温度可比用干冷法高一些。

2.部位　用冷部位不同,产生的冷效应也不同。身体各部位皮肤有厚有薄,如手和脚的皮肤较厚,对冷刺激的耐受力强,用冷效应较差;而躯体的皮肤较薄,对冷刺激的敏感性强,用冷效应较好。不同深度的皮肤对冷热反应不同,皮肤浅层冷感受器比温觉感受器浅表且数量多 8～10 倍,浅层皮肤对冷刺激较敏感。血液循环也能影响冷疗的效果,血液循环良好的部位冷疗效果更好。因此,临床上为高热病人物理降温时,将冰袋、冰囊放置在颈部、腋下、腹股沟等体表大血管流经处,以增加降温效果。

3.面积 冷效应与用冷面积成正比。用冷面积较大,冷疗效果会较强,反之则较弱。要注意用冷面积越大,病人的耐受性也越差,可能引起全身反应。如大面积冷疗,导致血管收缩,周围皮肤血液分流至内脏血管,使病人血压升高。

4.温度 用冷的温度与体表的温度相差越大,机体对冷刺激的反应越强烈,反之则越小。环境温度也会影响冷效应,如室温过低,冷效应增加;室温过高,冷效应降低。

5.时间 冷疗需要有一定的时间才能产生效应。冷疗时间一般为20～30 min。在规定时间内,冷疗效应随着时间的延长逐渐增强。如果持续用冷时间过长,会发生继发效应,机体对冷的耐受性增强,敏感性降低,从而抵消其治疗效果,甚至还可以引起不良反应,如皮肤苍白、冻伤等。

6.个体差异 由于个体的年龄、性别、机体状态、神经系统调节功能、居住习惯等有差异,冷疗的效果也有所差别。婴幼儿神经系统尚未发育成熟,对冷刺激的适应能力有限;老年人由于功能减退,对冷刺激的反应敏感性降低;女性对冷刺激较男性敏感;身体虚弱、意识不清、昏迷、感觉迟钝、麻痹或血循环受阻的病人,对冷刺激的敏感性降低,要注意防止冻伤。长期居住在寒冷地区者对冷的耐受性较高。

三、冷疗法的禁忌证

1.血液循环明显不良 当机体循环不良,组织营养不足时,使用冷疗会使血管进一步收缩,加重血液循环障碍,导致局部组织缺血缺氧而变性坏死。如大面积组织损伤、全身微循环障碍、休克、周围血管病变、动脉硬化、糖尿病、水肿等病人。

2.慢性炎症或深部化脓病灶 用冷可使局部毛细血管收缩,血流量减少,妨碍炎症的吸收。

3.组织破损 用冷可减少血液循环,加重循环障碍,增加组织损伤,影响伤口愈合。尤其是大范围组织损伤,应禁止用冷。

4.对冷过敏者 对冷过敏的病人用冷后可出现皮疹、关节疼痛、肌肉痉挛等现象。

5.禁忌冷疗的部位

(1)枕后、耳郭、阴囊处 用冷易引起冻伤。

(2)心前区 用冷可导致反射性心率减慢、心律不齐、心房纤颤或心室纤颤等。

(3)腹部 用冷易引起腹痛、腹泻。

(4)足底 用冷可导致反射性末梢血管收缩而影响散热或引起一过性冠状动脉收缩。

四、冷疗法的应用

冷疗方法分局部冷疗法与全身冷疗法两大类。局部冷疗法有冰袋、冰囊、化学冰袋、冰帽、冰槽、冷湿敷等;全身冷疗法有乙醇拭浴、温水拭浴、医用冰毯、全身降温仪等。

(一)冰袋、冰囊的使用

【目的】 降温、镇痛、止血、局部消肿、抑制炎症扩散。

【操作前准备】

1. 护士准备

(1)衣帽整洁、修剪指甲、洗手、戴口罩。

(2)评估病人的年龄、病情、体温、治疗情况、局部皮肤状况、活动与自理能力、心理状况及合作程度。

2. 病人准备

(1)了解冰袋使用的目的、方法、注意事项及配合要点。

(2)体位舒适,愿意合作。

3. 环境准备　病室安静、整洁、室温适宜,酌情关闭门窗。

4. 用物准备　冰袋或冰囊(图8-1)或化学冰袋(图8-2)、布套、毛巾、冰块、盆及冷水、勺。

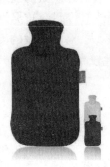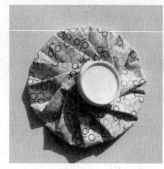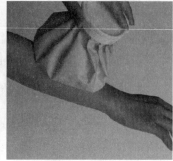

图8-1　冰袋

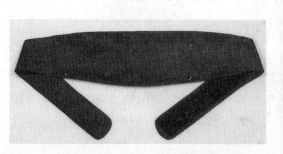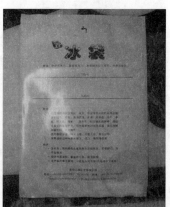

图8-2　化学冰袋

【操作步骤】　冰袋(冰囊)的使用见表8-2。

表8-2　冰袋(冰囊)的使用

操作步骤	要点与说明
1. 准备冰袋	
(1)备冰:将冰块放入盆中用冷水冲去棱角	● 避免冰块棱角损坏冰袋或致病人不适
(2)装袋:用勺将冰块装入冰袋至1/2～2/3满	● 便于冰袋与皮肤接触
(3)排气:排出袋内空气后扎紧袋口,擦干冰袋外壁水迹	● 空气可加速冰的融化,并会使冰袋无法与皮肤完全接触影响疗效
(4)检查:倒提冰袋,检查	● 检查冰袋有无破损、漏水
(5)装套:将冰袋装入布套内备用	● 避免冰袋与病人皮肤直接接触,也可吸收冷凝水汽
2. 携用物至病人床旁,核对病人床号、姓名	● 确认病人
3. 放置位置:冰袋可置于头部,冰囊一般用于身体皮肤薄而有大血管分布处,如颈部、腋下、腹股沟等。高热病人可敷前额及头顶、颈部、腋下、腹股沟等部位;扁桃体摘除术后将冰袋置于颈前颌下;鼻部冷敷时,可将冰囊吊起,使其底部接触鼻根,以减轻压力	
4. 放置时间不超过30 min	● 防止发生继发效应
5. 观察治疗效果与病人反应	● 注意观察局部皮肤变化,有无青紫、苍白、红斑及麻木、僵硬、疼痛等,一般每10 min查看一次 ● 若有异常立即停止以防冻伤发生 ● 使用中,应检查冰块融化情况,及时更换与添加
6. 操作后处理:撤掉冰袋(冰囊),协助病人躺卧舒适,整理床单位,处理用物	● 倒空冰袋(冰囊),倒挂晾干,吹入少量空气,夹紧袋口置于阴凉处备用;布袋送洗;若为化学制冷袋,冷袋外壁用消毒液擦拭,置于冰箱内
7. 洗手、记录:记录冷疗的部位、时间、效果及反应	● 便于评价

【注意事项】

1. 密切观察病人病情变化及用冷部位血液循环状况,如出现皮肤苍白、青紫或有麻木感等,应立即停止用冷。

2. 注意观察冰袋(囊)有无漏水、冰块是否融化等,及时更换,保持干燥。

3. 应根据不同目的掌握用冷时间,用于治疗不超过30 min;用于降温,30 min后测体温,当体温降至39 ℃以下,取下冰袋(囊),做好记录。如需长时间用冷者,可间隔1 h后再重复使用。

(二)冰帽的使用

【目的】　头部降温,防治脑水肿。降低脑组织代谢、减少其耗氧量,提高脑细胞对缺氧的耐受性,减轻脑细胞损害。

【操作前准备】

1.护士准备

(1)衣帽整洁、修剪指甲、洗手、戴口罩。

(2)评估病人的年龄、病情、意识、治疗情况、头部状况、心理状况及合作程度。

2.病人准备

(1)了解冰帽使用的目的、方法、注意事项及配合要点。

(2)体位舒适,愿意合作。

3.环境准备 病室安静、整洁、室温适宜,酌情关闭门窗。

4.用物准备 冰帽(图8-3)、冰块、盆及冷水、水桶、肛表。备冰方法同冰袋,手消毒液,医用垃圾桶。

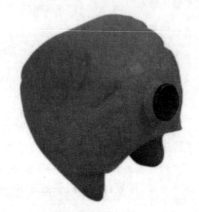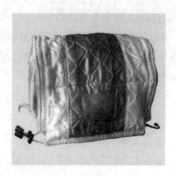

图8-3 冰帽

【操作步骤】 冰帽的使用见表8-3。

表8-3 冰帽的使用

操作步骤	要点与说明
1.准备冰帽(同冰袋的使用)	
2.携用物至病人床旁,核对病人床号、姓名	• 确认病人
3.使用冰帽:头部置冰帽中,后颈部、双耳郭垫海绵	• 枕后、耳郭禁忌用冷
4.观察治疗效果与病人反应	• 维持肛温在33 ℃左右,不可低于30 ℃,防止心室纤维颤动等并发症
6.操作后处理:撤掉冰帽,协助病人躺卧舒适,整理床单位,处理用物	• 冰帽处理方法同冰袋
7.洗手、记录:记录时间、效果及反应	• 便于评价

【注意事项】

1.注意监测病人体温、心率的变化。肛温不宜低于 30 ℃,以免发生心房、心室纤颤或房室传导阻滞等。

2.注意观察头部皮肤变化以防耳郭发生青紫、麻木及冻伤。观察冰帽有无漏水,冰块融化后及时更换或添加。

3.用冷时间不得超过 30 min,以防产生继发效应。

(三)冷湿敷

【目的】 止血、消炎、消肿、止痛。

【操作前准备】

1.护士准备

(1)衣帽整洁、洗手、戴口罩。

(2)评估病人的年龄、病情、意识、体温、治疗情况、局部皮肤状况、活动及自理能力、心理状况及合作程度。

2.病人准备

(1)了解冷湿敷的使用目的、方法、注意事项及配合要点。

(2)体位舒适,愿意合作。

3.环境准备 病室安静、整洁、室温适宜,酌情关闭门窗,必要时屏风或围帘遮挡。

4.用物准备 盆内盛冰水,治疗盘内放:弯盘、纱布、敷布 2 块、卵圆钳 2 把,凡士林、棉签、一次性治疗巾。手消毒液,医用垃圾桶,酌情备屏风、换药用物。

【操作步骤】 冷湿敷的方法见表 8-4。

表 8-4 冷湿敷的方法

操作步骤	要点与说明
1.携用物至病人床旁,核对病人床号、姓名	●确认病人
2.患处准备:病人取舒适卧位,暴露患处,垫一次性治疗巾于受敷部位下,受敷部位涂凡士林,上盖一层纱布	●必要时屏风或围帘遮挡,维护病人隐私 ●保护皮肤及床单位
3.冷敷:将敷布浸入冰水中,卵圆钳夹起拧至半干,抖开,折叠敷布敷于患处,每 3～5 min 更换一次敷布,持续 15～20 min	●敷布须浸透,拧至不滴水为宜 ●若冷敷部位为开放性伤口,须按无菌技术操作进行 ●确保冷敷效果,防止发生继发效应
4.观察:局部皮肤变化及病人反应	
5.操作后处理	
(1)冷湿敷结束后,撤掉敷布和纱布,擦去凡士林;协助病人躺卧舒适,整理病人床单位	
(2)处理用物,清洁、消毒后放于原处备用	
6.洗手、记录:记录冷敷的部位、时间、效果及病人的反应	●便于评价

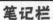

笔记栏

【注意事项】

1. 注意局部皮肤情况及病人反应。

2. 敷布湿度得当,以不滴水为宜。

3. 若为降温,使用冷湿敷 30 min 后应测量体温,并将测得的体温记录在体温单上。

(四)温水(乙醇)拭浴

【目的】 为高热病人降温。乙醇具有挥发性,拭浴在病人皮肤上能迅速蒸发,吸收并带走机体热量,同时乙醇又具有刺激皮肤血管扩张的作用,能增加机体散热。

【操作前准备】

1. 护士准备

(1)衣帽整洁、洗手、戴口罩。

(2)评估病人的年龄、病情、意识、体温、治疗情况、有无乙醇过敏史、皮肤状况、活动能力、心理状况及合作程度。

2. 病人准备

(1)了解温水(乙醇)拭浴的目的、方法、注意事项及配合要点。

(2)体位舒适,愿意合作,按需排尿。

3. 环境准备 病室安静、整洁、调节室温,关闭门窗,必要时屏风或围帘遮挡。

4. 用物准备 盆内盛 32~34 ℃ 温水 2/3 满或盛放 30 ℃,25%~35% 乙醇 200~300 mL,小毛巾、浴巾、热水袋(内装 60~70 ℃ 热水,装入布套中)、冰袋(内装冰块,装入布套中)或化学制冷袋,手消毒液,酌情备衣物、大单、便器及屏风。

【操作步骤】 温水(乙醇)拭浴的方法见表 8-5。

表 8-5 温水(乙醇)拭浴的方法

操作步骤	要点与说明
1. 核对:携用物至病人床旁,核对病人床号、姓名	• 确认病人
2. 松开床尾盖被,协助病人脱去上衣,松解裤带	• 必要时屏风或围帘遮挡,维护病人隐私 • 便于擦拭
3. 置冰袋、热水袋:冰袋置于病人头部,热水袋置于足底	• 头部置冰袋以助降温并防止头部充血而致头痛;热水袋置足底可促进足底血管扩张而减轻头部充血,并使病人舒适
4. 拭浴	
(1)方法:暴露擦拭部位,将浴巾垫于擦拭部位下,以浸湿小毛巾包裹手掌,挤至半干,缠于手上成手套状,以离心方向拭浴,最后以浴巾擦干	• 保护床单位 • 小毛巾缠裹成手套状 • 以拍拭(轻拍)方式进行,避免用摩擦方式,因摩擦易生热
(2)顺序	
①双上肢:病人仰卧	

续表 8-5

操作步骤	要点与说明
颈外侧→肩→上臂外侧→前臂外侧→手背 侧胸→腋窝→上臂内侧→肘窝→前臂内侧→手心	●禁忌擦拭胸前区、腹部、后颈部、足心部位
②腰背部:病人侧卧	●至腋窝、肘窝、手心处稍用力并延长停留时间,以促进散热
颈下→臀部 穿好上衣	
③双下肢:病人仰卧	
外侧:髋部→下肢外侧→足背	●至腹股沟、腘窝处稍用力并延长停留时间,以促进散热
内侧:腹股沟→下肢内侧→内踝	
后侧:臀下→下肢后侧→腘窝→足跟	
(3)时间:每侧部位(四肢、背腰部)3 min,全过程 20 min 以内	●防止发生继发效应
5.观察:拭浴过程中注意观察病情,有无寒战、面色苍白、脉搏及呼吸异常等	●若有异常,立即停止拭浴,及时处理
6.操作后处理	
(1)拭浴毕,取下热水袋,根据需要更换清洁衣裤,协助病人躺卧舒适	
(2)整理病人床单位,拉开围帘或撤去屏风,开窗通风	
(3)清理用物	
7.洗手,记录:记录时间、效果、反应	●用物处理后备用 ●便于评价 ●拭浴后 30 min 测体温并绘制于体温单上;若体温降至 39 ℃以下,取下头部冰袋

【注意事项】

1.拭浴过程中注意观察病人反应,如出现面色苍白、寒战,呼吸异常时,应立即停止拭浴并通知医生,给予相应的处理。

2.拭浴时,在腋窝、肘窝、掌心、腹股沟、腘窝等大血管分布处,应延长拍拭时间,以促进散热。

3.禁忌拍拭胸前区、腹部、后颈部、足底等部位,以免引起不良反应。

4.新生儿及血液病高热病人禁用乙醇拭浴。

第二节　热疗法的应用

一、热疗法的效应

热疗法将热刺激作用于皮肤表面,会使机体产生生理效应(表8-6)和继发效应。

(一)生理效应

1. 促进炎症的消散或局限　热疗可以使血管扩张、血流量增多、血液循环加快,故炎症早期用热可促进炎性渗出物的吸收和消散;热疗还可以增强新陈代谢和白细胞的吞噬功能,炎症后期用热可以促使白细胞释放蛋白溶解酶,溶解坏死组织,有利于坏死组织的清除和组织的修复,使炎症局限。

2. 缓解疼痛　温热的刺激能降低痛觉神经的兴奋性;热还能改善血液循环,减轻炎性水肿及组织缺氧,加速致痛物质(组织胺等)的排出;又由于渗出物被逐渐吸收,从而解除炎性水肿对神经末梢的压力;温热还能使肌肉、肌腱、韧带等组织松弛,增强肌肉组织的伸展性,增加关节的活动范围,可解除因肌肉痉挛、关节强直而引起的疼痛,临床上常用于腰肌劳损、胃肠痉挛、关节疼痛等。

3. 减轻深部组织充血　局部用热使体表血管扩张,血流增加,全身血液循环重新分布,深部血流量减少,有利于减轻深部组织的充血。

4. 保暖　热疗可以使血管扩张,血液循环加快,从而把热量带到全身使病人感到温暖舒适。冬天常用于对危重、小儿、老年及末梢循环不良的病人进行保暖。

表8-6　热疗的生理效应

生理指标	生理效应	生理指标	生理效应
血管	舒张	细胞需氧量	增加
血管通透性	增加	淋巴流量	增加
血流速度	增快	神经传导速度	加快
血液黏稠度	降低	结缔组织伸展性	增强
细胞代谢	增加	体温	上升

(二)继发效应

同冷疗法一样,持续用热超过一定时间,会产生继发效应。如热疗可使血管扩张,但持续用热30~45 min后,会出现血管收缩。因此,热疗法应有适当的时间,以20~30 min为宜。如需反复使用,中间须给予1 h的休息时间。

二、影响热疗效果的因素

1. 方式　热疗分为干热法和湿热法,湿热效果比干热强。因为水是热的良导体,比空气导热能力和穿透能力强,可达深层组织。应根据病变部位和治疗要求进行选择。使用湿热法时,温度应比用干热法低一些,时间短一些,防止烫伤发生。

2.面积　热疗效果与用热面积成正比,面积大对热反应就较强,反之则较弱。但需注意大面积热疗可导致周围血管扩张,血压下降,若血压急剧下降,病人容易发生晕厥。

3.温度　湿热疗温度一般为40~60 ℃,干热疗为50~70 ℃,应根据病人的耐受力而定。另外,环境温度的高低也可影响热疗效果,如室温过低,散热快,热效应减低。

4.时间　热疗时间一般为10~30 min,用热时间过长,机体对热的耐受性增强,敏感性降低,会影响热疗作用,甚至引起不良反应。

5.个体差异　不同个体,由于年龄、性别、心理状态、神经系统对热的调节功能各不相同,导致机体对热的耐受力有差异。如婴幼儿对热的适应能力有限,老年人对热的反应比较迟钝,昏迷、瘫痪、循环不良的病人局部感觉障碍,故对此类病人用热时要加倍小心,以防烫伤。

三、热疗法的禁忌证

1.急腹症未明确诊断前　热疗虽能减轻疼痛,但易掩盖病情真相而贻误诊断和治疗。

2.面部危险三角区感染　因该处血管丰富又无静脉瓣,且与颅内海绵窦相通,热疗能使血管扩张,血流增多,导致细菌和毒素进入血液循环,使炎症扩散,造成严重的颅内感染和败血症。

3.各种脏器出血者　因用热可使局部血管扩张,增加脏器的血流量和血管的通透性,加重出血。

4.软组织损伤或扭伤的早期(48 h内)　热疗可促进血液循环,加重皮下出血、肿胀和疼痛。

5.其他

(1)心、肝、肾功能不全者　大面积热疗使皮肤血管扩张,减少对内脏器官的血液供应,加重病情。

(2)皮肤湿疹　热疗可加重皮肤受损。

(3)急性炎症　热疗可使局部温度升高,有利于细菌繁殖及分泌物增多,加重病情。如牙龈炎、中耳炎。

(4)孕妇　热疗可影响胎儿的生长。

(5)金属移植物部位　金属是热的良好导体,易造成烫伤。

(6)恶性肿瘤　热疗可使癌细胞分裂及生长加快而加重病情,使肿瘤扩散转移。

(7)麻痹、感觉异常者慎用热疗。

四、热疗法的应用

干热疗法有热水袋、烤灯、化学加热袋等;湿热疗法有热湿敷、热水坐浴、温水浸泡等。

(一)热水袋的使用

【目的】 保暖、解痉、镇痛、舒适。

【操作前准备】

1．护士准备

(1)衣帽整洁、修剪指甲、洗手、戴口罩。

(2)评估病人的年龄、病情、体温、意识、治疗情况、局部皮肤状况、活动与自理能力、心理状态及合作程度。

2．病人准备

(1)了解热水袋使用的目的、方法、注意事项及配合要点。

(2)体位舒适,愿意合作。

3．环境准备 病室安静、整洁、调节室温,酌情关闭门窗,避免对流风吹到病人。

4．用物准备 热水袋及布套、毛巾、水温计、水壶内盛热水(水温 60～70 ℃)。

【操作步骤】 热水袋的使用见表8-7。

表 8-7 热水袋的使用

操作步骤	要点与说明
1．准备热水袋	
(1)测温:测量、调节水温	●成人 60～70 ℃,昏迷、老人、婴幼儿、感觉迟钝、循环不良等病人水温低于 50 ℃
(2)灌水:检查热水袋有无破损,放平、去塞,一手提袋口边缘,一手持热水壶(罐)向袋内灌水 1/2～2/3 满	●边灌边提高袋口,注意防止热水外溢 ●灌水不可过多,否则热水袋膨胀较硬,减少与皮肤接触面积,热疗效果降低
(3)排气:缓慢放平袋口以排出袋内空气,拧紧塞子	●空气影响热的传导,并使热水袋呈球形,影响与皮肤接触面积
(4)检查:用毛巾擦干热水袋、倒提检查有无漏水	
(5)加套:将热水袋装入布套,系好带子	●避免橡胶热水袋直接接触皮肤,防止烫伤,增加舒适
2．核对:携用物至病人床旁,核对病人床号、姓名	●确认病人
3．置袋:放置所需位置,袋口朝身体外侧	●谨慎小心,避免烫伤
4．时间:不超过 30 min	●防止发生继发效应
5．观察:观察热疗效果、病人反应及热水温度	●如发现潮红、疼痛等,应立即停止使用,并在局部涂凡士林以保护皮肤 ●使用中,应检查水温,保证治疗效果
6．操作后处理:撤去治疗用物,协助病人躺卧舒适,整理床单位,处理用物	●倒空热水袋,倒挂晾干,吹入少量空气,旋紧塞子,置于阴凉处备用;布袋送洗
7．洗手、记录:记录热疗的部位、时间、效果及病人的反应	●便于评价

【注意事项】

1.经常检查热水袋有无破损,热水袋与塞子是否配套,以防漏水。

2.有炎症部位热敷,热水袋灌水 1/3 满,以免压力过大引起疼痛。

3.特殊病人使用热水袋,应再包一块大毛巾或放于两层毛毯之间,以防烫伤。

4.加强巡视,定期检查局部皮肤情况,必要时做好床边交班。

(二)烤灯的使用

临床上常用的烤灯有鹅颈灯、红外线灯及特定电磁波治疗器等。主要是利用红外线、可见光线、电磁波等的辐射热产生热效应而起治疗作用。

【目的】 消炎、镇痛、解痉、促进创面干燥结痂、保护肉芽组织生长。

【操作前准备】

1.护士准备

(1)衣帽整洁、修剪指甲、洗手、戴口罩。

(2)评估病人的年龄、病情、意识、治疗情况、局部皮肤状况、活动与自理能力、心理状态及合作程度。

2.病人准备

(1)了解烤灯使用的目的、方法、注意事项及配合要点。

(2)体位舒适,愿意合作。

3.环境准备 病室安静、整洁、调节室温,酌情关闭门窗,必要时屏风或围帘遮挡。

4.用物准备 鹅颈灯、红外线灯等(图 8-4),必要时备湿纱布或有色眼镜、屏风。

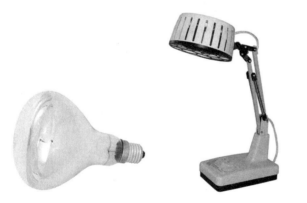
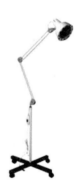

图 8-4 红外线灯泡、烤灯

【操作步骤】 烤灯的使用见表 8-8。

表 8-8 烤灯的应用

操作步骤	要点与说明
1.核对:携用物至病人床旁,核对病人床号、姓名	●确认病人
2.暴露患处:体位舒适,清洁治疗部位	●必要时屏风或围帘遮挡,维护病人隐私

续表 8-8

操作步骤	要点与说明
3.调节:调节灯距、温度,一般灯距为 30～50 cm,以感觉温热为宜(以手试温)	•防止烫伤
4.时间:照射 20～30 min,注意保护眼睛	•前胸、面颈部照射时应戴有色眼镜或用纱布遮盖眼睛 •防止发生继发效应
5.观察:每 5 min 观察热疗效果与反应	•观察病人,如出现过热、心慌、头昏等异常感觉,应立即停止照射并做相应处理 •皮肤出现桃红色红斑为合适剂量,如出现紫红色,应立即停止照射,局部涂凡士林保护皮肤
6.操作后处理:撤去治疗用物,协助病人躺卧舒适,整理床单位,处理用物	•烤灯擦拭整理后备用
7.洗手、记录:记录热疗的部位、时间、效果及病人的反应	•便于评价

【注意事项】

1.根据治疗部位选择不同功率灯泡:照射胸、腹、腰、背等部位选 500～1 000 W,手、足等部位选 250 W(白炽灯选 40～60 W)。

2.烤灯照射灯距为 30～50 cm,时间为 20～30 min。意识不清、感觉迟钝、血液循环障碍、局部瘢痕者,治疗时应加大灯距,防止烫伤。

3.眼睛内含有较多液体,对红外线吸收较强,一定强度的红外线直接照射可能引发白内障,因此治疗时应注意保护眼睛。

4.红外线多次治疗后,治疗部位的皮肤可出现网状红斑、色素沉着。

5.治疗过程中注意安全,避免触摸灯泡或覆盖烤灯,以免发生烫伤及火灾。

6.照射完毕,嘱病人休息 15 min 后方可外出,防止感冒。

(三)热湿敷法

【目的】 消炎、消肿、解痉、镇痛。

【计划】

1.护士准备

(1)衣帽整洁、修剪指甲、洗手、戴口罩。

(2)评估病人的年龄、病情、意识、治疗情况、局部皮肤、伤口状况、活动及自理能力、心理状况及合作程度。

2.病人准备

(1)了解热湿敷的使用目的、方法、注意事项及配合要点。

(2)体位舒适,愿意合作。

3.环境准备 病室安静、整洁、室温适宜,酌情关闭门窗,必要时屏风或围帘遮挡。

4.用物准备 小盆内盛热水(50～60 ℃)、敷布 2 块、敷钳 2 把、弯盘、纱布、凡士林、棉签、一次性治疗巾、棉垫、水温计、手消毒液、医用垃圾桶,酌情备热源、热水袋、屏风或围帘。

【操作步骤】 热敷的方法见表8-9。

表8-9　热敷的方法

操作步骤	要点与说明
1. 核对:携用物至病人床旁,核对病人床号、姓名	• 确认病人
2. 患处准备:病人取舒适卧位,暴露患处,垫一次性治疗巾于受敷部位下,受敷部位涂凡士林,上盖一层纱布	• 必要时屏风或围帘遮挡,维护病人隐私 • 保护皮肤及床单位
3. 热敷	
(1)将敷布浸入热水中,卵圆钳夹起拧至半干(图8-5)	• 水温为50~60℃,敷布须浸透,拧至不滴水,置手腕内侧试温,以不烫手为宜
(2)抖开,折叠敷布敷于患处,盖棉垫	• 若热敷部位为开放性伤口,须按无菌技术操作进行
(3)每3~5 min更换一次敷布,持续15~20 min	• 及时更换盆内热水或保持水温,若病人感觉过热可掀起敷布一角散热 • 确保热敷效果,防止发生继发效应 • 观察皮肤颜色及病人感受,防止烫伤
4. 观察:局部皮肤变化及病人反应	
5. 操作后处理	
(1)热湿敷结束后,撤掉敷布和纱布,擦去凡士林;协助病人躺卧舒适,整理床单位	
(2)处理用物,清洁、消毒后放于原处备用	
6. 洗手、记录:记录热湿敷的部位、时间、效果及病人的反应	• 便于评价

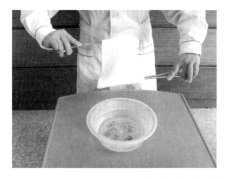 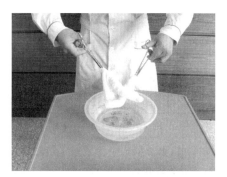

图8-5　热湿敷拧敷布法

【注意事项】

1.若病人热敷部位不怕受压,可用热水袋放置在局部并盖大毛巾以保温,要注意观察病人反应以防烫伤。

2.面部热敷者,嘱病人热敷后30 min方可外出,以防感冒。

3.热敷部位如有伤口,需按无菌技术操作,热敷后按外科换药法处理伤口。

(四)热水坐浴

【目的】 消炎、消肿、止痛、减轻充血,使病人清洁、舒适。适用于会阴、肛门疾病及手术后。

【操作前准备】

1.护士准备

(1)衣帽整洁、修剪指甲、洗手、戴口罩。

(2)评估病人的年龄、病情、意识、治疗情况、局部皮肤、伤口状况、活动及自理能力、心理状态及合作程度。

2.病人准备

(1)了解热水坐浴的目的、方法、注意事项及配合要点。

(2)愿意合作,提前排尿、排便。

3.环境准备 病室安静、整洁、室温适宜,酌情关闭门窗,必要时屏风或围帘遮挡。

4.用物准备 坐浴盆(图8-6),热水(40~45 ℃)、药液(遵医嘱)、无菌纱布、毛巾、水温计。必要时备换药用物。

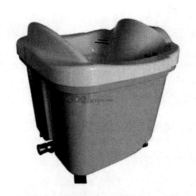

图8-6 坐浴盆

【操作步骤】 热水坐浴见表8-10。

表8-10 热水坐浴

操作步骤	要点与说明
1.配药、调温:遵医嘱配制药液置于坐浴盆内1/2满,调节水温40~45 ℃	● 防止烫伤
2.核对:携用物至病人床旁,核对病人床号、姓名	● 确认病人

续表 8-10

操作步骤	要点与说明
3.坐浴	
(1)屏风或围帘遮挡	● 维护病人隐私
(2)协助病人脱裤至膝部,取坐姿	● 臀部完全泡入水中
(3)协助病人或嘱病人用纱布蘸药液清洗外阴部皮肤	
(4)嘱病人待适应水温后,将臀部浸入水中坐浴,时间 15～20 min	● 随时调节水温,冬季注意室温与保暖,防止病人着凉
4.观察:坐浴效果及病人反应	● 病人若出现面色苍白、脉搏加快、眩晕、软弱无力,应立即停止坐浴,协助卧床休息
5.操作后处理	
(1)坐浴完毕,擦干臀部,协助病人穿好裤子,卧床休息,整理床单位	● 促进病人舒适
(2)拉开围帘或撤去屏风,开窗通风	
(3)处理用物,清洁、消毒后放于原处备用	
6.洗手、记录:记录坐浴时间、药液、效果及病人的反应	● 便于评价

【注意事项】

1.热水坐浴前应嘱病人排尿、排便,因为热水可刺激肛门、会阴部引起排尿、排便反射。

2.坐浴部位若有伤口,需备无菌坐浴盆及药液,坐浴后按外科换药法处理伤口。

3.女性病人月经期、妊娠后期、产后 2 周内、阴道出血和盆腔急性炎症均不宜坐浴,以免引起感染。

4.坐浴过程中应注意病人安全,随时观察病人面色、脉搏、呼吸,倾听病人主诉,如有异常应立即停止坐浴,扶病人卧床休息。

（五）温水浸泡法

【目的】 消炎、镇痛、清洁和消毒伤口,用于手、足、前臂、小腿等部位的感染。

【计划】

1.护士准备

(1)衣帽整洁、修剪指甲、洗手、戴口罩。

(2)评估病人的年龄、病情、意识、治疗情况、局部皮肤、伤口状况、活动及自理能力、心理状态及合作程度。

2.病人准备

(1)了解温水浸泡的目的、方法、注意事项及配合要点。

(2)姿势舒适,愿意合作。

3.环境准备 病室安静、整洁、调节室温,酌情关闭门窗,必要时屏风或围帘遮挡。

笔记栏

4.用物准备　浸泡盆(若有伤口应备无菌浸泡盆)、热水(水温 43～46 ℃)、药液(遵医嘱)、纱布 2 块、长镊子、毛巾、水温计。

【操作步骤】　温水浸泡的方法见表 8-11。

表 8-11　温水浸泡的方法

操作步骤	要点与说明
1.配药、调温:遵医嘱配制药液置于坐浴盆内 1/2 满,调节水温 43～46 ℃	●防止烫伤
2.核对:携用物至病人床旁,核对病人床号、姓名	●确认病人
3.浸泡	
(1)屏风或围帘遮挡	●维护病人隐私
(2)协助病人暴露患处,取舒适体位	●便于操作,促进舒适
(3)将肢体慢慢放入浸泡盆内,必要时用长镊子夹纱布轻擦创面,使之清洁	●使病人逐渐适应 ●冬季注意室温与保暖,防止病人着凉
(4)持续浸泡 30 min	●如水温不足,应先移开病人肢体后再添加热水,以防烫伤
4.观察:浸泡效果及病人反应	
5.操作后处理	
(1)浸泡毕,擦干浸泡部位	
(2)撤去治疗用物,协助病人取舒适体位,整理床单位	
(3)拉开围帘或撤去屏风,开窗通风	
(4)处理用物,清洁、消毒后放于原处备用	
6.洗手、记录:记录浸泡时间、药液、效果及病人的反应	●便于评价

【注意事项】

1.浸泡部位如有伤口,需备无菌浸泡盆及药液,浸泡后按外科换药法处理伤口。

2.浸泡过程中随时观察病人全身及局部皮肤情况,倾听病人主诉,如出现发红、疼痛等反应要及时停止浸泡并处理。

(谢　晖　宋晓丽)

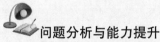

问题分析与能力提升

1.方某,女,27 岁,因产后高热,面部潮红,呼吸急促,脉快速,医嘱温水拭浴降温。

请问:①操作前护士准备了冰袋和热水袋,应分别用在病人哪些部位? 可以起到什么作用?

②拭浴时护士应重点拍拭病人的哪些部位? 哪些部位不能拍拭? 为什么? ③何时取下冰袋和热水袋?

2. 患儿,8 岁,急性上呼吸道感染,来院就诊,体温达到40.2 ℃,神志清醒。

请问:①给该患儿应采取何种物理降温措施? ②操作中应注意什么?

第九章

饮食与营养

学习目标

识记:①能正确描述六大营养素的种类及其主要功能;②能正确描述医院饮食的类别及各类饮食的种类、原则和适用范围;③能正确陈述鼻饲法的适应证、禁忌证及注意事项。

理解:①能正确描述并解释下列概念:营养素、基本饮食、治疗饮食、试验饮食、鼻饲法、要素饮食及胃肠外营养;②能正确理解饮食、营养与健康、疾病痊愈的关系;③能正确理解要素饮食的并发症及注意事项;④能正确理解胃肠外营养的并发症及注意事项。

运用:①能正确评估病人的营养状态;②能规范地进行鼻饲法管喂饮食操作;③能正确检查胃管是否在胃内;④能正确运用一般饮食护理的措施对病人进行饮食护理;⑤能正确运用营养知识对病人进行饮食健康教育。

饮食是人的基本需要,与人类健康有着密切的关系。合理的饮食与营养能维持机体各种生理功能,保证机体正常生长发育,促进组织修复,提高机体免疫力。不良的饮食与营养可以引起人体营养物质失衡,导致机体患病。因此,饮食与营养对人类在促进健康和预防疾病方面起着重要的作用。

当机体患病时,通过合理的饮食和适当的途径满足机体在病理状态下对热能和各种营养素的需求,可以达到治疗或辅助治疗疾病的目的。因此,护理人员应掌握有关饮食与营养的知识,正确评估病人的营养状态,制订科学合理的饮食计划,并采取适宜的供给途径给予满足,促进病人尽快康复。

第一节　医院饮食

医院是对特定人群进行防病治病的场所,饮食可分为三大类:基本饮食、治疗饮食和试验饮食,分别适应不同病情的需要。

(一)基本饮食

基本饮食包括普通饮食、软质饮食、半流质饮食和流质饮食四种,见表9-1。

表9-1　基本饮食

类别	适用范围	饮食原则	用法
普通饮食	咀嚼或消化功能无障碍;体温正常;病情较轻或恢复期的病人,无须特殊饮食要求者	营养平衡;美观可口;易消化,无刺激性的一般食物;与健康人饮食相似,一般食物均可	每日三餐,各餐按比例分配,总热量应达 9.20~10.88 MJ/d(2 200~2 600 kcal/d),蛋白质70~90 g,脂肪60~70 g,糖类450 g 左右,水分2 500 mL左右
软质饮食	消化吸收功能差,咀嚼不便,低热,消化道术后恢复期的病人	营养平衡,食物碎、烂、软,易消化、易咀嚼。如软饭、面条、切碎煮熟的菜及肉等。少食油炸油腻、少粗纤维及强烈刺激性的调味品	每日 3~4 餐,总热能为9.20~10.04 MJ(2 200~2 400 kcal),蛋白质60~80 g
半流质饮食	口腔及消化道疾病,中等发热,体弱;手术后病人	少食多餐,食物呈半流状,无刺激性;易咀嚼、吞咽和消化;营养丰富;少粗纤维,如蒸鸡蛋、菜泥、肉末、粥、面条、羹等。胃肠功能紊乱者禁用含纤维素或易引起胀气的食物;痢疾病人禁用牛奶、豆浆及过甜食物	每日 5~6 餐,总热能为6.28~8.37 MJ(1 500~2 000 kcal),蛋白质50~70 g
流质饮食	口腔疾患、各种大手术后,急性消化道疾患,高热,病情危重、全身衰竭病人	食物呈液体状,易吞咽、易消化,无刺激性。如乳类、豆浆、米汤、稀藕粉、菜汁、肉汁、果汁等。因所含热量与营养素不足,只能短期使用。通常辅以肠外营养以补充热量和营养素	每日总热能为3.5~5.0 MJ(836~1 195 kcal),蛋白质40~50 g,每日 6~7 餐,每 2~3 h 一次,每次200~300 mL

(二)治疗饮食

治疗饮食是指在基本饮食的基础上,根据病人不同生理病理情况,适当调整食物的成分和质地,以适应病情的需要,达到治疗或辅助治疗的目的,见表9-2。

表9-2　治疗饮食

饮食种类	适用范围	饮食原则及用法
高热量饮食	用于热能消耗较高的病人,如甲状腺功能亢进、结核、大面积烧伤、肝炎、胆道疾患、体重不足病人及产妇等	基本饮食基础上加餐 2 次,可进食牛奶、豆浆、鸡蛋、藕粉、蛋糕、巧克力及甜食等。总热量约为 12.55 MJ/d(3 000 kcal/d)

续表 9-2

饮食种类	适用范围	饮食原则及用法
高蛋白饮食	明显消瘦、营养不良、烧伤、围手术期、肾病综合征病人;慢性消耗性疾病如结核、恶性肿瘤、贫血等病人;低蛋白血症病人;孕妇、乳母等	基本饮食基础上增加富含蛋白质的食物,尤其是优质蛋白质。供给量为 1.5~2.0 g/(kg·d),总量不超过 120 g/d。总热量为 10.46~12.55 MJ/d(2 500~3 000 kcal/d)
低蛋白饮食	用于限制蛋白质摄入者,如急性肾炎、尿毒症、肝性脑病等病人	应多补充蔬菜和高糖类的食物,以维持正常热量。成人饮食中蛋白质含量不超过 40 g/d,视病情可减至 20~30 g/d。肾功能不全者应摄入动物性蛋白,忌用豆制品;肝性脑病者应以植物蛋白为主
低脂肪饮食	用于肝胆胰疾病病人、高脂血症、动脉硬化、冠心病、肥胖症及腹泻等病人	饮食清淡、少油,禁用肥肉、蛋黄、动物脑等;高脂血症及动脉硬化病人不必限制植物油(椰子油除外);脂肪含量少于 50 g/d,肝胆胰腺疾病病人少于 40 g/d,尤其应限制动物脂肪的摄入
低胆固醇饮食	用于高胆固醇血症、高脂血症、动脉硬化、高血压、冠心病等病人	胆固醇摄入量少于 300 mg/d,禁用或少用含胆固醇高的食物,如动物内脏和脑、鱼籽、蛋黄、肥肉、动物油等
低盐饮食	用于心功能不全、急/慢性肾炎、肝硬化腹水、重度高血压但水肿较轻病人	每日食盐量<2 g,不包括食物内自然存在的氯化钠。禁食腌制食品,如咸菜、咸肉、皮蛋、火腿、香肠、虾米等
无盐低钠饮食	同低盐饮食,但一般用于水肿较重病人	无盐饮食除食物内自然含钠量外,烹调时不放食盐,饮食中含钠量<0.7 g/d;低钠饮食需控制摄入食品中自然存在的含钠量,一般应<0.5 g/d;二者均禁食腌制食品、含钠食物和药物,如油条、挂面、汽水、碳酸氢钠药物等
高纤维饮食	用于便秘、肥胖症、高脂血症、糖尿病等病人	食物中应富含食物纤维,多食茎、叶类蔬菜,保证每日摄入食物纤维 40 g 以上。如韭菜、芹菜、卷心菜、粗粮、豆类、竹笋等
少渣饮食	用于伤寒、痢疾、腹泻、肠炎、食管胃底静脉曲张、咽喉部及消化道手术的病人	食物应细软、便于咀嚼和吞咽,少含食物纤维,不用强刺激性调味品及坚硬、带碎骨的食物;肠道疾患少用油脂

　　除表 9-2 所列举的 9 种治疗性饮食外,目前临床上还常为糖尿病病人和溃疡病病人提供相应的糖尿病饮食和溃疡病饮食。

　　1. 糖尿病饮食　根据病人的年龄、性别、身高、实际体重、工作性质、劳动强度计算出所需总能量。糖类占 50%~60%,蛋白质占 15%~20%,脂肪占 20%~25%,根据三者占总热能分配比例,结合病情计算出各自的需要量。按早餐 1/5、午餐 2/5、晚餐 2/5 计算食谱,每天至少进食 3 餐,且定时定量,保证糖类和适量蛋白质的摄入,限制脂肪,多选用含纤维素高的食物,如粗加工谷类、干豆类及其制品、乳类及其制品、蔬菜等。水果类应根据血糖情况摄取,如西红柿、黄瓜、李子、柚子等;忌食单糖食物、甜饮料、甜饼干;避免饮酒;减少油脂、调味清淡。

2.溃疡病饮食 由于溃疡病的病情轻重不一,临床表现各异,应根据病人的具体情况给予相应的饮食治疗方案并随时调整。选用能减少胃酸分泌、中和胃酸、维持胃肠上皮细胞的抗酸能力、无刺激易消化的饮食,营养全面合理,改善病人的营养状态,少量多餐、定时定量。适当控制一般调味品,食物不宜过酸、过甜和过咸,忌用具有强刺激胃酸分泌作用的食品和调味品,如辛辣食物、浓茶、咖啡、烈性酒等。进餐时应细嚼慢咽,进餐前后勿做剧烈活动。

(三)试验饮食

试验饮食是指在临床诊断或治疗过程中,短期内调整病人的饮食内容,以协助诊断疾病和提高实验检查结果的准确性,见表9-3。

表9-3 试验饮食

饮食种类	适用范围	饮食原则及用法
隐血试验饮食	适用于大便隐血试验的准备,以协助诊断有无消化道出血	试验期为3 d,3 d内禁食动物血、肉类、肝类、绿色蔬菜、含铁丰富的食物或药物等,以免造成假阳性反应。可进食牛奶、豆制品、土豆、白菜、米饭、面条、馒头等。第4天开始留取粪便做隐血试验
胆囊造影饮食	适用于辅助胆囊造影术检查,以诊断有无胆囊、胆管疾病	检查前1 d中午进食高脂肪餐,脂肪含量不少于50 g,以刺激胆囊收缩和排空;晚餐进食无脂肪、高糖类的少渣饮食;晚餐后服造影剂,服药后禁食、禁水、禁烟至次日上午;检查当日早晨禁食;第一次摄X射线片后,如胆囊显影良好,再进食高脂肪餐(如油煎荷包蛋2个或高脂肪的方便餐,脂肪含量25 ~ 50 g);半小时后第二次摄X射线片观察
甲状腺[131]I试验	适用于协助测定甲状腺功能	试验期为2周,试验期间禁用含碘食物,如海带、海蜇、紫菜、海参、虾、鱼、加碘食盐等;禁用碘做局部消毒。2周后做[131]I功能测定
肌酐试验饮食	适用于协助检查、测定肾小球的滤过功能	试验期为3 d,试验期内进食低蛋白质食物,蛋白质供给量<40 g/d,以排除外源性肌酐的影响;禁食肉类、禽类、鱼类,忌饮茶和咖啡,全日主食在300 g以内,蔬菜、水果、植物油不限,热量不足可添加藕粉或含糖的点心等。第3天测尿肌酐清除率及血肌酐含量
尿浓缩功能试验饮食	适用于检查肾小管的浓缩功能	试验期1 d,控制全天饮食中的水分,总量在500 ~ 600 mL。可进食含水分少的食物,如米饭、馒头、面包、炒鸡蛋、土豆、豆腐干等,烹调时尽量不加水或少加水;避免食用过甜,过咸食物,禁饮水及食用含水量高的食物。蛋白质供给量为1 g/(kg·d)

第二节 营养状况的评估

营养评估是健康评估的重要组成部分。及时正确地判断病人的营养状况,评估膳食组成,了解和掌握病人现存的或潜在的营养问题,对于护士选择恰当的饮食治疗与护理方案、改善病人的营养状况及促进病人的康复具有重要的指导意义。

一、影响饮食与营养因素的评估

影响饮食与营养的因素有生理因素、病理因素、心理因素及社会文化因素等。

(一)生理因素

1. 年龄 人在不同年龄阶段,因生长发育的需要,对热能及营养素的需求也不同,如婴幼儿、青少年生长发育速度较快,需要高热量、高蛋白、高维生素、高无机盐饮食。老年人新陈代谢缓慢,每日所需的热量逐渐减少,但对钙的需求增加。年龄也可影响人们对食物质地的选择,如婴幼儿咀嚼及消化功能尚未完善、老年人咀嚼及消化功能减退,应给予软质易消化食物。另外,不同年龄阶段的病人也可有不同的饮食喜好。

2. 活动量 各种活动是能量代谢的主要因素,活动强度、工作性质、工作条件不同,热能消耗也不同。活动量越大,所需的热能及营养素越多。

3. 特殊生理状况 女性在妊娠期由于体内激素水平的变化,机体合成、代谢加快,对营养素的需求显著增加,同时可能会有饮食习惯的改变。妊娠期女性应给予高能量、高糖类、高蛋白质、高维生素、适量脂肪的均衡饮食,在孕期的后 3 个月尤其要增加钙的摄入量。哺乳期女性的能量需求包括其自身的消耗、满足泌乳的能量消耗以及供给婴儿乳汁的能量消耗,因此,在每日饮食的基础上需再加 500 kcal 热量,蛋白质需要量增加到 90 g/d,同时应注意维生素 C 和 B 族维生素的摄入。

(二)病理因素

1. 疾病的影响 如口腔、胃肠道疾患可直接影响食物的摄取、消化和吸收。高代谢性疾病如发热、烧伤、甲状腺功能亢进等或慢性消耗性疾病如结核、恶性肿瘤等,因机体代谢加快,对热能的需求量较正常增加。伤口愈合或感染期间,病人对蛋白质的需求较大。若病人从分泌物和排泄物中丧失大量的蛋白质、体液和电解质,则需要增加相应营养素的补充。某种原因引起病人味觉、嗅觉异常,或疾病本身引起的焦虑、悲伤、抑郁等不良情绪以及疼痛等因素所带来的不适,均可影响病人食欲,导致营养摄入不足。

2. 药物的影响 患病后的用药会影响病人的饮食及营养。如胰岛素、类固醇类药物可增进食欲;非肠溶性红霉素、阿司匹林等对胃有一定的刺激性,可降低食欲;长期服用苯妥英钠可干扰叶酸和维生素 C 的吸收;利尿药及抗酸药容易造成无机盐缺乏;服用异烟肼可使维生素 B_6 排泄增加;长期应用抗生素可杀灭肠内正常菌群,使一些维生素在肠内的合成发生障碍,导致缺乏等。

3. 食物过敏 某些人对某种特定的食物,如牛奶、海产品等过敏,食入后易发生腹泻、哮喘、荨麻疹等过敏反应,影响营养的摄入和吸收。

（三）心理因素

心理状态可影响人的食欲,焦虑、忧郁、恐惧、悲伤等不良情绪可引起交感神经兴奋,抑制胃肠道蠕动及消化液的分泌,使人的食欲降低,进食减少、偏食甚至厌食;愉悦、轻松的心理状态则会促进食欲。此外,进食的环境、食具的清洁状况、食物的质量也可影响人的心理状态,如环境整洁、清新,食物的色、香、味较好均可增强人的食欲。

（四）社会文化因素

1. 经济状况　经济状况直接影响人们的购买力和对食物的选择,从而影响其营养状况。经济状况良好者,能满足对饮食的需求,但有可能会发生营养过剩,而经济状况较差者,会影响食物的质量,严重者可发生营养不良等问题。

2. 饮食习惯　不同的文化背景、宗教信仰、地理位置、生活方式等使人们养成了自己特定的饮食习惯,包括食品的选择、烹调方法、饮食方式、饮食嗜好、进食时间等。不同民族及宗教信仰的人可能有不同的饮食禁忌,影响食物的摄入,引起营养素的缺乏,有时甚至会导致疾病的发生。我国有"东酸西辣,南甜北咸"的饮食特色,如东北喜食酸菜,酸菜中含有较多的亚硝胺类物质,易发生消化系统肿瘤。现代高效率、快节奏的生活方式使食用快餐、速食食品的人增多,进食速度加快,进食时间缩短,影响消化吸收。饮食习惯不佳,如偏食、吃零食等,可造成某些营养素的摄取量过多或过少,导致营养失衡。

3. 营养知识　对营养知识的正确理解和掌握有助于人们摄入平衡的饮食和营养。如果病人缺乏营养素的每日需要量和食物的营养成分等基本知识,生活中存在关于饮食营养知识方面的误区,就可能出现不同程度的营养失调。另外,不同的个人饮食体验、社会或家庭的饮食传统可影响人们对食物的选择和摄入。

二、饮食状况的评估

1. 一般饮食形态　包括用餐时间及长短,摄食种类及摄入量,进食的方式,饮食规律,是否服用药物、补品等。用餐时间过短会使咀嚼不充分,从而影响营养素的消化与吸收。食物种类繁多,不同食物中营养素的含量不同,应注意评估病人摄入食物的种类、数量及比例是否适宜,是否易被人体消化吸收;病人饮食是否规律,有无食物过敏史、特殊喜好。如使用药物和补品应注意其种类、剂量、服用时间等。

2. 食欲　食欲是个体想要并期待进食的一种心理反应。注意评估病人食欲有无改变,若有改变,应及时查找、分析原因。

3. 其他　注意评估有无其他影响病人营养需要和饮食摄入的因素,如有无咀嚼不便、口腔疾患等。

第三节　一般饮食护理

根据病人营养状况的评估情况,结合疾病特点,护士可以针对性地为病人制订饮食计划,并对病人进行相应的饮食护理,帮助病人摄入足量、合理的营养素,促进康复。

一、病区的饮食管理

病人入院后,由负责医生根据病人病情开出饮食医嘱,确定病人所需的饮食种类。护士根据医嘱填写入院饮食通知单,送交营养室,并填写在病区的饮食单上,同时在病人的床尾或床头牌上注明相应标记,作为分发饮食的依据。

因病情需要而更改饮食时,如半流质饮食改为软质饮食、手术前需要禁食或病愈出院需要停止饮食等,由医生开出医嘱。护士按医嘱填写饮食更改通知单或饮食停止通知单,送交订餐人员或营养室,由其做出相应处理。

二、病人的饮食管理

(一)病人进食前的护理

1. 环境准备　舒适的进食环境可使病人心情愉快,增进食欲。病人进食的环境应保持清洁、整齐、空气新鲜、气氛轻松愉快。

(1)进食前暂停非紧急的治疗及护理工作,整理床旁桌椅及床上不需要的物品,去除不良气味,避免不良视觉效果。如饭前半小时开窗通风、移去便器等。

(2)病室内如有病情危重的病人,应以屏风遮挡。

(3)多人共同进餐可促进病人食欲。如条件允许,应鼓励病人在病区餐厅集体进餐,或鼓励同病室病人共同进餐。

2. 病人准备　进食前保持病人感觉舒适会有利于进食。因此,在进食前,护士应协助病人做相应的准备工作。

(1)按需要给予便盆,用后撤除。

(2)保证病人感觉舒适。减少或去除各种引起不舒适的因素,改善病人的不良心理状态。控制疼痛,对于焦虑、忧郁者给予心理指导,条件许可时,可允许家人陪伴病人进餐。

(3)协助病人洗手及漱口,对病情严重的病人给予口腔护理,以促进食欲。

(4)协助病人取舒适的进餐姿势,如病情允许,可协助病人下床进食;不便下床者,可安排坐位或半坐位,并于床上摆放小桌及餐具;卧床病人可安排侧卧位或仰卧位(头转向一侧)并给予适当支托。

(5)征得病人同意后,将治疗巾或餐巾围于病人胸前,以保持衣服和被单的清洁,并使病人做好进食准备。

(二)病人进食时的护理

1. 护士洗净双手,衣帽整洁。

2. 根据饮食单上的饮食要求,协助配餐员及时将热饭、热菜准确无误地分发给每位病人。对于禁食者,应告诉病人原因,以取得配合。

3. 病人进食期间护士应巡视病房,鼓励或协助病人进餐。

(1)进食期间,护士可及时、有针对性地解答病人在饮食方面提出的问题,逐渐纠正其不良饮食习惯。

(2)鼓励卧床病人自行进食,并将食物、餐具等放在病人易取到的位置,必要时给予帮助。告诉病人在进食过程中应细嚼慢咽,不要边进食边说话,以免发生呛咳。

（3）对不能自行进食者，应根据病人的进食习惯如进食的次序与方法耐心喂食，每次喂食的量及速度可按病人的情况和要求而定，不要过快，以便咀嚼和吞咽。食物的温度要适宜，防止烫伤。饭和菜、固体和液体食物应轮流喂食。进流质饮食者，可用吸管吸吮。

（4）检查治疗饮食、试验饮食的实施情况，适时给予督促，随时征求病人对饮食制作的意见，并及时向营养室反映。访客带来的食物，需经护士检查，符合治疗护理原则的方可食用，必要时协助加热。

（5）对双目失明或眼睛被遮盖的病人，除遵守上述喂食要求外，应告诉病人喂食内容以增加其进食的兴趣，促进消化液的分泌。如病人要求自己进食，可按时钟平面图放置食物，如6点钟放饭，12点钟放汤，3点钟及9点钟放菜等（图9-1），并告知方向、食品名称，利于病人按顺序摄取。

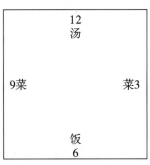

图9-1　食物放置平面图

（6）对于需要增加饮水量者，应向病人解释大量饮水的目的及重要性。督促病人在白天饮入一天总饮水量的3/4，以免夜间饮水过多，排尿次数增加而影响睡眠。病人无法一次大量饮水时，可少量多次饮水，并注意改变液体种类，以保证液体的摄入。

（7）对限制饮水量者，护理人员应向病人及家属说明限水的目的及饮水量，以取得合作。病人床边应有限水标记。若病人口干，可用湿棉球温润口唇或滴水湿润口腔黏膜。口渴严重时，若病情允许可采用含酸梅等方法刺激唾液分泌而止渴。

4. 及时处理进食过程中出现的特殊问题。

（1）恶心　若病人在进食过程中出现恶心，可鼓励其做深呼吸并暂时停止进食。

（2）呕吐　若病人发生呕吐，应及时给予帮助。将病人头偏向一侧，防止呕吐物进入气管，给病人提供盛装呕吐物的容器；尽快清除呕吐物并及时更换被污染的被服等；开窗通风，去除室内不良气味；帮助病人漱口或给予口腔护理，以去除口腔异味；询问病人是否愿意继续进食，对不愿意继续进食者，可帮助其保存好剩下的食物；观察呕吐物的性质、颜色、量和气味等并做好记录。

（3）呛咳　若病人发生呛咳，应帮助病人拍背；若异物进入喉部，应及时在腹部剑突下、肚脐上用手向上、向下推挤数次，使异物排出，防止发生窒息。

（三）病人进食后的护理

1. 及时撤去餐具，清理食物残渣，整理床单位，督促和协助病人饭后洗手、漱口或为病人做口腔护理，以保持餐后的清洁和舒适。

2. 餐后根据需要做好记录，如进食的种类、数量，病人进食过程中和进食后的反应等，以评估病人的进食是否满足营养需求。

3. 对暂需禁食或延迟进食的病人应做好交接班。

（四）饮食教育

每个人由于多年来形成了个体的饮食习惯，可能对医院的某些饮食要求不理解，甚至难以接受。护士应根据病人所需的饮食种类对病人进行解释和指导，说明此种饮食的意义，明确可选用和不宜选用的食物及进餐次数等，以取得病人的配合，使病人理解并愿意接受饮食计划。制订饮食计划时应尽量符合病人的饮食习惯,尊重其宗教信仰,根据具体情况指导以帮助病人摄取合理的饮食,尽量用一些病人容易接受的食物代替限制的食物,使用替代的调味品或佐料,以使病人适应饮食习惯的改变。

第四节　特殊饮食护理

对于昏迷病人,或因消化道疾病如肿瘤、食管狭窄以及颅脑外伤等不能经口进食的病人,为保证其营养素的摄取、消化、吸收,维持机体正常代谢,调控免疫、内分泌等功能并修复组织,促进康复,临床上常根据病人的不同情况采用不同的特殊饮食,包括胃肠内营养和胃肠外营养。

一、胃肠内营养

胃肠内营养(enteral nutrition,EN)是采用口服或管饲等方式经胃肠道提供维持人体代谢所需营养素的一种方法。

(一)要素饮食

要素饮食是一种化学精制食品,含有人体所必需的易于消化吸收的营养成分,包括游离氨基酸、主要脂肪酸、单糖、维生素、无机盐类和微量元素,与水混合后可以形成溶液或较为稳定的悬浮液。主要特点是无须经过消化过程即可直接被肠道吸收、利用,为人体提供热能及营养素。

【目的】　用于营养治疗,供给危重病人能量及氨基酸等营养素,改善病人营养状况,促进伤口愈合,以达到治疗及辅助治疗的目的。

【适应证】
1. 高代谢状态的病人,如严重烧伤及创伤、严重化脓性感染等。
2. 消化道瘘、手术前后需营养支持的病人。
3. 非感染性严重腹泻、消化吸收不良、营养不良等病人。

【禁忌证】
1. 婴幼儿和消化道出血者。
2. 消化道瘘和短肠综合征病人宜先采用几天全胃肠外营养后逐渐过渡到要素饮食。
3. 糖尿病和胰腺疾病病人应慎用。

【用法】　根据病人的病情需要,将粉状要素饮食按比例添加水溶剂,配制成适宜浓度和剂量的液体要素饮食,再通过口服、鼻饲、经胃或空肠造瘘口滴注的方法供给病人。管喂滴注要素饮食时一般有以下三种方式:
1. 分次注入　将配制好的要素饮食或现成制品用注射器通过鼻胃管注入胃内,每日4~6次,每次250~400 mL。主要用于非危重病人,经鼻胃管或造瘘管行胃内喂养者。优点是操作方便,费用低廉。缺点是较易引起恶心、呕吐、腹胀、腹泻等胃肠道症状。
2. 间歇滴注　将配制好的要素饮食或现成制品放入有盖吊瓶内,经输注管缓慢滴入,每日 4~6 次,每次 400~500 mL,每次滴注持续时间 30~60 min,多数病人可耐受。

3. 连续滴注　装置同"间歇滴注",在 12~24 h 内持续滴入要素饮食,或用肠内营养泵保持恒定滴速,多用于经空肠喂养的危重病人。

【注意事项】

1. 应根据病人的病情,由临床医师、责任护士和营养师共同商议确定每种要素饮食的具体营养成分、浓度、用量和滴入速度。应用原则一般是由低、少、慢开始,逐渐增加,待病人耐受后,再稳定配餐标准、用量和速度。

2. 配制要素饮食时应避免污染、变质。严格执行无菌操作原则,保持配制用具的清洁、无菌。要素溶液要现配现用,已配制好的溶液应放在 4 ℃ 以下的冰箱内保存,防止被细菌污染。配制好的要素饮食应于 24 h 内用完,防止放置时间过长而变质。

3. 要素饮食口服温度一般为 37 ℃ 左右,鼻饲及经造瘘口注入时的温度为 41~42 ℃。过烫可能灼伤胃肠黏膜,过冷则刺激胃肠道,引起痉挛、腹痛或腹泻。要素溶液不能用高温蒸煮,可置热水袋于输液管远端适当加温。

4. 滴注过程中经常巡视病人,如出现恶心、呕吐、腹胀、腹泻等症状,应及时查明原因,按需要调整速度、温度,反应严重者可暂停滴入。

5. 要素饮食滴注前后都需用温开水或生理盐水冲净管腔,以防食物积滞管腔而腐败变质。

6. 应用要素饮食期间需定期测量体重,观察尿量、大便次数及性状,检查血糖、尿糖、血尿素氮、电解质、肝功能等指标,做好营养评估。

7. 停用要素饮食时需逐渐减量,骤停易引起低血糖反应。

8. 护士要加强与医师和营养师的联系,及时调整饮食,处理不良反应或并发症。

(二) 管饲饮食

管饲饮食是经胃肠道插入导管,给病人提供必需的食物或营养液、水及药物的方法。根据导管插入的途径可分为以下几种。①口胃管:导管由口腔插入胃内;②鼻胃管:导管由鼻腔插入胃内;③鼻肠管:导管由鼻腔插入小肠;④胃造瘘管:导管经胃造瘘口插入胃内;⑤空肠造瘘管:导管经空肠造瘘口插至空肠内。本节主要以鼻胃管为例讲解管饲饮食的操作方法。

鼻饲法是将导管经鼻腔插入胃内,从管内注入流质食物、水分和药物的方法。

【目的】　对于各种原因不能由口进食的病人,通过鼻胃管供给食物、水分和药物,以满足病人对热能及营养素的需求和治疗的需要。

【适应证】

1. 不能经口进食者,如昏迷、口腔疾患、口腔手术后的病人。

2. 不能张口者,如破伤风病人。

3. 拒绝进食者,如精神病病人。

4. 早产婴儿和病情危重的病人。

【禁忌证】

1. 食管静脉曲张病人。

2. 食管梗阻病人。

【操作前准备】

1.评估病人并解释

(1)病人的病情、治疗情况、意识状态。

(2)病人鼻腔情况,如鼻黏膜是否肿胀,有无炎症,有无鼻中隔弯曲、鼻息肉等。

(3)病人的心理状态与合作程度。既往有无鼻饲的经历,是否紧张,是否了解插管的目的,是否愿意配合插管等。

2.护士准备 着装整洁,修剪指甲、洗手,戴口罩。

3.病人准备

(1)向病人及家属解释插管的目的、操作过程等相关知识,取得配合。

(2)根据病情取适宜卧位。

(3)如有眼镜或义齿,协助取下,妥善放置。

4.环境准备 环境符合操作要求,整洁、安静、舒适、安全。

5.用物准备

(1)治疗车上层 ①治疗盘内:棉签,液体石蜡油,胶布,夹子或橡皮圈,安全别针,听诊器,手电筒,弯盘,鼻饲流质(38~40 ℃)200 mL,温开水适量,水杯(可病人自备),视需要准备漱口或口腔护理用物及松节油、手消毒液;②无菌鼻饲包:胃管,治疗碗,压舌板,镊子、血管钳,50 mL 注射器(注食物用),治疗巾,纱布。可根据病人情况和鼻饲持续时间选择橡胶胃管、硅胶胃管或 DRW 胃管。

(2)治疗车下层 锐器收集盒、医用垃圾桶、生活垃圾桶。

【操作步骤】 管饲饮食操作方法见表9-4。

表9-4 管饲饮食

操作步骤	要点与说明
▲插管	
1.携用物至病人床旁,核对病人床号、姓名,再次解释	·确认病人,解除病人的紧张情绪,取得理解和配合
2.选择体位 (1)有义齿者取下义齿	·防止义齿脱落,误吞入食管或落入气管引起窒息
(2)协助病人取半坐位或坐位,无法坐起者取右侧卧位,昏迷病人取平卧位,头向后仰(图9-3A)	·半坐位或坐位可减轻胃管通过咽喉部时引起的咽反射,利于胃管插入。昏迷病人头后仰,可避免胃管误入气管
3.将治疗巾围于病人颌下,弯盘放置于方便易取处	·保护病人衣服和床单,以免被污染

续表 9-4

操作步骤	要点与说明
4. 观察病人鼻腔是否通畅,选择通畅一侧鼻腔并用棉签清洁,备好胶布	• 鼻腔通畅,便于插管
5. 打开鼻饲包,取出胃管,用纱布和镊子夹住胃管,测量胃管插入长度并标记	• 测量方法有两种:①前额发际至胸骨剑突处的距离;②耳垂经鼻尖到胸骨剑突处的距离 • 成人插管长度为 45～55 cm
6. 将少许石蜡油倒于纱布上,润滑胃管前端	• 减少插管时的摩擦阻力
7. 插管	
(1)左手持纱布托住胃管,右手持镊子夹住胃管前端,沿选定侧鼻孔轻轻插入	• 插管时动作轻柔,镊子尖端勿触及鼻黏膜,以防损伤
(2)当胃管插入 10～15 cm(咽喉部)时,根据病人情况进行插管 清醒病人:嘱其做吞咽动作,顺势将胃管向前推进,直至预定长度	• 吞咽动作可帮助胃管迅速进入食管,减轻不适感,护士可随病人的吞咽动作插管。必要时,可让病人饮少量温开水以助胃管顺利插入
昏迷病人:将病人头部托起,使下颌靠近胸骨柄,缓缓插入胃管至预定长度(图 9-2B)	• 下颌靠近胸骨柄可增大咽喉部通道的弧度,有利于胃管顺利通过
8. 确认:确认胃管在胃内	• 确认胃管在胃内的方法:①连接注射器于胃管末端抽吸,抽出胃液即可证实胃管在胃内(图 9-3A);②置听诊器于病人胃部,快速经胃管向胃内注入 10 mL 空气,同时在胃部听到气过水声,即表示已插入胃内(图 9-3B);③将胃管末端置于盛水的治疗碗内,无气泡逸出
9. 确认胃管在胃内后,将胃管用胶布固定于鼻翼及面颊部	• 防止胃管移动或滑出,引起病人不适
▲鼻饲	
1. 灌注流质食物	
(1)连接注射器于胃管末端,先回抽见有胃液,再注入少量温开水	• 注食前确定胃管在胃内及胃管是否通畅 • 温开水可润滑管壁,防止鼻饲液黏附于管壁
(2)缓慢注入鼻饲液或药液等	• 避免注入速度过快,鼻饲液温度为 38～40 ℃,避免过冷或过热,每次鼻饲量不应超过 200 mL,间隔时间不少于 2 h • 药片应研碎溶解后注入 • 若注入新鲜果汁,应与奶液分别注入,防止产生凝块 • 鼻饲过程中,避免注入空气,以防引起腹胀
(3)鼻饲完毕后,再次注入少量温开水冲洗胃管	• 避免鼻饲液积存于管腔中而变质,造成胃肠炎或堵塞管腔

续表 9-5

操作步骤	要点与说明
2.将胃管末端胶塞盖紧,用纱布包好,橡皮圈扎紧或用夹子夹紧,用别针将胃管固定妥当	● 防止灌入的食物反流和胃管脱出 ● 可固定于大单、枕旁或病人衣领处
3.整理	
(1)协助病人清洁口腔、鼻孔,整理床单位,嘱病人维持原卧位 20～30 min	● 鼻饲者应每天进行口腔护理,保持口腔清洁,增加舒适感 ● 维持原卧位可防止发生呕吐
(2)整理用物,并清洗消毒,备用	● 鼻饲用物应每日更换消毒
4.洗手、记录:记录鼻饲的时间,鼻饲液种类、量,病人反应等	● 利于评价
▲拔管	
1.准备	
(1)携用物至床前,说明拔管的原因	● 一般在停止鼻饲或长期鼻饲需要更换胃管时进行拔管
(2)置弯盘于病人颌下,夹紧胃管末端放于弯盘内,揭去固定胶布	● 以防拔管时液体反流
2.拔管	
(1)用纱布包裹近鼻孔处的胃管,嘱病人深呼吸,在病人呼气时拔管,边拔边用纱布擦胃管,到咽喉处快速拔出	● 到咽喉处快速拔出,以避免胃管内残留液体滴入气管
(2)将胃管放入弯盘中,移出病人视线	● 避免病人产生不舒适感
3.整理	
(1)清洁病人口腔、鼻腔及面部,帮助病人漱口,采取舒适卧位	● 可用松节油擦去胶布痕迹,再用清水擦洗
(2)整理床单位,清理用物	
(3)洗手,记录拔管时间和病人反应	

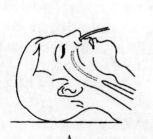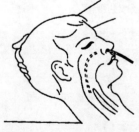

A   B

图 9-2 为昏迷病人插管示意

A.将病人头后仰　B.抬高病人头部以增大咽喉部通道的弧度

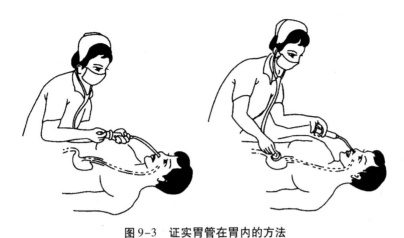

图9-3　证实胃管在胃内的方法
A.用注射器抽吸胃液　B.向胃内注入少量空气,用听诊器听气过水声

【注意事项】

1.插胃管会给病人带来很大的心理压力,护士要与病人进行有效沟通,使病人及家属理解鼻饲的目的及意义,取得配合。

2.插管时动作应轻稳,避免损伤食管黏膜,尤其是通过食管三个狭窄部位(环状软骨水平处、平气管分叉处、食管通过膈肌处)时。

3.在插管过程中,如果病人出现剧烈恶心、呕吐,应暂停插入,嘱病人做深呼吸;如病人出现呛咳、呼吸困难、发绀等,表明胃管误入气管,应立即拔出,休息片刻后再重新插入;插管不顺畅时,应检查胃管是否在口腔内。

4.每次鼻饲前须证实胃管在胃内且通畅,并用少量温开水冲管后再进行喂食,鼻饲完毕后再次注入少量温开水,防止鼻饲液凝结。注入鼻饲液的速度不宜过快,以免引起病人不适。

5.已配制好的鼻饲液应放在4 ℃以下的冰箱内保存,24 h内用完,防止放置时间过长而变质。

6.长期鼻饲者应每天进行口腔护理,并定期更换胃管,普通胃管每周更换一次,硅胶胃管每月更换一次,聚氨酯胃管留置时间可达2个月。更换胃管时应于当晚最后一次喂食后拔出,次晨从另一侧鼻孔插入胃管。

(三)肠内营养泵

肠内营养泵是采用微电脑自控系统精确控制输注的速度、剂量、温度、输注总量等一套完整、封闭、安全、方便的系统,适用于危重病人,如严重创伤病人、大手术后病人等的肠内营养输注。使用时将营养液放于营养泵专用的容器内,将输注管嵌入输液泵内,滴注端连接胃管(图9-4)。可以按照需要定时、定量对病人进行肠道营养液输入,达到维持病

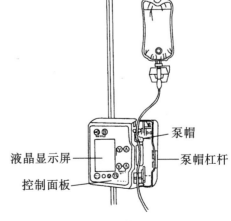

液晶显示屏——
控制面板——
——泵帽
——泵帽杠杆

图9-4　胃肠营养泵示意

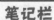

人生命、促进疾病及术后康复的目的。

肠内营养泵有以下特点：①可以按要求设定输入营养液的总量、流速、温度等参数，并可随时调整；②根据指令，自动检测和控制营养液的流量、流速和温度，出现异常时，可发出报警信号；③动态显示已经输入营养液的数量、温度、流量和流速，便于随时查看。

二、胃肠外营养

肠外营养（parenteral nutrition，PN）是根据病人病情需要，通过静脉途径提供人体所需的全部能量及营养素，包括氨基酸、脂肪、各种维生素、电解质和微量元素的一种营养支持方法。其特点是不受病人食欲和消化功能的影响，在病人不能进食、消化酶缺乏时，仍能使病人得到全部营养，维持机体正常功能，达到正氮平衡，促进伤口愈合和机体康复。

【适应证】

1. 各种原因引起的不能从胃肠道摄入营养者，如消化道瘘、肠梗阻、食管胃肠道先天畸形、坏死性胰腺炎、短肠综合征等。

2. 消化吸收功能障碍者，如长期腹泻、消化道大出血、严重胃肠水肿、溃疡性结肠炎等。

3. 营养不良病人。

4. 超高代谢病人，如严重感染、烧伤、创伤或大手术前后。

【禁忌证】

1. 病人伴有严重水和电解质紊乱、酸碱平衡失调、出凝血功能紊乱或休克时，应暂缓使用，待内环境稳定后再考虑胃肠外营养。

2. 估计应用时间不超过 5 d 者。

【用法】 胃肠外营养的输注途径有周围静脉和中心静脉途径，其选择视病情、营养支持时间、营养液组成、输液量而定。短期、部分补充营养或中心静脉置管有困难时，可经周围静脉输注；当长期、全量补充营养时则宜选用中心静脉输注。输注的方式有两种：

1. 全营养混合液（total nutrient admixture，TNA） 即将每天所需的营养物质在无菌环境中按次序混合装入由聚合材料制成的输液袋或玻璃容器后再输注的方法。这种方法优点是：①热氮比例平衡，多种营养素同时进入体内，增加节氮效果；②简化输液过程，节省时间；③可减少污染；④降低代谢性并发症的发生率。

2. 单瓶 在无条件进行全营养混合液输注时，可单瓶输注。此方法由于各营养素非同步进入机体而不利于所供营养素的有效利用。另外，若单瓶输注高渗葡萄糖或脂肪乳，单位时间内进入体内的葡萄糖或脂肪酸量较多，易导致代谢性并发症。单瓶输注时氨基酸应与非蛋白质能量溶液合理间隔输注。

【并发症】 在病人应用胃肠外营养的过程中，可能发生的并发症有：

1. 机械性损伤 在中心静脉置管时，可因病人体位不当、穿刺方向不正确等引起气胸、皮下气肿、血肿甚至神经损伤。若穿破静脉及胸膜，可发生血胸或液胸；外周静脉输注时，由于静脉管径细小，高渗营养液不能得到有效稀释，血管内皮受损而出现血栓性浅静脉炎；输注过程中，若大量空气进入输注管道可发生空气栓塞。

2. 感染　若置管时无菌操作不严格、营养液污染以及导管长期留置,可引起穿刺部位感染、导管性脓毒症等感染性并发症。长期肠外营养也可发生肠源性感染。

3. 代谢紊乱　营养液输注速度、浓度不当或突然停用可引起糖、脂肪代谢紊乱、肝功能损害。长期肠外营养也可引起肠黏膜萎缩、胆汁淤积等并发症。

【注意事项】

1. 严格执行无菌操作,正确配制营养液。

2. 配制好的营养液储存于 4 ℃冰箱内备用,若存放超过 24 h,则不宜使用。

3. 置管时严格无菌操作,静脉导管进皮处保持干燥,导管进入静脉处的敷料每 24 h更换 1 次,注意观察局部皮肤有无异常征象。

4. 输注过程中加强巡视,注意液体点滴是否通畅,开始时缓慢,逐渐增加滴速,保持输液速度均匀。一般成人首日输液速度 60 mL/h,次日 80 mL/h,第 3 日 100 mL/h。输液浓度也应由较低浓度开始,逐渐增加。输液速度及浓度可根据病人年龄及耐受情况加以调节。输液导管及输液袋每 12 ~ 24 h 更换 1 次。

5. 静脉导管与输液管接头处应连接牢固,并用无菌敷料包裹,以防导管脱落与污染。输液过程中应防止液体中断或导管脱出,以防发生空气栓塞。

6. 静脉营养导管严禁输入其他液体、药物及血液,也不可在此处采集血标本或监测中心静脉压。

7. 使用前及使用过程中要对病人进行严密的实验室监测,每日记录出入液量,定期检查血糖、尿糖、血生化、肝肾功能等项目。根据病人体内代谢的动态变化及时调整营养液配方,防止并发症的发生。

8. 密切观察病人反应,注意有无并发症的发生。如发现病人有恶心、心慌、出汗、胸闷等异常情况,应及时查明原因,调整滴速或给予其他相应处理。

9. 停用胃肠外营养时应提前在 2 ~ 3 d 内逐渐减量。

（路雪芹）

问题分析与能力提升

1. 病人,男,56 岁,患胃溃疡 2 年,近期疼痛加重入院,医嘱进行隐血试验,请问:护士该怎样对其进行饮食指导?

2. 病人,女,64 岁,回族,患高血压病 10 年,因脑梗死并发右侧肢体瘫痪。

请问:①病人在饮食方面可能存在哪些困难和心理反应?②怎样为该病人制订饮食计划?

3. 病人,男,75 岁,因脑出血昏迷 5 d,为维持其营养需要,现需进行鼻饲饮食。

请问:①插管前,应将病人取何种体位?②如何测量插管长度?③怎样才能顺利将胃管插入胃内?插管时应注意哪些事项?④灌注食物时,鼻饲液的温度和量应是多少?需要间隔多长时间灌注一次?

第十章

排　泄

排泄是机体将新陈代谢所产生的最终产物排出体外的生理过程，是人体的基本生理需要之一，也是维持生命的必要条件之一。人体排泄体内代谢最终产物的途径有皮肤、呼吸道、消化道及泌尿道，其中消化道和泌尿道是主要的排泄途径。许多因素可以直接或间接地影响人体的排泄活动和形态，而每个个体的排泄形态及影响因素也不尽相同。因此，护士应掌握与排泄有关的护理知识和技术，帮助或指导人们维持正常的排泄功能，及时发现病人的异常情况，并满足病人的排泄需要，使病人获得最佳的健康和舒适状态。

第一节　排尿护理

排尿是一个自然的过程，通过排尿将人体新陈代谢的最终产物、过剩盐类、有毒物质、药物及多余水分排出体外，同时可以调节水、电解质及酸碱平衡，维持人体内环境的相对稳定。

尿液由肾脏产生，经输尿管输送到膀胱储存，当达到一定量后，通过排尿反射，经尿道排出体外。当排尿功能受到损害时，个体的身心健康将会受到影响。因此，护士在工作中要密切观察病人的排尿状况，了解病人的身心需要，提供适宜的护理措施，解决病人存在的排尿问题,促进其身心健康。

一、排尿活动的评估

(一)排尿状态的评估

1.排尿次数与尿量 尿量是反映肾脏功能的重要指标之一。一般成人白天排尿3~5次,夜间0~1次,每次尿量200~400 mL,24 h尿量1 000~2 000 mL,平均在1 500 mL左右。尿量和排尿次数受多方面因素的影响。

2.尿液的颜色 正常新鲜尿液呈淡黄色或深黄色,是由于尿胆原和尿色素所致。当尿液浓缩时,可见量少色深。尿的颜色还受某些食物、药物的影响,如进食大量胡萝卜或服用核黄素,尿的颜色呈深黄色。在病理情况下,尿的颜色可发生变化。

(1)血尿 尿液中含有血液为血尿。根据血液含量的多少可分为肉眼血尿和镜下血尿。肉眼血尿为肉眼能见到血色的尿,一般在1 000 mL尿中含1 mL血液即呈肉眼血尿;镜下血尿为借助于显微镜见到尿液中含有红细胞。一般认为新鲜尿离心后尿沉渣每高倍镜视野红细胞>3个即有临床意义。血尿颜色的深浅与尿液中所含红细胞的量有关,尿液中含红细胞量多时呈洗肉水色,常见于急性肾小球肾炎、输尿管结石、泌尿系统肿瘤、结核及感染等。

(2)血红蛋白尿 尿液中含有血红蛋白为血红蛋白尿。主要是由于各种原因导致大量红细胞在血管内被破坏,血红蛋白经肾脏排出形成血红蛋白尿,尿液一般呈浓茶色、酱油样色。常见于血型不合所致的溶血、恶性疟疾和阵发性睡眠性血红蛋白尿。

(3)胆红素尿 尿液中含有胆红素为胆红素尿,尿液一般呈深黄色或黄褐色,振荡尿液后泡沫也呈黄色。见于阻塞性黄疸和肝细胞性黄疸。

(4)乳糜尿 尿液中含有淋巴液,排出的尿液呈乳白色为乳糜尿。见于丝虫病。

(5)脓尿 呈白色絮状混浊,因尿中含有大量脓细胞、细菌或炎性分泌物所致,见于泌尿系感染。

3.透明度 正常新鲜尿液清澈透明,放置后可出现微量絮状沉淀物,系黏蛋白、核蛋白、盐类及上皮细胞凝结而成。新鲜尿液含有大量尿盐时,在冷却状态下可出现混浊,但加热、加酸或加碱后,尿盐溶解,尿液又可澄清。当泌尿系统感染时,尿液中含有大量的脓细胞、红细胞、上皮细胞、细菌或炎性渗出物,排出的新鲜尿液即呈白色絮状混浊,此种尿液在加热、加酸或加碱后,其混浊度不变。蛋白尿不影响尿液的透明度,但振荡时可产生较多且不易消失的泡沫。

4.酸碱度 正常人尿液呈弱酸性,pH值为4.5~7.5,平均为6。饮食的种类可影响尿液的酸碱性,如进食大量蔬菜时,尿液可呈碱性,进食大量肉类时,尿液可呈酸性。酸中毒病人的尿液可呈强酸性,严重呕吐病人的尿液可呈强碱性。

5.比重 尿比重反映肾浓缩功能和排泄废物的功能。成人在正常情况下,尿比重波动于1.015~1.025之间,清晨最高。一般尿比重与尿量成反比。肾功能受损时,肾浓缩功能进行性减弱,尿比重降低,尿比重经常固定于1.010左右,提示肾浓缩功能严重障碍。

6.气味 正常尿液气味来自尿内的挥发性酸。尿液久置后,因尿素分解产生氨,故有氨臭味。若新鲜尿液有氨臭味,应怀疑有泌尿道感染。糖尿病酮症酸中毒时,因尿液中含有丙酮而有烂苹果气味。

（二）影响排尿因素的评估

正常情况下，排尿受意识控制，无痛苦、无障碍，可自主随意进行。但诸多因素可以影响排尿的进行。

1. 心理因素　心理因素对正常排尿有很大的影响，压力会影响会阴部肌肉和膀胱括约肌的放松或收缩，如当个体处于过度焦虑和紧张的情形下，有时会出现尿频、尿急，有时也会抑制排尿出现尿潴留。排尿还受暗示的影响，任何听觉、视觉或其他身体感觉的刺激均可诱发排尿，如有的人听见流水声便产生尿意。

2. 个人习惯　长期的生活习惯形成各自的排尿习惯，如姿势、环境、时间等。有些人早晨起床第一件事是排尿，晚上就寝前也要排空膀胱。排尿的姿势更换、时间是否充裕及环境是否合适也会影响排尿活动。儿童期的排尿训练对成年后的排尿型态也有影响。

3. 文化因素　通过文化教育形成的社会规范影响和约束人们的一些行为。排尿应该在隐蔽的场所进行。当个体在缺乏隐蔽的环境时，就会产生许多压力，影响正常的排尿。

4. 液体和饮食的摄入　肾脏具有维持体液平衡的功能，如果其他影响体液的因素不变，液体的摄入量将直接影响尿量和排尿的频率。排尿量和排尿次数与液体的摄入量成正比，液体摄入多，排尿量和排尿次数均增加，反之亦然。摄入液体的种类也影响排尿，如咖啡、茶、酒类饮料，有利尿作用；有些食物的摄入也会影响排尿，如含水量多的水果、蔬菜等可增加液体摄入量，使尿量增多。摄入含盐较高的饮料或食物会造成水钠潴留，使尿量减少。

5. 气候变化　夏季炎热，身体大量出汗，体内水分减少，血浆晶体渗透压升高，可引起抗利尿激素分泌增多，促进肾的重吸收，导致尿液浓缩和尿量减少；冬季寒冷，身体外周血管收缩，循环血量增加，体内水分相对增加，反射性地抑制抗利尿激素的分泌，而使尿量增加。

6. 治疗及检查　外科手术、外伤可导致失血、失液，若补液不足，机体处于脱水状态，尿量减少；手术中使用麻醉剂可干扰排尿反射，改变病人的排尿型态，导致尿潴留。因外科手术或外伤使输尿管、膀胱、尿道肌肉损伤而失去正常功能，不能控制排尿，发生尿潴留或尿失禁。某些诊断性检查前要求病人禁食禁水，使体液减少而影响尿量。有些检查（如膀胱镜检查）可能造成尿道损伤、水肿与不适，导致排尿型态的改变。某些药物直接影响排尿，如利尿剂可使尿量增加，止痛剂、镇静剂影响神经传导而干扰排尿。

7. 疾病　神经系统的损伤和病变会使排尿反射的神经传导和排尿的意识控制发生障碍，出现尿失禁；肾的病变会使尿液的生成发生障碍，出现少尿或无尿；泌尿系统的肿瘤、结石或狭窄可导致排尿障碍，出现尿潴留。

8. 其他因素　妇女在妊娠时，可因子宫增大压迫膀胱致使排尿次数增多。在月经周期中排尿型态也有改变，行经前，大多数妇女有液体潴留、尿量减少的现象，行经开始，尿量增加。老年人因膀胱肌肉张力减弱，出现尿频。老年男性因前列腺肥大压迫尿道，可出现排尿困难。婴儿因大脑发育不完善，排尿活动由反射作用产生，不受意识控制，2～3岁后才能自我控制。

（三）异常排尿的评估

1. 多尿　多尿指 24 h 尿量超过 2 500 mL 者。

原因：正常情况下饮用大量液体、妊娠可见多尿；病理情况下多由内分泌代谢障碍或肾小管浓缩功能不全引起，见于糖尿病、尿崩症、各种原因所致的肾功能不全多尿期等病人。

2. 少尿　少尿指 24 h 尿量少于 400 mL 或每小时尿量少于 17 mL 者。

原因：发热、液体摄入过少、休克等原因使病人体内循环血量不足；某些疾病也可发生少尿，如心、肾、肝功能不全等病人。

3. 无尿或尿闭　无尿或尿闭指 24 h 尿量少于 100 mL 或 12 h 内无尿液产生者。

原因：严重休克、急性肾衰竭、药物中毒等病人。

4. 膀胱刺激征　膀胱刺激征的主要表现为尿频、尿急、尿痛。单位时间内排尿次数增多称尿频，是由膀胱炎症或机械性刺激引起；病人突然有强烈尿意，不能控制需立即排尿称尿急，是由于膀胱三角或后尿道的刺激，造成排尿反射活动特别强烈；排尿时膀胱区及尿道有烧灼样疼痛感为尿痛，为病损处受刺激所致。有膀胱刺激征时常伴有血尿。

原因：膀胱及尿道感染；机械性刺激。

5. 尿潴留　尿潴留是指膀胱排空不完全或停止排尿。尿液完全不能排出称完全性尿潴留；尿液不能完全排出称不完全性尿潴留。当尿潴留时，膀胱容积可增至 3 000 ~ 4 000 mL，膀胱高度膨胀，可至脐部。病人主诉下腹胀痛，排尿困难。体检可见耻骨上膨隆，扪及囊样包块，叩诊呈实音，有压痛。常见原因有：

（1）机械性梗阻　是指参与排尿的神经及肌肉功能正常，但在膀胱颈至尿道外口的某一部位存在梗阻性病变，如前列腺增生、尿道结石、异物和肿瘤等均可压迫尿道引起尿潴留。

（2）动力性梗阻　是指膀胱、尿道无器质性梗阻病变，而是由于各种原因造成排尿中枢或周围神经损害，导致膀胱逼尿肌或尿道括约肌痉挛所引起。如外伤、肿瘤所致脊髓初级排尿中枢活动障碍或抑制，不能形成排尿反射。某些松弛平滑肌的药物也可导致尿潴留，如阿托品、普鲁本辛、654-2 等。

（3）其他　各种原因引起的不能用力排尿或不习惯卧床排尿，包括某些心理因素，如焦虑、窘迫等使得排尿不能及时进行。由于尿液存留过多，膀胱过度充盈，致使膀胱收缩无力，造成尿潴留。

6. 尿失禁　当各种原因使膀胱逼尿肌异常收缩或膀胱过度充盈致膀胱内压超过尿道括约肌的正常张力，或尿道括约肌因各种原因麻痹、松弛导致尿道阻力过低，从而发生自主排尿能力丧失，尿液失去控制地从尿道流出的现象称为尿失禁。尿失禁可以是暂时的，也可以是持续的，尿液可大量流出，也可点滴而出。尿失禁可分为：

（1）真性尿失禁　又称完全性尿失禁，指膀胱稍有一些存尿便会不自主地流出，膀胱处于空虚状态。

原因：脊髓初级排尿中枢与大脑皮层之间联系受损，如昏迷、截瘫。因排尿反射活动失去大脑皮层的控制，膀胱逼尿肌出现无抑制性收缩；还见于因手术、分娩所致的膀胱括约肌损伤或支配括约肌的神经损伤，病变所致膀胱括约肌功能不良；膀胱与阴道之间有瘘道等。

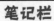

(2)假性尿失禁　又称充溢性尿失禁,指膀胱内储存部分尿液,当膀胱充盈达到一定压力时,少量尿液不自主溢出。当膀胱内压力降低时,排尿立即停止,但膀胱仍呈胀满状态而不能排空。

原因:脊髓初级排尿中枢活动受抑制,当膀胱内压超过尿道阻力时,迫使少量尿液流出。见于脊髓损伤早期的脊髓休克阶段、脊髓肿瘤等。

(3)压力性尿失禁　即当咳嗽、打喷嚏或运动时腹肌收缩,腹内压突然升高,出现不自主排尿状态。其特点是正常状态下无遗尿,而腹压突然增高时尿液自动流出。

原因:膀胱和尿道之间正常解剖关系出现异常,当腹压增加时,传导至膀胱和尿道的压力不等,膀胱压力增高而没有相应的尿道压力增高。另外,骨盆底部尿道周围肌肉及韧带松弛,导致尿道阻力过低也可引起。多见于老年女性,特别是多次分娩或产伤者。

(4)急迫性尿失禁　严重的尿急、尿频而膀胱不受意识控制而发生排空。
原因:可能由膀胱不随意收缩引起。常继发于膀胱严重感染。

二、排尿异常的护理

(一)尿潴留病人的护理

评估病人发生尿潴留的原因,如为机械性梗阻,应积极治疗原发病;若为非机械性梗阻,应采取相应护理措施,协助病人排尿,解除痛苦。

1.心理护理　安慰病人,消除其焦虑和紧张情绪。

2.提供隐蔽的排尿环境　关闭门窗,屏风遮挡,请无关人员回避,以达到视觉隐蔽。适当调整治疗和护理时间,使病人安心排尿。

3.调整体位和姿势　根据病情协助病人取适当体位,如扶卧床病人略抬高上身或坐起,尽可能使病人以习惯姿势排尿。对需绝对卧床休息或某些手术病人,应事先有计划地训练床上排尿,以免因不适应排尿姿势的改变而导致尿潴留。

4.诱导排尿　利用条件反射如听流水声或用温水冲洗会阴诱导排尿;亦可采用针刺中极、曲骨、三阴交穴或艾灸关元、中极穴等方法,刺激排尿。

5.热敷、按摩　热敷、按摩可放松肌肉,促进排尿。如果病人病情允许,可用手按压膀胱协助排尿。切不可强力按压,以防膀胱破裂。

6.健康教育　指导病人养成定时排尿的习惯。

7.必要时根据医嘱肌内注射卡巴可等。

8.经上述处理仍不能解除尿潴留时,可采用导尿术。

(二)尿失禁病人的护理

1.皮肤护理　注意保持皮肤清洁干燥。床上铺橡胶单和中单,也可使用尿垫或一次性纸尿裤。经常用温水清洗会阴部皮肤,勤换衣裤、床单、尿垫。根据皮肤情况,定时按摩受压部位,防止压疮的发生。

2.外部引流　必要时应用接尿装置引流尿液。女性病人可用女式尿壶紧贴外阴部接取尿液;男性病人可用尿壶接尿,也可用阴茎套连接集尿袋接取尿液,但此方法不宜长时间连续使用,每天要定时取下阴茎套和尿壶,清洗会阴部,并将局部暴露于空气中。

3. 重建正常的排尿功能

(1)如病情允许,指导病人每日白天摄入液体 2 000 ~ 3 000 mL。多饮水可以促进排尿反射,还可预防泌尿系统感染。入睡前限制饮水,减少夜间尿量,以免影响病人休息。

(2)观察排尿反应,定时使用便器,建立规律的排尿习惯。刚开始时每 1 ~ 2 h 使用便器一次,以后间隔时间可以逐渐延长,以促进排尿功能的恢复。使用便器时,用手按压膀胱,协助排尿,注意用力要适度。

(3)指导病人进行盆底肌训练,以增强控制排尿的能力。指导病人取立、坐或卧位,试做排尿(排便)动作,先慢慢收紧盆底肌(不收缩下肢、腹部及臀部肌肉),再缓缓放松,每次 10 s 左右,连续 10 次,每日进行 3 次,以不觉疲乏为宜。

4. 留置导尿 对长期尿失禁的病人,可行导尿术留置导尿,避免尿液浸渍皮肤,发生皮肤破溃。留置导尿过程中,根据病人的情况定时夹闭和引流尿液,以锻炼膀胱壁肌肉张力,重建膀胱储存尿液的功能。

5. 心理护理 尿失禁给病人造成很大的心理压力,导致病人自卑、抑郁、精神苦闷、丧失自尊等,同时尿失禁也给病人的生活带来许多不便,他们期望得到他人的理解和帮助,护理人员应尊重和理解病人,保护其隐私,给予安慰、开导和鼓励,使其树立恢复健康的信心,积极配合治疗和护理。

三、与排尿有关的护理技术

(一)导尿术

导尿术是指在严格无菌操作下,经尿道将无菌导尿管插入膀胱引流尿液的方法。

导尿术容易引起医源性感染,如在导尿的过程中因操作不当造成膀胱、尿道黏膜的损伤;使用的导尿物品被污染;操作过程中违反无菌原则等原因均可导致泌尿系统的感染。因此为病人导尿时必须严格遵守无菌技术操作原则及操作规程。

【目的】

1. 为尿潴留病人引流出尿液,减轻痛苦。

2. 协助临床诊断,如留取未受污染的尿标本做细菌培养;测量膀胱容量、压力及残余尿液;进行尿道或膀胱造影等。

3. 膀胱内用药,如为膀胱肿瘤病人进行膀胱灌注化疗。

【操作前准备】

1. 评估病人并解释

(1)评估 病人的年龄、病情、临床诊断、意识状态、生命体征、合作程度、心理状况、生活自理能力、卧位、膀胱充盈度、会阴部皮肤黏膜情况及清洁度。

(2)解释 向病人及家属解释导尿术的目的、方法、配合要点和注意事项。根据病人的自理能力,嘱其清洁外阴。

2. 病人准备

(1)病人和家属了解导尿的目的、意义、过程、注意事项及配合要点。

(2)清洁外阴,做好导尿的准备。若病人无自理能力,应协助其进行外阴清洁。

3. 护士准备 衣帽整洁,修剪指甲,洗手,戴口罩。

笔记栏

4.用物准备

(1)治疗车上层 一次性导尿包(为灭菌导尿用物包,包括初步消毒、再次消毒和导尿用物),初步消毒用物有小方盘、内盛数个消毒液棉球袋、镊子、纱布、手套。再次消毒及导尿用物有弯盘、气囊导尿管、内盛4个消毒液棉球袋、镊子2把、自带无菌液体的10 mL注射器、润滑油棉球袋、标本瓶、纱布、集尿袋、方盘、外包治疗巾。其他用物(手消毒液,弯盘,一次性垫巾或小橡胶单和治疗巾1套,浴巾)。

气囊导尿管的种类:一般分为单腔导尿管(用于一次性导尿)、双腔导尿管(用于留置导尿)、三腔导尿管(用于膀胱冲洗或向膀胱内滴药)三种。其中双腔导尿管和三腔导尿管均有一个气囊,以达到将导尿管头端固定在膀胱内防止脱落的目的。根据病人导尿目的选择种类合适的导尿管。

气囊导尿管的规格:目前常用的气囊导尿管规格以法制(F)为剂量单位,21 F表示其周径为21 mm,直径为7 mm。一般儿童用8~10 F,女性成人用16~18 F,男性成人用18~20 F。根据病人年龄、病情选择合适规格的导尿管。若导尿管过细,一方面插管过程中易卷曲,另一方面易被血块或纤维块堵塞。如导尿管过粗,则对尿道口、尿道及周围组织产生不应有的压迫,造成组织损伤。

(2)治疗车下层 便盆(上覆盖便盆巾)、生活垃圾桶、医疗垃圾桶。

(3)其他 根据环境情况酌情准备屏风。

5.环境准备 酌情关闭门窗,围帘或屏风遮挡病人。保持合适的室温,光线充足或有足够的照明。

【操作步骤】 导尿操作技术见表10-1。

表10-1 导尿操作技术

操作步骤	要点与说明
1.核对、解释:携用物至病人床旁,核对病人床号、姓名,再次向病人解释操作目的及有关事项	• 确认病人 • 取得病人配合
2.准备	
(1)移床旁椅至操作同侧的床尾,将便盆放床旁椅上,打开便盆巾	• 方便操作
(2)摇高病床至便于操作的高度。若病人正在使用病床护栏,拉起对侧护栏,放低操作侧护栏,松开床尾盖被	• 成功的插管需要合适的位置,且方便用物取用
3.病人体位	
(1)女性病人:协助取仰卧位,膝盖弯曲,大腿放松,髋关节外旋。若病人不能仰卧,则协助取侧卧位,大腿、膝关节、髋关节弯曲。如保持这种体位时间较长,可抬高病人枕头	• 更好地暴露会阴部,方便护士操作 • 若病人的髋关节不能外展,可采取此体位(如病人有关节炎)
(2)男性病人:协助病人取仰卧位或坐位,大腿略外展	

续表 10-1

操作步骤	要点与说明
4. 遮盖病人:脱去病人对侧裤腿盖在近侧腿部(天冷时加盖浴巾),对侧腿用盖被遮盖	● 有助于暴露会阴部 ● 避免不必要的身体暴露并保持病人舒适
5. 垫巾:将小橡胶单和治疗巾垫于病人臀下,弯盘置于近外阴处,消毒双手,核对检查并打开导尿包,取出初步消毒用物,将消毒液棉球倒入小盘内,戴上手套	● 保护床单不被污染 ● 确保无菌操作,预防感染发生
6. 根据男、女性病人尿道的解剖特点进行消毒、导尿 ▲女性病人	
(1)初步消毒:手持镊子夹取消毒液棉球,初步消毒阴阜、大阴唇,戴手套的手分开大阴唇,消毒小阴唇和尿道口;消毒完毕,脱下污手套放弯盘内,将小方盘和弯盘移至床尾处,手消毒液消毒双手	● 每个棉球限用一次 ● 平镊不可接触肛门区域 ● 消毒顺序是由外向内、自上而下
(2)打开导尿包:将导尿包放在病人两腿之间,打开导尿包的无菌包装,用无菌技术打开无菌导尿包的各个边角,朝向病人会阴部的边角最后打开	● 方便操作
(3)戴无菌手套,铺孔巾:戴好无菌手套,取出孔巾,将孔巾洞口置于会阴处铺设孔巾,露出会阴部	● 孔巾和治疗巾内层形成一连续无菌区,扩大无菌区域,利于无菌操作,避免污染
(4)整理用物,润滑尿管:按操作顺序整理好用物,取出导尿管小心盘绕在手中,用润滑液棉球润滑导尿管前段,根据需要将导尿管和集尿袋的引流管连接。若需留取尿标本,将标本容器瓶盖打开。取消毒液棉球放于弯盘内	● 方便操作 ● 润滑尿管可减轻尿管对黏膜的刺激和插管时的阻力
(5)再次消毒:弯盘置于外阴处,一手分开并固定小阴唇,一手持镊子夹取消毒液棉球,分别消毒尿道口、两侧小阴唇、尿道口。污棉球、弯盘、镊子放床尾弯盘内	● 再次消毒顺序是内→外→内,自上而上。每个棉球限用一次,避免已消毒的部位再污染 ● 分开小阴唇的手保持姿势不变 ● 消毒尿道口时稍停片刻,充分发挥消毒液的消毒效果
(6)导尿:将方盘置于孔巾口旁,嘱病人张口呼吸,用另一镊子夹持导尿管对准尿道口轻轻插入尿道 4～6 cm,见尿液流出再插入 1～2 cm,松开固定小阴唇的手下移固定导尿管,将尿液引入集尿袋或方盘内(图10-1) ▲男性病人	● 张口呼吸可使尿道括约肌松弛,有助于插管 ● 插管时,动作要轻柔,避免损伤尿道黏膜

续表 10-1

操作步骤	要点与说明
(1)初步消毒:手持镊子夹取消毒棉球,进行初步消毒,依次为阴阜、阴茎、阴囊。戴手套的手取无菌纱布裹住阴茎,同时将包皮向后推,暴露尿道口,自尿道口向外向后旋转擦拭尿道口、龟头及冠状沟。污棉球、纱布置弯盘内;消毒完毕将小方盘、弯盘移至床尾,脱下手套,手消毒液消毒双手	• 每个棉球限用一次 • 自阴茎根部向尿道口消毒 • 包皮和冠状沟易藏污垢,应注意仔细擦拭,预防感染
(2)打开导尿包:将导尿包放在病人两腿之间,用无菌技术打开无菌导尿包的各个边角,朝向病人会阴部的边角最后打开	• 嘱病人勿动肢体,保持安置的体位,避免无菌区域污染
(3)戴无菌手套,铺孔巾:戴好无菌手套,取出孔巾,反折边缘以保护无菌手套,将孔巾洞口置于外阴处铺设孔巾,并暴露阴茎	• 孔巾和治疗巾内层形成一连续无菌区,扩大无菌区域,利于无菌操作,避免污染
(4)整理用物,润滑尿管:按操作顺序整理好用物,取出导尿管,用润滑液棉球润滑导尿管前段,根据需要将导尿管和集尿袋的引流管连接,放于方盘内,取消毒液棉球放于弯盘内	• 方便操作 • 避免尿液污染环境
(5)再次消毒:弯盘移至近外阴处,一手用纱布包住阴茎,将包皮向后推,暴露尿道口。一手持镊子夹消毒棉球,再次消毒尿道口、龟头及冠状沟。污棉球、镊子放床尾弯盘内	• 由内向外,每个棉球限用一次。 • 清洁过程中不小心松开包皮或使阴茎脱手,需要重新消毒
(6)导尿:一手继续持无菌纱布固定阴茎并提起,使之与腹壁呈 60°角(图 10-2),将方盘置于孔巾口旁,嘱病人张口呼吸,用镊子夹持导尿管对准尿道口轻轻插入尿道 20～22 cm,见尿液流出再插入 1～2 cm,放低阴茎,用手固定尿管,将尿液引入集尿袋内或方盘内。将包皮复位	• 使耻骨前弯消失,利于插管 • 插管时,动作要轻柔,男性尿道有三个狭窄,切忌速度过快、用力过猛而损伤尿道黏膜
7. 夹管、倒尿:当方盘内盛 2/3 满尿液时,夹闭导尿管尾端,将尿液倒入便盆内,再打开导尿管继续放尿;或将尿液引流入集尿袋内至合适量	• 注意观察病人的反应并询问其感觉
8. 取标本:若需做尿培养,用无菌标本瓶接取中段尿液 5 mL,盖好瓶盖,放置合适处	• 避免碰洒或污染
9. 操作后处理	

续表 10-1

操作步骤	要点与说明
(1)导尿完毕,轻轻拔出导尿管,撤下孔巾,擦净外阴,收拾导尿用物弃于医用垃圾桶内,撤出病人臀下的小橡胶单和治疗巾放治疗车下层。脱去手套,用手消毒液消毒双手,协助病人穿好裤子。整理床单位,向病人交代注意事项	• 使病人舒适 • 保护病人隐私
(2)清理用物,测量尿量,尿标本贴标签后送检	• 标本及时送检,避免污染
(3)消毒双手,记录导尿的时间、导出尿量、尿液的性状、病人的情况及反应	

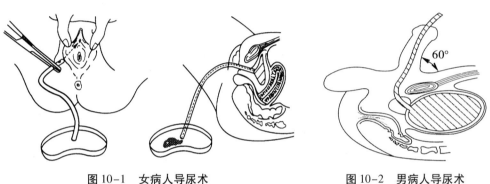

图 10-1 女病人导尿术　　　　图 10-2 男病人导尿术

【注意事项】

1.严格执行查对制度和无菌技术操作原则。

2.在操作过程中注意保护病人的隐私,并采取适当的保暖措施,防止病人着凉。

3.对膀胱高度膨胀且极度虚弱的病人,第一次放尿不得超过 1 000 mL。大量放尿可使腹腔内压急剧下降,血液大量滞留在腹腔内,导致血压下降而虚脱;另外膀胱内压突然降低,还可导致膀胱黏膜急剧充血,发生血尿。

4.老年女性尿道口回缩,插管时应仔细观察、辨认,避免误入阴道。

5.为女病人插尿管时,如导尿管误入阴道,应更换无菌导尿管,然后重新消毒、插管。

6.为避免损伤和导致泌尿系统的感染,必须掌握男性和女性尿道的解剖特点。

(二)留置导尿管术

留置导尿管术是在导尿后,将导尿管保留在膀胱内,引流尿液的方法。

【目的】

1.抢救危重、休克病人时正确记录每小时尿量、测量尿比重,以观察病人的病情变化。

2.排空膀胱,使膀胱持续保持空虚状态,避免盆腔手术中误伤脏器。

3.某些泌尿系统疾病手术后留置导尿管,便于引流和冲洗,并减轻手术切口的张力,促进切口的愈合。

4.为尿失禁或会阴部有伤口的病人引流尿液,保持会阴部的清洁干燥。

5. 为尿失禁病人行膀胱功能训练。

【操作前准备】

1. 评估病人并解释

(1)评估:病人的年龄、病情、临床诊断、意识状态、生命体征、合作程度、心理状况、生活自理能力、膀胱充盈度及会阴部皮肤黏膜情况。

(2)解释:向病人及家属解释留置导尿的目的、方法、配合要点和注意事项。

2. 病人准备

(1)病人及家属了解留置导尿的目的、过程和注意事项,学会在活动时防止导尿管脱落的方法等,如病人不能配合时,请他人协助维持适当的姿势。

(2)清洁外阴,做好导尿的准备。

3. 护士准备　衣帽整洁,修剪指甲,洗手,戴口罩。

4. 用物准备　除导尿术用物外,另备安全别针。

5. 环境准备　同导尿术。

【操作步骤】　留置导尿管操作技术见表10-2。

表 10-2　留置导尿管操作技术

操作步骤	要点与说明
1. 核对、解释:携用物至病人床旁,核对病人床号、姓名,再次向病人解释	● 确认病人,包括口头核对和病人腕带信息核对 ● 取得病人配合
2. 消毒、导尿:同导尿术初步消毒、再次消毒会阴部及尿道口,插入导尿管	● 严格按无菌操作进行,防止泌尿系统感染
3. 固定:见尿液后再插入 7～10 cm。一手握住尿道口处的导尿管,将导尿管的末端连接集尿袋,将注射器连接导尿管末端的充气阀,缓慢注入全部液体。膨胀气囊后,轻拉导尿管有阻力感,即证实导尿管固定于膀胱内(图10-3)	● 尿管前端膨大的气囊可将导尿管头端固定于膀胱内,防止尿管滑脱 ● 若病人诉疼痛,应停止注入,轻轻将液体反抽回注射器,再将导尿管稍微向前推进后注入剩余液体
4. 固定集尿袋:导尿成功后,夹闭引流管,撤下孔巾,擦净外阴,用安全别针将集尿袋的引流管固定在床单上,集尿袋固定于床沿下,开放导尿管	● 集尿袋妥善地固定在低于膀胱的高度 ● 别针固定要稳妥,既避免伤害病人,又不能使引流管滑脱 ● 引流管要留出足够的长度,防止因翻身牵拉,使尿管脱出
5. 操作后处理 (1)整理导尿用物弃于医用垃圾桶内,撤出病人臀下的小橡胶单和治疗巾放治疗车下层,脱去手套	● 防止尿液逆流造成泌尿系统感染
(2)协助病人穿好裤子,取舒适卧位,整理床单位,向病人交代注意事项	● 使病人舒适 ● 保护病人隐私
(3)洗手,记录留置尿管时间、病人的反应等	

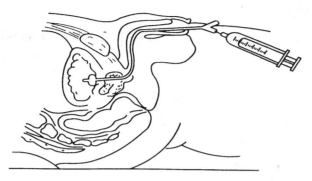

图 10-3　双腔气囊导尿管固定法

【注意事项】

1. 同导尿术 1~6。

2. 如果气囊内注入液体时出现了阻力,或病人用语言或非语言行为表达疼痛,那么气囊可能未完全处于膀胱内。应停止注入,轻轻将液体反抽回注射器,再将导尿管稍微向前推进后注入剩余液体。

3. 气囊内注入的无菌液体要与标示的导尿管末端的气囊容积相符。若注水过量或注水不足都容易导致气囊膨胀不均匀,导致尿管前端偏转在一侧膀胱壁上,刺激膀胱,致使引流不畅,膀胱痉挛。

4. 气囊导尿管固定时注意不能过度牵拉导尿管,以防膨胀的气囊卡在尿道内口,压迫膀胱壁或尿道,导致黏膜组织的损伤。

5. 若不需留置导尿管,在拔出气囊导尿管前应抽尽气囊内的液体。如果气囊存在部分膨胀,拔出导尿管会导致尿道损伤。

6. 注意保持引流通畅,避免因导尿管受压、扭曲、堵塞等导致泌尿系统的感染。

7. 在离床活动时,应将导尿管远端妥善固定,以防导尿管脱出。集尿袋不得超过膀胱高度并避免挤压,防止尿液反流,避免感染的发生。

【留置导尿管病人的护理】

1. 防止泌尿系统逆行感染的措施

(1)保持尿道口清洁　女病人用消毒棉球擦拭外阴及尿道口,男病人用消毒棉球擦拭尿道口、龟头及包皮,每天 1~2 次。排便后及时清洗肛门及会阴部皮肤。

(2)集尿袋的更换　注意观察并及时排空集尿袋内尿液,并记录尿量。通常每周更换集尿袋 1~2 次,若有尿液性状、颜色改变,需及时更换。

(3)尿管的更换　定期更换导尿管,导尿管的更换频率通常根据导尿管的材质决定,一般为 1~4 周更换一次。

2. 留置导尿管期间,如病情允许,应鼓励病人每日摄入水分在 2 000 mL 以上(包括口服和静脉输液等),达到冲洗尿道的目的。

3. 锻炼膀胱反射功能。可采用间歇性夹管方式。夹闭导尿管,每 3~4 h 开放一次,使膀胱定时充盈和排空,促进膀胱功能的恢复。

4. 注意病人的主诉并观察尿液情况,发现尿液混浊、沉淀、有结晶时,应及时处理,每周检查尿常规一次。

（三）膀胱冲洗技术

膀胱冲洗是通过三通的导尿管,将无菌溶液灌入到膀胱内,再利用虹吸原理将灌入的液体引流出来的方法。

【目的】

1. 对留置导尿管的病人,保持其尿液引流通畅。

2. 清除膀胱内的血凝块、黏液、细菌等异物,预防感染。

3. 治疗某些膀胱疾病,如膀胱炎、膀胱肿瘤等。

【操作前准备】

1. 评估病人并解释

（1）评估　病人的年龄、病情、临床诊断、意识状态、生命体征、合作程度、心理状况。

（2）解释　向病人及家属解释有关膀胱冲洗的目的、方法、配合要点和注意事项。

2. 病人准备　病人及家属了解膀胱冲洗的目的、过程和注意事项,学会在操作时如何配合。

3. 护士准备　衣帽整洁,修剪指甲,洗手,戴口罩。

4. 用物准备（密闭式膀胱冲洗）

（1）治疗车上层　按导尿术准备的导尿用物,遵医嘱准备的冲洗液,无菌膀胱冲洗器 1 套,消毒液,无菌棉签,医嘱执行本,手消毒液。

（2）治疗车下层　便盆及便盆巾,生活垃圾桶、医用垃圾桶。

（3）其他　常用冲洗溶液有 0.9% 氯化钠溶液、0.02% 呋喃西林溶液、3% 硼酸溶液及 0.1% 新霉素溶液。灌入溶液的温度为 25~30 ℃。

5. 环境准备　酌情屏风遮挡。

【操作步骤】　膀胱冲洗技术见表 10-3。

表 10-3　膀胱冲洗技术

操作步骤	要点与说明
1. 核对、解释:携用物至病人床旁,核对病人床号、姓名,再次向病人解释操作目的及有关事项	● 确认病人,包括口头核对和病人腕带信息核对 ● 取得病人配合
2. 导尿、固定:按留置导尿术插好并固定导尿管	
3. 排空膀胱	● 便于冲洗液顺利滴入膀胱,药液与膀胱壁充分接触,并保持有效浓度,达到冲洗的目的
4. 准备冲洗膀胱	
（1）按照无菌操作技术连接冲洗液体与膀胱冲洗器,将冲洗液倒挂于输液架上,排气后关闭导管	● 膀胱冲洗装置类似静脉输液导管,其末端与"Y"形管的主管连接,"Y"形管的一个分管连接引流管,另一个分管连接导尿管。应用三腔管导尿时,可免用"Y"形管
（2）分开导尿管与集尿袋引流管接头连接,消毒导尿管尾端和引流管接头,将导尿管和引流管分别与"Y"形管的两个分管相连接,"Y"形管的主管连接冲洗导管	

笔记栏

续表 10-3

操作步骤	要点与说明
5. 冲洗膀胱	
(1)关闭引流管,开放冲洗管,使溶液滴入膀胱,调节滴速。待病人有尿意或滴入溶液200～300 mL后,关闭冲洗管,放开引流管,将冲洗液全部引流出来后,再关闭引流管(图10-4) (2)按需要如此反复冲洗	●瓶内液面距床面约60 cm,以便产生一定的压力,使液体能够顺利滴入膀胱 ●滴速一般为60～80 滴/min,不宜过快,以免引起病人强烈尿意,迫使冲洗液溢出尿道外 ●若病人出现不适或有出血情况,立即停止冲洗,并与医生联系 ●在冲洗过程中,询问病人感受,观察病人的反应及引流液性状
6. 冲洗后处理	
(1)冲洗完毕,取下冲洗管,消毒导尿管口和引流管接头并连接	●严格无菌操作 ●恢复密闭的尿液引流装置
(2)清洁外阴部,固定好导尿管	●减少外阴部细菌数量
(3)计算冲洗膀胱和导管的液体量,减去排出的量	●确定准确的尿量
(4)评估尿液的性状:黏度、颜色、有无血块	●数据可作为评价治疗效果的依据
(5)观察导管是否通畅	
(6)协助病人取舒适卧位,整理床单位,清理物品	●使病人舒适
(7)洗手,记录冲洗液名称、冲洗量、引流量、引流液性质、冲洗过程中病人反应等	

【注意事项】

1. 严格执行无菌技术操作。

2. 避免用力回抽造成黏膜损伤。记录灌入和引出液体量,若引流的液体少于灌入的液体量,应考虑是否有血块或脓液阻塞,可增加冲洗次数或更换导尿管。

3. 冲洗时嘱病人深呼吸,尽量放松,以减少疼痛。若病人出现腹痛、腹胀、膀胱剧烈收缩等情形,应暂停冲洗。

4. 导管阻塞、冲洗后出血较多、血压下降、感染或疼痛加剧,应报告医生给予处理。

5. 注意准确记录冲洗液量及性状。

6. 向病人说明摄取足够水分的重要性,每天饮水量应维持在2 000 mL左右,以产生足够的尿量冲洗尿路,达到预防感染的目的。

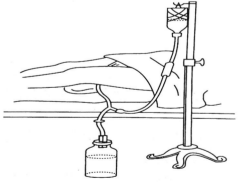

图 10-4　膀胱冲洗

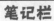

笔记栏

第二节　排便护理

食物进入消化道后,经过胃和小肠的消化吸收,剩余残渣储存于大肠内,除一部分水分被大肠吸收外,其余均经细菌发酵和腐败作用后形成粪便排出体外。一般情况下,粪便的性质与性状可以反映整个消化系统的功能状况。因此,护士通过对病人排便活动及粪便的观察,可以及早发现和鉴别消化道疾患,有助于诊断和选择适宜的治疗、护理措施。

一、排便活动的评估

(一)排便状态的评估

1. 排便次数　排便是人体的基本生理需要,排便次数因人而异。一般成人每天排便1~3次,婴幼儿每天排便3~5次。成人每天排便超过3次或每周少于3次,应视为排便异常,如腹泻、便秘。

2. 排便量　每日排便量与膳食的种类、数量、摄入的液体量、大便次数及消化器官的功能有关。正常成人每天排便量100~300 g。进食少纤维、高蛋白质等精细食物者粪便量少而细腻。进食大量蔬菜、水果等粗粮者粪便量较多。当消化器官功能紊乱时,也会出现排便量的改变。

3. 粪便的性状

(1)形状与软硬度　正常人的粪便为成形软便。便秘时粪便坚硬,呈栗子样;消化不良或急性肠炎时可为稀便或水样便;肠道部分梗阻或直肠狭窄,粪便常呈扁条形或带状。

(2)颜色　正常成人的粪便颜色呈黄褐色或棕黄色。婴儿的粪便呈黄色或金黄色。粪便颜色会因摄入食物或药物种类的不同而发生变化,如食用大量绿叶蔬菜,粪便可呈暗绿色;摄入动物血或铁制剂,粪便可呈无光样黑色。粪便颜色改变也可提示消化系统病理变化的存在。如柏油样便提示上消化道出血,白陶土色便提示胆道梗阻,暗红色血便提示下消化道出血,果酱样便见于肠套叠、阿米巴痢疾,粪便表面附有鲜红色血液见于痔疮或肛裂,白色"米泔水"样便见于霍乱、副霍乱。

(3)内容物　粪便内容物主要为食物残渣、脱落的大量肠上皮细胞、细菌及机体代谢后的废物(如胆色素衍生物和钙、镁、汞等盐类)。正常粪便中含有少量大肠分泌的黏液,起润滑粪便的作用,但肉眼不易查见。若粪便中混入或粪便表面附有血液、脓液或肉眼可见的黏液,提示消化道有感染或出血发生。肠道寄生虫感染病人的粪便中可检出蛔虫、蛲虫、绦虫节片等。

(4)气味　正常时粪便气味因膳食种类而异,强度由腐败菌的活动性及摄入动物蛋白质的量而定。肉食者味重,素食者味轻。严重腹泻病人因进入大肠内未消化的蛋白质增加,蛋白质经腐败菌的分解作用,其代谢产物如氨、硫化氢等在粪便中的含量增多,粪便呈恶臭味;下消化道溃疡、恶性肿瘤病人粪便呈腐败臭;上消化道出血病人的柏油样粪便呈腥臭味;消化不良,乳儿因糖类、脂肪未充分消化或吸收产生气体,粪便呈酸性反应,气味呈酸臭。

(二)影响排便因素的评估

正常情况下,人的排便活动受意识的控制,是自然、无痛苦、无障碍的一个过程。但许多因素,如生理、心理、社会文化、饮食与活动、病理等可以影响排便。护士必须完整地收集资料,做出正确的评估,提供合理有效的护理措施,满足病人排便的需要。

1.生理因素

(1)年龄 年龄可影响个体对排便的控制。2~3岁以下的婴幼儿,神经肌肉系统发育不全,不能控制排便。老年人随年龄增加、腹壁肌肉张力逐渐下降、胃肠蠕动减慢、肛门括约肌松弛等原因导致肠道控制能力下降而出现排便功能的异常。

(2)个人排泄习惯 在日常生活中,许多人都有自己的排便习惯,如固定的排便时间,使用某种固定的便具,排便时从事某些活动如阅读等。当这些习惯由于某些原因而无法维持时,就可能影响正常排便。

2.心理因素 心理因素是影响排便的重要因素。精神抑郁者身体活动减少,肠蠕动减少可导致便秘。而情绪紧张、焦虑可导致迷走神经兴奋,肠蠕动增加而引起吸收不良、腹泻的发生。

3.社会文化因素 社会文化教育影响个人的排便观念和习惯。排便是个人的隐私,当个体因排便问题需要医务人员帮助而丧失隐私时,个体就可能压抑排便的需要而造成排便功能异常。

4.饮食与活动

(1)食物与液体摄入 均衡饮食与足量的液体摄入是维持正常排便的重要条件。富含纤维的食物可提供必要的粪便容积,加速食糜通过肠道,减少水分在大肠内的再吸收,使大便柔软而易于排出。每日摄入足量液体,可以液化肠内容物,使食物能顺利通过肠道。当摄食量过少、食物中缺少纤维或水分不足时,无法产生足够的粪便容积和液化食糜,食糜通过回肠速度减慢、时间延长,水分的再吸收增加,导致粪便变硬、排便减少而发生便秘。

(2)活动 活动可维持肌肉的张力,刺激肠道蠕动,有助于维持正常的排便功能。各种原因所致长期卧床、缺乏活动的病人,可因肌肉张力减退而导致排便困难。

5.与疾病有关的因素

(1)疾病 肠道本身的疾病或身体其他系统的病变均可影响正常排便。如大肠癌、结肠炎可使排便次数增加;脊髓损伤、脑卒中等可致排便失禁。

(2)药物 有些药物能治疗或预防便秘和腹泻,如缓泻药可刺激肠蠕动,减少肠道水分吸收,促使排便,但是如果药物剂量掌握不正确,可能会导致相反的结果。有些药物则可能干扰排便的正常形态,如长时间服用抗生素,可抑制肠道正常菌群生长而导致腹泻;麻醉剂或止痛药,可使肠活动能力减弱而导致便秘。

(3)治疗和检查 某些治疗和检查会影响个体的排便活动。如腹部、肛门部位手术,会因为肠壁肌肉的暂时麻痹或伤口疼痛而造成排便困难;胃肠 X 射线检查常需灌肠或服用钡剂,也可影响排便。

(三)异常排便的评估

1.便秘 便秘指正常的排便形态改变,排便次数减少,排出过干过硬的粪便,且排便不畅、困难。

(1)原因 某些器质性病变,排便习惯不良,中枢神经系统功能障碍,排便时间或活动受限制,强烈的情绪反应,各类直肠肛门手术,某些药物的不合理使用,饮食结构不合理,饮水量不足,滥用缓泻剂、栓剂、灌肠,长期卧床或活动减少等,均可抑制肠道功能而导致便秘的发生。

(2)症状和体征 粪便干硬,触诊腹部较硬实且紧张,有时可触及包块,肛诊可触及粪块。有时伴腹胀、腹痛、食欲不佳、消化不良、乏力、舌苔变厚、头痛等全身症状。

2.粪便嵌塞 粪便嵌塞指粪便持久滞留堆积在直肠内,坚硬不能排出。常发生于慢性便秘的病人。

(1)原因 便秘未能及时解除,粪便滞留在直肠内,水分被持续吸收而乙状结肠推进的粪便又不断加入,最终使粪块变得又大又硬不能排出,发生粪便嵌塞。

(2)症状和体征 病人有排便冲动,腹部胀痛,直肠肛门疼痛,肛门处有少量液化的粪便渗出,但不能排出粪便。

3.腹泻 腹泻指正常排便形态改变,频繁排出松散稀薄的粪便甚至水样便。腹泻时肠蠕动增加,肠黏膜吸收水分功能发生障碍,胃肠内容物迅速通过胃肠道,水分不能在肠道内被及时吸收。又因肠黏膜受刺激,肠液分泌增加,进一步增加了粪便的水分。因此,当粪便到达直肠时仍然呈液体状态,并排出体外,形成腹泻。短时的腹泻可以帮助机体排出刺激物质和有害物质,是一种保护性反应。但是,持续严重的腹泻,可使机体内的大量水分和胃肠液丧失,导致水、电解质和酸碱平衡紊乱。长期腹泻者还会因机体无法吸收营养物质而导致营养不良。

(1)原因 饮食不当或使用泻剂不当,情绪紧张焦虑,消化系统发育不成熟,胃肠道疾患,某些内分泌疾病如甲亢等均可导致肠蠕动增加,发生腹泻。

(2)症状和体征 腹痛、肠痉挛、疲乏、恶心、呕吐、肠鸣,有急于排便的需要和难以控制的感觉,粪便松散或呈液体样。

4.排便失禁 排便失禁指肛门括约肌不受意识的控制而不自主地排便。

(1)原因 神经肌肉系统的病变或损伤如瘫痪、胃肠道疾患、精神障碍、情绪失调等。

(2)症状和体征 病人不自主地排出粪便。

5.肠胀气 肠胀气指胃肠道内有过量气体积聚,不能排出。一般情况下,胃肠道内的气体只有150 mL左右。胃内的气体可通过口腔嗝出。肠道内的气体部分在小肠被吸收,其余的可通过肛门排出,不会产生不适。

(1)原因 食入过多产气性食物、吞入大量空气、肠蠕动减少、肠道梗阻及肠道手术后、低钾血症。

(2)症状和体征 病人表现为腹胀、痉挛性疼痛、呃逆、肛门排气过多,腹部膨隆,叩诊呈鼓音。当肠胀气压迫膈肌和胸腔时,可出现气急和呼吸困难。

二、排便异常的护理

(一)便秘病人的护理

1.提供适当的排便环境 为病人提供单独隐蔽的环境及充裕的排便时间。如拉上围帘或用屏风遮挡,避开查房、治疗护理和进餐时间,以消除紧张情绪,保持心情舒畅,利于排便。

2.选取适宜的排便姿势 对手术病人,在手术前应有计划地训练其在床上使用便器。病情允许时让病人下床到卫生间排便。床上使用便盆时,除非有特别禁忌,最好采取坐姿或抬高床头,利用重力作用增加腹内压促进排便。

3.腹部按摩及肛门按压 排便时用手沿结肠解剖位置自右向左环行按摩,可促使降结肠的内容物向下移动,并可增加腹内压,促进排便。指端轻压肛门后端也可促进排便。

4.遵医嘱给予口服缓泻药物 缓泻剂可使粪便中的水分含量增加,刺激肠蠕动,加速肠内容物的运行,而起到导泻的作用。缓泻剂的使用应根据病人的特点及病情选用。对于老年人、儿童应选择作用缓和的泻剂,慢性便秘的病人可选用蓖麻油、番泻叶、酚酞(果导)、大黄等接触性泻剂。

使用缓泻剂可暂时解除便秘,但长期使用或滥用又可使个体产生对缓泻剂的依赖,导致慢性便秘的发生。其机制是服用缓泻剂后,结肠内容物被彻底排空,随后几天无足量粪便刺激不能正常排便,没有排便又再次使用缓泻剂,如此反复,其结果使结肠的正常排便反射失去作用,反射减少造成结肠扩张弛缓,这样结肠就只对缓泻剂、栓剂、灌肠等强烈刺激做出反应,产生对缓泻剂的生理依赖,失去正常的排便功能,导致慢性便秘。

5.使用简易通便剂 常用的有开塞露、甘油栓等。其作用机制是软化粪便,润滑肠壁,刺激肠蠕动促进排便。

6.以上方法均无效时,遵医嘱给予灌肠。

7.健康教育

(1)帮助病人及家属获得有关排便的知识,认识维持正常排便习惯的意义。

(2)帮助病人重建正常的排便习惯:不随意使用缓泻剂及灌肠等方法,指导病人选择适合自身排便的时间。理想的排便时间是进食后(早餐后)效果最好,因进食刺激大肠集团蠕动而引起排便反射,每天固定在此时间排便,并坚持下去。

(3)合理安排膳食:多摄取可促进排便的食物和饮料。如多食用蔬菜、水果、粗粮等高纤维食物,以增加粪便的体积;餐前提供开水、柠檬汁等热饮,促进肠蠕动,刺激排便反射;适当提供轻泻食物如梅子汁等促进排便;多饮水,病情允许时每日液体摄入量应不少于 2 000 mL;适当食用油脂类的食物。

(4)鼓励病人适当运动:按病人的具体情况制订规律的活动计划并协助病人进行运动,如散步、做操、打太极拳等。卧床病人可进行床上活动、腹部环形按摩等。此外还应指导病人进行增强腹肌和盆底部肌肉的训练,以增加肠蠕动和肌张力,促进排便。

(二)粪便嵌塞病人的护理

1.早期可使用栓剂、口服缓泻剂来润肠通便。

2.必要时先行油类保留灌肠,2~3 h 后再做清洁灌肠。

3.人工取便:通常在清洁灌肠无效后按医嘱执行。

4.健康教育:向病人及家属讲解有关排便的知识,建立合理的膳食结构。协助病人建立并维持正常的排便习惯,防止便秘的发生。

（三）腹泻病人的护理

1. 去除原因　立即停止进食可能被污染的饮食。如为肠道感染者,应遵医嘱给予抗生素治疗。

2. 休息　卧床休息可减少肠蠕动。注意腹部保暖,可用热水袋热敷腹部,以减弱肠道运动,减少排便次数,并有利于腹痛等症状的减轻。对不能自理的病人应及时给予便盆,消除焦虑不安的情绪,使之达到身心充分休息的目的。

3. 膳食调理　鼓励病人饮水,酌情给予清淡的流质或半流质食物,避免油腻、辛辣、高纤维食物。严重腹泻时可暂禁食。

4. 防治水和电解质紊乱　按医嘱给予止泻剂、口服补液盐或静脉输液。

5. 维持皮肤完整性　排便频繁时,因粪便的刺激,可使肛周皮肤损伤,特别是婴幼儿、老年人、身体衰弱者。每次便后用温水清洗肛周,保持清洁干燥,并涂油膏以保护局部皮肤。

6. 密切观察病情并记录　观察排便的性质、次数等,必要时留取标本送检。病情危重者,注意生命体征变化。如疑为传染病则按肠道隔离原则护理。

7. 心理支持　因粪便异味及被玷污的衣裤、床单、被套、便盆均会给病人带来不适,因此要协助病人更换衣裤、床单、被套和清洗沐浴,使病人感到舒适。便盆清洗干净后,置于易取处,以方便病人取用。

8. 健康教育　向病人讲解有关腹泻的知识,指导病人注意饮食卫生,养成良好的卫生习惯。

（四）排便失禁病人的护理

1. 心理护理　排便失禁的病人心情紧张而窘迫,常感到自卑和忧郁,期望得到理解和帮助。护士应尊重和理解病人,给予心理安慰与支持,帮助其树立信心,配合治疗和护理。

2. 保护皮肤　床上铺橡胶（或塑料）单和中单或一次性尿布,每次便后用温水洗净肛门周围及臀部皮肤,保持皮肤清洁干燥。必要时,肛门周围涂搽软膏以保护皮肤,避免破损感染。注意观察骶尾部皮肤变化,定时按摩受压部位,预防压疮的发生。

3. 帮助病人重建控制排便的能力

(1)了解病人排便时间,掌握排便规律,定时给予便盆,促使病人按时自己排便。

(2)与医生协调定时应用导泻栓剂或灌肠,以刺激定时排便。

(3)教会病人进行肛门括约肌及盆底部肌肉收缩锻炼。指导病人取立、坐或卧位,试做排便动作。先慢慢收缩肌肉,然后再慢慢放松,每次 10 s 左右,连续 10 次,每次锻炼 20 ~ 30 min,每日数次,以病人感觉不疲乏为宜。

4. 如无禁忌,保证病人每天摄入足量的液体。

5. 保持床褥、衣服清洁,室内空气清新。及时更换污湿的衣裤被单,定时开窗通风,除去不良气味。

（五）肠胀气病人的护理

1. 指导病人养成细嚼慢咽的良好饮食习惯。

2. 去除引起肠胀气的原因。如勿食产气食物和饮料,积极治疗肠道疾患等。

3. 鼓励病人适当活动。协助病人下床活动如散步,卧床病人可做床上活动或变换体位,以促进肠蠕动,减轻肠胀气。

4.轻微胀气时,可行腹部热敷或腹部按摩、针刺疗法。严重胀气时,遵医嘱给予药物治疗或行肛管排气。

三、与排便有关的护理技术

(一)灌肠法

灌肠法是将一定量的液体由肛门经直肠灌入结肠,以帮助病人清洁肠道、排便、排气或由肠道供给药物或营养,达到缓解症状、确定诊断和治疗疾病为目的的方法。根据灌肠的目的可分为保留灌肠和不保留灌肠。根据灌入的液体量又可将不保留灌肠分为大量不保留灌肠和小量不保留灌肠。如为了达到清洁肠道的目的,反复使用大量不保留灌肠,则为清洁灌肠。

大量不保留灌肠

【目的】

1.解除便秘、肠胀气。

2.清洁肠道:为肠道手术、检查或分娩做准备。

3.稀释并清除肠道内的有害物质,减轻中毒。

4.灌入低温液体,为高热病人降温。

【操作前准备】

1.评估病人并解释

(1)评估:病人的年龄、病情、临床诊断、意识状态、心理状况、排便情况、理解配合能力。

(2)解释:向病人及家属解释灌肠的目的、操作方法、配合要点和注意事项。

2.病人准备

(1)了解灌肠的目的、方法和注意事项,并配合操作。

(2)排尿。

3.护士准备 衣帽整洁,修剪指甲,洗手,戴口罩。

4.用物准备

(1)治疗车上层:一次性灌肠器包(包内有灌肠筒、引流管、肛管一套,孔巾,垫巾,肥皂冻一包,纸巾数张,手套),医嘱执行本,弯盘,水温计,手消毒液。根据医嘱准备的灌肠液。

(2)治疗车下层:便盆,便盆巾,生活垃圾桶,医用垃圾桶。

(3)其他:输液架。

(4)灌肠溶液:常用 $0.1\% \sim 0.2\%$ 的肥皂液,生理盐水。成人每次用量为 $500 \sim 1\,000$ mL,小儿 $200 \sim 500$ mL。溶液温度一般为 $39 \sim 41\,℃$,降温时用 $28 \sim 32\,℃$,中暑用 $4\,℃$。

5.环境准备 酌情关闭门窗,屏风遮挡病人。保持合适的室温,光线充足或有足够的照明。

【操作步骤】 大量不保留灌肠操作技术见表10-4。

表 10-4 大量不保留灌肠操作技术

操作步骤	要点与说明
1. 核对、解释:携用物至病人床旁,核对病人床号、姓名及灌肠溶液,再次向病人解释操作目的及有关事项	• 确认病人,包括口头核对和病人腕带信息核对 • 取得病人的配合 • 正确选用灌肠溶液,掌握溶液的温度、浓度和量
2. 准备体位:协助病人取左侧卧位,双膝屈曲,褪裤至膝部,臀部移至床沿	• 使降结肠、乙状结肠处于下方,利用重力作用使灌肠液顺利流入降结肠和乙状结肠 • 不能自我控制排便的病人可取仰卧位,臀下垫便盆
3. 盖好被子,暴露臀部	• 保暖,维护病人隐私,使其放松
4. 检查肛周:分开臀部,检音肛周有无异常,包括痔(疮)、肛裂、直肠脱垂等。消毒双手	• 直肠脱垂禁忌灌肠
5. 垫巾:检查灌肠器包并打开。取出垫巾铺在患者臀下,孔巾铺在病人臀部	• 保护床单不被污染
6. 准备灌肠筒:取出灌肠筒,关闭引流管上的开关,将灌肠液倒入灌肠筒内,灌肠筒挂于输液架上,筒内液面高于肛门 40~60 cm。弯盘放在病人臀部旁边,纸巾放在孔巾上	• 保持一定灌注压力和速度。灌肠筒过高,压力过大,液体流入速度过快,不易保留,而且易造成肠道损伤。伤寒病人灌肠时灌肠筒内液面不得高于 30 cm,液体量不得超过 500 mL
7. 戴手套	
8. 润滑肛管、排气:润滑肛管前端,排尽管内空气,关闭开关	• 润滑利于平滑地插入,避免刺激直肠或造成创伤。如果有痔(疮),更多的润滑剂会更舒适 • 空气进入结肠会加重腹胀和不适
9. 插肛管:一手垫纸巾分开臀部,暴露肛门,嘱病人深呼吸,另一手将肛管轻轻插入直肠 7~10 cm。固定肛管	• 深呼吸使直肠外括约肌松弛,便于肛管插入 • 顺应肠道解剖,勿用力,以防损伤肠黏膜。如插入受阻,可退出少许,旋转后缓缓插入。小儿插入深度 4~7 cm
10. 灌液:打开开关,使液体缓缓流入(图 10-5)	
11. 观察:灌入液体过程中,密切观察筒内液面下降速度和病人的情况	• 如液面下降过慢或停止,可能是因为肛管前端孔道被阻塞,可移动肛管或挤捏肛管,使堵塞管孔的粪便脱落 • 如病人感觉腹胀或有便意,可嘱病人张口深呼吸,放松腹部肌肉,并降低灌肠筒的高度以减慢流速或暂停片刻,以转移病人注意力,减轻腹压,同时减少灌入溶液的压力 • 如病人出现脉速、面色苍白、大汗、剧烈腹痛、心慌气促,此时可能发生肠道剧烈痉挛或出血,应立即停止灌肠,与医生联系,及时给予处理

笔记栏

续表 10-4

操作步骤	要点与说明
12. 拔管:待灌肠液即将流尽时夹管,用纸巾包裹肛管轻轻拔出,弃于医用垃圾桶内。擦净肛门,脱下手套,消毒双手	• 避免拔管时灌肠液和粪便随管流出,空气进入肠道
13. 保留灌肠液:协助病人取舒适卧位,嘱其尽量保留 5 ~ 10 min 后再排便;婴幼儿可用手捏住臀部两边数分钟	• 使灌肠液在肠中有足够的作用时间,以利粪便充分软化排出 • 降温灌肠时液体要保留 30 min,排便后 30 min测量体温并记录
14. 排便:对不能下床的病人给予便盆,将卫生纸、呼叫器放于易取处。扶助能下床的病人上厕所排便	
15. 操作后处理	
(1)整理用物:排便后及时取出便盆,擦净肛门,协助病人穿裤,整理床单位,开窗通风	• 保持病房的整齐,去除异味
(2)采集标本:观察大便性状,必要时留取标本送检	
(3)按相关要求处理用物	• 防止病原微生物传播
(4)洗手,在体温单大便栏目处记录灌肠结果	• 如灌肠后解便一次记录为1/E,灌肠后无大便记录为0/E

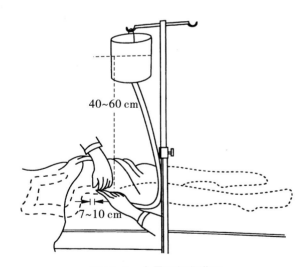

图 10-5　大量不保留灌肠

【注意事项】

1. 妊娠、急腹症、严重心血管疾病等病人禁忌灌肠。

2. 伤寒病人灌肠时溶液不得超过 500 mL,压力要低(液面不得超过肛门 30 cm)。

3. 肝性脑病病人灌肠,禁用肥皂水,以减少氨的产生和吸收。充血性心力衰竭和水钠潴留病人禁用0.9%氯化钠溶液灌肠。

4. 准确掌握灌肠溶液的温度、浓度、流速、压力和溶液的量。

5. 灌肠时病人如有腹胀或便意时,应嘱病人做深呼吸,以减轻不适。

6. 灌肠过程中应注意随时观察病人的病情变化,如发现脉速、面色苍白、出冷汗、剧烈腹痛、心慌气急时,应立即停止灌肠并及时与医生联系,采取急救措施。

小量不保留灌肠

适用于腹部或盆腔手术后的病人、危重病人、年老体弱病人、小儿及孕妇等。

【目的】

1. 软化粪便,解除便秘。

2. 排除肠道内的气体,减轻腹胀。

【操作前准备】

1. 评估病人并解释

(1)评估:病人的年龄、病情、临床诊断、意识状态、心理状况、排便情况、理解配合能力。

(2)解释:向病人及家属解释灌肠的目的、操作的程序和配合要点。

2. 病人准备　同大量不保留灌肠。

3. 护士准备　衣帽整洁,修剪指甲,洗手,戴口罩。

4. 用物准备

(1)治疗车上层:一次性灌肠包(或注洗器,量杯,肛管,温开水5~10 mL,止血钳,一次性垫巾或橡胶单和治疗巾,手套,润滑剂,纸巾)、灌肠液(遵医嘱)、棉签、弯盘、手消毒液。

(2)治疗车下层:便盆和便盆巾,生活垃圾桶,医用垃圾桶。

(3)常用灌肠液:"1、2、3"溶液(50%硫酸镁30 mL、甘油60 mL、温开水90 mL),甘油50 mL加等量温开水,植物油120~180 mL,溶液温度为38 ℃。

5. 环境准备　同大量不保留灌肠。

【操作步骤】　小量不保留灌肠技术见表10-5。

表10-5　小量不保留灌肠技术

操作步骤	要点与说明
1. 核对、解释:携用物至病人床旁,核对病人床号、姓名及灌肠溶液,再次向病人解释操作目的及有关事项	● 确认病人,包括口头核对和病人腕带信息核对 ● 取得病人的配合
2. 准备体位:协助病人取左侧卧位,双腿屈膝,褪裤至膝部,臀部移至床沿	● 利用重力作用使灌肠液顺利流入乙状结肠
3. 盖好被子,暴露臀部	● 保暖,维护病人隐私,使其放松
4. 检查肛周:分开臀部,检查肛周有无异常,包括痔(疮)、肛裂、直肠脱垂等。消毒双手	● 直肠脱垂禁忌灌肠
5. 臀下垫橡胶单与治疗巾	● 保护床单不被污染

续表10-5

操作步骤	要点与说明
6.连接、润滑肛管:戴手套,将弯盘置于臀边,用注洗器抽吸灌肠液,连接肛管,润滑肛管前段,排气,夹管	● 润滑利于平滑地插入,避免刺激直肠或造成创伤。如果有痔(疮),更多的润滑剂会更舒适 ● 空气进入结肠会加重腹胀和不适
7.插肛管:左手垫纸巾分开臀部,暴露肛门,嘱病人深呼吸,右手将肛管从肛门轻轻插入7～10 cm	● 深呼吸使直肠外括约肌松弛,便于肛管插入
8.注入灌肠液:固定肛管,松开血管钳,缓缓注入溶液,注毕夹管。取下注洗器再吸取溶液,松夹后再行灌注。如此反复直至灌肠溶液全部注入完毕(图10-6)	● 注入速度不得过快过猛,以免刺激肠黏膜,引起排便反射 ● 如用小容量灌肠筒,液面距肛门不能超过30 cm ● 注意观察病人反应
9.拔管:血管钳夹闭肛管尾端或反折肛管尾端,用纸巾包住肛管轻轻拔出,放入弯盘内	
10.保留灌肠液:擦净肛门,取下手套,协助病人取舒适卧位。嘱其尽量保留溶液10～20 min再排便	● 充分软化粪便,利排便
11.排便:对不能下床的病人给予便盆,将卫生纸、呼叫器放于易取处。扶助能下床的病人上厕所排便	
12.操作后处理	
(1)整理床单位、清理用物	
(2)洗手,并做好记录	● 记录灌肠时间,灌肠液的种类、量,病人反应

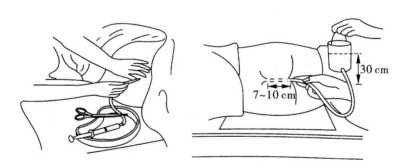

图10-6 小量不保留灌肠

【注意事项】

1.灌肠时插管深度为7～10 cm,压力宜低,灌肠液注入的速度不得过快。

2.每次抽吸灌肠液时应反折肛管尾段,防止空气进入肠道,引起腹胀。

保留灌肠

将药液灌入到直肠或结肠内,通过肠黏膜吸收达到治疗疾病的目的。

【目的】

1. 镇静、催眠。

2. 治疗肠道感染。

【操作前准备】

1. 评估病人并解释

(1)评估:病人的年龄、病情、临床诊断、意识状态、心理状况、排便情况、理解配合能力。

(2)解释:向病人及家属解释保留灌肠的目的、操作程序和配合要点。

2. 病人准备 了解保留灌肠目的、过程和注意事项,排尽大小便,配合操作。

3. 护士准备 衣帽整洁,修剪指甲,洗手,戴口罩。

4. 用物准备

(1)治疗车上层:注洗器,治疗碗(内盛遵医嘱备的灌肠液)、肛管(20 号以下)、温开水 5~10 mL、止血钳、润滑剂、棉签、手套、弯盘、卫生纸、橡胶或塑料单、治疗巾、小垫枕、手消毒液。

(2)治疗车下层:便盆和便盆巾,生活垃圾桶、医用垃圾桶。

(3)常用溶液:药物及剂量遵医嘱准备,灌肠溶液量不超过 200 mL。溶液温度 38 ℃。①镇静、催眠用 10% 水合氯醛,剂量遵医嘱;②抗肠道感染用 2% 小檗碱,0.5%~1% 新霉素或其他抗生素溶液。

5. 环境准备 同大量不保留灌肠。

【操作步骤】 保留灌肠操作技术见表 10-6。

表 10-6 保留灌肠操作技术

操作步骤	要点与说明
1. 核对、解释:携带用物至病人床旁,核对病人床号、姓名及灌肠溶液,再次向病人解释操作目的及有关事项	• 确认病人,包括口头核对和病人腕带信息核对 • 取得病人的配合 • 保留灌肠以晚上睡眠前灌肠为宜,因此时活动减少,药液易于保留吸收
2. 准备体位:根据病情选择不同的卧位,消毒双手	• 慢性细菌性痢疾,病变部位多在直肠或乙状结肠,宜取左侧卧位。阿米巴痢疾病变多在回盲部,取右侧卧位,以提高疗效
3. 抬高臀部:将小垫枕、橡胶单和治疗巾垫于臀下,使臀部抬高约 10 cm	• 抬高臀部防止药液溢出
4. 插管:戴手套,润滑肛管前段,排气后轻轻插入肛门 15~20 cm,缓慢注入药液	

续表10-6

操作步骤	要点与说明
5.拔管:药液注入完毕,再注入温开水 5 ~ 10 mL,抬高肛管尾端,使管内溶液全部注完。拔出肛管,擦净肛门,取下手套,消毒双手,嘱病人尽量保留药液在 1 h 以上	• 使药液完全进入肠道,并充分吸收,达到治疗目的 • 注意观察病人反应
6.操作后处理	
(1)整理床单位,清理用物	
(2)洗手,并做好记录	• 记录灌肠时间,灌肠液的种类、量,病人反应

【注意事项】

1.保留灌肠前嘱病人排便,肠道排空有利于药液吸收。了解灌肠目的和病变部位,以确定病人的卧位和插入肛管的深度。

2.保留灌肠时,应选择稍细的肛管并且插入要深,液量不宜过多,压力要低,灌入速度宜慢,以减少刺激,使灌入的药液能保留较长时间,利于肠黏膜吸收。

3.肛门、直肠、结肠手术的病人及大便失禁的病人不宜做保留灌肠。

(二)口服高渗溶液清洁肠道

口服高渗溶液后,高渗溶液在肠道内形成高渗环境,使肠道内水分大量增加,从而软化粪便,刺激肠蠕动,加速排便,达到清洁肠道的目的。适用于直肠、结肠检查和手术前肠道准备。常用溶液有甘露醇、硫酸镁。

1.甘露醇法 病人术前 3 d 进半流质饮食,术前 1 d 进流质饮食,术前 1 d 下午 2:00 ~4:00 口服甘露醇溶液 1 500 mL(20% 甘露醇 500 mL+5% 葡萄糖 1 000 mL 混匀)。一般服用后 15 ~20 min 即反复自行排便。

2.硫酸镁法 病人术前 3 d 进半流质饮食,每晚口服 50% 硫酸镁 10 ~30 mL。术前 1 d 进流质饮食,术前 1 d 下午 2:00 ~4:00,口服 25% 硫酸镁 200 mL(50% 硫酸镁 100 mL+5% 葡萄糖盐水 100 mL)后再口服温开水 1 000 mL。一般服后 15 ~30 min 即可反复自行排便,2 ~3 h 内可排便 2 ~5 次。

护士应观察病人的一般情况,注意排便次数及粪便性质,确定是否达到清洁肠道的目的并做好记录。

(三)简易通便法

通过简便经济而有效的措施,帮助病人解除便秘。适用于体弱、老年人和久病卧床便秘者。

1.开塞露法 开塞露用甘油或山梨醇制成,装在塑料容器内。使用时将封口端剪去,先挤出少许液体润滑开口处。病人取左侧卧位,深呼吸放松肛门外括约肌。护士将开塞露的前端轻轻插入肛门后将药液全部挤入直肠内(图10-7),嘱病人保留 5 ~10 min 后排便。

2.甘油栓法 甘油栓是用甘油和明胶制成的栓剂。操作时,护士戴手套,一手捏住甘油栓底部,轻轻插入肛门至直肠内,抵住肛门处轻轻按摩,嘱病人保留 5 ~10 min

后排便。

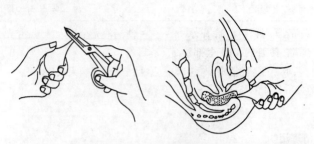

图 10-7　开塞露通便法

(四)肛管排气法

肛管排气法是指将肛管从肛门插入直肠,以排出肠腔内积气的方法。

【目的】　帮助病人解除肠腔积气,减轻腹胀。

【操作前准备】

1.评估病人并解释

(1)评估:病人的年龄、病情、临床诊断、意识状态、心理状况、理解配合能力。

(2)解释:向病人及家属解释肛管排气的目的、操作程序和配合要点。

2.病人准备　了解肛管排气的目的、过程和注意事项,配合操作。

3.护士准备　衣帽整洁,修剪指甲,洗手,戴口罩。

4.用物准备

(1)治疗车上层:肛管、玻璃接头、橡胶管、玻璃瓶(内盛水 3/4 满,瓶口系带)、润滑油、棉签、胶布(1 cm×15 cm)、清洁手套、卫生纸适量、手消毒液。

(2)治疗车下层:便盆,便盆巾,生活垃圾桶、医用垃圾桶。

5.环境准备　同大量不保留灌肠。

【操作步骤】　肛管排气法操作技术见表 10-7。

表 10-7　肛管排气法操作技术

操作步骤	要点与说明
1.核对、解释:携带用物至病人床旁,核对病人床号、姓名及灌肠溶液,再次向病人解释操作目的及有关事项	●确认病人,包括口头核对和病人腕带信息核对 ●取得病人的配合
2.准备体位:协助病人取左侧卧位,屈膝,背朝护士,遮盖病人,暴露肛门,消毒双手	●保暖,维护病人自尊
3.连接排气装置:将玻璃瓶系于床边,橡胶管一端插入玻璃瓶液面下,另一端与肛管相连	●防止空气进入直肠内,加重腹胀
4.插管:戴手套,润滑肛管,嘱病人张口呼吸,将肛管轻轻插入直肠 15～18 cm,用胶布将肛管固定于臀部,橡胶管留出足够长度,用别针固定在床单上(图 10-8)	●减少肛管对直肠的刺激 ●便于病人翻身

续表 10-7

操作步骤	要点与说明
5.观察:观察排气情况,如排气不畅,帮助患者更换体位或按摩腹部	• 若有气体排出,可见瓶内液面下有气泡逸出 • 变换体位或按摩腹部可促进气体排出
6.拔管:保留肛管不超过 20 min,拔出肛管,擦净肛门,取下手套	• 长时间留置肛管,会降低肛门括约肌的反应,甚至导致肛门括约肌永久性松弛
7.操作后处理	
(1)协助病人取舒适的体位,询问病人腹胀有无减轻	• 需要时,2～3 h 后再行肛管排气
(2)整理床单位,清理用物	
(3)洗手,记录	• 记录排气时间及效果,病人的反应

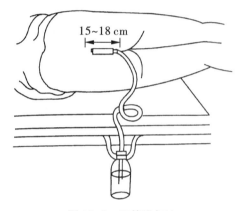

图 10-8　肛管排气法

(五)人工取便技术

人工取便技术是指将手指从肛门插入直肠,排出嵌塞粪便的方法。

【目的】　为粪便嵌塞病人去除嵌塞粪便。

【操作前准备】

1.评估病人并解释

(1)评估:病人的年龄、病情、临床诊断、意识状态、心理状况、理解配合能力。

(2)解释:向病人及家属解释人工取便的目的、操作程序和配合要点。

2.病人准备　了解人工取便的目的、过程和注意事项,配合操作。

3.护士准备　衣帽整洁,修剪指甲,洗手,戴口罩。

4.用物准备

(1)治疗车上层:润滑油、清洁手套、卫生纸、橡胶或塑料单、治疗巾、手消毒液。

(2)治疗车下层:便盆、便盆巾、生活垃圾桶、医用垃圾桶。

5.环境准备　同大量不保留灌肠。

【操作步骤】　人工取便操作技术见表 10-8。

表 10-8　人工取便操作技术

操作步骤	要点与说明
1.核对、解释:携带用物至病人床旁,核对病人床号、姓名及灌肠溶液,再次向病人解释操作目的及有关事项	●确认病人,包括口头核对和病人腕带信息核对 ●取得病人的配合
2.准备体位:协助病人取左侧卧位,屈膝,背朝护士,遮盖病人,暴露肛门,消毒双手	●保暖,维护病人自尊
3.臀下垫橡胶单与治疗巾,便盆放于病人身旁	●保护床单,方便操作
4.润滑:戴手套,并用润滑剂润滑示指和中指	●便于手指顺利插入
5.手指插入肛门:嘱病人缓慢深呼吸,轻轻将涂润滑剂的示指插入病人肛门,感觉肛周放松后,再将中指插入	●缓慢深呼吸有助于病人放松。示指逐渐插入有助于放松肛门括约肌
6.取便:手指沿直肠前壁缓缓慢向前推进,触到硬物时手指呈剪刀状运动分裂粪块,并轻轻移动手指使粪便松散。示指与中指插入坚硬的粪块并粉碎,一块一块地取出,丢弃入便盆,直至全部取出	●避免手指暴力插入直肠 ●此操作可刺激迷走神经,使迷走神经兴奋,导致心率减慢或心律失常,甚至猝死。所以在操作过程中注意观察病人反应,一旦出现心率下降或心律失常,立即停止操作
7.退出手指,手套翻折取下,擦净肛门	
8.操作后处理	
(1)协助病人取舒适的体位,并询问病人反应	
(2)整理床单位,清理用物	
(3)洗手,记录	●记录取便时间及效果,病人的反应

【注意事项】

1.心脏病、脊柱损伤病人慎用。

2.人工取便可刺激迷走神经,使迷走神经兴奋,导致心率减慢或心律失常,甚至猝死。所以在操作过程中注意观察病人反应,一旦出现心率下降或心律失常,立即停止操作。

（李麦玲）

问题分析与能力提升

1.王女士,25岁,行剖腹产手术产下一健康男婴,术后 8 h 仍未排尿,产妇情绪紧张,烦躁不安。主诉:下腹憋胀,有尿意,但排尿困难。体格检查:耻骨联合上膨隆,可扪及一囊性包块,叩诊呈实音。

请问:①该病人发生了什么情况? ②针对病人的病情,护士应采取哪些护理措施? ③如需导尿,操作中应注意什么?

2.病人,叶某,男性,因外伤导致尿失禁,现遵医嘱为该病人进行留置导尿。

请问:①为叶先生留置尿管的目的是什么? ②导尿管插入的深度是多少? ③为防止泌尿系统逆行感染,应做好哪些护理?

3. 病人龚女士,主诉腹胀、腹痛,3 d 未排便,触诊腹部较硬实且紧张,可触及包块,肛诊可触及粪块。医嘱大量不保留灌肠 1 次。

请问:①灌肠筒内液面距离肛门是多少? 肛管插入直肠的深度是多少? ②当液体灌入 100 mL 时病人感觉腹胀并有便意,正确的护理措施是什么? ③灌肠中如果病人出现脉速、面色苍白、出冷汗、剧烈腹痛、心慌气促,说明病人发生了什么情况? 正确的处理措施是什么?

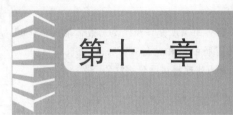

第十一章

给 药

学习目标

识记:①能正确说出给药的途径和给药的原则;②能正确写出常用药物的种类、常用给药医嘱的外文缩写词;③能正确描述各种注射方法的目的、常用部位、注意事项;④能正确讲出常用药物过敏试验皮试液的配制浓度、注入剂量、试验结果判断;⑤能正确描述青霉素过敏反应的发生机制、预防措施;⑥能正确描述破伤风抗毒素脱敏注射的原理与方法。

理解:①能描述并解释各种给药方法的概念;②能举例说明药物领取和保管方法,影响药物作用的因素;③能举例说明口服不同性能药物的注意事项,肌内注射引发局部明显疼痛的原因;④能正确识别青霉素过敏性休克的临床表现。

应用:①能正确完成发药操作;②能正确完成各种药物的抽吸操作流程;③能正确完成各种注射法的操作流程;④能正确完成各种吸入法的操作流程;⑤能准确配制各种皮内试验药液,并能正确判断试验结果;⑥能正确完成微量注射泵的操作流程;⑦能运用急救知识与技能,配合医生对青霉素过敏性休克的病人实施救治措施。

给药是临床工作中常采用的一种治疗方法。其目的是预防疾病、维持正常生理功能、协助诊断、治疗疾病、减轻症状以及促进健康。临床护理工作中,护士是给药的直接执行者,又是病人安全用药的监护者。为了保证合理、准确、安全而有效的给药,护士应详尽了解有关药物的药理知识,掌握正确的给药方法和技术,及时评价用药后的疗效和反应,以使药物达到最佳效果。

第一节 给药的基本知识

在执行给药的过程中,护士应了解药物的种类,掌握药物的领取与保管方法,熟悉影响药物作用的因素和给药时间,选择正确的给药途径,达到药物的最佳治疗效果。

笔记栏

一、药物的种类、领取和保管

(一)药物的种类

依据性质和作用途径不同,医院常用药物可分为:

1.内服药　片剂、丸剂、散剂、胶囊、溶液、酊剂和合剂等。

2.注射药　水溶液、混悬液、油剂、结晶、粉剂等。

3.外用药　软膏、搽剂、酊剂、洗剂、滴剂、粉剂、栓剂、涂膜剂等。

4.新型制剂　粘贴敷片、胰岛素泵、植入慢溶药片等。

(二)药物的领取

药物的领取必须依据医生的处方。通常门诊病人按医生处方在门诊药房自行领取;住院病人的药物由中心药房(又称住院药房)根据医生处方负责配备,病区护士核对无误后领取,需要注意的是:

1.病区常用药物　病区内设有药柜,存放一定量的常用药物,由专人负责,按规定进行领取和补充。

2.麻醉药和剧毒药　病区内设有固定数,使用后凭专用处方和空安瓿领取补充。

3.病人日常治疗用药　根据医嘱,由中心药房专人负责配发、核对,病区护士负责再次核对无误后领取。

(三)药物的保管

1.药柜位置　药柜应放在通风、干燥、光线充足处,但不宜放在阳光直射处。由专人负责,保持整洁,定期检查药品质量,确保安全。

2.分类保管药品　按内服、注射、外用、剧毒等分类存放,并按有效期的先后顺序排列,以免失效;高渗药、剧毒药、麻醉药、贵重药应标示明显,单独存放,专人负责,加锁保管,并班班交接,双向签字登记。

3.标签明显　药瓶上应贴有明显标签:内服药为蓝边标签,外用药为红边标签,剧毒药和麻醉药为黑边标签。标签应正确、清晰,注明药物名称(中英文对照)、剂量、浓度。

4.定期检查　为确保安全用药,药品应定期检查。凡没有标签或标签模糊不清,药物过期或有变色、异味、发霉、混浊、沉淀等现象,均立即停止使用。

5.妥善保管　根据药物性质,分类保存各类药物,避免药物变质,影响疗效甚至增加毒副作用。

(1)容易氧化和遇光变质的药物　如维生素 C、氨茶碱、肾上腺素等,应装在有色密封瓶内;注射针剂应放于遮光的黑纸盒内,并置于阴凉处。

(2)容易挥发、潮解或风化的药物　如乙醇、过氧乙酸、糖衣片、复方甘草片等,应装在密闭瓶内,用后注意盖紧瓶盖。

(3)容易被热破坏的药物　如疫苗、抗毒血清、胎盘球蛋白、抗生素等,应置于干燥阴凉处或 2～10 ℃的冷藏环境中保存。

(4)易燃、易爆的药物　如乙醚、环氧乙烷、无水乙醇等,应注意密闭瓶盖,单独保存,置于低温处,并注意要远离明火。

(5)易过期的药物　如抗生素、胰岛素等,应定期检查,有计划地使用,避免浪费。

（6）病人个人专用的贵重或特殊药物　应单独存放,并注明床号、姓名。

二、给药原则

给药原则是一切用药的总则,给药中必须严格遵守。

（一）按医嘱准确给药

给药是一种非独立性的护理操作,必须有医嘱为依据。护士一般只执行书面医嘱,且由医生签全名后方可生效执行;在抢救与手术中,护士可执行口头医嘱,但必须复述医嘱,医生确认无误后再执行,并在规定的时间内据实补写医嘱,并由医师签全名。护士对医嘱如有疑问时,应及时与医生沟通,切不可盲目执行医嘱,也不能擅自更改医嘱。为执行安全给药,护士必须具备一定的药理知识,熟悉临床常用药物的作用机制、用法、毒副作用、配伍禁忌、中毒表现与紧急处理措施等,这是按医嘱准确给药的前提。

（二）严格执行查对制度

切实做到"三查七对",是安全给药的保障。

1. 三查:是指操作前、操作中、操作后,均须进行查对(查七对内容)。

2. 七对:核对床号、姓名、药名、浓度、剂量、时间、用法。

3. 严格检查药物的质量,确保药物在有效期内。

（三）安全正确用药

1. 必须做到"五准确",即将准确的药物、按准确的剂量、用准确的方法、在准确的时间内、给予准确的病人。

2. 药物备好后应及时分发使用,避免久置后引起药物污染或药效降低。

3. 给药前应向病人解释并给予相应的用药指导,以取得合作,提高病人自我合理用药的能力。

4. 对易致过敏反应的药物,用药前须询问过敏史,做过敏试验,结果阴性方可使用。

5. 两种或两种以上的药物配伍使用时,须注意配伍禁忌,避免发生医源性疾病。

（四）观察用药后反应

用药后注意观察药物疗效和不良反应,做好记录。护士要监测病人的病情变化,动态评价药物疗效。在给药过程中,应密切观察药物的不良反应,及时反馈信息,保证病人用药安全。

（五）指导病人合理用药

护士应指导病人合理用药,确保药物治疗的安全性、有效性。用药前须明确病人的病因与诊断,了解其他并存的疾病、过敏史,以及联合用药时药物之间的相互作用;向病人说明所用药物的作用、用法、剂量、用药的疗程,可能引起的不良反应等,必要时做好记录;在用药过程中,护士还须观察病人对药物的信赖程度、情绪反应、有无药物依赖、滥用或不遵医行为等,根据病人的心理、行为反应,采取相应的心理与行为疏导。

三、给药途径

给药途径根据药物性质、剂型,机体对药物的吸收情况和用药目的不同而定。常用的给药途径有口服、舌下含化、注射(皮内、皮下、肌内、静脉)、吸入、直肠给药、气管内滴药、外敷等。给药途径不同,药物吸收速度和生物利用度也不同。吸收速度由快到慢的顺序为:静脉>吸入>肌内>皮下>直肠黏膜>口服>皮肤。

四、给药次数和间隔时间

给药次数与间隔时间取决于药物的半衰期,应以维持药物在血中的有效浓度和发挥最大药效而又不至于引起毒性反应为最佳选择。同时考虑药物的特性和人体的生理节律。临床工作中常用特定缩写来描述给药时间、给药次数、给药部位等,医院常用给药方法和给药时间的外文缩写与中文译意见表 11-1 和表 11-2。

表 11-1　医院常用给药方法的外文缩写与中文译意

外文缩写	中文译意	外文缩写	中文译意
qh	每小时 1 次	st	立即
q2h	每 2 小时 1 次	prn	需要时(长期)
q3h	每 3 小时 1 次	sos	必要时(限用一次,12 小时内有效)
q4h	每 4 小时 1 次	dc	停止
q6h	每 6 小时 1 次	aa	各
qd	每日 1 次	ad	加至
bid	每日 2 次	rp. r	处方
tid	每日 3 次	inj	注射
qid	每日 4 次	po	口服
qod	隔日 1 次	od	右眼
biw	每周 2 次	os	左眼
qm	每晨 1 次	ou	双眼
qn	每晚 1 次	ad	右耳
am	上午	as	左耳
pm	下午	au	双耳
12n	中午 12 时	ID/id	皮内注射
12mn	午夜 12 时	IH/ih	皮下注射
hs	睡前	IM/im	肌内注射
ac	饭前	IV/iv	静脉注射
pc	饭后	ivgtt	静脉滴注

表 11-2　医院常用给药时间安排

外文缩写	给药时间	外文缩写	给药时间
q2h	6am,8am,10am,12n,2pm,4pm…	qm	6am
q3h	6am,9am,12n,3pm,6pn…	bid	8am,4pm
q4h	8am,12n,4pm,8pm,12mn…	tid	8am,12n,4pm
q6h	8am,2pm,8pm,2am	qid	8am,12n,4pm,8pm
qd	8am	qn	8pm

五、影响药物作用的因素

药物发挥疗效不仅取决于其本身的理化性质,还受个体、给药方法、饮食营养等内外因素的影响。为了保证每位病人都能达到最佳的给药效果和最小的不良反应,护士必须掌握可能影响药物作用的各种因素。

(一)药物方面

1. 药物用量　药物剂量与效应之间存在一定的关系,药物必须达到一定的剂量才能产生效应。在一定范围内,药物剂量增加,其效应相应增加;剂量减少,药效减弱。当剂量超过一定限度时,则会产生中毒反应。使用安全范围小的药物,如洋地黄类药物时,护士应特别注意观察病人是否出现中毒反应。有些药物,如氯化钾溶液,还必须注意单位时间内进入机体的药量,特别要控制静脉滴注的速度,滴注过快会造成单位时间内进入人体内的药量过大,引起毒性反应。

2. 药物剂型　同一药物的不同剂型,由于吸收量与速度不同,从而影响药效的快慢和强弱。如注射给药时,水溶液比混悬液、油剂吸收快,因而产生作用也较快。

3. 给药途径与时间　不同的给药途径能影响药效的强弱和起效的快慢,在某些情况下还会产生质的不同,如硫酸镁口服产生导泻作用和利胆作用,而注射给药却产生镇静和降压作用。合理安排用药时间对药物的治疗作用起重要的影响,为了提高疗效和降低毒副作用,不同的药物应选择不同的用药时间,如抗生素药物给药的次数与间隔时间取决于药物的半衰期,应维持药物在血中的有效浓度为最佳选择。

4. 联合用药　联合用药的目的主要是发挥药物的协同作用,增强治疗效果,并且彼此的剂量相应减少,从而减少不良反应。此外也可利用其拮抗作用减少药物的副作用。如异烟肼和乙胺丁醇合用能增强抗结核作用,乙胺丁醇还可以延缓异烟肼耐药性的产生。不合理的联合用药会降低疗效,加大毒性,应予以注意。如庆大霉素与利尿酸钠和呋塞米配伍,可致永久性耳聋。因此,药物的相互作用已成为合理用药内容的组成部分,护士应该根据用药情况,从药效学、药动学及机体情况等方面分析,判断联合用药是否合理,并指导病人安全用药。

(二)机体方面

1. 生理因素

(1)年龄与体重　一般来说,药物用量与体重呈正比。但儿童和老年人对药物的反应与成人不同,除体重因素外,药效还与生长发育和机体的功能状态有关系。老年人主要器官功能有所减退(如肝、肾功能下降),对药物的代谢和排泄能力下降,所以对药物的耐受性降低;儿童正处于生长发育期,组织血流量充足,血脑屏障不完善,肝肾、内分泌系统等脏器发育尚未健全,对药物的敏感性较成人高,药物的吸收和分布快,代谢和排泄快,易引起中毒。

(2)性别　性别不同对药物的反应也有差异,女性较男性敏感。尤其是女性在月经期和妊娠期,子宫对泻药、子宫收缩药及刺激性较强的药物较敏感,容易造成月经过多、早产或流产。另外,某些药物可通过胎盘进入胎儿致畸胎,或经乳腺排泌进入婴儿体内引起中毒。故女性在妊娠期和哺乳期要慎重用药。

2. 身体状况　疾病可以影响机体对药物的敏感性,尤其是肝、肾功能受损。肾功能受损时,某些主要经肾脏消除的药物因半衰期延长,可造成积蓄中毒,如氨基糖苷类抗生素、头孢唑啉等应减量或避免使用。肝细胞受损可导致某些药物代谢酶减少,如苯巴比妥、洋地黄毒苷等主要在肝脏代谢的药物要减量、慎用或禁用。

3. 心理因素　心理因素在一定程度上影响药物的效果,其中以病人的情绪、对药疗的信赖程度、暗示作用、对治疗是否配合等因素最为重要。

(三)给药方法

给药途径、时间、给药次数以及联合用药等均对药物的疗效有着重要的影响。

(四)饮食方面

饮食可以影响药物的吸收和排泄,进而影响药物疗效的发挥。

1. 饮食促进药物的吸收而增加疗效　如高脂肪饮食可以促进脂溶性维生素的吸收;酸性食物可增加铁剂的溶解度,促进铁的吸收。

2. 食物干扰药物吸收而降低疗效　如补钙时不宜吃菠菜,因为菠菜中含有大量的草酸,草酸与钙结合成草酸钙而影响钙的吸收。

3. 尿液的 pH 值影响药物的疗效　动物脂肪在体内代谢产生酸性物质,豆制品、蔬菜等素食在体内代谢产生碳酸氢盐,排出时影响尿液的 pH 值,进而影响药效。如氨苄西林在酸性尿液中杀菌力强,在治疗泌尿系感染时,应多进荤食,使尿液呈酸性,以增强抗菌作用。磺胺类药物在碱性尿液中抗菌力较强,应多进素食,以碱化尿液,增加疗效。

六、给药的护理评估

(一)给药前的护理评估

给药前必须对病人进行评估,主要包括:

1. 患病史　了解病人的患病史,评估用药的适应证与禁忌证。临床上有些疾病会因为使用某些药物而更具有危险性,如消化性溃疡的病人服用阿司匹林,有可能引起出血。

2. 用药史　了解病人以前用过的药物(处方和非处方药)、用药剂量和持续时间;药物的有效性、有无不良反应;病人是否了解药物的相关知识;对用药的态度。

3. 过敏史　了解病人对药物和食物的过敏情况,并做好记录。

4. 基本身体状况　病人的基本身体状况对药物的选择、给药的剂量、途径、时间等均会产生重要的影响。护士需要了解病人的年龄、体重、生命体征、意识状态、肝肾功能、胃肠功能,是否处于妊娠期、哺乳期,以及有无遗传性疾病等。

5.心理社会因素 了解病人的文化程度、职业、经济状况、对用药的态度、有无对药物的依赖性,病人与家属对给药计划的了解和认知程度等。

(二)给药期间的护理评估

在给药的过程中,为决定是否需要调整给药方案或给予必要的指导,护士应随时对病人进行评估。

1.给药方案落实情况 护士应了解病人是否按时、按量用药,方法是否正确等,评估后及时给予指导与帮助,确保药物治疗达到预期效果。

2.药物疗效及毒副反应 护士应随时观察病人用药后症状是否缓解,有无过敏性症状、体征或肝肾功能损害迹象。如有不良反应或症状未能改善,应及时报告医生,调整给药方案并酌情处理。

3.病人是否学会自我正确给药 对出院后需继续用药的病人,护士应实施用药指导,并了解病人与家属是否掌握相关用药知识,确保病人出院后药物治疗的连续性与效果。

第二节　口服给药法

口服给药是指药物经病人口服后,被胃肠道黏膜吸收、利用,以达到防治疾病的一种方法。口服给药是最常采用的给药方法,既方便、经济,又相对安全。然而,口服给药吸收率较低,药物产生疗效的时间较长,因而不适用于意识不清、禁食、频繁呕吐等病人和急救时。

【目的】 药物经胃肠道黏膜吸收而达到治疗疾病的效果。

【操作前准备】

1.评估

(1)病人服药的自理能力:包括年龄、意识状态及活动能力等。

(2)病人的吞咽能力:有无口腔或食管疾患,是否有恶心、呕吐,程度如何等。

(3)病人的合作程度和认知状况:病人有无不遵医行为,对服药的心理反应,是否具备所服药物的相关知识。

(4)病人的文化程度、经济状况等。

2.病人准备 病人了解用药的目的及注意事项,并积极配合。

3.护士准备 衣帽整洁,修剪指甲,洗手,戴口罩。

4.用物准备 药物、药匙、药杯、滴管、乳钵、服药本、发药盘、小水壶。

5.环境准备 备药环境清洁、安静且有足够光线。

【操作步骤】 口服给药的方法见表11-3。

表11-3　口服给药方法

操作步骤	要点与说明
1. 核对:查对服药本和小药卡,检查药物质量	• 严格执行"三查七对"制度
2. 备药:先备固体药,后备水剂和油剂,口含片要用纸包好	
(1)取固体药:用药匙	
(2)取液体药:摇匀后用量杯倒取,刻度与视线平,药瓶瓶签一面朝向手心,倒药液至所需刻度处(图11-1)	• 确保剂量准确 • 防止倒液时污染瓶签
(3)油剂、按滴计算的药液或不足 1 mL 时,用滴管量取(15 滴/mL)	
(4)再次核对服药本	
(5)整理药柜,物归原处	
3. 发药:备温开水,携服药本、发药盘,将药送至病人床旁	
(1)核对床号、姓名,得到准确应答后才发药,协助病人服下药物	• 发药前须请另一护士再次核对,以确保准确无误
(2)协助危重病人服药	• 若病人提出疑问,应重新核对后再发药
(3)因故未服药者,取回药保存、交班	
4. 观察:再次核对,协助病人取舒适卧位。了解病人服药后的感受	
5. 整理:清洁药盘,药杯集中消毒处理	• 药杯先消毒,再清洗,然后再消毒

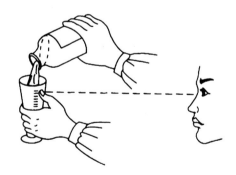

图 11-1　量取液体药物的方法

【注意事项】

1. 对于做特殊检查、手术等必须禁食者,暂不发药,并做好交接班。

2. 发药时,如果病人提出疑问,护士应认真听取,重新核对,确认无误后耐心地给予解释,再给病人服下。

3. 随时观察病人的服药效果和不良反应,如出现异常情况应及时与医生联系,并酌情处理。

4.指导病人按药物的特性正确用药,使病人主动配合药疗,采取措施提高疗效和减少不良反应。

(1)对牙齿有腐蚀作用或能使牙齿染色的药物,如酸剂、铁剂等,应用吸管服用,服后应及时漱口。

(2)服用铁剂药物时应忌饮茶,因为铁剂和茶叶中的鞣酸发生反应形成难溶的铁盐,影响吸收。

(3)止咳糖浆对呼吸道黏膜有安抚作用,为避免冲淡药物,降低疗效,服后不宜立即饮水。若同时服用多种药物,应最后服用止咳糖浆。

(4)服用磺胺类药和发汗药物后应多饮水,可减少磺胺结晶堵塞肾小管和增强发汗药的疗效。

(5)健胃药应在饭前服用,可以刺激味觉感受器,使胃液分泌增多,增强食欲。

(6)助消化药和对胃黏膜有刺激性的药物应在饭后服用,有助于食物消化,减少药物对胃壁的刺激。

(7)强心苷类药物如洋地黄等的治疗安全范围小,每次服药前应测病人的脉率,如脉率少于60次/min或出现节律异常,应立即停止服药并报告医生。

(8)某些会相互影响的药物不能同时或在间隔较短时间内服用,如胃蛋白酶在碱性环境里能迅速失去活性,忌与碳酸氢钠等碱性药物同时服用。

第三节 注射给药法

注射给药法是将无菌药液或生物制剂注入体内的方法。注射给药药物吸收快,血药浓度升高迅速,适用于因各种原因不宜口服给药的病人。注射给药会造成组织一定程度的损伤,可引起疼痛及潜在并发症。另外,因药物吸收快,某些药物不良反应出现也迅速,处理相对存在难度。根据病人治疗的需要,注射给药分为皮内注射、皮下注射、肌内注射、静脉注射和动脉注射。护士必须正确掌握各种注射技术及注射原则。

一、注射原则

1.认真执行查对制度

(1)严格执行"三查七对"。

(2)仔细检查药液质量,如发现药液变色、混浊、沉淀、过期、安瓿有裂痕或密封瓶盖松动等现象,均不可使用。

(3)当需要同时注射多种药物时,应查实确无配伍禁忌后才可进行备药。

2.严格遵守无菌操作原则

(1)环境 清洁、无尘埃飞扬,治疗台平整、干燥,符合无菌技术操作的基本要求。

(2)操作者 注射前必须洗手、戴口罩,保持衣帽整洁,必要时戴手套;注射后也需洗手。

(3)注射部位 按要求进行消毒,并保持无菌。皮肤常规消毒方法:用无菌棉签蘸取2%碘酊,以注射点为中心由内向外、螺旋式旋转涂擦,直径>5 cm,待碘酊干后,用70%乙醇以同法脱碘,待干后方可注射。或用0.5%碘伏以同法涂擦消毒,无须脱碘。

（4）注射器　注射器的空筒内壁、活塞体、乳头、针头、针梗、针尖必须保持无菌。

3. 严格执行消毒隔离制度

（1）注射时应做到"一人一针一管一止血带一垫巾"。

（2）按规定处理所用物品　对一次性物品及其他用物,按消毒隔离制度和医疗废物处理规定处置销毁,不可随意丢弃。

4. 选择合适的注射器和针头　根据药物剂量、黏稠度和刺激性的强弱选择注射器和针头。注射器包装应完整无损、不漏气;针头应型号合适、锐利、无钩、无锈、无弯曲;注射器和针头须衔接紧密。一次性注射器须包装严密,在有效时间内。

5. 选择合适的注射部位　注射部位应避开神经、血管处(动、静脉注射除外)。切勿在炎症、瘢痕、硬结、患皮肤病处进针。对需长期注射的病人,应经常更换注射部位。

6. 掌握合适的进针角度　护士应根据不同的注射法,熟练掌握不同的进针角度和深度;切不可把针梗全部刺入注射部位,以防不慎折针时,增加处理难度。

7. 注射药液现配现用　药液需按规定注射时间临时抽取,及时注射,以免放置时间过长,药物效价降低或被污染。

8. 注射前排尽空气　注射前必须排尽注射器内空气,以防气体进入血管形成空气栓塞。排气时,要防止药液浪费。

9. 注药前检查回血　进针后,注射药液前,需抽动注射器活塞,检查有无回血。皮下、肌内注射如有回血,必须拔出针头重新更换后再进针,不可将药液注入血管。动、静脉注射必须见回血后方可注入药物。

10. 掌握无痛注射技术　注射前做好宣教工作,解除病人思想顾虑,分散其注意力,取合适体位,使肌肉放松,易于进针。注射时要做到"二快一慢",即进针快、拔针快、推药慢且推注速度要均匀。注射刺激性较强的药物时,应选用细长针头,且进针要深,以免引起疼痛和硬结。同时注射多种药物,一般先注射刺激性较弱的药物,再注射刺激性强的药物,还须注意药物的配伍禁忌。

二、注射前准备

(一)注射器与针头的构造及选择

1. 注射器与针头的构造　注射器由空筒和活塞组成(图11-2)。空筒前端为乳头,空筒上有刻度;活塞分为活塞体、活塞轴和活塞柄三部分。针头由针尖、针梗和针栓三部分组成(图11-2)。

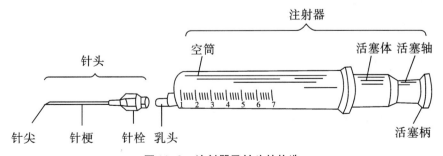

图11-2　注射器及针头的构造

2. 注射器与针头的选择　根据不同的注射方法、药量、药物性状等选择不同规格的注射器和针头(表11-4)。

表11-4　各种注射法选用的注射器及针头规格

注射法	注射器规格	针头型号
皮内注射	1 mL	4~4$^{1/2}$号
皮下注射	1 mL、2 mL	5~5$^{1/2}$号
肌内注射	2 mL、5 mL 或 10 mL,视药液量而定	5$^{1/2}$~7 号
静脉注射	5 mL、10 mL、20 mL、30 mL、50 mL 或 100 mL,视药量而定	6~9 号(或头皮针)
静脉采血	2 mL、5 mL,视采血量而定	9~16 号

(二)药液抽吸法

【目的】　将无菌药液按指定剂量吸入注射器内。

【操作前准备】

1. 评估　环境安静、清洁、宽敞,光线充足,符合无菌操作要求。

2. 护士准备　衣帽整洁,修剪指甲,洗手,戴口罩。

3. 用物准备　注射盘(内放2%碘酊、75%乙醇或0.5%碘伏,无菌棉签,无菌持物钳或镊,无菌纱布缸,砂轮,启瓶器,弯盘),一次性注射器(大小、数量依操作要求而定),药物(安瓿和密封瓶各1支),铺好的无菌盘。手消毒液、锐器盒、医用垃圾桶、生活垃圾桶。

4. 环境准备　安静、清洁、宽敞、光线充足、细菌培养指数达标,符合注射要求。

【操作步骤】　药液抽吸法见表11-5。

表11-5　药液抽吸法

操作步骤	要点与说明
1. 核对:核对医嘱、注射卡,检查药物质量	• 严格执行查对制度和无菌操作原则
2. 铺无菌盘	
3. 抽吸药液	
▲自安瓿内吸取药液	
(1)消毒安瓿:用75%乙醇棉签消毒后,垫无菌纱布或棉球折断安瓿。安瓿颈部若有蓝色标记,则无须划痕,用75%乙醇棉签消毒颈部后,垫无菌纱布或棉球折断安瓿	
(2)抽吸药液:持注射器,将针头斜面向下置入安瓿内的液面下,持活塞柄,抽动活塞,吸取药液(图11-3)	• 抽药时不可触及活塞体部,以免污染药液

续表 11-5

操作步骤	要点与说明
▲自密封瓶内吸取药液 (1)消毒瓶塞:除去密闭瓶盖中心部分,常规消毒瓶塞,待干 (2)注入空气:注射器内吸入与所需药液等量的空气,示指固定针栓,将针头插入瓶内,注入空气 (3)抽吸药液:倒转药瓶,使针头在液面下,吸取药液至所需量,以示指固定针栓,拔出针头(图11-4)	
4.排尽空气:将针头垂直向上,轻拉活塞,使针头内的药液流入注射器,并使气泡于乳头口,轻推活塞,驱出气体	●如注射器乳头偏向一边,排气时,使注射器乳头向上倾斜,使气泡集中于乳头根部,驱出气体
5.保持无菌:排气毕,再次核对无误后,套上安瓿或密封瓶,放在无菌盘内备用	
6.整理归位:整理用物放于原处,擦净操作台。垃圾分类放置	

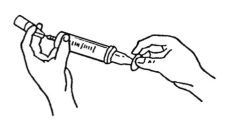 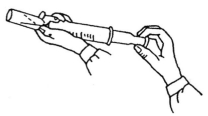

A.自小安瓿吸取药液法   B.自大安瓿吸取药液法

图 11-3   自安瓿内抽吸药液法

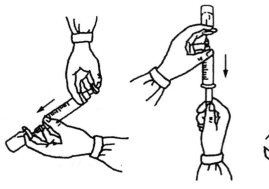 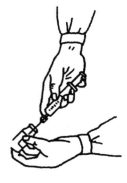

注空气入瓶内   倒转药瓶吸药   按住针栓拔出针头

图 11-4   自密封瓶内吸取药液法

【注意事项】

1.严格遵守无菌操作原则及查对制度。

2.药液需现用现配,避免药液污染和效价降低。

3.根据药液的性质抽取药液:混悬剂摇匀后立即吸取;吸取结晶、粉剂药物时,用无菌生理盐水或注射用水或专用溶媒将其充分溶解后吸取;油剂可稍加温或双手对搓药瓶(药液易被热破坏者除外)后,用稍粗针头吸取。

4.抽尽药液的安瓿或密封瓶不可立即丢弃,以备注射时查对。

三、常用注射法

(一)皮内注射法

皮内注射法(intradermic injection,ID)是将小量无菌药液或生物制品注射于表皮和真皮之间的一种注射方法。

【目的】 常用于药物过敏试验、预防接种或作为局部麻醉的起始步骤。

【操作前准备】

1.评估

(1)病人的基本状态,如病情、治疗情况及注射部位皮肤状况。

(2)病人心理反应及合作程度。

(3)病人有无药物及食物过敏史。

2.病人准备 病人了解皮内注射的目的、方法、配合要点及注意事项。取舒适体位并暴露注射部位。

3.护士准备 衣帽整洁,修剪指甲,洗手,戴口罩。

4.用物准备 注射盘(内放75%乙醇、无菌棉签、无菌持物钳或镊、无菌纱布缸、砂轮、启瓶器、弯盘)、1 mL注射器、$4^{1/2}$号针头、药物、注射卡、铺好的无菌盘。如做药物过敏试验需另备急救盒(内装0.1%盐酸肾上腺素1支、2 mL注射器1支)和急救物品(氧气及吸痰用物)。手消毒液、锐器盒、医用垃圾桶、生活垃圾桶。

5.环境准备 安静、清洁、宽敞、光线充足、符合注射要求。

【操作步骤】 皮内注射法操作技术见表11-6。

表11-6 皮内注射法

操作步骤	要点与说明
1.抽吸药液:按医嘱抽吸药液,置于无菌盘	●严格执行查对制度和无菌操作原则
2.核对:携用物至病人床旁,核对病人床号、姓名、腕带	●操作前查对
3.消毒:根据皮内注射的目的选择部位,如药物过敏试验常选用前臂掌侧下段;预防接种常选用上臂三角肌下缘;局部麻醉则选择麻醉处用75%乙醇消毒皮肤,待干	●前臂掌侧下段皮肤较薄,易于注射,且易辨认局部反应 ●忌用含碘消毒剂消毒,以免着色影响对局部反应的观察及与碘过敏反应混淆
4.核对排气:再次核对,排尽空气	●操作中查对

续表 11-6

操作步骤	要点与说明
5. 进针推药:左手绷紧局部皮肤,右手以平执式持注射器,针头斜面向上,与皮肤呈5°进针(图11-5A)。待针头斜面完全进入皮内后,放平注射器,左手拇指固定针栓,注入药液0.1 mL(图11-5B),使局部隆起形成一半球状皮丘,皮肤变白并显露毛孔	●进针角度不能过大,否则会刺入皮下,影响结果的观察和判断 ●注入剂量要准确
6. 拔针,核对:注射完毕,迅速拔出针头,勿按压针眼。再次核对,询问病人有无不适,交代注意事项	●嘱病人勿按揉注射部位,勿离开病室或注射室,20 min后观察局部反应,做出判断
7. 操作后处理:协助病人取舒适卧位。清理用物,洗手,记录	●所用物品按消毒隔离制度处理 ●将过敏试验结果记录在病历上,阳性用红笔标记"+",阴性用蓝笔或黑笔标记"-"

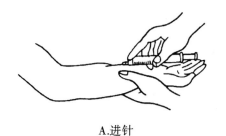   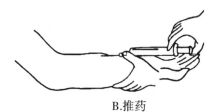

A.进针   B.推药

图11-5　皮内注射

【注意事项】

1. 严格遵守无菌操作原则及查对制度。

2. 如做药物过敏试验,皮试前应详细询问用药史、过敏史、家族史和是否进食。如病人对需要注射的药物有过敏史,则不可做皮试;空腹者,应先进食,再做皮试。

3. 在为病人做药物过敏试验前,要备好急救药品,以防发生意外。

4. 药物过敏试验后,应交待病人留观20 min,勿按压和搔抓皮丘,如有不适及时告诉医务人员。

5. 药物过敏试验结果如为阳性反应,告知病人或家属,不能再用该种药物,并记录在病历上。

6. 如皮试结果不能确认或怀疑假阳性时,应采取对照试验。方法为:更换注射器及针头,在另一前臂相应部位注入0.1 mL生理盐水,20 min后对照观察反应。

(二)皮下注射法

皮下注射法是将少量无菌药液注入皮下组织的一种注射方法。注射部位常选择在上臂三角肌下缘,也可选择在大腿前侧、外侧或两侧腹壁(图11-6)。

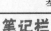

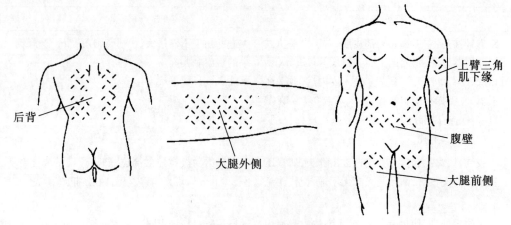

图 11-6　皮下注射部位

【目的】　注入小剂量药物,常用于不宜口服给药而需在一定时间内发生药效时,如胰岛素注射、预防接种、局部麻醉用药。

【操作前准备】

1. 评估

(1) 病人的基本状态、病情、活动能力、治疗情况及局部皮肤状况。

(2) 病人的心理反应及合作程度。

(3) 病人的用药史和过敏史。

2. 病人准备　了解皮下注射的目的、方法、配合要点及注意事项。取舒适体位并暴露注射部位。

3. 护士准备　衣帽整洁,修剪指甲,洗手,戴口罩。

4. 用物准备　注射盘(内放 2% 碘酊、75% 乙醇或 0.5% 碘伏,无菌棉签,无菌持物钳或镊,无菌纱布缸,砂轮,启瓶器,弯盘),2 mL 注射器、5～6 号针头、药物、注射卡、铺好的无菌盘。手消毒液、锐器盒、医用垃圾桶、生活垃圾桶。

5. 环境准备　安静、清洁、宽敞、光线充足、符合注射要求。必要时用屏风遮挡病人。

【操作步骤】

皮下注射法操作技术见表 11-7。

表 11-7　皮下注射法

操作步骤	要点与说明
1. 抽吸药液:按医嘱抽吸药液,置于无菌盘	• 严格执行查对制度和无菌操作原则
2. 核对:携用物至病人床旁,核对病人床号、姓名、腕带	• 操作前查对
3. 消毒:选择注射部位,常规消毒皮肤,待干	• 常选择的注射部位有上臂三角肌下缘、两侧腹壁、后背、大腿前侧、外侧等部位(图 11-6)

续表 11-7

操作步骤	要点与说明
4.核对排气:再次核对,排尽空气	●操作中查对
5.进针推药:一手绷紧局部皮肤,一手持注射器,以示指固定针栓,针头斜面向上,与皮肤呈30°~40°,将针梗的 1/2~2/3 快速刺入皮下(图11-7)。松开绷紧皮肤的手,抽动活塞,如无回血,缓慢注射药液	●进针角度不宜超过45°,以免刺入肌层 ●确保针头未刺入血管内
6.拔针,核对:注射完毕,用无菌干棉签轻压针刺处,快速拔针后按压至不出血为止。再次核对	●操作后查对
7.操作后处理:协助病人取舒适卧位。清理用物,洗手,记录	●所用物品按消毒隔离制度处理 ●记录注射时间,药物名称、浓度、剂量,病人的反应

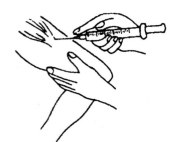 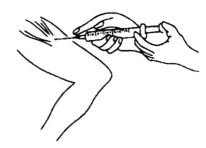

图 11-7　皮下注射法

【注意事项】

1.严格执行查对制度和无菌操作原则。

2.刺激性强的药物不宜用皮下注射法。

3.长期皮下注射者,应有计划地经常更换注射部位,防止局部产生硬结。

4.对过于消瘦的病人,可捏起局部组织,且穿刺角度应适当减小。

(三)肌内注射法

肌内注射是将少量药液注入肌肉组织内的方法。人体肌肉组织有着丰富的毛细血管网。自肌内注射的药物通过毛细血管壁到达血液内,吸收较完全而迅速。

肌内注射一般选择肌肉丰厚且距大血管和神经较远处。其中,最常用的部位为臀大肌,其次为臀中肌、臀小肌、股外侧肌及上臂三角肌。

1.臀大肌注射定位法

(1)十字法　从臀裂顶点向左或右作一水平线,从髂嵴最高点作一垂直线,将一侧臀部划分为4个象限,选择其外上象限,并避开内角处(从髂后上棘至股骨大转子连线)作为注射区(图11-8A)。

(2)连线法　髂前上棘与尾骨连线的外上1/3为注射部位(图11-8B)。

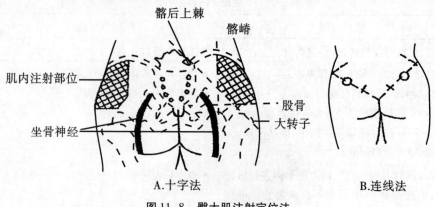

A.十字法　　　　　　　　　　B.连线法

图 11-8　臀大肌注射定位法

2. 臀中肌、臀小肌注射定位法

（1）以示指尖和中指尖分别置于髂前上棘和髂嵴下缘处,髂嵴、示指、中指之间构成一个三角形区域,示指与中指构成的内角为注射区(图 11-9)。

（2）髂前上棘外侧三横指处(以病人的手指宽度为准)。

3. 上臂三角肌注射定位法　上臂外侧,肩峰下 2～3 横指处(图 11-10)。此处肌肉较臀部肌肉薄,只能做小剂量注射。

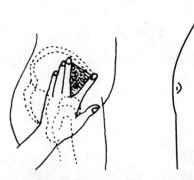
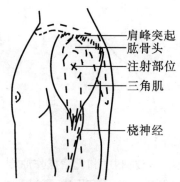

图 11-9　臀中肌、臀小肌注射　　图 11-10　上臂三角肌注射定位法
　　　　　定位法　　　　　　　　　　　　　位法

4. 股外侧肌注射定位法　大腿中段外侧。一般成人可取髋关节下 10 cm 至膝关节上 10 cm,宽约 7.5 cm 的范围(图 11-11)。此处大血管、神经干很少通过,且注射范围较广,可供反复注射。

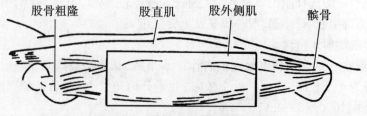

图 11-11　股外侧肌内注射定位法

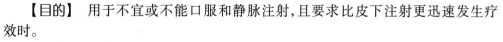

【目的】 用于不宜或不能口服和静脉注射,且要求比皮下注射更迅速发生疗效时。

【操作前准备】

1. 评估

(1)病人的基本状况,如意识、病情、活动能力及治疗情况。

(2)病人局部皮肤及肌肉情况。

(3)病人的心理反应及合作程度。

2. 病人准备 了解肌内注射的目的、方法、配合要点及注意事项。取舒适体位并暴露注射部位。

3. 护士准备 衣帽整洁,修剪指甲,洗手,戴口罩。

4. 用物准备 注射盘(内放2%碘酊、75%乙醇或0.5%碘伏,无菌棉签,无菌持物钳或镊,无菌纱布缸,砂轮,启瓶器,弯盘),2~5 mL注射器、6~7号针头、药物、注射卡、铺好的无菌盘。手消毒液、锐器盒、医用垃圾桶、生活垃圾桶。

5. 环境准备 安静、清洁、宽敞、光线充足、符合注射要求。必要时用屏风遮挡病人。

【操作步骤】

肌内注射法操作技术见表11-8。

表11-8 肌内注射法

操作步骤	要点与说明
1. 抽吸药液:按医嘱抽吸药液,置于无菌盘	● 严格执行查对制度和无菌操作原则
2. 核对:携用物至病人床旁,核对病人床号、姓名、腕带	● 操作前查对
3. 安置体位:根据病情不同采取侧卧位、俯卧位、仰卧位或坐位	● 为使局部肌肉放松,病人侧卧位时上腿伸直,下腿稍弯曲;俯卧位时足尖相对,足跟分开,头偏向一侧;坐位时椅子稍高,便于操作;仰卧位常用于危重及不能翻身病人
4. 消毒:选择注射部位,常规消毒皮肤,待干	● 根据病人病情、年龄、药液性质选择注射部位
5. 核对排气:再次核对,排尽空气	● 操作中查对
6. 进针推药:左手拇、示指绷紧局部皮肤,右手以执笔式持注射器,中指固定针栓,将针梗的1/2~2/3迅速垂直刺入皮肤,松开绷紧皮肤的手,抽动活塞,如无回血,缓慢注射药液(图11-12)	● 消瘦者及患儿进针深度酌减 ● 切勿将针头全部刺入,以防针梗从根部衔接处折断,难以取出 ● 确保针头未刺入血管内
7. 拔针,核对:注射完毕,用无菌干棉签轻压针刺处,快速拔针后按压至不出血为止。再次核对	● 操作后查对
8. 操作后处理:协助病人取舒适卧位。清理用物,洗手,记录	● 所用物品按消毒隔离制度处理 ● 记录注射时间,药物名称、浓度、剂量,病人的反应

【注意事项】

1.严格遵守无菌操作原则及查对制度。

2.需长期肌内注射者要有计划地更换注射部位,并选用细长针头,以避免或减少硬结的发生。

3.对2岁以下婴幼儿不宜选用臀大肌注射,因其臀大肌尚未发育好,注射时有损伤坐骨神经的危险,最好选择股外侧肌、臀中肌和臀小肌注射。

4.注射中若针头折断,应先稳定病人情绪,并嘱其保持原位不动,固定局部组织,以防断针移位,同时尽快用无菌血管钳夹住断端取出;如断端全部埋入肌肉,应速请外科医生处理。

5.注射部位出现硬结者,可采用热水袋或热湿敷处理。

6.两种或两种以上药物同时注射时,应先注射刺激性弱的药物,并注意药物的配伍禁忌。

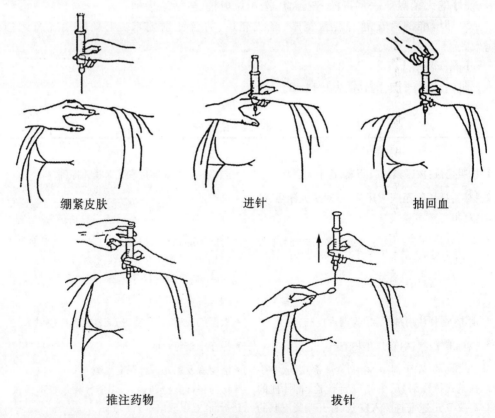

绷紧皮肤　　　　　　进针　　　　　　抽回血

推注药物　　　　　　拔针

图 11-12　肌内注射(臀大肌注射法)

(四)静脉注射法

静脉注射是自静脉内注入药液的方法。静脉注射药物直接进入血液循环迅速生效。

【目的】

1.注入药物,用于药物不宜口服、皮下注射、肌内注射或需迅速发挥药效时。

2.药物因浓度高、刺激性大、量多而不宜采取其他注射方法。

3.注入药物做某些诊断检查,如肾功能试验,胆囊 X 射线摄片检查。

4.静脉营养治疗。

【操作前准备】

1.评估

(1)病人的基本状况,如年龄、意识状态、病情、肢体活动能力及治疗情况。

(2)病人对静脉注射给药的认识及合作程度。

(3)病人注射部位,如皮肤状况、静脉充盈度及管壁弹性。常用的静脉注射部位有以下几种。①四肢浅静脉(图 11-13):上肢常用肘部浅静脉(贵要静脉、肘正中静脉、头静脉)、腕部及手背静脉,下肢常用大隐静脉、小隐静脉及足背静脉;②头皮静脉(图 11-14):小儿头皮静脉极为丰富,分支甚多,互相沟通交错成网且静脉表浅易见,易于固定,方便患儿肢体活动,故患儿静脉注射多采用头皮静脉;③股静脉(图 11-15):股静脉位于股三角区,在股神经和股动脉的内侧。

2.病人准备　了解静脉注射的目的、方法、配合要点及注意事项。取舒适体位并暴露注射部位。

3.护士准备　衣帽整洁,修剪指甲,洗手,戴口罩。

4.用物准备　注射盘(内放2%碘酊、75%乙醇或0.5%碘伏,无菌棉签,无菌持物钳或镊,无菌纱布缸,砂轮,启瓶器,止血带,小垫枕,无菌手套,胶布,弯盘),注射器(规格视药量而定)、6~9号针头或头皮针、药物、注射卡、铺好的无菌盘。手消毒液、锐器盒、医用垃圾桶、生活垃圾桶。

5.环境准备　安静、清洁、宽敞、光线充足、符合注射要求。必要时用屏风遮挡病人。

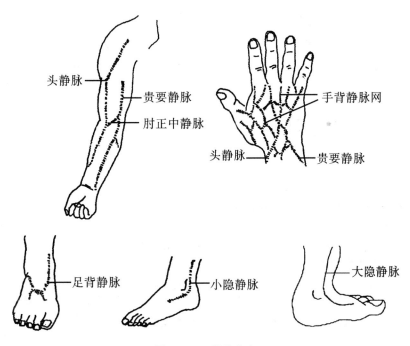

图 11-13　静脉分布

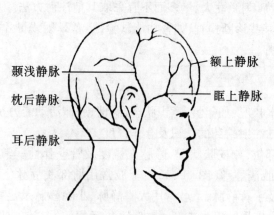

图 11-14　小儿头皮静脉

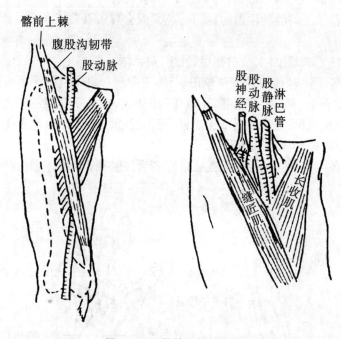

图 11-15　股静脉解剖位置

【操作步骤】　静脉注射法操作技术见表 11-9。

表 11-9　静脉注射法

操作步骤	要点与说明
1.抽吸药液:按医嘱抽吸药液,置于无菌盘	● 严格执行查对制度和无菌操作原则
2.核对:携用物至病人床旁,核对病人床号、姓名、腕带	● 操作前查对
3.注射	

续表 11-9

操作步骤	要点与说明
▲四肢浅静脉注射	
(1)消毒:选择合适静脉,在穿刺部位下方放置小垫枕,在穿刺部位上方(近心端)约6 cm处扎紧止血带,常规消毒皮肤,待干	●选择粗直、弹性好、易于固定的静脉,避开关节和静脉瓣 ●以手指探明静脉走向及深浅 ●对需长期注射者,应有计划地由小到大,由远心端到近心端选择静脉
(2)戴无菌手套	●职业防护,有可能接触病人体液、血液的诊疗和护理操作必须戴手套
(3)核对,排气:再次核对,排尽空气	●操作中查对
(4)穿刺:嘱病人轻握拳,以左手拇指绷紧静脉下端皮肤,使其固定。右手持注射器,示指固定针栓(若使用头皮针,手持头皮针小翼),针头斜面向上,与皮肤呈15°~30°自静脉上方或侧方刺入皮下,再沿静脉走向滑行刺入静脉(图11-16),见回血,可再沿静脉走行进针少许	●穿刺时应沉着,一旦出现局部血肿,立即拔出针头,按压局部,另选其他静脉重新穿刺 ●注射对组织有强烈刺激性的药物,穿刺时应使用抽有生理盐水的注射器及针头,注射穿刺成功后,先注入少量生理盐水,证实针头确在静脉内,再换上抽有药液的注射器进行推药(针头不动),以免药液外溢而致组织坏死
(5)固定:松开止血带,病人松拳,固定针头(如为头皮针,用胶布固定)	
(6)推注药液:缓慢推注药液,注药过程中要试抽回血,以检查针头是否仍在静脉内	●根据病人年龄、病情及药物性质,掌握注药速度,随时听取病人主诉,观察局部情况及病情变化
(7)拔针,核对:注射毕,用无菌干棉签轻压针刺处,快速拔针后按压至不出血为止。再次核对	
▲小儿头皮静脉注射	
(1)安置体位:患儿取仰卧或侧卧位	
(2)消毒:选择合适头皮静脉,常规消毒皮肤,待干	●必要时剃去注射部位毛发
(3)戴无菌手套	●职业防护,有可能接触病人体液、血液的诊疗和护理操作必须戴手套
(4)核对排气:再次核对,排尽空气	●操作中查对
(5)穿刺注射:由助手固定患儿头部,术者左手拇、示指固定静脉两端,右手持头皮针小翼,沿静脉向心方向平行刺入,见回血后推药少许。如无异常,用胶布固定针头,缓慢注射药液	●注射过程中注意约束患儿,防止其抓拽注射部位 ●注药过程中要试抽回血,以检查针头是否仍在静脉内。如有局部疼痛或肿胀隆起,回抽无回血,提示针头滑出静脉,应拔出针头,更换部位,重新穿刺

续表 11-9

操作步骤	要点与说明
(6)拔针,核对:注射毕,用无菌干棉签轻压针刺处,快速拔针后按压至不出血为止。再次核对	
▲股静脉注射	
(1)安置体位:协助病人取仰卧位,下肢伸直略外展外旋	
(2)消毒:在腹股沟中内 1/3 交界处,用左手示指触得股动脉搏动最明显处,股静脉位于股动脉内侧 0.5 cm 处。常规消毒局部皮肤,左手戴无菌手套	
(3)核对排气:再次核对,排尽空气	• 操作中查对
(4)穿刺注射:左手再次扣及股动脉搏动最明显部位并固定。右手持注射器,针头和皮肤呈 90°或 45°,在股动脉内侧 0.5 cm 处刺入,抽动活塞见有暗红色回血,提示针头已进入股静脉。固定针头,注入药液	• 如抽出血液为鲜红色,提示针头进入股动脉,应立即拔出针头,用无菌纱布紧压穿刺处 5 ~ 10 min,直至无出血为止
(5)拔针,核对:注射毕,拔出针头。局部用无菌纱布加压止血 3 ~ 5 min,然后用胶布固定。再次核对	• 以免引起出血或形成血肿
4. 操作后处理:协助病人取舒适卧位。清理用物,洗手,记录	• 所用物品按消毒隔离制度处理 • 记录注射时间、药物名称、浓度、剂量、病人的反应

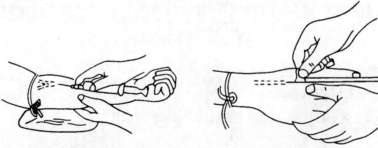

A.注射器进针　　　　　　　　　B.手部注射进针法

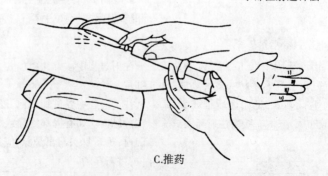

C.推药

图 11-16　静脉注射进针法

【注意事项】

1. 严格执行查对制度和无菌操作原则。

2. 长期注射者要保护血管,应有计划地由远心端到近心端选择静脉。

3. 注射对组织有强烈刺激性的药物时,应另备抽有灭菌生理盐水的注射器和头皮针,穿刺成功后,先注入少量生理盐水,证实针头确在静脉内后,再换上抽有药液的注射器进行推药,以免药液外溢而致组织坏死。

4. 根据病人年龄、病情及药物性质,掌握推药速度。若需要长时间、微量、均匀、精确地注射药物,可选用微量注射泵,更为安全可靠。

5. 股静脉注射时,如误入股动脉,应立即拔出针头,用无菌纱布紧压穿刺处 5 ~ 10 min,直至无出血为止。

【特殊病人的静脉穿刺要点】

1. 消瘦病人　消瘦病人静脉较明显,但皮下脂肪少,静脉易滑动。穿刺时,须固定静脉,自正面或侧面穿刺。

2. 肥胖病人　肥胖病人皮下脂肪较厚,静脉位置较深,有时较难辨认。可先扎上止血带,找到合适的静脉,摸清其走向后放松止血带。常规消毒皮肤后扎上止血带,并消毒左手示指,用示指摸准静脉位置,稍加大进针角度(30° ~ 40°),顺静脉走向从血管的正面穿刺。

3. 水肿病人　可按肢体浅静脉走行位置,先用手指按压局部,将皮下组织间液暂时推开,使血管形态显露,然后尽快消毒皮肤,扎止血带后进针。

4. 脱水病人　脱水病人静脉萎缩,血管充盈不良,可做局部按摩、热敷或扎上止血带,反复由穿刺点远心端向近心端推揉,待血管扩张暴露后,再穿刺。

5. 老年病人　老年病人皮肤松弛、皮下脂肪少,血管硬化、脆性增强且易滑动,针头不易刺入。可先以一手示指和拇指分别置于穿刺段静脉上下端,固定静脉后再沿其走向穿刺,注意穿刺时用力勿过猛。

6. 天气寒冷　浅表静脉收缩,可先用热毛巾或热水袋热敷局部,使血管充盈显露便于穿刺。

【静脉注射失败的常见原因】

1. 刺入过浅或因静脉滑动,针头未刺入血管内　抽吸未见回血,推注药液局部隆起、疼痛。

2. 刺入过深　针头穿透对侧血管壁,抽吸不见回血。

3. 针头未完全进入血管内,针尖斜面部分在血管外　可抽吸到回血,但推注时药液溢至皮下,局部隆起并有痛感。

4. 针头已刺破对侧血管壁,针尖斜面部分在血管内,部分在血管外　可抽吸到回血,但注药时病人有痛感,如仅注入少量药液,局部不一定会隆起(图 11-17)。

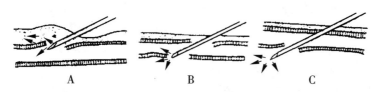

图 11-17　常见穿刺失败原因

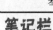

笔记栏

（五）微量注射泵的应用

微量注射泵是将小剂量药液持续、均匀、定量输入人体静脉的注射装置。临床上常用于连续低流量注射液体药剂，如硝普钠、硝酸甘油、氨茶碱、硫酸镁、抗癌剂或抗凝剂、小儿营养剂等。

【目的】　精确控制与调节输注速度，将小剂量药液持续、均匀、定时、定量、准确注入病人静脉。

【操作前准备】

1. 评估

（1）病人的基本状况，如年龄、意识状态、病情及治疗情况。

（2）病人对静脉注射给药的认识、心理状态及合作程度。

（3）病人注射部位的皮肤和管壁弹性情况、肢体活动能力，是否已建立或需要重新建立静脉通路。

2. 病人准备　了解注射的目的、方法、配合要点及注意事项。取舒适体位并暴露注射部位。

3. 护士准备　衣帽整洁，修剪指甲，洗手，戴口罩。

4. 用物准备　注射盘（内放2%碘酊、75%乙醇或0.5%碘伏，无菌棉签，无菌持物钳或镊，无菌纱布缸，砂轮，注射泵延长管，敷贴，需要时备三通管，弯盘），注射器（规格视药量而定）、6～9号针头或头皮针、药物、注射卡、铺好的无菌盘。手消毒液、微量注射泵（图11-18）、锐器盒、医用垃圾桶、生活垃圾桶。

5. 环境准备　安静、清洁、宽敞、光线充足，符合注射要求。必要时用屏风遮挡病人。

【操作步骤】　微量注射泵的使用方法见表11-10。

表11-10　微量注射泵的使用方法

操作步骤	要点与说明
1. 抽吸药液：按医嘱抽吸药液，置于无菌盘	● 严格执行查对制度和无菌操作原则
2. 核对：携用物至病人床旁，核对病人床号、姓名、腕带	● 操作前查对
3. 调节：打开微量注射泵开关，将已抽好药液的注射器固定在注射泵上，设定注射速度	● 一般10 mL注射器注射速度0.1～200 mL/h；20～50 mL注射器0.1～300 mL/h
4. 穿刺：将注射器与静脉注射针连接，选择静脉，消毒，同周围静脉注射法穿刺，固定	
5. 注药：按"开始"键，开始注射药物	● 注射过程中加强巡视，随时评估病人反应和药物输注情况，发现报警信号，及时处理和排除故障
6. 关闭，拔针：推注药液结束后，关闭"完毕"和"操作"键。拔出针头，松开注射器与静脉穿刺针的衔接。再次核对。取出注射器，关闭微量注射泵，切断电源	● 当药液即将推注完毕时，"即将结束键"闪烁并报警；当药液注射完毕时，机器自动停止。"完毕键"闪烁并发出连续响声报警
7. 操作后处理：协助病人取舒适卧位。清理用物，洗手，记录	● 所用物品按消毒隔离制度处理 ● 记录注射时间，药物名称、浓度、剂量，病人的反应

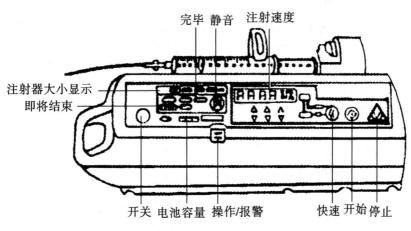

完毕　静音　注射速度

注射器大小显示
即将结束

开关　电池容量　操作/报警　　快速　开始　停止

图 11-18　JMS-SP-500 型注射泵

【注意事项】

1. 用微量注射泵时,应单独建立静脉通路,防止多种药物联合使用时出现的配伍禁忌。

2. 为避免输液速度、压力、推药等其他操作影响药物的持续泵入,致血药浓度受到影响,严禁在同一静脉留置针肝素帽处插入 2～3 个通道。

3. 输入过程中严格观察,保持注射泵连接管与血管始终通畅,根据报警提示及时做出正确处理。

第四节　雾化吸入法

雾化吸入法是用雾化装置将药液分散成细小的雾滴,使其悬浮在气体中,经鼻或口由呼吸道吸入的方法。吸入药物除了对呼吸道局部产生作用外,还可通过肺组织吸收而产生全身性的疗效。雾化吸入具有疗效快、药物用量较小、不良反应较轻的优点,故临床应用广泛。临床常用的雾化吸入的方法有超声雾化器吸入法、氧气雾化器吸入法、压缩雾化器吸入法、手压式雾化器吸入法等。

一、超声雾化器吸入法

超声雾化器吸入法是应用超声波声能,将药液变为细微的气雾,再由呼吸道吸入,以达到预防和治疗呼吸道疾病的方法。超声雾化器吸入的特点为雾量大小可以调节;雾滴小而均匀(直径<5 μm);病人感觉温暖舒适(雾化器电子部分产热,对雾化液起轻度加温的作用);治疗效果好(药液可被吸入到终末细支气管和肺泡)。

(一)超声雾化吸入器基本构造

超声雾化吸入器(图 11-19)由四部分组成:

(1)超声波发生器:通电后可输出高频电能,其面板上有电源开关、定时开关、雾量调节旋钮及指示灯。

（2）水槽:盛冷蒸馏水。

（3）晶体换能器:位于水槽下方,接收发生器输出的高频电能,将其转化为超声波声能。

（4）雾化罐与透声膜:雾化罐盛药液,其底部即是透声膜。声能可透过此膜与罐内药液作用产生雾滴。

（5）螺纹管和口含嘴(或面罩)。

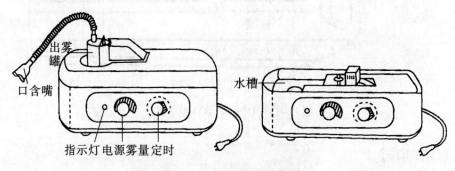

图11-19　超声雾化吸入器

（二）作用原理

超声波发生器接通电源后输出高频电能,通过水槽底部晶体换能器的作用,将高频电能转化为超声波声能,声能震动并透过雾化罐底部的透声膜,作用于罐内的药液,破坏了药液的表面张力,使药液变成微细的雾粒,通过螺纹管和口含管随病人的吸气进入呼吸道。

（三）常用药物

按医嘱备药,常用药物有以下几种。①抗生素:用于呼吸道感染,消除炎症,如庆大霉素等;②祛痰药:用于稀释痰液,帮助祛痰,如沐舒坦、α-糜蛋白酶等;③解痉平喘药:用于解除支气管痉挛,如氨茶碱等;④糖皮质激素:用于减轻呼吸道黏膜水肿,如地塞米松,常与抗生素联用,增强抗炎效果。

【目的】

1.湿化气道　通过吸入温暖、潮湿的气体,减少呼吸道的刺激,稀释呼吸道痰液,有助于祛痰。常用于呼吸道湿化不足、痰液黏稠、气道不畅者,也可作为气管切开术后的常规治疗手段。

2.预防和控制呼吸道感染　通过吸入抗感染、祛痰药物,消除炎症,控制呼吸道感染。常用于咽喉炎、支气管扩张、肺炎、肺脓肿、肺结核及胸部手术前后的病人。

3.改善通气　吸入解痉药物以解除支气管痉挛,保持呼吸道通畅。常用于支气管哮喘的病人。

【操作前准备】

1.评估

（1）病人的病情、治疗情况以及用药史。

（2）病人的意识状况、自理能力、合作程度、对药物的了解程度。

（3）病人呼吸道是否感染和通畅,有无支气管痉挛或黏膜水肿等。

(4)病人面部和口腔有无感染、溃疡。

2. 病人准备　向清醒病人解释超声雾化吸入的目的,以取得合作,并协助病人取坐位或侧卧位。

3. 护士准备　衣帽整洁,修剪指甲,洗手,戴口罩。

4. 用物准备　超声雾化吸入器一套,治疗盘内放置药液、5 mL 注射器、冷蒸馏水、治疗巾、弯盘、纸巾,按需备水温计与电源插座。锐器盒、医用垃圾桶、生活垃圾桶。

5. 环境准备　安静、清洁、宽敞、光线充足、温度、湿度适宜。

【操作步骤】　超声雾化器吸入方法见表 11-11。

表 11-11　超声雾化器吸入方法

操作步骤	要点与说明
1. 检查:使用前检查雾化器各部件是否完好,有无松动、脱落等异常情况,连接雾化器主件与附件	
2. 加水:加冷蒸馏水于水槽内,水量视不同类型的雾化器而定,要求浸没雾化罐底部的透声膜	● 水槽和雾化罐内切忌加温水或热水,水槽内无水时,不可开机,以免损坏仪器
3. 加药:将药液用生理盐水稀释至 30～50 mL 倒入雾化罐内,检查无漏水后,将雾化罐放入水槽,盖紧水槽盖	● 水槽底部的晶体换能器和雾化罐底部的透声膜薄而质脆,易破碎,操作中注意不要损坏
4. 雾化	
(1)核对:携用物至病人床旁,核对病人床号、姓名、腕带	● 操作前查对
(2)安置体位:协助病人取合适卧位	
(3)调节雾量:接通电源,打开电源开关(指示灯亮),调整定时开关至所需时间,打开雾化开关,调节雾量	● 一般每次 15～20 min ● 大档雾量 3 L/min,中档雾量 2 L/min,小档雾量 1 L/min
(4)雾化吸入:再次核对。将口含嘴放入病人口中(也可用面罩),指导病人做闭口深呼吸,直至药液吸完为止	● 操作中查对
5. 结束:治疗完毕,取下口含嘴,关雾化开关,再关电源开关	● 水槽内须保持有足够的冷水,如发现水温超过 50 ℃或水量不足,应关机,更换或加入冷蒸馏水
6. 操作后处理	
(1)协助病人擦干面部,清洁口腔,取舒适卧位,整理床单位	● 连续使用雾化器时,中间需间隔 30 min
(2)清理用物,放掉水槽内的水,擦干水槽。将口含嘴、雾化罐、螺纹管浸泡于消毒液内 1 h,再洗净晾干备用	
(3)洗手,记录	● 记录雾化开始与持续时间,病人的反应及效果

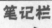

【注意事项】

1. 严格执行查对制度,遵守消毒隔离制度。

2. 水槽底部的晶体换能器和雾化罐底部的透声膜薄而脆,安放及清洗过程中,动作要轻,以防止用力过猛引起破损。

3. 水槽和雾化罐中切忌加温开水或热水。如需连续使用,中间应间隔30 min,以防水温超过50 ℃。一般每次治疗时间为15~20 min。

4. 治疗过程需加入药液时,不必关机,直接从盖上小孔内添加即可;水槽内应保持足够的水量(虽有缺水保护装置,但不可在缺水状态下长时间开机),若要加水入水槽,必须关机操作。

5. 观察病人痰液排出是否困难,若因黏稠的分泌物经湿化后膨胀致痰液不易咳出时,应予以拍背以协助痰排出,必要时吸痰。

二、氧气雾化器吸入法

氧气雾化器吸入法是利用高速的氧气气流,使药液形成雾状,随病人的吸气进入呼吸道,以达到控制呼吸道感染和改善通气功能的一种给药方法。临床上常用于呼吸道感染、支气管扩张、肺炎、支气管哮喘等疾病治疗。

(一)氧气雾化器的基本结构

雾化吸入器又称射流式雾化器,包括盛药物的储药罐、吸入管口、雾化口含嘴三部分(图11-20)。

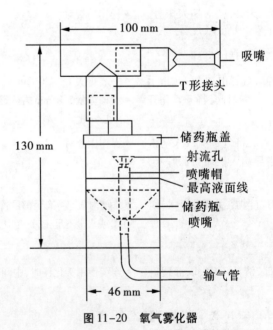

图11-20 氧气雾化器

(二)作用原理

氧气雾化吸入器的基本原理是借助高速氧气气流通过毛细管口,并在管口产生负压,将药液由接邻的管口吸出,所吸出的药液又被毛细管口高速的氧气流撞击成细小的雾滴,呈气雾状喷出,随病人吸气进入呼吸道而达到治疗的作用。

【目的】 同"超声雾化吸入法"。

【操作前准备】

1.评估 同超声雾化吸入法。

2.病人准备 同超声雾化吸入法。

3.护士准备 衣帽整洁,修剪指甲,洗手,戴口罩。

4.用物准备 氧气雾化吸入器一套,氧气装置一套(湿化瓶勿放水),治疗盘内放置药液、生理盐水、治疗巾、弯盘、纸巾。锐器盒、医用垃圾桶、生活垃圾桶。

5.环境准备 安静、清洁、宽敞、光线充足、温度、湿度适宜。

【操作步骤】

氧气雾化器吸入方法见表11-12。

表11-12 氧气雾化器吸入方法

操作步骤	要点与说明
1.检查:使用前检查雾化器各部件是否完好,有无松动、脱落等异常情况	
2.加药:遵医嘱将药液稀释至5 mL,注入雾化器的药杯内	
3.核对:携用物至病人床旁,核对病人床号、姓名、腕带	● 操作前查对
4.调节氧流量:将雾化器的接气口连接于氧气筒或中心吸氧装置的输氧管上,调节氧流量,一般为6~8 L/min	● 氧气湿化瓶内勿放水,以免液体进入雾化吸入器内使药液稀释
5.雾化:再次核对。指导病人手持雾化器,将吸嘴放入口中紧闭嘴唇深吸气,用鼻呼气,如此反复,直至药液吸完为止	● 操作中查对 ● 深吸气,使药液充分到达细支气管和肺内,可提高治疗效果
6.结束:治疗完毕,取出雾化器,关闭氧气开关	
7.操作后处理	
(1)协助病人擦干面部,清洁口腔,取舒适卧位,整理床单位	
(2)清理用物,洗手,记录	● 记录雾化开始与持续时间,病人的反应及效果

【注意事项】

1.正确使用供氧装置,注意用氧安全,室内应避免火源。

2.氧气湿化瓶内勿盛水,以免液体进入雾化器内使药液稀释影响疗效。

3.雾化器内的液面不能高于"最高液面线"(<20 mL),否则药液不能喷出。

4.根据病情指导病人尽可能深长吸气,便于药液充分到达支气管和肺内。呼气时,将手指移开,避免浪费药液。

5.注意观察病人痰液排出情况,如痰液仍未咳出,可予以拍背、吸痰等方法协助排痰。

三、压缩雾化器吸入法

压缩雾化器吸入法是利用压缩空气将药液变成细微的气雾(直径<3 μm),使药物直接被吸入呼吸道的治疗方法。

(一)压缩雾化器的构造(图11-21)

1.空气压缩机 通电后可将空气压缩。其面板上有电源开关、过滤器及导管接口。

2.喷雾器 其下端有空气导管接口与压缩机相连,上端可安装进气活瓣(如使用面罩,则不用安装进气活瓣),中间部分为药皿,用以盛放药液。

3.口含器 带有呼气活瓣。

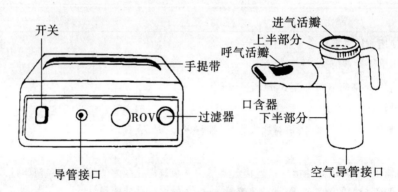

图11-21 压缩雾化器

(二)作用原理

压缩雾化器利用空气压缩机将空气压缩,作用于喷雾器内的药液,使药液表面张力破坏而形成细微雾滴,通过口含器随病人的呼吸进入呼吸道。

【目的】 同"超声雾化吸入法"。

【操作前准备】

1.评估 同超声雾化吸入法。

2.病人准备 同超声雾化吸入法。

3.护士准备 衣帽整洁,修剪指甲,洗手,戴口罩。

4.用物准备 压缩雾化器一套,治疗盘内放置药液、10 mL注射器、治疗巾、弯盘、纸巾。锐器盒、医用垃圾桶、生活垃圾桶。

5.环境准备 安静、清洁、宽敞、光线充足、温度、湿度适宜。

【操作步骤】 压缩雾化器吸入方法见表11-13。

表 11-13　压缩雾化器吸入方法

操作步骤	要点与说明
1. 检查:使用前检查雾化器各部件是否完好,有无松动、脱落等异常情况,连接压缩机空气导管	
2. 加药:取下雾化器的上半部分和空气活塞瓣,注入药液(2~8 mL)再连接好。连接喷雾器与压缩机上的空气导管	
3. 核对:携用物至病人床旁,核对病人床号、姓名、腕带,帮助病人取舒适卧位	●操作前查对
4. 雾化:打开压缩机开关,指导病人手持雾化器,紧闭双唇含住口含管,深吸气,用鼻呼气,如此反复,直至药液吸完为止	●观察病人治疗及装置情况,如雾化吸入器喷出的雾气变得不规则时,立即停止吸入 ●深吸气,使药液充分到达细支气管和肺内,可提高治疗效果 ●当听到雾化器指示信号响,表明药液雾化吸入完毕
5. 结束:治疗完毕,取出口含管,关闭电源开关,拔下空气导管	
6. 操作后处理	
(1)协助病人擦干面部,清洁口腔,取舒适卧位,整理床单位	
(2)清理用物,洗手,记录	●记录雾化开始与持续时间,病人的反应及效果

【注意事项】

1. 使用前检查电源的电压是否与压缩机吻合。压缩机放置在平稳处,勿放于地毯或毛织物上。

2. 定期检查压缩机的空气过滤内芯。喷雾器要定期清洗,发现喷嘴堵塞,应反复清洗或更换。

3. 治疗过程中密切观察病人的病情变化,出现不适可做适当休息或平静呼吸;如有痰液嘱病人及时咳出,不可咽下。

四、手压式雾化器吸入法

手压式雾化器吸入法是利用拇指按压雾化器顶部,使药液从喷嘴喷出,形成雾滴作用于口腔及咽部、气管、支气管黏膜而被其吸收的治疗方法(图 11-22)。送雾器内腔为高压,喷出的药液雾滴平均直径为 2.8~4.3 μm,喷出速度甚快,80% 的雾化液会直接喷洒到口腔及咽部黏膜,药物经黏膜吸收。

【目的】　主要通过吸入拟肾上腺素类药、氨茶碱或沙丁胺醇等支气管解痉药,改善通气功能,适用于支气管哮喘、喘息性支气管炎的对症治疗。

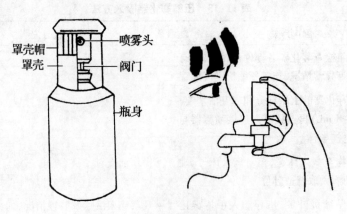

图 11-22　手压式雾化器及吸入给药法

【操作前准备】

1. 评估　同超声雾化吸入法。

2. 病人准备　同超声雾化吸入法。

3. 护士准备　衣帽整洁,修剪指甲,洗手,戴口罩。

4. 用物准备　按医嘱准备手压式雾化器(内含药物)、治疗巾、弯盘、纸巾。

5. 环境准备　安静、清洁、宽敞、光线充足、温度、湿度适宜。

【操作步骤】　手压式雾化器吸入方法见表 11-14。

表 11-14　手压式雾化器吸入方法

操作步骤	要点与说明
1. 检查:使用前检查雾化器各部件是否完好,有无松动、脱落等异常情况	
2. 核对:携用物至病人床旁,核对病人床号、姓名、腕带,帮助病人取舒适卧位	• 操作前查对
3. 雾化:取下雾化器保护盖,充分摇匀药液。将雾化器倒置,接口端放入口中,平静呼气。吸气开始时,按压气雾瓶顶部,使之喷药,然后深吸气,药物经口吸入,吸气末尽可能延长屏气时间,再呼气,反复 1~2 次	• 深吸气、屏气,使药液充分到达细支气管和肺内,可提高治疗效果
4. 结束:治疗完毕,取出雾化器,再次核对	
5. 操作后处理	
(1)协助病人擦干面部,清洁口腔,取舒适卧位,整理床单位	• 塑料外壳定期温水清洁
(2)清理用物,洗手,记录	• 记录雾化开始与持续时间,病人的反应及效果

【注意事项】

1. 指导病人正确自行使用手压式雾化给药。

2. 喷雾器使用后放在阴凉处(30 ℃以下)保存。其塑料外壳应定期用温水清洁。

3.每次1~2喷,两次使用间隔时间不少于3~4 h。

第五节　药物过敏试验

药物过敏反应是异常的免疫反应,仅发生于少数人。药物过敏反应的发生与人的过敏体质有关,与所用药物的药理作用和用药剂量无关。药物过敏反应的主要原因在于抗原抗体的相互作用。药物作为一种抗原进入机体后,有些个体产生特异性抗体(IgE、IgG、IgM),使 T 淋巴细胞致敏,当再次应用同类药物时,抗原抗体在致敏淋巴细胞上相互作用,引起过敏反应。

临床上使用一些药物如青霉素、链霉素、破伤风抗毒素、细胞色素 C、普鲁卡因和碘试剂等药物时,因病人的过敏体质而引起不同程度的过敏反应。为了防止过敏反应,在使用这些致敏性高的药物前,应详细询问病人的用药史、过敏史并做药物过敏试验。药物过敏试验可用皮内注射法、皮肤划痕法、静脉注射法、口服试验法、眼结膜试验法等,可根据药物的性质选用。皮肤过敏试验可以测定 I 型皮肤过敏反应,对评估过敏性休克反应有参考价值,结果阴性方可用药。但应注意有少数病人会呈假阳性反应,还有少数人在皮肤试验期间即可发生严重的过敏反应。过敏反应通常表现为发热、皮疹、血管神经性水肿、血清病综合征等,严重者可发生过敏性休克而危及生命。护士应掌握正确的皮试液配制和试验方法,认真观察,正确判断试验结果。

一、青霉素过敏试验及过敏反应的处理

(一)青霉素过敏反应的发生机制

青霉素通过抑制细菌细胞壁合成而发挥杀菌作用,临床上主要用于敏感的革兰氏阳性球菌、阴性球菌和螺旋体感染,具有应用广泛、疗效高、毒性低的特点。青霉素的毒性较低,最常见的不良反应是过敏反应,其发生率在各种抗生素中最高(3% ~ 6%),而且任何年龄、任何剂型和剂量、任何给药途径和给药时间均可能发生过敏反应。其发生机制是抗原和抗体在致敏细胞上的相互作用。青霉素本身不具有抗原性,其制剂中所含的高分子聚合体(6-氨基青霉烷酸)、青霉素降解产物(青霉烯酸、青霉噻唑酸)作为半抗原进入机体后与蛋白质或多肽分子结合而形成全抗原,使 T 淋巴细胞致敏,刺激 B 淋巴细胞的分化增殖而产生特异性抗体 IgE。IgE 黏附于某些组织的肥大细胞上及血液中的嗜碱性粒细胞表面,使机体处于致敏状态。当机体再次接受类似的抗原刺激时,抗原即与特异性的 IgE 结合,导致细胞破裂,释放组胺、慢反应物质、缓激肽、5-羟色胺等血管活性物质,作用于效应器官,使平滑肌收缩,微血管扩张、毛细血管通透性增高、腺体分泌增多,从而产生一系列过敏反应的临床表现。

(二)过敏反应的预防

青霉素过敏试验前应详细询问病人的用药史、药物过敏史和家族过敏史;初次用药均须按常规做过敏试验;已接受青霉素治疗的病人,停药3 d 后再使用,或使用中更换药物批号时,均须重新做过敏试验;对有青霉素过敏史者,禁止做过敏试验;青霉素皮试液在接近中性的溶剂中(pH 6 ~6.5)分解缓慢,所以皮试液溶媒应选择0.9%氯

化钠溶液;青霉素皮试液、水溶液极不稳定,特别是在常温下容易成倍产生降解产物,导致过敏反应发生,所以青霉素皮试液应现配现用。

(三)青霉素过敏试验法

青霉素过敏试验通常以 0.1 mL(含青霉素 20～50 U)的试验液皮内注射,根据皮丘及病人全身情况来判断试验结果,只有过敏试验结果阴性者方可使用青霉素。

【目的】

通过青霉素过敏试验,确定病人对青霉素是否过敏,以作为临床应用青霉素治疗的依据。

【操作前准备】

1. 评估

(1)病人用药史、过敏史及家族过敏史。如有青霉素过敏史者应停止青霉素过敏试验;有其他药物过敏史或变态反应疾病史者慎做青霉素过敏试验。

(2)病人病情、目前治疗情况(包括病人目前用药情况),如曾使用青霉素,停药 3 d 后再次使用,或在使用过程中改用不同生产批号的制剂时,需重做过敏试验。

(3)病人心理状态、意识状态,对青霉素过敏试验的认识及合作程度。

2. 病人准备

(1)病人了解过敏试验的目的、方法、配合要点及注意事项。

(2)病人空腹时不宜进行皮试,因个别病人于空腹时注射用药,会发生眩晕、恶心等反应,易与过敏反应相混淆。

3. 护士准备　衣帽整洁,修剪指甲,洗手,戴口罩。

4. 用物准备

(1)注射盘内有 1 mL 注射器、2～5 mL 注射器、4～5 号针头、6～7 号针头、青霉素药液(青霉素 G 80 万 U/瓶)、生理盐水。

(2)抢救用物与用品:0.1% 盐酸肾上腺素,急救小车(备常用抢救药物),氧气,吸痰器等。

5. 环境准备　安静、清洁、宽敞、光线充足、温度、湿度适宜,符合无菌操作要求。

【操作步骤】

1. 试验液的配制　以每毫升含青霉素 200～500 U 的皮内试验液为标准(表 11-15),注入剂量为 20～50 U(0.1 mL)。

表 11-15　青霉素皮肤试验液的配制(以青霉素钠 80 万 U 为例)

青霉素钠	加 0.9% 氯化钠溶液(mL)	每毫升药液青霉素钠含量(U/mL)	要点与说明
80 万 U	4	20 万	用 5 mL 注射器,6～7 号针头
0.2 mL 上液	0.8	4 万	以下用 1 mL 注射器,6～7 号针头
0.1 mL 上液	0.9	4 000	每次配制时均需将溶液摇匀
0.1 mL 上液	0.9	400	配制完毕换接 $4^{1/2}$ 号针头,妥善放置

2. 试验方法　确定病人无青霉素过敏史,于病人前臂掌侧下段皮内注射青霉素皮

试溶液0.1 mL(含青霉素20～50 U),注射后观察20 min,20 min后判断并记录试验结果。

3.试验结果判断　见表11-16。

表11-16　青霉素皮肤试验结果的判断

结果	局部皮丘反应	全身情况
阴性	大小无改变,周围无红肿,无红晕	无自觉症状,无不适表现
阳性	皮丘隆起增大,出现红晕,直径大于1 cm,周围有伪足伴局部痒感	可有头晕、心慌、恶心,甚至发生过敏性休克

【注意事项】

1.青霉素过敏试验前详细询问病人的用药史、药物过敏史及家族过敏史。

2.凡初次用青霉素、停药3 d后再用者,以及在应用中更换青霉素批号时,均须按常规做青霉素过敏试验。

3.皮肤试验液必须现配现用,每次配制时均需将溶液混匀,确保浓度与剂量准确。

4.严密观察病人,首次注射后须观察30 min。注意观察局部和全身反应,倾听病人主诉,做好急救的准备工作。

5.如对皮试结果有怀疑,需做对照试验,应在对侧前臂皮内注射0.1 mL生理盐水溶液。

6.皮试结果阳性者禁止使用青霉素,同时报告医生,告知病人及家属,并在体温单、医嘱单、病历、床头卡上醒目注明。

(四)过敏反应的临床表现

青霉素过敏反应的临床表现多样,包括皮肤、呼吸道、消化道等过敏症状,其中最严重的表现为过敏性休克。

1.过敏性休克　多在注射后5～20 min内,甚至可在数秒内发生,既可发生于皮内试验过程中,也可发生于初次肌内注射或静脉注射时(皮内试验结果阴性);还有极少数病人发生于连续用药过程中。主要表现:

(1)呼吸道阻塞症状　由于喉头水肿、支气管痉挛、肺水肿引起,可表现为胸闷、气促、哮喘与呼吸困难,伴濒死感。

(2)循环衰竭症状　由于周围血管扩张,导致循环血量不足而引起面色苍白、出冷汗、发绀、脉搏细弱、血压下降、烦躁不安等。

(3)中枢神经系统症状　因脑组织缺氧可引起头晕、面部及四肢麻木、意识丧失、抽搐、大小便失禁等。

2.血清病型反应　一般于用药后7～12 d发生,临床表现和血清病相似,有发热、腹痛、皮肤瘙痒、荨麻疹、关节肿痛、全身淋巴结肿大等症状和体征。

3.各器官或组织的过敏反应

(1)皮肤过敏反应　主要是瘙痒、荨麻疹、皮炎,严重者发生剥脱性皮炎。

(2)呼吸道过敏反应　可引起哮喘或诱发原有的哮喘发作。

(3)消化系统过敏反应　可引起过敏性紫癜,以腹痛和便血为主要症状。

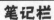

笔记栏

(五)过敏性休克的急救

由于青霉素过敏性休克发生迅猛,务必要做好预防及急救准备并在使用过程中密切观察病人的反应,一旦出现过敏性休克应立即采取措施组织抢救。

1. 立即停药,协助病人平卧。报告医生,就地抢救。

2. 立即皮下注射 0.1% 盐酸肾上腺素 0.5 ~ 1 mL,小儿剂量酌减。如症状不缓解,可每隔 30 min 皮下或静脉注射 0.5 mL,直至脱离险期。盐酸肾上腺素具有收缩血管、增加外周阻力、兴奋心肌、增加心输出量及松弛支气管平滑肌的作用,是抢救过敏性休克的首选药物。

3. 给予氧气吸入,改善缺氧症状,同时保持呼吸道通畅。当呼吸受抑制时,立即行人工呼吸,并遵医嘱应用呼吸兴奋剂;如发生喉头水肿引起窒息时,立即配合医生准备气管插管或气管切开。

4. 若发生呼吸心搏骤停,立即行复苏抢救。

5. 按医嘱给药

(1)抗过敏 给予地塞米松 5 ~ 10 mg 静脉推注,或氢化可的松 200 mg 加在 5% 或 10% 葡萄糖液 500 mL 内静脉滴注。应用抗组胺类药物,如盐酸异丙嗪 25 ~ 50 mg 等肌内注射。

(2)改善微循环 静脉滴注 10% 葡萄糖液或平衡液扩充血容量。如血压仍不回升,可按医嘱给予升压药物,如多巴胺、间羟胺等。

6. 密切观察病人的生命体征、尿量及其他病情变化 注意保暖,做好病情记录,不断评价治疗与护理的效果,为进一步处理提供动态资料。

二、头孢菌素类药物过敏试验

头孢菌素类是一类高效、低毒、广谱而应用广泛的抗生素。因可致过敏反应,故用药前需做皮肤过敏试验。此外,应注意头孢菌素类和青霉素之间可呈现不完全的交叉过敏反应,对青霉素过敏者有 10% ~ 30% 对头孢菌素过敏,而对头孢菌素过敏者绝大多数对青霉素过敏。

以先锋霉素Ⅵ为例,皮试液以含先锋霉素Ⅵ500 μg/mL 的生理盐水溶液为标准,皮试注入剂量为 0.1 mL(含先锋霉素 50 μg)。皮试液配制方法如下(表 11-17):

表 11-17 先锋霉素Ⅵ 皮肤试验液的配制

先锋霉素Ⅵ	加 0.9% 氯化钠溶液(mL)	每毫升药液先锋霉素Ⅵ含量	要点与说明
0.5 g	2	250 mg	用 2 ~ 5 mL 注射器,6 ~ 7 号针头
取上液 0.2 mL	0.8	50 mg	换用 1 mL 注射器
取上液 0.1 mL	0.9	5 mg	每次配制时均需将溶液摇匀
取上液 0.1 mL	0.9	500 μg	配制完毕换接 $4^{1/2}$ 号针头,妥善放置

有关皮试的评估、准备、结果的判断以及过敏反应的处理,参阅青霉素皮内试验有关内容。

三、链霉素过敏试验及过敏反应的处理

(一)链霉素过敏反应的发生机制

链霉素主要对革兰氏阴性细菌及结核杆菌有较强的抗菌作用。链霉素本身的毒性作用以及链霉素所含杂质(链霉素胍和二链霉胺)具有释放组胺的作用,可引起中毒反应和过敏反应。链霉素本身的毒性作用以损害第八对脑神经为主,还可导致皮疹、发热、荨麻疹、血管性水肿等过敏反应。

(二)链霉素过敏反应的临床表现

链霉素过敏反应的临床表现与青霉素过敏反应基本相同,过敏性休克的发生率虽较青霉素低,但死亡率很高。链霉素的毒性反应比过敏反应更常见、更严重,有全身麻木、抽搐、肌肉无力、眩晕、耳鸣、耳聋等症状。

(三)链霉素过敏试验法

由于链霉素本身的毒性作用及其所含杂质具有释放组胺的作用,能引起毒性反应和过敏反应,故使用链霉素时,应做皮肤过敏性试验。试验用物准备除链霉素制剂、10%葡萄糖酸钙或5%氯化钙外,其他用物同青霉素过敏试验法。

1.试验液的配制 以每毫升试验液含链霉素 2 500 U 为标准配制(表11–18)。

表 11–18 链霉素皮肤试验液的配制

链霉素	加0.9%氯化钠溶液(mL)	每毫升药液链霉素含量(U/mL)	要点与说明
100 万 U	3.5 mL	25 万	用 5 mL 注射器,6～7 号针头
0.1 mL 上液	0.9	2.5 万	换用 1 mL 注射器
0.1 mL 上液	0.9	2 500	每次配制时均需将溶液摇匀,配制完毕换接 $4^{1/2}$ 号针头,妥善放置

2.试验方法 取上述皮试药液 0.1 mL(含链霉素 250 U)做皮内注射,注射后观察 20 min,20 min 后判断皮试结果,其结果判断标准与青霉素相同。

(四)链霉素过敏反应的临床表现及处理

链霉素过敏反应的临床表现与青霉素过敏反应基本相同。轻者表现为发热、皮疹、荨麻疹,重者可致过敏性休克。一旦发生过敏性休克,其救治措施与青霉素过敏性休克基本相同。

链霉素的毒性反应比过敏反应更常见、更严重,可出现全身麻木、抽搐、肌肉无力、眩晕、耳鸣、耳聋等症状。病人若有抽搐,可用10%葡萄糖酸钙或5%氯化钙静脉缓慢推注,小儿酌情减量;病人若有肌肉无力、呼吸困难,宜用新斯的明皮下注射或静脉注射。

四、破伤风抗毒素过敏试验及脱敏注射法

破伤风抗毒素是用破伤风类毒素免疫马血浆经物理、化学方法精制而成,破伤风抗毒素属于一种特异性抗体,能中和破伤风病人体液中由破伤风杆菌产生的毒素,使机体产生被动免疫,从而有效控制病情发展或起到预防疾病的功能。因破伤风抗毒素具有抗原性,注射后容易引起过敏反应,因此用药前必须做过敏试验。TAT 过敏试验阴性者,可将所需剂量一次注射完毕;TAT 过敏试验阳性者,通常采用 TAT 小剂量多次脱敏注射疗法,这是因为 TAT 是一种特异性抗体,没有可以替代的药物。曾用过破伤风抗毒素,但超过 1 周者,如需再用,应重新做过敏试验。

(一)破伤风抗毒素过敏反应的发生机制

破伤风抗毒素是用破伤风类毒素免疫马血浆经物理、化学方法精制而成,是一种特异性抗体,能中和病人体液中的破伤风毒素。常在救治破伤风病人时应用,有利于控制病情发展;并常用于有潜在破伤风危险的外伤伤员,作为被动免疫的预防注射。

破伤风抗毒素对人体而言是一种异性蛋白,具有抗原性,注射后容易出现过敏反应。主要表现为发热、速发型或迟缓型血清病。反应一般不严重,但偶尔可见过敏性休克,抢救不及时可导致死亡。故首次使用破伤风抗毒素前,必须做过敏试验。如果结果阴性,方可把所需剂量一次注射完。若皮试结果为阳性,可采用脱敏注射法或注射人破伤风免疫球蛋白(human tetanus immunoglobulin,HTIG),注射过程要密切观察,一旦发现异常,立即采取有效的处理措施。

(二)破伤风抗毒素过敏试验法

1.试验液的配制　用 1 mL 注射器吸取破伤风抗毒素药液(1 500 U/mL)0.1 mL,加生理盐水稀释至 1 mL(1 mL 内含破伤风抗毒素 150 U),即可供皮试使用。

2.试验方法　取上述皮试液 0.1 mL(内含破伤风抗毒素 15 U)做皮内注射,20 min后判断皮试结果。皮试结果判断标准:

阴性:局部无红肿、全身无异常反应。

阳性:皮丘红肿,硬结直径大于 1.5 cm,红晕范围直径超过 4 cm,有时出现伪足或有痒感。全身过敏性反应表现与青霉素过敏反应相类似,以血清病型反应多见。

如皮试结果为阴性,可把所需剂量一次肌内注射。如结果为阳性,需采用脱敏注射法。

(三)破伤风抗毒素脱敏注射法

脱敏注射法是将所需要的破伤风抗毒素剂量分次少量注入体内(表 11-19)。脱敏的基本原理是:小剂量注射时变应原所致生物活性介质的释放量少,不至于引起临床症状;短时间内连续多次药物注射可以逐渐消耗体内已经产生的 IgE,最终可以全部注入所需药量而不致发病。但这种脱敏只是暂时的,经过一定时间后,IgE 再产生而重建致敏状态。故日后如再用破伤风抗毒素,还需重做皮内试验。采用破伤风抗毒素脱敏注射时,预先应按抢救过敏性休克的要求准备好急救物品。

表 11-19　破伤风抗毒素脱敏注射法

次数	破伤风抗毒素(mL)	加0.9%氯化钠溶液(mL)	注射途径
1	0.1	0.9	肌内注射
2	0.2	0.8	肌内注射
3	0.3	0.7	肌内注射
4	余量	稀释至1 mL	肌内注射

按上表,每隔 20 min 肌内注射破伤风抗毒素一次,直至完成总剂量注射(1 500 U)。在脱敏注射过程中,应密切观察病人的反应。如发现病人有面容苍白、发绀、荨麻疹及头晕、心跳等不适或过敏性休克时,应立即停止注射并配合医生进行抢救。如过敏反应轻微,可待症状消退后,酌情将剂量减少、注射次数增加,在密切观察病人情况下,使脱敏注射顺利完成。

五、普鲁卡因过敏试验

普鲁卡因是一种常用的局部麻醉药,可做浸润麻醉、传导麻醉、腰椎麻醉及硬膜外麻醉,偶可见过敏反应。凡首次应用普鲁卡因,或注射普鲁卡因青霉素者均须做过敏试验。

1.试验方法　皮内注射0.25%普鲁卡因溶液0.1 mL,20 min 后观察试验结果并记录。

2.结果的判断和过敏反应的处理　同青霉素过敏试验及过敏反应的处理。

六、碘过敏试验

临床上常用碘化物造影剂做肾脏、胆囊、心脏血管、脑血管、其他脏器和周围血管造影CT增强扫描等。其不良反应多属过敏反应,所以为保证病人的用药安全,凡首次用药者应在碘造影前1~2 d做碘过敏试验,结果为阴性者方可做碘造影检查。

1.试验方法

(1)口服法　口服5%~10%碘化钾5 mL,每日3次,共3 d,观察结果。

(2)皮内注射法　皮内注射碘造影剂0.1 mL,20 min 后观察结果。

(3)静脉注射法　静脉注射碘造影剂(常用30%泛影葡胺)1 mL,5~10 min 后观察结果。在静脉注射造影剂前,必须先做皮内注射,然后再行静脉注射,结果阴性时方可进行碘剂造影。

2.结果判断

(1)口服法　有口麻、头晕、心慌、恶心、呕吐、流泪、流涕、荨麻疹等症状为阳性。

(2)皮内注射法　局部有红肿、硬块,直径超过1 cm 为阳性。

(3)静脉注射法　有血压、脉搏、呼吸及面色等改变为阳性。

有少数病人虽过敏试验阴性,但在注射碘造影剂时也会发生过敏反应,故造影时仍需备好急救药品。过敏反应的处理同青霉素过敏反应的处理。

七、细胞色素 C 过敏试验

细胞色素 C 是一种在体内进行物质代谢所必需的辅酶,是细胞呼吸的激活剂,常作为组织缺氧治疗的急救或辅助用药。由于它是一种含铁的蛋白质,可引起过敏反应,所以注射前应做过敏试验。

1. 试验液的配制　用 1 mL 注射器吸取细胞色素 C 药液 0.1 mL,加生理盐水稀释至 1 mL(1 mL 内含细胞色素 C 0.75 mg),即可供皮试使用。

2. 试验方法　取上述皮试液 0.1 mL(内含细胞色素 C 0.075 mg)做皮内注射,20 min 后判断皮试结果。皮试结果判断标准:

阴性:局部无红肿、全身无异常反应。

阳性:皮丘红肿,硬结直径大于 1 cm,出现丘疹。

(王江波)

问题分析与能力提升

1. 病人,王某,女,66 岁,因"支气管扩张合并肺部感染、左心力衰竭"入院治疗。入院时 T 39 ℃,呼吸急促,端坐呼吸。经过积极抗炎、利尿、强心治疗后,体温降至正常范围,能够平卧,现改用地高辛口服。

请问:①护士发药时应如何指导病人服药?②指导的依据是什么?③如果病人拒绝服药,护士应如何处理?

2. 病人,张某,男,27 岁,急性肺炎,入院后高热。查体 T 40.2 ℃,P 118 次/min,R 26 次/min,BP 120/80 mmHg,面颊潮红,皮肤灼热,呼吸深快,胸痛剧烈。医嘱给予 0.9% 生理盐水 100 mL,青霉素 400 万 U 静脉滴注,每天 2 次。用药后上述症状有所好转。但在第 3 天用药的过程中,病人突然感到胸闷、气促,然后面色苍白,出冷汗,脉搏细弱,110 次/min ,BP 80/50 mmHg。

请问:①病人用药后出现了什么反应?②应采取哪些急救措施?

3. 病儿,男,4 岁,患支气管肺炎,医嘱给予沐舒坦 7.5 mL +生理盐水 20 mL 雾化吸入,每天 2 次,每次 20 min。

请问:①作为护士应该如何给患儿做雾化吸入? 在吸入过程中应注意哪些问题?②常用的雾化吸入药液还有哪些? 其主要作用是什么?

4. 病人,女,35 岁,因扁桃体化脓就诊,医嘱予青霉素 800 万 U+生理盐水 250 mL 静脉滴注,病人有药物过敏史,护士给病人做青霉素皮试,皮试阴性后遵医嘱输液,5 min 后,病人主诉头晕,胸闷气急。

请问:①如何判断皮试结果? 出现哪些症状表明病人皮试阳性? 阳性后应该如何处理?②病人出现了什么情况? 为什么青霉素皮试阴性后仍会出现此种情况? 应如何抢救?

第十二章

静脉输液与输血

学习目标

识记：①能正确叙述静脉输液的目的；②能正确列出常见输液故障的种类；③能正确描述静脉输血的目的和原则；④能正确描述成分输血的特点。

理解：①能正确解释下列概念：静脉输液、输液微粒、输液微粒污染、密闭式静脉输液法、开放式输液法、静脉输血、间接静脉输血法、直接静脉输血法、血型、直接及间接交叉配血试验；②能正确解释静脉输液的原理；③能正确识别静脉输液常用溶液的种类及作用；④能正确说明周围静脉输液法、静脉输血法及成分输血的注意事项；⑤能正确解释静脉输液过程中液体不滴的原因；⑥能正确解释常见输液反应及输血反应的原因；⑦能正确区分各种血液制品的种类及作用；⑧能正确理解 ABO 血型系统和 Rh 血型系统；⑨能正确解释血型鉴定及交叉配血试验的意义。

运用：①能按照正确步骤完成静脉输液和静脉输血的技术操作；②能正确计算静脉输液的速度和时间；③能正确排除静脉输液中常见的输液故障；④能够运用所学知识正确地识别常见静脉输液和静脉输血反应，并能采取适当的措施预防和处理各种反应；⑤能根据所学知识，全面、准确地为病人做好输血前的各项准备工作。

　　静脉输液与输血是临床上用于纠正人体水、电解质及酸碱平衡失调，恢复内环境稳定并维持机体正常生理功能、治疗疾病和抢救病人的重要治疗措施。正常情况下，人体内水、电解质、酸碱度均保持在一定范围内，以维持机体内环境相对稳定，保持其正常的生理功能。但某些疾病和创伤等原因会造成机体体液平衡紊乱，通过静脉输液和输血可及时、有效地补充丧失的体液和电解质，增加血容量，改善微循环，维持血压。此外，通过静脉输注药物，可以达到治疗疾病的目的。因此，护理人员必须熟练掌握有关静脉输液、输血的知识和技能，以便在治疗疾病和挽救病人生命过程中发挥重要作用，保证病人的治疗安全有效。

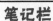

第一节 静脉输液

静脉输液是利用大气压和液体静压形成的输液系统内压高于人体静脉压的原理,将一定量的无菌溶液或药液直接输入静脉的治疗方法。

一、静脉输液的目的

1. 补充水分和电解质,预防和纠正机体水、电解质和酸碱平衡失调　常用于因剧烈腹泻、呕吐、大手术后等引起的脱水或酸碱平衡紊乱者。

2. 增加血容量,改善微循环,维持血压及微循环灌注量　常用于严重烧伤、大出血、休克病人的抢救和治疗。

3. 输入药物,治疗疾病　用于各种需要经静脉输入药物的治疗,如输入抗生素控制感染,输入脱水剂降低颅内压等。

4. 供给营养物质,促进组织修复,维持正氮平衡　常用于慢性消耗性疾病、胃肠道吸收障碍及不能经口进食(如昏迷、口腔疾病)的病人。

二、常用溶液的种类和作用

(一)晶体溶液

晶体溶液分子量小,在血管内留存时间短,对维持细胞内外水分相对平衡,纠正体内水、电解质平衡失调效果显著。

1. 葡萄糖溶液　用于补充水分和热量,减少蛋白质消耗,防止酮体产生,促进钠(钾)离子进入细胞内。5%葡萄糖溶液或10%葡萄糖溶液进入人体后迅速分解,一般不产生高渗和利尿作用,常作为静脉给药的载体和稀释剂。

2. 等渗电解质溶液　用于补充水分和电解质,维持体液和渗透压平衡。人体在丢失体液的同时常伴有电解质的丧失。血浆容量与血液中钠离子水平密切相关,钠离子缺乏时,血浆容量下降。因此,补液时应注意水与电解质的平衡。常用的等渗电解质溶液有0.9%氯化钠溶液、复方氯化钠溶液(林格氏等渗溶液)、5%葡萄糖氯化钠溶液。

3. 高渗溶液　用于利尿脱水,可在短时间内提高血浆渗透压,回收组织水分进入血管内,消除水肿;同时也可降低颅内压,改善中枢神经系统功能。常用的溶液有20%甘露醇、25%山梨醇、25%~50%葡萄糖注射液等。

4. 碱性溶液　用于纠正酸中毒,调节酸碱失衡。常用的碱性溶液有5%碳酸氢钠溶液和1.4%碳酸氢钠溶液、11.2%乳酸钠溶液和1.84%乳酸钠溶液等。碳酸氢钠溶液补碱迅速,不易加重乳酸血症,但中和酸后生成的碳酸(H_2CO_3)必须以二氧化碳(CO_2)形式经肺呼出,因此对呼吸功能不全病人使用受限。休克、肝功能不全、缺氧、右心衰竭病人或新生儿,对乳酸钠代谢产生的乳酸利用能力差,易加重乳酸血症,故不宜使用。

（二）胶体溶液

胶体溶液分子量大，在血管留存时间长，能有效维持血浆胶体渗透压，增加血容量，改善微循环，提升血压。

1. 右旋糖酐溶液　为水溶性多糖类高分子聚合物，常用溶液有：

（1）中分子右旋糖酐（平均分子量7.5万）　有提高血浆胶体渗透压、扩充血容量的作用。

（2）低分子右旋糖酐（平均分子量4万左右）　主要作用是降低血液黏稠度，减少红细胞聚集，改善血液循环和组织灌注量，防止血栓形成。

2. 代血浆　作用与低分子右旋糖酐相似，其在体内留存时间较右旋糖酐长，扩容效果良好，输入后可使循环血量和心输出量显著增加，急性大出血时可与全血共用。常用的代血浆有羟乙基淀粉（706代血浆）、氧化聚明胶、聚乙烯吡咯酮等。

3. 血液制品　输入后能提高胶体渗透压，增加循环血容量，补充蛋白质和抗体，有助于组织修复和增强机体免疫力。常用的有5%白蛋白和血浆蛋白等。

（三）静脉高营养液

静脉高营养液适用于营养摄入不足或不能经消化道供给营养的病人，通过静脉插管输注方法维持机体营养的供给。高营养液能提供热量，补充蛋白质、多种维生素和无机盐，维持机体正氮平衡。主要由氨基酸、脂肪酸、维生素、无机盐、高浓度葡萄糖或右旋糖酐、水等成分组成。常用溶液有复方氨基酸、脂肪乳剂等。

输入溶液的种类和量应根据病人体内水、电解质及酸碱平衡紊乱的程度来确定，通常遵循"先晶后胶""先盐后糖""宁酸勿碱"的原则。在给病人补钾过程中，应遵循"四不宜"原则，即不宜过浓、不宜过快、不宜过多、不宜过早。液体钾浓度不超过40 mmol/L；速度不超过20~40 mmol/h；限制补钾总量，依据血清钾水平，补钾量为60~80 mmol/d；见尿后补钾，一般尿量超过40 mL/h或500 mL/d方可补钾。输液过程中应严格掌握输液速度，随时观察病人的反应，并根据病人病情变化及时做出相应的调整。

三、常用静脉输液部位

静脉输液时，应根据病人的年龄、神志、体位、病情、病程、药物的性质和量、输液时间、静脉情况等来选择穿刺部位。

1. 周围浅静脉　周围浅静脉指分布于皮下的肢体末端静脉。上肢浅静脉常用肘正中静脉、头静脉、贵要静脉、手背静脉网；下肢浅静脉常用大隐静脉、小隐静脉、足背静脉网。下肢静脉因有静脉瓣，容易形成血栓，不作为静脉输液的首选部位。

2. 头皮静脉　头皮静脉常用于小儿静脉输液。小儿头皮静脉分支多，交错成网，表浅易见，不易滑动，便于固定。较大的头皮静脉有颞浅静脉、额静脉、枕静脉和耳后静脉。

3. 锁骨下静脉和颈外静脉　锁骨下静脉管径粗大、变异小，不易塌陷，位置固定。颈外静脉属于全身最大的浅静脉，其行径表浅，位置较恒定，易于穿刺，适应于急救。需要长期持续输液或需要静脉高营养的病人常选此部位，多用于进行中心静脉插管。将导管从锁骨下静脉或颈外静脉插入，远端留置在右心室上方的上腔静脉内。

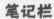

四、常用静脉输液法

常用静脉输液法包括密闭式周围静脉输液法、密闭式中心静脉输液法和颈外静脉输液法、锁骨下静脉穿刺置管输液法和经外周中心静脉置管（PICC）输液法。前两种输液法由医生和护士协作完成，护士的主要职责是术中配合及插管后的输液和护理，PICC 多由临床专科护士完成。

（一）密闭式周围静脉输液法

密闭式周围静脉输液法是将无菌输液器插入原装密闭输液瓶（袋）中进行输液的方法，因密闭式静脉输液法污染机会少，故目前临床上广泛应用。

【目的】 同"静脉输液的目的"。

【操作前准备】

1.评估病人并解释

（1）病人年龄、性别、病情、生命体征、血液循环状况、穿刺部位皮肤和血管状况。

（2）用药史、过敏史和目前用药情况；意识状态、合作程度、自理能力及心理状态等。

（3）向病人及家属解释静脉输液的目的、方法、注意事项及配合要点。

2.护士准备 衣帽整洁，修剪指甲，洗手，戴口罩。必要时戴手套。

3.病人准备

（1）了解静脉输液的目的、方法、配合要点及注意事项。

（2）卧位舒适，输液前排尿或排便。

4.环境准备 环境符合无菌技术操作原则要求，整洁、安静、舒适、安全。

5.用物准备

（1）治疗车上层：注射盘用物一套、液体及药物（按医嘱准备）；加药用无菌注射器及针头；输液器、输液贴、瓶签、开瓶器、砂轮、止血带、小垫枕、治疗巾、输液卡。需静脉留置输液另备静脉留置针一套、无菌透明敷贴、封管液（无菌生理盐水或稀释肝素溶液）。

（2）治疗车下层：锐器收集盒、医用垃圾桶、生活垃圾桶。

（3）其他：输液架，必要时备输液泵、小夹板、棉垫及绷带。

【操作步骤】 密闭式周围静脉输液法操作技术见表 12-1。

表 12-1 密闭式周围静脉输液法

操作步骤	要点与说明
▲头皮针静脉输液法	
1.备齐用物，核对药物名称、剂量、浓度、给药时间和方法；检查药液质量	• 严格执行查对制度，避免出现差错 • 检查瓶盖有无松动，瓶身有无裂痕，药液是否在有效期，上下摇动瓶身，对光检查药液有无浑浊、沉淀、絮状物等

笔记栏

续表 12-1

操作步骤	要点与说明
2. 将根据医嘱填写的输液瓶签倒贴于输液瓶上。启开液体瓶盖中心部分,常规消毒瓶塞后,按医嘱加入药物	● 粘贴输液瓶签勿将输液瓶原有标签覆盖 ● 消毒范围至瓶盖下端瓶颈处 ● 根据病情安排输液顺序,并根据治疗原则,按急、缓及药物半衰期等情况,合理分配用药
3. 检查并打开输液器,将输液器针头垂直插入瓶塞达到针头根部,关闭调节器	● 检查输液器型号、包装是否完好、是否在有效期内 ● 插入输液器针头时防止污染
4. 携用物至病人床旁,核对病人床号、姓名、腕带及药物等信息。向病人解释,询问是否有其他需要(入厕等),协助取舒适体位,将输液架移放于床旁,再次洗手	● 操作前执行"三查七对"制度,态度和蔼
5. 将输液瓶倒挂于输液架上,打开调节器,倒置茂菲氏滴管,待液面达滴管 1/2 ~ 2/3 时,迅速放正滴管,使液体缓缓下降,直至排尽导管和针头内的空气,关闭调节器待用(图 12-1)	● 注意排液于弯盘中 ● 排除输液管和针头内空气,防止发生空气栓塞
6. 将治疗巾、小垫枕置于穿刺肢体下,在穿刺点上方约 6 cm 处扎止血带,常规消毒穿刺部位,待干,备输液贴	● 穿刺应避开皮肤有感染、渗液部位,长期输液者,注意保护和合理使用静脉,从远心端静脉开始,逐渐向近心端使用 ● 止血带尾端向上,松紧度以阻断静脉而不阻断动脉血流为宜 ● 使用按摩、握拳等方法使静脉充盈 ● 皮肤消毒范围直径大于 5 cm
7. 再次核对病人床号、姓名及药液	● 操作中执行"三查七对"制度
8. 再次排出少量液体后,取下护针帽,嘱病人握拳,按静脉注射法行静脉穿刺,见回血后,将针头再平行送入少许,固定针柄,松开止血带,嘱病人松拳,打开调节器	● 穿刺前确认输液管内无气泡 ● 沿静脉走向进针,防止刺破血管
9. 待液体滴入通畅,病人无不适后,用无菌输液贴先固定针柄,再固定进针部位,最后将针头附近输液管环绕后固定(图 12-2)。必要时用夹板固定	● 固定要牢固,以防针头脱出
10. 根据年龄、病情及药物性质调节输液速度	● 一般成人 40 ~ 60 滴/min;小儿 20 ~ 40 滴/min ● 对合并心、肺、肾脏疾病病人,老年人、婴幼儿以及输注强刺激性药物,含钾或升压药液的病人,滴速宜慢;对严重脱水,心肺功能良好者速度可适当加快

续表12-1

操作步骤	要点与说明
11. 再次核对病人床号、姓名及药物名称、浓度、剂量、给药时间和方法	• 严格执行"三查七对"制度
12. 告知家属及病人不可随意调节滴速。置呼叫器于病人易取处,输液部位有疼痛、肿胀或有全身不适时,要及时告知医护人员	
13. 取出止血带,撤去治疗巾和小垫枕,整理床单位,清理用物	
14. 洗手,记录	• 输液观察记录卡上记录药液种类、输入时间、滴速、病人反应等,签全名
15. 如果需连续输入多瓶药液,在第一瓶药液输尽前,应及时准备和更换第二瓶液体。更换药液瓶时,拔出第一瓶内输液管尖端后,插入第二瓶内,待输液通畅,调节适宜输液速度后方可离去	• 插入输液管时应注意无菌操作,防止污染 • 持续输液者,应24 h更换输液器
16. 输液完毕,除去环绕输液管和固定针柄的输液贴,将带棉垫输液贴置于穿刺点上方,快速拔出针头,按压1～2 min至无出血	• 应顺血管方向按压 • 按压用力勿过大,以免引起疼痛和损伤血管
17. 协助病人适当活动穿刺肢体,取舒适卧位,整理床单位,清理用物	• 将用物分类处理
18. 洗手,记录输液结束时间及病人反应	• 利于评价
▲静脉留置针输液法	
1. 同头皮针静脉输液法1～5	
2. 协助病人舒适卧位,选择穿刺静脉,将治疗巾和小垫枕放于手臂下	• 选择弹性好、走向清晰、避开关节的静脉,便于置管
3. 检查并打开静脉留置针外包装	• 检查产品型号和日期,包装是否完好
4. 取出静脉留置针,将输液器上的针头插入留置针肝素帽内,排尽套管针内的空气,关闭调节器,将留置针暂放于留置针盒内	
5. 选择穿刺部位,在穿刺点上方8～10 cm处扎止血带,嘱病人握拳,常规消毒穿刺部位皮肤	• 静脉充盈,便于穿刺 • 消毒范围直径大于5 cm
6. 备透明敷贴和透明胶布,并在胶布上写上日期和时间	• 标记日期和时间,为更换套管针提供依据
7. 再次核对、排气。去除留置针针帽,旋转松动外套管,调整针头斜面(图12-4)	• 消除套管与针芯的连接,检查产品的完整性及针头斜面有无倒钩,导管边缘有无粗糙

续表12-1

操作步骤	要点与说明
8. 左手绷紧皮肤,右手持留置针针翼,使针尖斜面向上,在血管上方与皮肤呈15°~30°进针。见回血后,调整穿刺角度为10°左右,顺静脉走向继续进针0.5 cm	• 固定静脉,便于穿刺 • 确保外套管在静脉内
9. 右手握住留置针三叉接口部,使针芯固定,以针芯为支撑,左手将外套管全部送入静脉内,右手抽出针芯,放于锐器收集盒内	• 避免针芯刺破血管 • 动作轻稳、熟练
10. 松止血带和调节器,嘱病人松拳	
11. 见点滴通畅后用透明敷贴对留置针做密闭式固定。用写有日期和时间的透明胶布固定三叉接口,用输液贴固定插入肝素帽内的输液针头及输液管(图12-5)	• 避免穿刺点及周围被感染 • 作为置管时间的依据
12. 根据病人的年龄、病情及药物性质调节滴速,再次查对	
13. 取出止血带,撤去治疗巾和小垫枕,整理床单位,协助病人取舒适卧位,将呼叫器放于病人易取处	
14. 整理用物,洗手,记录	• 在输液记录单上记录输液时间、药物种类、滴速、病人的局部和全身情况,并签全名
15. 暂停输液时,先拔出部分静脉输液针,仅剩针尖斜面在肝素帽内,缓慢推注2~5 mL封管液,使导管及肝素帽充满,剩下0.5~1 mL时,以边推注边拔针的方法拔出输液针头	• 封管液用稀释肝素溶液:每毫升生理盐水含肝素10~100 U • 边推注边拔针可确保正压封管,避免回血
16. 再次输液时,常规消毒肝素帽的橡胶塞,先推注5~10 mL生理盐水冲管,再将静脉输液针插入肝素帽内进行输液	• 每次输液前后检查穿刺部位及静脉走向有无红、肿、热、痛及血管硬化,询问病人有无不适 • 发现异常及时拔出导管
17. 在使用留置针的过程中,经常巡视穿刺部位,及时发现早期并发症	• 注意保护有留置针的肢体,尽量避免肢体下垂,以防血液回流阻塞 • 静脉留置针一般可保留3~5 d
18. 如需拔管时,先揭下小胶布,再揭开留置针固定贴膜,将无菌棉签置于穿刺点前方,迅速拔出套管针,按压穿刺点至无出血为止	• 避免穿刺点出血 • 拔针时勿用力按压,以免引起病人疼痛;按压部位应稍靠皮肤穿刺点上方以压迫静脉进针点,防止皮下出血
19. 协助病人适当活动穿刺肢体,整理床单位,并协助病人取舒适体位	• 观察病人有无全身和局部反应

笔记栏

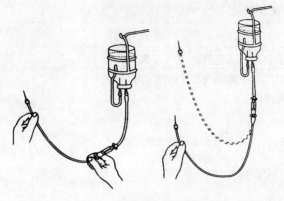

图 12-1　静脉输液排气法

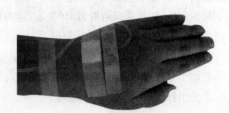

图 12-2　针头固定法

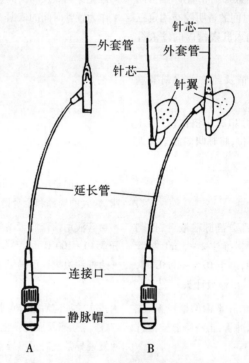

针芯

外套管

针芯

外套管

针翼

延长管

连接口

静脉帽

A　　　　　　　B

图 12-3　静脉留置针结构

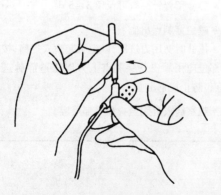

图 12-4　旋转松动外套管

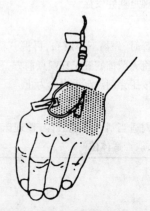

图 12-5　静脉留置针固定方法

【注意事项】

1. 严格执行无菌技术操作原则及查对制度,预防感染及用药差错。

2. 穿刺静脉应选择粗直、弹性好及相对固定的血管,避开关节和静脉瓣。

3. 病人肢体移动、为病人更衣或执行其他护理活动时,要注意保护穿刺部位,防止因过分牵拉,导致针头脱出。

4. 不可在输液侧肢体抽取血液标本或测量血压。

5. 注意药物的配伍禁忌,刺激性强及特殊药物,应先用生理盐水进行静脉穿刺输液,确定针头在血管内再输入药物。

6. 需连续输液者,应 24 h 更换输液器。

7. 静脉留置针一般可保留 3~5 d,不超过 7 d,如疑有污染、出现并发症时,应立即拔出。

8. 输液过程中应加强巡视,注意倾听病人主诉,密切观察病人局部及全身反应,及时发现输液故障或输液反应,并给予处理。

9. 告知患儿家属头皮针静脉输液过程中,输液部位不要随意活动,以防刺破静脉;留针过程中,留针肢体不可用力过大和剧烈活动;输液过程中勿随意调节滴速。

(二)经外周中心静脉置管(PICC)输液法

经外周中心静脉置管(PICC)输液法是由周围静脉穿刺置管,并将导管末端置于上腔静脉中下 1/3 或锁骨下静脉进行输液的方法。常用于中、长期的静脉输液或化疗用药等,一般静脉导管可以保留 7 d~1 年。此法的优点是适应证广、创伤小、操作简单、保留时间长、并发症少。常用的 PICC 导管有两种:一种是三向瓣膜式 PICC 导管(图 12-6);另一种是末端开放式 PICC 导管(图 12-7)。三向瓣膜式 PICC 导管的三向瓣膜具有减少血液反流,防止空气进入的功能,穿刺成功后,根据病人需要修剪长度。末端开放式 PICC 导管可进行中心静脉压的测定,穿刺前,预先根据病人需要进行修剪长度。

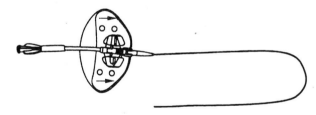

A.导管整体观

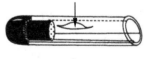

负压时,阀门向内打开,可抽血

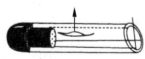

正压时,阀门向外打开,可输液

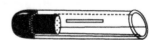

平衡时,阀门关闭,避免了空气栓塞、血液反流或凝固的风险

B.导管末端结构

图 12-6　三向瓣膜式 PICC 导管

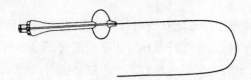

图 12-7　末端开放式 PICC 导管

PICC 的适应证有:①需要使用化疗药物等刺激性溶液者;②需要给予静脉营养液等高渗溶液者;③需要中、长期静脉输液治疗者;④外周静脉穿刺困难且需要用药者。

PICC 的禁忌证有:①有严重的出血性疾病、上腔静脉压迫综合征的病人;②穿刺部位或附近组织有感染、皮炎、蜂窝织炎、烧伤等情况者;③乳腺癌根治术后患侧;④预插管位置有放射性治疗史、血栓形成史、血管外科手术史或外伤者。

【目的】　除"静脉输液的目的"外,还可测量中心静脉压。

【操作前准备】

1. 评估病人并解释

(1)评估病人病情、生命体征、血液循环状况、穿刺部位皮肤和血管状况。

(2)有无置管禁忌证,病人意识状态、合作程度、自理能力及心理状况等。

(3)向病人及家属解释置管的目的、方法、配合要点及注意事项,并签署知情同意书。

2. 护士准备　衣帽整洁,修剪指甲,洗手,戴口罩。

3. 病人准备

(1)了解置管的目的、方法、注意事项及配合要点。

(2)消除紧张情绪。

4. 环境准备　环境符合无菌技术操作原则要求,整洁、安静、舒适、安全。

5. 用物准备

(1)PICC 穿刺套件:PICC 导管,延长管,连接器,思乐扣,皮肤保护剂,肝素帽或正压接头。

(2)PICC 穿刺包:治疗巾 3 块,孔巾,止血钳或镊子 2 把,直剪刀,3 cm×5 cm 小纱布块 3 块, 6 cm×8 cm 小纱布块 5 块,大棉球 6 个,弯盘 2 个。

(3)其他物品:注射盘,无菌手套 2 副,0.9% 氯化钠溶液 500 mL,20 mL 注射器 2 个,10 cm×12 cm 透明敷贴,皮肤消毒剂(2% 碘酊+75% 乙醇),抗过敏无菌胶布,皮尺,止血带。

(4)根据需要准备:2% 利多卡因,1 mL 注射器,弹力或自粘绷带。

【操作步骤】　外周中心静脉置管输液法操作技术见表 12-2。

表 12-2　外周中心静脉置管输液法

操作步骤	要点与说明
1. 向病人及家属充分告知相关事宜,并签署知情同意书	
2. 评估并选择穿刺静脉	• 以贵要静脉、肘正中静脉和头静脉为序选择静脉,首选右侧手臂

续表 12-2

操作步骤	要点与说明
3. 协助病人采取平卧位,暴露穿刺区域,穿刺侧上肢外展与躯干呈 90°	• 充分暴露穿刺部位
4. 根据上臂皮肤及相关情况选择穿刺点	• 皮肤完整、静脉弹性好
5. 测量自穿刺点到右胸锁关节,再向下至第 3 肋间隙的长度为预置导管达上腔静脉的长度。在肘窝上 9 cm 处测量双侧臂围并记录(图 12-8)	• 将此长度减去 2 cm 即为达锁骨下静脉的长度 • 便于插管后观察手臂有无肿胀
6. 打开 PICC 穿刺包,戴无菌手套,将一块治疗巾铺于穿刺肢体下。用 2% 碘酊和 75% 乙醇分别消毒皮肤 3 遍,待干	• 消毒范围上下直径 20 cm 且每次消毒方向与上次相反,以保证消毒效果
7. 更换无粉无菌手套,铺孔巾及治疗巾,并将 PICC 穿刺套件及所需无菌用物置于无菌区域中	• 若为有粉手套,需先将滑石粉冲洗干净
8. 用注射器抽吸 0.9% 氯化钠溶液 20 mL 冲洗导管,再将导管置于 0.9% 氯化钠溶液中(图 12-9)	• 检查导管是否通畅并湿润导管
9. 由助手协助系止血带	• 止血带的末端反向于穿刺部位
10. 左手绷紧皮肤,右手以 15°～30° 进针,见回血后立即放低穿刺针,以减小穿刺角度,再推进少许	• 以保持插管鞘留在血管腔内不易脱出
11. 嘱助手松开止血带,术者再用右手保持钢针针芯位置,左手单独向前推进外插管鞘并用拇指固定,再用左手示指和中指按压并固定插管鞘上方的静脉,右手抽出针芯	• 尽量减少管鞘口出血
12. 将导管缓慢、匀速送入,当导管置入约 15 cm,即导管尖端到达病人肩部时,嘱病人将头转向穿刺侧,贴近肩部,直至置入预定长度	• 防止导管误入颈静脉
13. 用盛有 0.9% 氯化钠溶液的注射器抽吸回血	
14. 用无菌纱布块在穿刺点上方 6 cm 处按压固定导管,将插管鞘从静脉管腔内撤出,远离穿刺点。将支撑导丝与导管分离,并与静脉走向相平行撤出支撑导丝	
15. 用无菌生理盐水纱布清洁导丝上的血迹,确认置入长度,体外保留导管 5 cm,用无菌剪刀与导管呈直角将导管剪断	• 保持导管清洁无污迹 • 勿剪出斜面与毛碴
16. 将减压套筒安装到导管上,再将导管与连接器相连,并确认导管推至根部	• 导管不可出现皱褶
17. 连接肝素帽或正压接头,用 0.9% 氯化钠溶液 20 mL 行脉冲式封管	• 如为肝素帽,则需行正压封管

续表12-2

操作步骤	要点与说明
18. 用生理盐水纱布清洁穿刺点周围皮肤,再涂上皮肤保护剂。在近穿刺点约 5 cm 处放置好护翼,将导管出皮肤部分逆血管方向摆放成"L"或"U"形弯,用无菌胶布横向固定连接器翼形部分,用无菌纱布覆盖穿刺点,用 10 cm× 12 cm 透明敷贴无张力粘贴,指示胶带固定透明敷贴下缘,再用无菌脱敏胶布固定延长管(图 12-10),X 射线确认	• 敷贴上注明穿刺日期、时间和操作者 • 经 X 射线确认导管在预定位置后,即可按需要进行输液
20. 安置好病人,洗手,记录	• 记录内容:穿刺日期、穿刺时间、操作者、导管规格和型号、所穿刺静脉及穿刺部位、操作过程等
21. 导管维护:穿刺后第一个 24 h 更换敷料,以后每周更换敷料 1~2 次。消毒以导管为中心,直径 8~10 cm	• 维护前先确认导管体外长度,并询问病人有无不适
22. 拔管时应沿静脉走向轻轻拔出,拔出后立即压迫止血,并用无菌纱布覆盖穿刺点,再用透明敷贴粘贴 24 h	• 有出血倾向的病人,压迫止血时间要超过 20 min • 以防发生空气栓塞和静脉炎

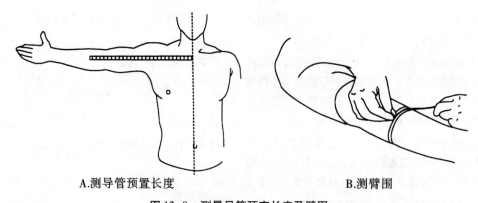

A.测导管预置长度　　　　　　　　　　　　B.测臂围

图 12-8　测量导管预定长度及臂围

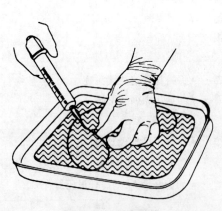

图 12-9　预冲导管

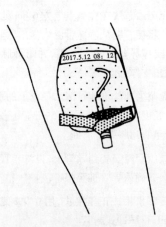

图 12-10　固定 PICC 导管

【注意事项】

1. 送管时速度不宜过快,如有阻力,不能强行置入,可将导管退出少许再行置入。

2. 勿将导管放置或滞留在右心房或右心室内,如导管插入过深,进入右心房或右心室,可发生心律失常;如导管质地较硬,还可能造成心肌穿孔,引起心包积液,甚至发生急性心包填塞。

3. 置管后应密切观察穿刺局部有无红、肿、热、痛等症状,如有异常,应及时测量臂围并与置管前臂围相比较,观察肿胀情况,必要时行 B 超检查。

4. 输入血液制品、脂肪乳等高黏性药物或抽血后应立即用 0.9% 氯化钠溶液 20 mL 脉冲式冲管。

5. 疑似导管移位时,应再行 X 射线检查,以确定导管尖端所处位置。禁止将导管体外部分移入体内。

6. 指导病人进行适当的功能锻炼,如置管侧肢体做松握拳、屈伸等动作,以促进静脉回流,减轻水肿。避免置管侧上肢过度外展、旋转及屈肘运动。勿提重物,尽量避免物品及躯体压迫置管侧肢体。

五、输液速度的调节

在输液过程中,点滴系数指每毫升溶液的滴数。常用的静脉输液器的点滴系数有 10、15、20 三种型号。静脉点滴的速度和时间可按下列公式计算。

1. 已知液体总量与计划需用时间,计算每分钟滴数

$$每分钟滴数 = \frac{液体总量(mL) \times 点滴系数}{输液时间(min)}$$

如某病人输液体 2 000 mL,计划 10 h 输完,所用输液器滴系数为 15,求每分钟滴数。

$$每分钟滴数 = \frac{2\,000 \times 15}{10 \times 60} = 50 \ 滴$$

2. 已知每分钟滴数与液体总量,计算输液所需时间

$$输液时间(h) = \frac{液体总量(mL) \times 点滴系数}{每分钟滴数 \times 60(min)}$$

如某病人需输 1 500 mL 液体,每分钟滴数为 50 滴,所用输液器滴系数为 20,需用多长时间输完?

$$输液时间(h) = \frac{1\,500 \times 20}{50 \times 60} = 10 \ h$$

六、常见输液故障及处理

1. 溶液不滴

(1)针头滑出血管外　液体输入皮下组织,局部出现肿胀、疼痛。处理:拔出针头,另选血管重新穿刺。

(2)针头斜面紧贴血管壁　液体输入不畅,局部无症状。处理:调整针头位置或适当变换肢体位置,直到点滴通畅为止。

(3)压力过低　滴液缓慢,由于输液瓶位置过低或病人肢体抬举过高或周围血循

环不良所致。处理:可适当抬高输液瓶位置或放低肢体位置。

(4)针头阻塞 滴液不畅,又无回血抽出时,应考虑针头阻塞。此时切忌强行挤压导管或用溶液冲注针头,以免凝血块进入静脉造成栓塞。处理:将针头拔出,更换针头重新选择静脉穿刺。

(5)静脉痉挛 输液肢体暴露在冷环境中或输入的液体温度过低所致,滴液不畅,但有回血抽出。处理:可局部热敷以缓解痉挛。

2.茂菲氏管内液面过高

(1)茂菲氏滴管侧壁有调节孔时,可夹住滴管上端的输液导管,打开调节孔,待液体降至滴管露出液面见到点滴时,再关闭调节孔,松开上端的输液导管。

(2)茂菲氏滴管侧壁无调节孔时,可将输液瓶从输液架上取下,倾斜液面,使输液器插入瓶内的针头露出液面,保持输液导管点滴通畅,茂菲氏管内液面缓缓下降至滴管露出液面时,再挂于输液架上继续输液。

3.茂菲氏滴管内液面过低 无论茂菲氏滴管侧壁有调节孔或无调节孔,均可挤压茂菲氏滴管,迫使输液瓶的液体向下流入滴管内,待管内液面升至适当水平时即可。

4.输液中茂菲氏滴管内液面自行下降 输液过程中若茂菲氏滴管内液面自行下降,应检查上端输液管和茂菲氏管各连接处是否松动,滴管有无漏气或裂隙,必要时更换输液器。

七、常见输液反应及护理

(一)发热反应

1.原因 输入致热物质引起。多由于输液瓶清洁灭菌不彻底,输入的溶液或药物制品不纯、消毒保存不良,输液器消毒不严格或被污染,输液过程中未能严格执行无菌技术操作所致。

2.临床表现 多发生输液后数分钟至1 h。病人表现为发冷、寒战和高热。轻者体温在38 ℃左右,停止输液后数小时可自行恢复正常。严重者引起寒战,继之高热,体温可达40 ℃以上,并伴有头痛、恶心、呕吐、脉速等全身症状。

3.护理措施

(1)输液前认真检查药液质量,输液器包装及灭菌日期、有效期,严格无菌技术操作。

(2)反应轻者立即减慢输液速度,通知医生,同时注意观察体温变化。

(3)对高热病人给予物理降温,观察生命体征,必要时遵医嘱给予抗过敏药物或激素治疗。

(4)反应严重者应立即停止输液,保留剩余溶液和输液器,送检验中心做微生物培养,查找发热反应原因。

(二)循环负荷过重反应

1.原因

(1)输液速度过快,短时间内输入过多液体,使循环血容量急剧增加,心脏负荷过重,导致肺水肿。

(2)病人原有心脏功能不良,尤多见于急性左心功能不全者。

2.临床表现　病人突然出现呼吸急促、胸闷、面色苍白、出冷汗、心前区有压迫感或疼痛、咳嗽、咳粉红色泡沫样痰,严重时痰液可由口鼻涌出。听诊肺部布满湿性啰音,心率快且节律不齐。

3.护理措施

(1)输液过程中,密切观察病人情况,对老年人、儿童、心肺功能不良的病人,应控制滴注速度不宜过快,液量不可过多。

(2)立即停止输液并通知医生,进行紧急处理。如病情允许,协助病人取端坐位,双腿下垂,以减少下肢静脉回流,减轻心脏负荷。必要时进行四肢轮扎。用止血带或血压计袖带适当加压四肢,以阻断静脉血流,但动脉血仍可通过。每5～10 min轮流放松一个肢体上的止血带,减少静脉回心血量。待症状缓解后,逐渐解除止血带。

(3)给予高流量氧气吸入(氧流量为6～8 L/min),以提高肺泡内压力,减少肺泡内毛细血管渗出液的产生。同时,在湿化瓶内盛20%～30%乙醇溶液,以减低肺泡内泡沫表面的张力,使泡沫破裂消散,从而改善肺部气体交换,减轻缺氧症状。

(4)遵医嘱给予镇静剂、平喘、强心、利尿和扩血管药物,以舒张周围血管,加速液体排出,减少回心血量,减轻心脏负荷。

(5)心理护理,解除病人的紧张情绪。

(三)静脉炎

1.原因　由于长期输注高浓度、刺激性较强的药液,或静脉内放置刺激性大的塑料管时间过长,引起局部静脉壁发生化学炎性反应;或在输液过程中无菌技术操作不严,导致局部静脉感染。

2.临床表现　沿静脉走向出现条索状红线,局部组织发红、肿胀、灼热、疼痛,有时伴有畏寒、发热等全身症状。

3.护理措施

(1)严格执行无菌技术操作,对血管壁有刺激性的药物应充分稀释后再应用,并减慢滴速,防止药物漏出血管外。有计划地更换输液部位,以保护好静脉。

(2)停止在此部位输液,抬高患肢并制动,局部用95%乙醇或50%硫酸镁溶液湿敷(早期冷敷,晚期热敷),每日2次,每次20 min,也可用中药外敷(金黄散局部外敷)。

(3)超短波理疗,每日1次,每次10～20 min。

(4)如合并感染,根据医嘱用抗生素治疗。

(四)空气栓塞

1.原因

(1)输液导管内空气未排尽,导管连接不紧,有漏气。

(2)加压输液、输血时无人看护,液体输完未及时更换药液或拔针。

(3)拔出较粗的、近胸腔的深静脉导管后,穿刺点封闭不严密。

进入静脉的空气形成气栓,随血流首先进入右心房,然后进入右心室。如空气量少,则在右心室随血液压入肺动脉并分散到肺小动脉内,最后经毛细血管吸收,对身体损害较小;如空气量大,空气在右心室内阻塞肺动脉入口,使血液不能进入肺内,气体交换发生障碍,引起机体严重缺氧而导致死亡(图12-11)。

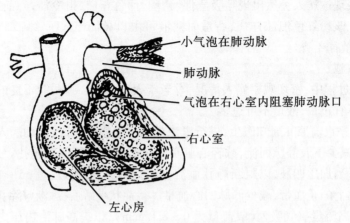

图 12-11　空气在右心室内阻塞肺动脉入口

2.临床表现　病人感到异常不适,胸骨后疼痛,出现呼吸困难和严重发绀,有濒死感。听诊心前区,可闻及响亮的、持续的"水泡声",心电图呈心肌缺血和急性肺源性心脏病的改变。

3.护理措施

(1)预防　①输液前导管内空气要排尽;②输液中加强巡视,发现故障及时处理,及时更换输液瓶或添加药物,输液完毕及时拔针,加压输液时应安排专人在旁守护;③拔出较粗、近胸腔的静脉导管时,必须立即严密封闭穿刺点。

(2)处理　①立即置病人于左侧头低足高卧位,此体位有助于气体漂浮于右心室尖部,避开肺动脉入口。随着心脏的舒缩,空气被振荡成泡沫,可分次小量进入肺动脉内,最后逐渐被吸收(图12-12)。②给予高流量氧气吸入,提高病人的血氧浓度,纠正缺氧状态。③严密观察病人病情变化,有异常及时对症处理。④有条件者可通过中心静脉导管抽出空气。

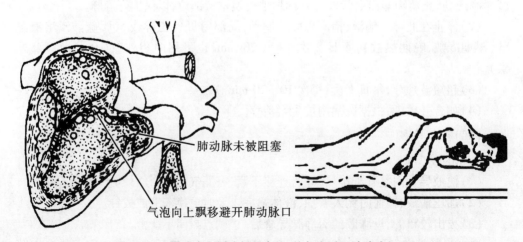

图 12-12　置病人左侧头低足高位,使气泡避开肺动脉入口

（五）液体外渗

1. 原因　穿刺时刺破血管或输液过程中针头或留置导管滑出血管外,使液体进入穿刺部位的血管外组织而引起。

2. 临床表现　局部组织肿胀、苍白、疼痛,输液不畅,如药物有刺激性或毒性,可引起严重的组织坏死。

3. 护理措施

（1）针头固定牢固,避免移动;减少输液肢体的活动。

（2）经常巡视,观察输液是否通畅。

（3）发生液体外渗时,应立即停止输液,拔出针头,更换肢体重新穿刺。

（4）抬高患肢以减轻水肿,可局部热敷 20 min,促进静脉回流和渗出液的吸收,减轻疼痛和水肿。

八、输液微粒污染

输液微粒是指输入液体中的非代谢性颗粒杂质,其直径一般为 1 ~ 15 μm,少数可达 50 ~ 300 μm。输液微粒污染是指在输液过程中,将输液微粒带入人体,对人体造成严重危害的过程。

（一）输液微粒的来源

1. 输液器与加药用的注射器不洁净。

2. 输液前准备工作中的污染。如切割安瓿、开瓶塞未除尘除屑,反复穿刺溶液瓶橡胶塞导致橡胶塞撕裂,输液环境不洁净等均可导致微粒进入液体内,产生输液微粒污染。

3. 装药液容器不洁净或容器内壁和橡胶塞受药液浸泡时间过长,腐蚀剥脱形成微粒。

4. 药物生产制作工艺不完善,混入异物与微粒,水、空气、原材料的污染等。

（二）输液微粒污染对人体的危害

微粒进入人体,其危害是持久而严重的,主要取决于微粒的大小、形状、化学性质以及阻塞人体血管的部位、血运阻断的程度和人体对微粒的反应等。

1. 血小板减少症　微粒本身就是抗原,可引起过敏反应及出现血小板减少症。

2. 肺内肉芽肿　微粒作为异物进入肺毛细血管,可引起巨噬细胞增殖,包围微粒,造成肺内肉芽肿,肺、脑、肝和肾等器官最易受微粒阻塞损害。

3. 血管栓塞和静脉炎　由于红细胞聚集在微粒上,形成血栓,引起血管栓塞和静脉炎。

4. 形成栓塞　液体中微粒过多,可直接堵塞血管,造成局部血管栓塞、供血不足、组织缺血、缺氧,甚至坏死。

（三）防护措施

1. 制剂生产方面　药物制剂环境应保持空气纯净,安装空气净化装置,防止空气悬浮尘粒与细菌污染;工作人员要穿工作服,工作鞋,戴口罩,必要时戴手套;选用优质溶剂与注射用水;采用先进技术,提高检验技术,确保药液质量。

2. 输液操作方面

（1）严格检查输入液体质量、透明度、溶液瓶有无裂痕、瓶盖有无松动和有效期等。输入药液应现用现配，避免污染。

（2）严格无菌技术操作，保持输液操作中的空气净化。有条件者可使用超净工作台进行输液前准备。

（3）正确抽吸药液，规范化无菌配药，严防微粒污染。正确切割玻璃安瓿，割锯痕长应小于颈段的1/4周长，割痕越长越深，产生的玻璃碎屑越多，不溶性大颗粒的数目也随之增加。在开启安瓿前，用75%乙醇棉签擦拭割痕，徒手掰开，有利于减少微粒污染。抽取药液的注射器不能反复多次使用，因为使用次数越多，微粒的数量也越多。加药时使用专用加药针头，避免对胶塞的切割。

（4）选用含终端滤过器的密闭式一次性医用输液（血）器，可有效防止任何途径污染的输液微粒，是解决微粒危害的理想措施。

（5）净化病室内空气，有条件的医院在一般病室内也可安装空气净化装置，减少病原微生物和尘埃的数量，创造洁净的输液环境。

九、输液泵的应用

输液泵是指机械或电子的控制装置，它通过作用于输液导管达到控制输液速度的目的。常用于需要严格控制输入液量和药量的情况，如在应用升压药物、抗心律失常药物、婴幼儿静脉输液和静脉麻醉时。

按输液泵的控制原理可将其分为活塞型注射泵和蠕动滚压型输液泵，后者又可分为滴数控制型（gtt/min）和容积控制型（mL/h）（图12-13）。

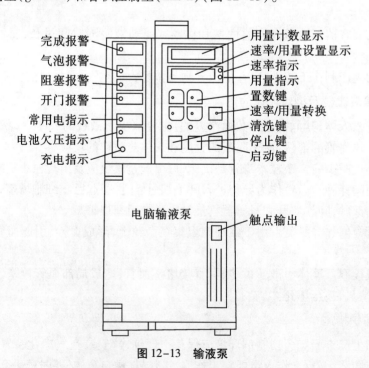

图12-13　输液泵

1.活塞型注射泵微量注射 其特点是输注药液流速平稳、均衡、精确;调节幅度为0.1 mL/h。主要用于儿科、心血管疾病的治疗,也应用于需注入避光的、半衰期极短的药物。

2.蠕动滚压型输液泵

(1)滴数控制型 利用控制输液的滴数,调整注入输液量,可以准确计算滴数,但液滴的大小受输注溶液的黏度、导管内径的影响,输入量不够精确。

(2)容积控制型 输液剂量较为准确,它只测实际输入的液体量,不受溶液的浓度、黏度、导管内径的影响,速度调节幅度为1 mL/h,速率控制范围在1~90 mL/h。实际工作中只选择所需输液总量及每小时的速率,输液泵便自动按设定的方式工作,并自动进行参量监视。

第二节　静脉输血

静脉输血是将血液通过静脉输入体内的方法,是急救和疾病治疗的重要手段之一,在临床上较常使用。近年来,成分输血已在临床广泛应用,既节约了大量血源,也显著减少了由输全血引起的不良反应。

一、输血的目的

1.补充血容量 增加有效循环血量,提升血压,增加心输出量,预防和治疗休克。用于各种原因引起的急性大出血病人。

2.纠正贫血 增加血液中血红蛋白含量并提高其携氧能力,改善组织器官缺氧状态。用于血液系统疾病引起的严重贫血及某些慢性消耗性疾病的病人。

3.补充凝血因子和血小板 改善凝血功能,有助于止血。用于有凝血功能障碍及大出血病人。

4.补充血浆蛋白 用于低蛋白血症病人以及大出血、大手术的病人,以增加蛋白质,改善营养,维持胶体渗透压,减轻组织渗出和水肿。

5.补充抗体、补体等血液成分 增强机体免疫力,提高机体抗感染能力。用于细胞或体液免疫力缺乏的病人。

6.排除有害物质 改善组织器官的缺氧状况,用于一氧化碳、苯酚等化学物质的中毒。因为当发生中毒时,血红蛋白失去了运氧能力或不能释放氧气供机体组织利用;此外,溶血性输血反应和重症新生儿溶血病时,可采用换血法,以达到排除血浆中的自身抗体的目的。

二、常用血液制品

血液由血细胞和血浆两大部分组成。随着输血技术的发展,从输全血到输成分血,血液制品的种类也越来越多。

(一)全血

1.新鲜血 2~6 ℃保存5 d内的酸性枸橼酸盐葡萄糖(ACD)全血或保存10 d内

的枸橼酸盐葡萄糖(CPD)全血都可视为新鲜血。基本上保留了血液原来的各种成分，尤其是凝血因子和血小板基本保存完好，可以补充各种血细胞、凝血因子和血小板，适用于血液病病人。

2.库存血　指在2~6℃环境下保存2~3周的全血。库存血虽含有血液的所有成分，但其有效成分随保存时间的延长而发生变化。其中，白细胞、血小板、凝血酶原等成分破坏较多。并且酸度增大、钾离子浓度也增高，因此大量输入库存血时，要警惕酸中毒和高血钾的发生。

(二)成分血

1.血浆　是全血经分离后的液体部分，主要成分为血浆蛋白，不含血细胞，无凝集原。可用于补充血容量、蛋白质和凝血因子。

(1)新鲜冰冻血浆　全血于采集6~8 h内离心分离出血浆后，在-18℃以下的环境中保存，保质期1年。适用于血容量及血浆蛋白较低的病人。输注前须在37℃水浴中融化，并于24 h内输入，以免纤维蛋白原析出。

(2)冰冻血浆　新鲜冰冻血浆保存超过1年后继续保存，或新鲜冰冻血浆分离出冷沉淀层，或超过保质期5 d以内的全血分离出血浆后保存在-18℃以下的环境中，称为冰冻血浆。

2.红细胞　可增加血液的携氧能力，用于贫血、失血较多的手术或疾病，也可用于心功能衰竭的病人补充红细胞，以避免心脏负荷过重。

(1)浓缩红细胞　是新鲜血经离心或沉淀去除血浆后的剩余部分，在2~6℃环境中保存。浓缩红细胞比容通常为0.65~0.80。适用于携氧功能缺陷和血容量正常的贫血病人。

(2)洗涤红细胞　红细胞经生理盐水洗涤数次后，再加适量生理盐水制成。可以去除99%血浆、90%白细胞及大部分血小板，2~6℃环境中保存时间不超过24 h。适用于器官移植术后病人及免疫性溶血性贫血病人。

(3)去白细胞的浓缩红细胞　全血或红细胞经去白细胞过滤器后所得的红细胞。2~6℃环境中保存，适用于因白细胞抗体造成输血发热反应和原因不明的发热反应病人，也可用于骨髓和器官移植、免疫缺乏或免疫抑制性贫血、再生障碍性贫血病人。

(4)悬浮红细胞　提取血浆后的红细胞加入等量红细胞保养液制成。2~6℃环境中保存，适用于战地急救及中小手术者。

3.白细胞浓缩悬液　新鲜全血离心后取其白膜层的白细胞，于4℃环境下保存，48 h内有效。也可将新鲜全血经血细胞分离机单采后制成粒细胞浓缩悬液，20~24℃环境下保存，保存期为24 h。用于粒细胞缺乏伴严重感染的病人。

4.浓缩血小板　全血离心所得，20~24℃环境下保存，以普通采血袋盛装的浓缩血小板保存期为24 h，以专用血小板存储袋盛装的可保存5 d。用于血小板减少或功能障碍性出血的病人。

(三)其他血液制品

1.白蛋白制剂　从血浆中提取，能提高机体血浆蛋白及胶体渗透压。白蛋白溶液相当稳定，2~6℃环境中保存，有效期为5年，临床上常用10 g/瓶和5 g/瓶两种，白蛋白浓度为20%~25%。用于治疗外伤、肾病、肝硬化和烧伤等低蛋白血症病人。

2. 免疫球蛋白制剂　静注用免疫球蛋白用于免疫抗体缺乏的病人,预防和治疗病毒、细菌感染性疾病等。特异性免疫球蛋白是用相应抗原免疫后,从含有高效价的特异性抗体的血浆中提纯制备的,如抗牛痘、抗风疹、抗破伤风、抗狂犬病、抗乙型肝炎和抗 Rh 免疫球蛋白等。

3. 凝血因子制剂　如因子Ⅷ浓缩剂、因子Ⅸ浓缩剂、凝血酶原复合物、纤维蛋白原、肝素辅因子 AT-Ⅲ 等。可有针对性地补充某些凝血因子的缺乏,适用于各种原因引起的凝血因子缺乏的出血性疾病。

三、静脉输血的适应证与禁忌证

(一)静脉输血的适应证

1. 各种原因引起的大出血　一次出血量<500 mL 时,机体可自我代偿,不必输血。失血量 500～800 mL 时,需要立即输血,一般首选晶体溶液、胶体溶液或少量血浆输注。失血量>1 000 mL 时,应及时补充全血或血液成分。全血和血浆不宜用做扩容剂,晶体结合胶体液扩容是治疗失血性休克的主要治疗方案。血容量补足之后,输血的目的是提高血液的携氧能力,此时应首选红细胞制品。

2. 贫血或低蛋白血症　输入全血、浓缩或洗涤红细胞可纠正贫血,血浆、白蛋白液可用于低蛋白血症。

3. 严重感染　输入新鲜血可补充抗体和补体。一般采用少量多次输入新鲜血或成分血,切忌使用库存血。

4. 凝血功能障碍　对患有出血性疾病的病人,可输新鲜血或成分血,如血小板、凝血因子、纤维蛋白原等。

(二)静脉输血的禁忌证

静脉输血的禁忌证包括:急性肺水肿、充血性心力衰竭、肺栓塞、恶性高血压、真性红细胞增多症、肾功能极度衰竭及对输血有变态反应者。

四、血型及交叉配血试验

(一)血型与红细胞凝集

血型通常是指红细胞膜上特异性抗原的类型。若将血型不相容的两个人的血液滴加在载玻片上并使之混合,则红细胞可凝集成簇,这个现象称红细胞凝集。在补体的作用下,凝集的红细胞破裂,发生溶血。当输入与病人血型不相容的血液时,其血管内可发生红细胞凝集和溶血反应,严重者可危及病人的生命。

红细胞凝集的实质是抗原-抗体反应。由于红细胞膜上的特异性抗原能促使红细胞凝集,在凝集反应中起抗原作用,故又称为凝集原。能与红细胞膜上的凝集原起反应的特异性抗体则称为凝集素。凝集素为 γ-球蛋白,存在于血浆中。

依据红细胞所含的凝集原不同,把人类的血液分为若干型。临床主要有 ABO 血型系统,其次为 Rh 血型系统。

1. ABO 血型系统　人血液红细胞膜上含有 A、B 两种凝集原,根据红细胞内所含凝集原的不同,将人的血液分 A、B、AB、O 四型。红细胞膜上含 A 凝集原者为 A 型,含

B 凝集原者为 B 型,含有 A、B 两种凝集原者为 AB 型, A、B 两种凝集原都不含者为 O 型。在人的血清中含有与凝集原相对抗的凝集素,分别称为抗 A 和抗 B 凝集素。A 型血的血清中含抗 B 凝集素,B 型血的血清中含抗 A 凝集素。AB 型血的血清中不含凝集素。O 型血的血清中含抗 A、抗 B 两种凝集素(表 12-3)。

表 12-3　ABO 血型系统中的凝集原和凝集素

血型	红细胞膜上的凝集原	血清中的凝集素
A	A	抗 B
B	B	抗 A
AB	A、B	无
O	无	抗 A、抗 B

2. Rh 血型系统　人类血液红细胞除含有 A、B 抗原外,还有 C、c、D、d、E、e 六种抗原,凡红细胞含 D 抗原者称为 Rh 阳性。临床上用抗 D 血清来检测 Rh 血型,若红细胞被抗 D 血清凝集,则为 Rh 阳性。汉族人中 99% 为 Rh 阳性,1% 为 Rh 阴性。

(二)血型鉴定和交叉配血试验

为了避免输入不相容的红细胞,献血者与受血者必须做血型鉴定,二者血液之间进行交叉配血试验。血型鉴定主要是鉴定 ABO 血型和 Rh 血型,交叉配血试验是检测血液中其他次要的抗原与其相应抗体的反应情况。

1. 血型鉴定

(1)ABO 血型鉴定　是采用已知的抗 A、抗 B 血清来检测红细胞的抗原确定血型。若被检血液在抗 A 血清中发生凝集,而在抗 B 血清中不发生凝集,说明被检血液为 A 型;若被检血液在抗 B 血清中发生凝集,而在抗 A 血清中不发生凝集,说明被检血液为 B 型;若被检血液在抗 A 血清和抗 B 血清中均凝集,说明被检血液为 AB 型;若被检血液在抗 A 血清和抗 B 血清中均不凝集,则被检血液为 O 型。

(2)Rh 血型鉴定　Rh 血型主要是用抗 D 血清来鉴定。若受检者的红细胞遇抗 D 血清后发生凝集,则受检者为 Rh 阳性;若受检者的红细胞遇抗 D 血清后不发生凝集,则受检者为 Rh 阴性。

2. 交叉配血试验　为确保输血安全,除做血型鉴定外,即使在 ABO 系统血型相同的人之间进行输血,在输血前还必须做交叉配血试验,即把供血者的红细胞与受血者的血清进行配合试验(直接交叉试验),再将受血者的红细胞与供血者的血清做配合试验(间接交叉试验)。如果直接和间接试验都没有凝集反应,即交叉试验阴性,为配血相合,方可进行输血(表 12-4)。交叉配血试验既可检验血型测定是否有误,又能发现红细胞或血清中是否存在一些其他的凝集原或凝集素,以免引起红细胞凝集反应。

表 12-4　交叉配血试验

	直接交叉配血试验	间接交叉配血试验
供血者	红细胞	血清
受血者	血清	红细胞

因此,临床上以同型输血为原则。对于在生育年龄的妇女和需要反复输血的病人,还必须使供血者与受血者的 Rh 血型相合,以避免受血者在被致敏后产生抗 Rh 的抗体。

五、静脉输血的方法

(一)输血前准备

1.病人知情同意　对于需输血治疗的病人,医生必须先向病人或家属说明输同种异体血的不良反应和经血传播疾病的可能性。病人或家属在充分了解输血的潜在危害后,有拒绝输血的权利。如果同意输血,必须填写"输血治疗同意书",由病人或家属、医生分别签字后方可施行输血治疗。无家属签字的无自主意识病人的紧急输血,应报医院职能部门或主管领导同意、备案并记入病历。未成年者,可由父母或指定监护人签字。

2.备血　输血前根据医嘱,抽取病人血标本 2 mL,与已填写完整的输血申请单、配血单一起送交血库,做血型鉴定和交叉配血试验。

3.取血　凭取血单到血库取血,和血库人员共同认真查对病人姓名、性别、年龄、住院号、病室/门急诊、床号、血型、血液有效期、配血试验结果以及保存血的外观。核对无误后,在取血单上签名后方可提取。血液从血库取出后,勿剧烈震荡,以防红细胞大量破坏而引起溶血。库存血不能加温,以免血浆蛋白凝固变性而引起不良反应。如为输入库存血,可在室内放置 15 ~ 20 min 后再输入。

4.输血前核对　输血前,需与另一护士再次进行核对,确定无误后方可输入。

(二)输血方法

目前临床均采取密闭式输血法,密闭式输血法包括间接静脉输血法和直接静脉输血法,以间接静脉输血法最常用。

【目的】　详见"静脉输血的目的"。

【操作前准备】

1.评估病人并解释　评估病人的年龄、病情、意识状态、治疗情况;病人血型、输血史及过敏史等;病人对输血的认识、心理状态及配合程度;检查穿刺部位的皮肤、血管状况及肢体活动度等。向病人及家属解释输血的目的、方法、注意事项及配合要点。

2.护士准备　衣帽整洁,修剪指甲,洗手,戴口罩。

3.病人准备

(1)了解输血的目的、方法、配合要点及注意事项。

(2)输血前排便,取舒适体位。

4.环境准备　环境符合无菌技术操作要求,整洁、安静、舒适、安全。

5.用物准备

(1)间接静脉输液法:一次性输血器,一种是和输液器基本相同,茂菲氏滴管内有滤网,可去除大的细胞碎屑和纤维蛋白等微粒,而血细胞和血浆均能通过滤网;静脉穿刺针头为 9 号针头。另一种是"Y"形管输血器,有两条管道与茂菲氏滴管上方的输血管相通,并分别有调节器和一针头(两条管道上的针头分别插入生理盐水瓶和血袋内)。其余用物同"密闭式周围静脉输液法"。

（2）直接静脉输血法:同静脉注射,另备50 mL注射器及针头数具(根据输血量多少而定)、3.8%枸橼酸钠溶液、血压计袖带。

（3）生理盐水、血液制品(根据医嘱准备)、一次性手套。

【操作步骤】 输血操作技术见表12-5。

表12-5 输血操作技术

操作步骤	要点与说明
▲间接静脉输血法	
1. 再次检查核对:将用物携至病人床旁,与另一位护士再次核对病人姓名、性别、年龄、住院号、病室/门急诊、床号、血型、血液有效期、配血试验结果以及保存血的外观	• 严格查对制度,杜绝差错
2. 建立静脉通道:按周围静脉输液法建立静脉通道,输入少量生理盐水	• 在输入血液前先输入少量生理盐水,冲洗输血器管道
3. 再次查对,无误后轻轻旋转血袋,将血液摇匀	• 血液避免剧烈震荡
4. 戴手套,打开储血袋封口,常规消毒开口处塑料管,将生理盐水瓶上的输血管针头拔出,插入已消毒的塑料管内,然后缓慢将血袋倒置挂于输液架上	• 生理盐水瓶塞处用乙醇棉球覆盖 • 输血袋若为双插头,则用锁扣锁住生理盐水通路(或用止血钳夹住生理盐水通路),打开另一输血通路开始输血
5. 开始滴入15 min内速度宜慢,15 min后如无不良反应发生,可根据病情调节滴速	• 不超过20滴/min • 成人一般40~60滴/min,儿童酌减
6. 交待病人或家属有关注意事项,将呼叫器放于易取处	• 勿随便调节滴速,如有不适应及时呼叫
7. 输血过程中加强巡视,严密观察	• 及早发现异常情况,及时处理
8. 输血完毕,拔出输血导管插入生理盐水瓶内,继续滴入生理盐水,直到将输血器内的血液全部输完	• 减少血液制品浪费
9. 撤除胶布,用小纱布块轻压穿刺点上方快速拔针,再按压3~5 min至无出血	• 输血用的穿刺针头较粗,拔针后易出血,对有出血倾向的病人尤应注意
10. 整理床单位,清理用物,做好输血记录,包括输血开始及终止时间、血液制剂的种类及量、血型、血袋号,有无输血反应,核对者和操作者签名等	• 输血器和血袋应专门处理,避免污染环境,传播疾病 • 便于查对
▲直接静脉输血法	
1. 请供血者和病人分别卧于相邻的两张床上,露出各自供血或受血的一侧肢体	• 方便操作
2. 认真核对供血者和病人的姓名、血型和交叉配血结果	• 严格执行查对制度,避免差错事故发生
3. 用备好的注射器抽取一定量的抗凝剂	• 避免抽出的血液凝固 • 一般50 mL血中需加入3.8%枸橼酸钠溶液5 mL

续表 12-5

操作步骤	要点与说明
4.抽、输血液	
（1）将血压计袖带缠于供血者上臂并充气	● 使静脉充盈,易于操作 ● 压力维持在 100 mmHg 左右
（2）选择穿刺静脉,常规消毒皮肤	● 一般选择粗大静脉,常用肘正中静脉
（3）用加入抗凝剂的注射器抽取供血者的血液,然后立即行静脉注射,将抽出的血液输给病人	● 抽、输血液时需三人配合:一人抽血,一人传递,另一人输注,如此连续进行 ● 从供血者血管内抽血时不可过急过快,并注意观察其面色、血压等变化,询问有无不适 ● 推注速度不可过快,随时观察病人的反应 ● 连续抽血时不必拔出针头,只需更换注射器,更换注射器时先放松血压计袖带,并用手指压迫穿刺部位前端静脉,以减少出血
5.输血完毕,拔出针头,用无菌纱布块按压穿刺点至无出血	
6.整理床单位,清理用物,做好输血记录,包括输血开始及终止时间、血液量、血型、有无输血反应,核对者和操作者签名等	● 注射器应专门处理,避免污染环境,传播疾病 ● 便于查对

【注意事项】

1.在取血和输血过程中,要严格执行查对制度和无菌技术操作。输血前由两名护士再次进行查对,避免差错事故的发生。

2.输血前后需要滴注少量生理盐水,以防发生不良反应。

3.血液内不可随意加入其他药品,如钙剂、酸性及碱性药品、高渗或低渗液体,以防血液凝集或溶解而发生输血反应。

4.输入两个以上供血者的血液时,应在两袋血之间输入少量生理盐水。

5.输血过程中要加强巡视,观察有无输血反应的征象,询问病人有无不适。一旦出现输血反应,应立即停止输血,并保留余血,以备检查分析原因。

6.应严格掌握输血速度,对年老体弱、严重贫血、心衰病人应谨慎,滴速宜慢。

7.输完的血袋送回输血科保留 24 h,以备病人在输血后发生输血反应时检验分析原因。

六、成分输血与自体输血

(一)成分输血

1.成分输血的概念　成分输血是使用血液分离技术,将新鲜血液快速分离成各种成分,然后根据病人的需要,输入一种或多种成分。由于病人很少需要血液的所有成分,只输入其身体所需要的血液成分对治疗有重要的意义。既起到了一血多用的作用,又可减少因输全血带来的副作用。

2. 成分输血的特点

（1）成分血中单一成少而浓度高，除红细胞制品以每袋 100 mL 为一单位外，其余制品，如白细胞、血小板、凝血因子等每袋规格均以 25 mL 为一单位。

（2）通常一份血可以分离出多种成分，输给不同的病人，而一个病人可接受来自不同供血者的同一成分。成分输血每次输血量为 200～300 mL，即需要 8～12 单位（袋）的成分血，也就是说一次给病人输入 8～12 位供血者的血液。

3. 成分输血的注意事项

（1）除白蛋白制剂外，其他各种成分血在输血前均需做交叉配血试验。

（2）某些成分血，如白细胞、血小板等，存活期短，为确保成分输血的效果，以新鲜血为宜，且必须在 24 h 内输入体内（从采血开始计时）。

（3）输注红细胞前注意有无溶血现象，开始滴速宜慢，30 min 后可适当加快滴速。

（4）输注血小板最好用特制的输血器，输血管要细，滤器小，使血小板黏附面积缩小。

（5）血制品用相应溶剂稀释后应立即输注。纤维蛋白原用注射用水或生理盐水溶解；抗血友病球蛋白用温生理盐水稀释后 1 h 内滴完；凝血酶原复合物用 5% 葡萄糖溶液稀释。稀释血制品时不得剧烈摇动，以防成分破坏。

（6）如病人在输成分血的同时，还需输全血，则应先输成分血，后输全血，以保证成分血能发挥最好的效果。

（二）自体输血

自体输血是指术前采集病人体内血液或手术中收集自体失血，经过洗涤、加工，在术后或需要时在回输给病人本人的方法，即回输自体血。自体输血是最安全的输血方法。

1. 优点

（1）节约血源。

（2）不需检测血型和交叉配血试验，不会产生免疫反应，避免了抗原-抗体反应所致的溶血、发热和过敏反应。

（3）有效预防因输血而引起的疾病传播。

2. 适应证和禁忌证

（1）适应证　①腹腔或胸腔内出血，如脾破裂、异位妊娠破裂出血者等；②估计出血量在 1 000 mL 以上的大手术，如肝叶切除术；③手术后引流血液回输，一般仅能回输术后 6 h 内的引流血液；④体外循环或深低温下进行心内直视手术；⑤病人血型特殊，难以找到供血员时，适合自体输血。

（2）禁忌证　①胸腹腔开放性损伤达 4 h 以上者；②血液在术中受胃肠道内容物污染者；③血液可能受癌细胞污染者；④合并心脏病、阻塞性肺部疾患或原有贫血者；⑤凝血因子缺乏者；⑥有脓毒血症和菌血症者。

3. 形式　自体输血有下列三种形式：

（1）术前预存自体血　对符合条件的择期手术病人，术前定期采取病人血液，并将其存放于血库低温下保存，在手术时或急需时再输还给病人。一般于术前 2～3 周开始，每周或隔周采血一次，一次采血量不超过总血量的 12%。采血量为总血量的 10% 以下时，如无脱水，不需补充任何液体，如达 12%，可补充晶体溶液。

(2)术前稀释血液回输　手术当日术前抽取病人血液,并同时自静脉输入等量的晶体或胶体溶液,使病人血容量保持不变,并降低了血细胞比容,使血液处于稀释状态,减少术中红细胞损失,所抽取的血液在术中或术后输给病人。

(3)术中失血回输　在手术中收集病人血液,采用自体输血装置,抗凝和过滤后再将血液回输给病人。多用于脾破裂、输卵管破裂,血液流入腹腔6 h内无污染或无凝血者。自体失血回输的总量应限制在3 500 mL,大量回输自体失血时,应适当补充新鲜血浆和血小板。

4.注意事项

(1)术中用电动吸引器采集血液时,负压不宜过大,以免红细胞破坏溶解。

(2)收集脾血液时,应将血液自脾蒂血管自行流入引流瓶内,切忌挤压脾而引起溶血。

(3)回输自体血中的凝血因子和血小板已耗损,可引起病人凝血功能改变,输血后要密切观察病人有无出血倾向。

(4)严格执行无菌技术操作,防止发生输血反应。

七、常见输血反应及护理

输血具有一定的危险性,可能会发生输血反应及并发症,严重者会危及病人生命,必须尽一切努力防治。在输血过程中护士要密切观察病人情况,掌握临床常见输血反应的症状和防治措施,一旦发生及时正确处理。

(一)发热反应

发热反应是输血反应中常见的反应。

1.原因

(1)血液、保养液、储血器和输血器被致热原污染(死菌或细菌产物)。

(2)输血时无菌操作不严,造成污染。

(3)多次输血后,病人体内产生白细胞抗体和血小板抗体,对所输入的白细胞和血小板发生免疫反应,引起发热。

2.临床表现　可发生在输血过程中或输血后1~2 h内,先有发冷或寒战,继以高热,体温可达39~40 ℃,伴有皮肤潮红、头痛、恶心、呕吐等全身症状,发热持续时间不等,一般持续1~2 h即可缓解,体温逐渐恢复正常。

3.护理

(1)去除致热原,按无热原技术配制保养液,严格消毒采血和输血用具,按照无菌技术操作规程进行输血,防止污染。

(2)反应轻者减慢输血速度,症状可自行缓解。反应重者立即停止输血,对症处理,密切观察病人生命体征变化,寒战者注意保暖,高热时给予物理降温。

(3)遵医嘱给予抗过敏药物,如异丙嗪、肾上腺皮质激素等。

(4)将血袋内剩余血液和输血器一同送往化验室检验。

(二)过敏反应

1.原因

(1)病人为过敏体质,对某些物质易引起过敏反应。血液中的异体蛋白质,可以和过敏机体的组织细胞结合形成完全抗原而致敏。

（2）输入血液中含有致敏物质，如供血者在采血前服用过可致敏的药物和食物。

（3）多次输血的病人，体内可产生过敏性抗体，当再次输血时，抗原和抗体相互作用而发生过敏反应。

（4）供血者的变态反应性抗体随血液传给受血者，一旦与相应抗原结合，即可发生过敏反应。

2.临床表现　其过敏反应程度轻重不一，症状出现越早，反应越严重。

（1）轻度反应　输血后出现皮肤瘙痒，局部或全身出现荨麻疹。

（2）中度反应　出现血管神经性水肿，多见于颜面部，表现为眼睑、口唇高度水肿。喉头水肿可发生呼吸困难，两肺可闻及哮鸣音。

（3）重度反应　发生过敏性休克。

3.护理

（1）勿选用有过敏史的供血员。供血员在采血前4 h内不能食用高蛋白质和高脂肪食物，仅用清淡饮食或饮糖水，以免血中含有致敏物质。

（2）对有过敏史的病人输血前应注射抗过敏药物，并在输血过程中和输血后，注意观察有无异常表现。

（3）按反应程度给予对症处理：①轻度反应者减慢输血速度，给抗过敏药物，如苯海拉明、异丙嗪或地塞米松，用药后症状可缓解。②中、重度反应者，应立即停止输血，皮下注射0.1%盐酸肾上腺素0.5～1 mL，静脉滴注氢化可的松或地塞米松等抗过敏药物。③呼吸困难者给予氧气吸入，严重喉头水肿者行气管切开。④循环衰竭者给予抗休克治疗。⑤严密监测病人生命体征变化。

（三）溶血反应

溶血反应是指输入的红细胞或受血者的红细胞发生异常破坏，而引起的一系列临床表现，是最严重的输血反应，可分为急性溶血反应和迟发性溶血反应。

1.急性溶血反应

（1）原因　①输入异型血：供血者和受血者血型不相符而造成血管内溶血，反应发生快，输入10～15 mL即出现症状，后果严重；②输入了变质血：输血前红细胞即被破坏溶解，如血液储存过久，血温过高，剧烈震荡，细菌污染，血液内加入高渗或低渗溶液、影响pH值变化的药物，均可导致红细胞破坏溶解。

（2）临床表现　轻重不一，轻者与发热反应相似，严重者在输入10～15 mL血液后即可发生，出现休克，死亡率高，其表现可分为三个阶段：

第一阶段：受血者血浆中的凝集素和输入血中红细胞内的凝集原发生凝集反应，使红细胞凝集成团，阻塞部分小血管，影响供血，造成组织缺血、缺氧。病人出现头部胀痛、四肢麻木、腰背部剧痛、寒战或发热、恶心呕吐、心前区压迫感、呼吸困难、脉搏细弱、皮肤湿冷、血压下降等休克症状。如为手术中病人，最早表现为伤口渗血和血压下降。

第二阶段：由于凝集的红细胞发生溶解，大量血红蛋白释放入血浆，出现黄疸和血红蛋白尿，同时第一阶段症状进一步加重。

第三阶段：大量血红蛋白从血浆进入肾小管，遇酸性物质形成晶体沉淀，堵塞肾小管。另一方面，由于抗原、抗体的相互作用，又可引起肾小管内皮缺血、缺氧而坏死脱落,进一步加重肾小管阻塞,导致急性肾功能衰竭。表现为少尿或无尿,尿内有管型和蛋白,高钾血症和酸中毒,病人常因尿毒症而导致死亡。

（3）护理

1）预防：①认真做好血型鉴定和交叉配血试验；②输血前认真核对,严格执行查对制度；③严格遵守血液保存规则,不可使用变质血液。

2）处理：①出现症状立即停止输血,并通知医生；②给予氧气吸入,建立静脉输液通道,按医嘱给予药物；③保留余血和病人血标本送化验室重做血型鉴定和交叉配血试验；④双侧腰封：用热水袋敷双侧腰部,以解除肾血管痉挛,改善肾血循环,保护肾脏；⑤碱化尿液：静脉注射碳酸氢钠,增加血红蛋白在尿中的溶解度,减少沉淀,避免阻塞肾小管；⑥严密观察病人生命体征和尿量变化,如出现休克症状,协同医生积极抗休克治疗；⑦对尿少、尿闭者,按急性肾功能衰竭处理,控制入水量,纠正水、电解质紊乱,防止血钾升高和氮质血症。必要时行腹膜透析和血液透析疗法；⑧心理护理：安慰病人,消除其紧张、恐惧心理。

2.迟发性溶血反应　一般为血管外溶血,多由 Rh 系统内的抗体（抗 D、抗 C 和抗 E）引起。临床常见 Rh 系统反应中,绝大多数是由 D 抗原与其相应的抗体相互作用产生抗原抗体反应所致。反应的结果使红细胞破坏溶解,释放出的游离血红蛋白转化为胆红素,经血液循环至肝脏后迅速分解,然后经消化道排出体外。Rh 阴性者第一次输入 Rh 阳性血液后不发生溶血反应,但输血后 2～3 周体内即产生抗 Rh 因子的抗体,下一次再接受 Rh 阳性血液,即可发生溶血反应。Rh 因子不合所引起的溶血反应发生缓慢,可在输血后几小时至几天后才发生,并且症状较轻,有轻度的发热伴乏力、血胆红素升高等。

（四）与大量快速输血有关的反应

1.循环负荷过重　多发生于老年、小儿、心功能不良和严重贫血病人。输血过量或速度太快,因循环超负荷,造成心力衰竭和急性肺水肿,详见"静脉输液反应"。

2.出血倾向　大量快速输入库血,常可引起出血倾向,因为库血中的血小板、凝血因子 V、Ⅶ存活率低,破坏较多。由于血小板减少、凝血因子减少、毛细血管功能障碍、血钙降低、纤维蛋白溶解酶被激活,以及血型亚型不同等因素而引起。表现为手术区域出血、术后伤口渗血、皮肤黏膜瘀斑、齿龈出血、静脉穿刺点出血等。针对原因予以相应处理,大量输血时,可每输库血 3～5 个单位,补充 1 个单位新鲜血液,或根据凝血因子缺乏情况补充有关成分。

3.酸碱平衡失调　库血保存时间越长,血液成分破坏越多,血浆酸性物质和钾离子浓度越高,大量输血可发生一时性代谢性酸中毒。如果机体代偿功能良好,酸中毒可迅速纠正。可每输 500 mL 库存血,应补充 5% 碳酸氢钠 30～60 mL。

4.枸橼酸钠中毒反应　大量快速输血时,枸橼酸在体内来不及代谢,尤其在肝肾功能不良、机体代谢障碍、休克等情况下,枸橼酸可与钙结合,导致血钙下降。病人表现为手足抽搐、出血、血压降低、脉压小,心电图出现 Q-T 间期延长,心率缓慢等。如无禁忌证,可常规每输库存血 1 000 mL 静脉注射 10% 葡萄糖酸钙 10 mL,预防低血钙发生。

（五）其他反应

1.空气栓塞　由于操作不当,尤其是在加压输血、颈外静脉、锁骨下静脉输血时易出现,详见"静脉输液反应"。

2.微血管栓塞 血液久存后,血小板、白细胞、细胞碎屑和变性蛋白等凝聚成小凝块,直径约为 50 μm,可通过一般的输血滤网进入人体。库存血存放时间越久,凝集物越多。如果大量凝集物进入人体,可堵塞毛细血管,造成局部组织供血不足、缺血、缺氧,阻塞肺毛细血管可引起肺栓塞。为防止微血管栓塞,输血器滤网直径应小于 40 μm 为宜或输新鲜血液。

3.细菌污染反应 较少见,但后果严重。污染血液的致病菌大多数为革兰氏阴性杆菌,如大肠杆菌,其内毒素所致的休克和 DIC 尤为严重。病人表现为剧烈寒战、高热、烦躁、呼吸困难、发绀、休克,可出现血红蛋白尿和急性肾功能衰竭。因此,采血和输血中的各个环节都要严格遵守无菌技术操作,如血浆混浊,有絮状物,呈玫瑰红色或有较多气泡者则可能有细菌污染,应放弃不用,杜绝细菌污染反应发生。

4.疾病传播

(1)肝炎 通过输血传染的肝炎主要为乙型肝炎,潜伏期为 1～2 个月,有乙型肝炎临床表现,化验检查 HBsAg 阳性,谷丙转氨酸(SHPT)增高。

(2)疟疾 潜伏期 1～2 周,多为间日疟。病人出现寒战、高热伴大汗,呈周期性发作。

(3)黑热病、回归热、梅毒、艾滋病 均可通过输血传播。

预防措施:①加强对血液制品的管理,严格掌握输血适应证,非必要时应避免输血;②严格选择供血员,详细询问病史并进行体格检查;③凡有黄疸史、肝病、肝功能异常、半年内接受过血液制品的人,患过疟疾,脾大者,可疑有梅毒、艾滋病者均禁止献血。

(路雪芹)

问题分析与能力提升

1.李女士,36 岁,T 39 ℃,咳嗽,吐痰,诊断:大叶性肺炎。静脉输液半小时后,发现液体不滴,检查注射局部无肿胀,病人无疼痛感。

请问:①病人出现了什么问题?判断依据是什么?②护士应如何处理?

2.王先生,65 岁,因冠心病入院,医嘱输液。护士已将滴速调好,因王先生着急,自行放了调节器,在输入液体 600 mL 左右,突然感觉胸闷、呼吸困难,心前区痛,剧烈咳嗽并咳有泡沫痰等症状。

请问:①该病人发生了什么输液反应?②引起该反应的原因有哪些?③应采取哪些措施进行处理?

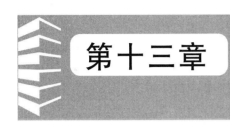

第十三章

标本采集

学习目标

　　识记：①能正确陈述标本采集的基本原则；②能正确描述血液标本、尿标本、粪便标本、痰标本及咽拭子标本采集的注意事项；③能正确说出留取12 h或24 h尿标本常用防腐剂的种类、作用与用法。

　　理解：①能正确理解标本采集的意义；②能比较不同类型的静脉血标本采集的目的、采血量、方法及标本容器选择的不同点。

　　运用：能熟练进行各种标本的采集，方法正确、操作规范。

　　在临床诊断和治疗的过程中，往往需要对病人的血液、体液、分泌物、排泄物以及组织细胞等标本进行检验，以获得能够反映机体功能状态、病理变化或病因等的客观资料，再结合其他临床资料进行综合分析。因此，标本对协助临床明确疾病的诊断、病情的观察、防治措施的制订和预后的判断等均有重要意义。标本一般由护士采集，护士应掌握正确的标本采集方法，并将标本及时送检和妥善保管，这是保证标本检验质量的一个重要环节。

第一节　标本采集概述

　　标本采集是指采集病人少许的血液、排泄物（尿、粪）、分泌物（痰、鼻咽部分泌物）、呕吐物、体液（胸水、腹水）和脱落细胞（食管、阴道）等样本，通过物理、化学或生物学的实验室技术和方法进行检验，检验所得的指标数据能在一定程度上反映出机体的生理功能是否正常，有何病理变化等，作为判断病人有无异常存在的依据。

（一）标本采集的意义

　　随着现代科学技术的迅猛发展，大量新技术、新设备、新方法引入到临床实验室，检验项目、检验方法不断更新和发展，在临床疾病诊断治疗中发挥着重要作用。但各种标本检验仍然是基本的诊断方法之一。标本采集的意义是：①协助明确疾病诊断；②推测病程进展；③制订治疗措施；④观察病情。标本检验结果的正确与否直接影响到对病人疾病的诊断、治疗和抢救，而高质量的检验标本是获得准确而可靠的检验结果的首要环节,标本检验结果受标本采集方法、量、保管方法、送检时间、送检方法等影响。因此,掌握正确的标本采集方法是极为重要的,是护士应该掌握的基本知识和基本技能之一。

(二)标本采集的原则

为了保证标本的质量,在采集各种检验标本时,除个别特殊要求外,均应遵循以下基本原则:

1.**遵照医嘱** 采集各种标本时均应严格按照医嘱执行。护士应认真查对医生填写的检验申请单,申请单应字迹清楚,目的明确,申请人签全名。如护士对申请单有疑问,应及时向相关医生核实,核实无误后方可执行。

2.**充分准备**

(1)明确标本采集的相关事宜 采集标本前,护士应明确检验项目、检验目的、采集标本量及注意事项,选择合适的采集方法。

(2)病人准备 采集标本前应向病人耐心解释留取标本的目的、方法,以取得病人合作。并向病人介绍采集标本时的配合方法和要求。

(3)物品准备 根据检验目的,选择合适的标本采集用物及标本容器,并在容器外贴上检验单附联,注明病人科别、床号、住院号、姓名、检验目的、标本采集日期和时间。

(4)护士准备 护士操作前应修剪指甲,洗手,戴口罩、帽子和手套,必要时穿隔离衣。

3.**严格查对** 查对是保证标本采集无误的重要环节之一。采集前、后应认真查对医嘱,核对检验申请单项目、病人的床号、姓名、住院号等,确认无误后方可进行。

4.**正确采集** 标本的采集时间、采集容器、标本量及抗凝剂等应符合检验专业分析前质量控制的要求。采集细菌培养标本,要严格遵守无菌技术操作原则,避免污染,不可混入防腐剂、消毒剂及其他药物,以免影响检验结果,并在使用抗生素前采集。若已使用抗生素或其他药物,应在血药浓度最低时采集,并在检验单上注明。需要由病人自己留取标本时(如中段尿、24 h 尿标本、痰标本、大便标本中病理成分的采集等),要详细告知病人标本留取方法、注意事项,以保证采得高质量符合要求的标本。

5.**及时送检** 标本采集后应及时送检,不可放置时间过久,以免引起检查结果的偏差。特殊标本(如血气分析等)还需注明采集时间,立即送检。原则上,除门诊病人自行采集的某些标本允许病人自行送往实验室外,其他一律由医护人员送检。各类标本应区分运送容器,注意容器的密闭性和安全性。运送途中应妥善放置,防止过度震荡、标本容器破损,防止标本被污染、丢失和混淆,防止标本对环境的污染、水分蒸发等。

第二节 各种标本的采集

不同标本的采集和处理要求不尽相同,不恰当的采集方法可直接影响标本检测的结果。因此,标本的采集应遵照医嘱,在充分准备的前提下,经严格地查对,运用正确的采集方法,才能保证标本的质量。

一、血液标本的采集

血液由血浆和血细胞两部分组成,在体内通过循环系统与机体所有组织器官发生联系,参与机体的每一项功能活动,对维持机体的新陈代谢、功能调节和维持机体内、外环境的平衡有着重要的作用。血液系统发生病变时,可以影响全身的组织器官,组织器官病变又可直接或间接地引起血液或成分改变。因此,血液检查是临床最常见的检验项目之一,它可反映机体各种功能及异常变化,为判断病人病情进展程度及治疗疾病提供参考。

根据检验目的及血标本成分不同,将血液标本分为四种类型。①全血:静脉全血、动脉全血、末梢全血;②血浆:全血标本经抗凝离心后,去除血细胞成分即为血浆,主要用于化学成分测定和凝血项目检测等;③血清:是血液离体凝固后分离出来的液体,血清与血浆相比较,主要是缺乏纤维蛋白原,某些凝血因子也发生了变化,血清主要用于化学和免疫学等检测;④血细胞:某些特殊的检验项目需要特殊的血细胞作为标本,如浓集的粒细胞、淋巴细胞和分离的单核细胞等。

(一)毛细血管采血法

常用的采血部位有耳垂、指端,一般由检验中心工作人员具体实施。凡用血量较少的检查,一般从手指取血。手指采血操作方便,可获较多血量。成人以左手无名指为宜,婴幼儿可从拇指或足跟部采血。严重烧伤病人,可选择皮肤完整处采血。耳垂采血疼痛较轻,操作方便,但耳垂外周血液循环较差,血细胞容易停滞,受气温影响较大,检查结果不够恒定。

(二)静脉血标本采集法

静脉血标本采集是自静脉抽取静脉血标本的方法。常用的采血部位有:①四肢浅静脉,上肢常用肘部浅静脉(贵要静脉、肘正中静脉、头静脉)、腕部及手背静脉;下肢常用大隐静脉、小隐静脉及足背静脉。②颈外静脉,婴幼儿在颈外静脉采血。③股静脉,股静脉位于股三角区,在股神经和股动脉的内侧。

常用的采集方法有普通静脉采血法和真空负压采血法。目前真空负压采血法已广泛使用,该方法主要原理是将有胶塞头盖的试管抽成不同的真空度,利用带安全装置的针头和软导管组合成全封闭的负压采血系统,以实现定量采血,采血量由采血管内负压大小来控制,具有计量准确、传送方便、封闭无尘、标识醒目、刻度清晰、容易保存、一次进针多管采血等优点。

【目的】

1. 全血标本　测定血沉、血常规及血液中某些物质如血糖、尿素氮、肌酐、尿酸、肌酸、血氨的含量。

2. 血清标本　测定肝功能、血清酶、脂类、电解质等。

3. 血培养标本　培养检测血液中的病原微生物。

【操作前准备】

1. 评估病人并解释

(1)评估:①病人的病情、治疗情况、意识状态、肢体活动能力;②对血标本采集的了解、认识程度及合作程度;③有无情绪变化如检验前紧张、焦虑等,有无饮食、运动、吸烟、用药以及饮酒、茶或咖啡等；④需做的检查项目、采血量及是否需要特殊准备；⑤静脉充盈度及管壁弹性，穿刺部位的皮肤状况如有无水肿、结节、瘢痕、伤口等。

（2）解释：向病人及家属解释静脉血标本采集的目的、方法、临床意义、注意事项及配合要点。

2. 病人准备

（1）病人了解静脉血标本采集的目的、方法、临床意义、注意事项及配合要点。

（2）取舒适卧位，暴露穿刺部位。

3. 护士准备 衣帽整洁，修剪指甲，洗手，戴口罩。

4. 用物准备

（1）治疗车上层：注射盘、一次性注射器（规格视血量而定）、针头或头皮针及标本容器或双向采血针及真空采血管（真空采血管分类见表13-1）、止血带、治疗巾、注射用小垫枕、胶布、检验单（标明科室、床号、姓名、标本类型、标本采集时间）、手消毒液，按需要准备酒精灯、火柴。

（2）治疗车下层：生活垃圾桶、医用垃圾桶、锐器回收盒。

表13-1 一次性真空采血管分类

采血管	用途	标本	采血后	添加剂
红色	生化	血清	静置	无
橘红色	快速生化	血清	颠倒混匀8次	促凝剂
绿色	快速生化	血浆	颠倒混匀8次	肝素
金黄色	快速生化	血清	颠倒混匀5次	促凝剂
浅绿色	快速生化	血浆	颠倒混匀5次	肝素锂
紫色	血常规	全血	颠倒混匀8次	EDTA-K_3
黄色	微生物培养	血清	静置	茴香脑磺酸钠
灰色	血糖	血浆	颠倒混匀8次	葡萄糖分解抑制剂
浅蓝色	凝血实验	血浆	颠倒混匀8次	枸橼酸钠
黑色	红细胞沉降率	全血	颠倒混匀8次	枸橼酸钠

5. 环境准备 清洁、安静，温湿度适宜，光线充足或有足够的照明，必要时屏风或围帘遮挡。

【操作步骤】 静脉血标本采集法操作步骤见表13-2。

表13-2 静脉血标本采集法

操作步骤	要点与说明
1. 选择适当容器：根据检验目的选择适当容器，检查容器是否完好，并在容器外贴上标签，注明科室、床号、姓名、性别、检验目的及送检日期	• 根据不同的检验目的计算所需采血量 • 防止差错发生
2. 核对：携用物至病人床旁，核对病人的床号、姓名，核对检验单、标本容器	• 确认病人，包括口头核对和病人腕带信息核对，操作前查对

续表 13-2

操作步骤	要点与说明
3.选择静脉:选择合适的静脉,将治疗巾铺于小垫枕上,置于穿刺部位下	●嘱病人握拳,使静脉充盈
4.消毒皮肤:按静脉注射法扎紧止血带,常规消毒皮肤	●扎好的止血带尾端远离穿刺点,避免穿刺点被污染
5.再次核对,采血	●操作中查对
▲注射器采血法	
(1)抽血:持一次性注射器或头皮针,按静脉注射法行静脉穿刺,见回血后抽取所需血量	●穿刺时一旦出现局部血肿,立即拔出针头,按压局部,另选其他静脉重新穿刺
(2)按压:抽血毕,松止血带,嘱病人松拳,迅速拔出针头,按压局部 1~2 min	●防止皮下出血或淤血 ●凝血功能障碍病人拔针后按压时间延长至 10 min
(3)将血液注入标本容器	●同时抽取不同种类血标本,血液注入顺序为:血培养瓶、抗凝管、干燥试管
1)血培养标本:先除去密封瓶铝盖中心部分,常规消毒瓶塞,更换针头后将血液注入瓶内,轻轻摇匀	●标本应在使用抗生素前采集,如已使用抗生素,应在检验单上注明 ●一般血培养采血量 5 mL,对亚急性细菌性心内膜炎病人,为提高培养阳性率,采血 10~15 mL
2)全血标本:取下针头,将血液沿管壁缓慢注入盛有抗凝剂的试管内,轻轻摇动,使血液与抗凝剂充分混匀	●勿将泡沫注入 ●防止血液凝固
3)血清标本:取下针头,将血液沿管壁缓慢注入干燥试管内	●为防止溶血,勿将泡沫注入;避免震荡,以免红细胞破裂溶血
▲真空负压采血法	
(1)穿刺:取下真空采血针护套,手持采血针,按静脉注射法行静脉穿刺	
(2)采血:见回血,将采血针另一端护套拔掉,刺入真空管。松止血带,采血至需要量	●当血液流入采血管时,即可松开止血带 ●如需多管采血,可再接入所需的真空管
(3)按压:抽血毕,迅速拔出针头,按压局部 1~2 min	●采血结束,先拔真空管,然后自病人肘部拔去针头,止血
6.操作后处理	
(1)再次核对化验单、病人、标本	
(2)协助病人取舒适卧位,整理床单位、清理用物	●操作后查对
(3)洗手,记录	●特殊标本注明采集时间
(4)将标本连同化验单及时送检	●以免影响检验结果

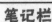
【注意事项】

1.严格执行查对制度和无菌技术操作原则。

2.采集血标本的方法、采血量和时间要准确。通常情况下,采血时间以上午7~9时较为适宜。考虑到体位和运动对检验结果的影响,静脉血液标本最好于起床后1 h内采集。做生化检验,应在清晨空腹时采血,事先通知病人抽血前勿进食,以免影响检验结果。采集细菌培养标本,尽可能在使用抗生素前或伤口局部治疗前、高热寒战期采集标本。住院病人静脉血标本原则上应于晨间起床前空腹时采集;门诊病人应避免使用任何药物,不能停用的药物应予以注明,如抗生素、肾上腺皮质激素、维生素及其他影响代谢或干扰测试反应的药物,以便解释结果时参考。

此外,不同的血液测定项目对血液标本的采集时间有不同的要求,主要有以下两点。①空腹采血:进食可使血液某些化学成分改变,影响检查结果。因此,大部分血液生化检测要求受检者空腹8 h后,或晚餐后禁食,次日晨空腹采血。但是过度空腹时,血液中某些成分分解、释放,又可导致某些检验结果异常,如血糖、转铁蛋白可因空腹时间过长而降低,三酰甘油、游离脂肪酸反而增高。②定时采血:即在规定的时间段内采集标本。如口服葡萄糖耐量试验、药物血浓度监测、激素测定等。监测药物血浓度时,考虑到药物浓度峰值和服药时间的影响,一般在下次服药之前采血。血液中激素的水平因有明显的昼夜节律变化,其采集时间亦常有严格的规定和控制。

3.肘部采血时不要拍打病人前臂,结扎止血带的时间以1 min为宜,过长可导致血液淤积、局部酸血症和血液浓缩,从而影响检验结果。

4.采血时只能向外抽,而不能向静脉内推,以免注入空气,形成气栓而造成严重后果。

5.抽血时不宜过度用力,以免血液产生泡沫而造成溶血。

6.如果在选择静脉定位时需要使用止血带,再次使用前应保证至少间隔2 min。

7.采集全血标本时,需注意抗凝。血液注入容器后,立即轻轻旋转摇动试管8~10次,使血液和抗凝剂混匀,避免血液凝固,以免影响检查结果。抽血清标本须用干燥注射器、针头和干燥试管,避免溶血。采集血培养标本时,应防污染,除严格执行无菌技术操作外,抽血前应检查培养基是否符合要求,瓶塞是否干燥,培养液不宜太少。血培养标本应注入无菌容器内,不可混入消毒剂、防腐剂及药物,以免影响检验结果。

8.严禁在输液、输血的针头处抽取血标本。因在此处采血,可能使血液稀释或包含高浓度的所输液体成分,所以最好在对侧肢体采集。女性乳腺切除术后,可能引起术侧手臂淋巴回流减少。如果在术侧手臂采血,有增加针刺感染风险。所以应在手术对侧手臂采血。禁忌从动静脉短路处采集血标本,因为凝血和出血的风险很高。

9.真空管采血时,不可先将真空采血管与采血针头相连,以免试管内负压消失而影响采血。

10.真空采血管分为玻璃采血管和塑料采血管。采血时,一次采血、多管血液分配顺序因采血管不同而不同:①使用玻璃采血管,顺序为血培养管、无抗凝剂血清管、枸橼酸钠抗凝管、其他抗凝剂管;②使用塑料采血管,顺序为血培养管(黄)、枸橼酸钠抗凝管(蓝)、加或未加促凝剂的血清管、肝素管(绿色)、EDTA抗凝管(紫色)、加葡萄糖分解抑制剂管(灰色)。

（三）动脉血标本采集法

动脉血标本采集是自动脉抽取动脉血标本的方法。常用动脉有股动脉、桡动脉、肱动脉。

【目的】 采集动脉血标本,做血液气体分析。

【操作前准备】

1.评估病人并解释

（1）评估:①病人的病情、治疗情况、意识状态及肢体活动能力;②对动脉血标本采集的认识和合作程度;③穿刺部位的皮肤及血管状况;④用氧或呼吸机使用情况。

（2）解释:向病人及家属解释动脉血标本采集的目的、方法、临床意义、注意事项及配合要点。

2.病人准备

（1）病人了解动脉血标本采集的目的、方法、临床意义、注意事项及配合要点。

（2）取舒适体位,暴露穿刺部位。

3.护士准备 衣帽整洁,修剪指甲,洗手,戴口罩。

4.用物准备

（1）治疗车上层:注射盘、2 mL或5 mL一次性注射器或动脉血气针、肝素适量、治疗巾、注射用小垫枕、无菌纱布、无菌手套、无菌软木塞或橡胶塞、小沙袋、检验单、手消毒液。

（2）治疗车下层:生活垃圾桶、医用垃圾桶、锐器回收盒。

5.环境准备 清洁、安静、光线适宜,必要时用屏风或围帘遮挡病人。

【操作步骤】 动脉血标本采集技术见表13-3。

表13-3 动脉血标本采集技术

操作步骤	要点与说明
1.准备容器:核对检验单,按要求在一次性注射器或动脉血气针外贴标签,注明科室、病室、床号、姓名、性别、检验目的及送检日期	● 防止差错发生
2.核对:携用物至病人床旁,核对病人的床号、姓名及用物,再次向病人解释操作目的及有关事项	● 确认病人,包括口头核对和病人腕带信息核对,为操作前的查对 ● 语言亲切、诚恳
3.选择合适动脉	● 一般选用股动脉或桡动脉
4.垫枕铺巾:将治疗巾铺于小垫枕上,置于穿刺部位下	
5.消毒:常规消毒皮肤,范围大于5 cm。常规消毒术者左手示指和中指或戴无菌手套	● 严格执行无菌技术操作原则
6.再次核对,采血	● 操作中查对

续表 13-3

操作步骤	要点与说明
▲普通注射器采血:用左手示指和中指触及动脉搏动最明显处,固定动脉于两指间,右手持注射器,在两指间垂直刺入或与动脉走向呈40°刺入动脉,见有鲜红色血液涌进注射器,即以右手固定穿刺针的方向和深度,左手抽取血液至所需量	• 穿刺前先抽吸肝素0.5 mL,湿润注射器管腔后弃去余液,以防止血液凝固 • 采血过程中保持针尖固定 • 血气分析采血量一般为0.1~1 mL
▲动脉血气针采血:取出并检查动脉血气针,将血气针活塞拉至所需的血量刻度,血气针筒自动形成吸引等量血液的负压。穿刺方法同上,见有鲜红色回血,固定血气针,血气针会自动抽取所需血量	
7.按压:采血毕,迅速拔出针头,局部用无菌纱布加压止血5~10 min,必要时用沙袋压迫止血	• 直至无出血为止,凝血功能障碍病人拔针后按压时间应延长
8.插入软木塞:针头拔出后,立即刺入软木塞或橡胶塞,以隔绝空气,并轻轻搓动注射器,使血液与肝素混匀	• 注射器内不可有空气,以免影响检验结果 • 防血标本凝固
9.操作后处理	
(1)再次核对化验单、病人、标本	• 操作后查对
(2)协助病人取舒适卧位,整理床单位、清理用物,交代注意事项	
(3)洗手、记录	
(4)将标本连同化验单及时送检	• 保证正确的检验结果

【注意事项】

1.严格执行查对制度和无菌技术操作原则。

2.桡动脉穿刺点为前臂掌侧腕关节上2 cm、动脉搏动明显处,股动脉穿刺点在腹股沟股动脉搏动明显处。穿刺时,病人取仰卧位,下肢伸直略外展外旋,以充分暴露穿刺部位。新生儿宜选用桡动脉穿刺,因股动脉穿刺垂直进针时易伤及髋关节。

3.拔针后,局部用无菌纱布或加用沙袋加压止血,以免出血或形成血肿。

4.用于血气分析的动脉血标本采集后立即封闭针头斜面,再混匀标本。

5.标本采集后应立即送检,否则应将标本置于2~6 ℃保存,但保存时间不应超过2 h。

6.有出血倾向者慎用动脉穿刺法采集动脉血标本。

二、尿液标本的采集

尿液是由血液经肾小球滤过,肾小管和集合管重吸收、排泄、分泌产生的终末代谢产物。尿液的组成和性状不仅与泌尿系统疾病直接相关,而且还受机体各系统功能状态的影响,反映了机体的代谢状况。临床上常采集尿标本做物理、化学、细菌学等检查,以了解病情、协助医疗诊断或观察疗效。

(一)尿液标本的类型

尿液标本的类型取决于尿液检查的目的(通常包括化学检查、尿液有形成分微镜检查和细菌学检查等)、病人状况和检验要求。临床常用的尿液标本,依据时间或检测项目可分为晨尿、计时尿、随机尿和特殊尿标本。尿液标本的类型与应用范围见表13-4。

表13-4　尿液标本的类型与应用范围

标本类型	应用范围
晨尿	常规筛查、直立性蛋白尿检查、细胞学研究
随机尿	常规筛查、细胞学研究
计时尿	物质定量检测、细胞学研究、清除率试验等
中段尿	常规筛查、细胞学研究、微生物培养
导管尿(经尿道)	细胞学研究、微生物培养
导管尿(经输尿管)	鉴别肾脏与膀胱感染
耻骨上穿刺尿	微生物培养(尤其厌氧菌)、常规筛查、细胞学研究

1. 晨尿标本

(1)晨尿　是指清晨起床后、未进早餐和做运动之前第一次排出的尿液。晨尿一般在膀胱中的存留时间达6~8 h,其各种成分浓缩,已达到检验或培养所需浓度。可用于肾脏浓缩功能的评价、人绒毛膜促性腺激素的测定以及血细胞、上皮细胞、管型、结晶及肿瘤细胞等有形成分的检查。

(2)第2次晨尿　是指采集晨尿后2~4 h内的尿液,要求病人从前一天晚上起到采集此次尿液标本时,只饮水200 mL,以提高细菌培养和有形成分计数的灵敏度。

2. 随机尿标本　是指病人无须任何准备、不受时间限制、随时排出的尿液标本。随机尿易受饮食、运动、药物的影响,可能导致低浓度或病理性临界值浓度的物质和有形成分的漏检,因而不能准确反映病人的状况。但随机尿标本新鲜、易得,适合于门诊、急诊病人的尿液筛检。

3. 计时尿标本　是指采集规定时间段内的尿液标本,如采集治疗后、进餐后、白天或卧床休息后3 h、12 h或24 h内的全部尿液。准确的计时和规范的操作(包括防腐方法、食物或药物禁忌等)是确保计时尿检验结果可靠的重要前提。计时尿常用于化学成分的定量测定、内生肌酐清除率试验和细胞学检查。

(1)餐后尿　是指午餐后2~4小时内的尿液。午餐后尿有利于病理性尿胆原、尿糖和尿蛋白的检出。

(2)3 h尿　是指上午6~9时内的尿液,多用于检查尿液有形成分,如1 h尿排泄率检查等。

(3)12 h尿　即从晚上7时开始到次晨7时终止的12 h内的全部尿液。检验当天,除正常饮食外,不再饮水,以利于尿液浓缩(因低渗会使部分红细胞与管型溶解)。12 h尿用于尿液有形成分计数(如Addis计数)、微量白蛋白和球蛋白排泄率测定。

(4)24 h尿 即从晨7时开始到次晨7时终止的24 h内的全部尿液。尿液中的许多成分呈现昼夜规律性变化,如尿液儿茶酚胺、17-羟类固醇和电解质在清晨时浓度最低,而在下午或稍后的时间内浓度最高。因此,需要采集24 h尿标本进行检查。24 h尿主要用于内生肌酐清除率、儿茶酚胺、17-羟皮质类固醇、17-酮类固醇、总蛋白质、尿素、电解质等化学物质定量或结核杆菌检查等。

4.特殊尿标本

(1)尿三杯试验 病人一次连续排尿,分别采集前段、中段、末段的尿液,分装于3个尿杯中。第1、3杯10 mL,第2杯(尿杯容量宜大)采集其余大部分尿液。尿三杯试验多用于泌尿系统出血部位的定位和尿道炎的诊断。

(2)尿液红细胞形态检查 病人保持正常饮食,不要大量饮水。清晨5~6时清洁外阴后,排去第1次尿液,采集第2次晨尿的中段尿10 mL。主要用于泌尿系统出血部位的诊断。

(3)浓缩稀释试验 病人普通饮食,不再另外饮水。晨8时排尿弃去。自10时起至20时止,每2 h采集尿液1次,此后至次晨8时合并采集1次,共7次尿液,测量并记录每次尿液的量和比重。主要用于评价远端肾小管的浓缩稀释功能。

(4)酚红排泄试验 试验前2 h禁止饮水,开始试验时饮水300~500 mL,以利排尿。20 min后排尿弃去,静脉注射1 mL酚红注射液,并记录时间。注射后第15 min、30 min、60 min及120 min分别采集尿液(每次均排空膀胱),记录每次尿量。酚红排泄试验主要反映肾脏近曲小管上皮细胞的主动排泄功能。

(5)中段尿 中段尿一般用于细菌培养。采集标本前先清洗外阴,再用0.1%新洁尔灭消毒尿道口,但不可用抗生素或肥皂清洗尿道口,以免影响细菌的生存力。在排尿过程中,弃去前、后时段排出的尿液,以无菌容器采集中间时段的尿液,其目的是避免生殖道和尿道远端细菌的污染。

(6)直立性蛋白尿 对于有些无症状的尿蛋白阳性者,采取卧位8 h后采集尿液标本,用于检测尿蛋白,以证实是否有直立性蛋白尿。

(二)尿液标本的采集方法

临床上尿标本以常规标本、培养标本及12 h或24 h标本使用最多。下面主要介绍这三种尿标本的采集方法。

【目的】

1.尿常规标本 用于检查尿液的颜色、透明度,测定比重,检查有无细胞和管型,并做尿蛋白和尿糖定性检测等。

2.尿培养标本 用于细菌培养或细菌敏感试验,以了解病情,协助临床诊断和治疗。

3.12 h或24 h尿标本 用于尿浓缩结核杆菌检查及各种尿生化检查,如钠、钾、尿肌酐、17-羟类固醇、17-酮类固醇、尿糖定量等检查。

【操作前准备】

1.评估病人并解释

(1)评估:病人的病情、临床诊断、治疗情况、意识状态、理解能力、合作程度及心理状况。

(2)解释:向病人及家属解释留取标本的目的、方法和配合要点。

2.病人准备　能理解采集标本的目的和方法,协助配合。

3.护士准备　衣帽整洁,修剪指甲,洗手,戴口罩。

4.用物准备　除检验单、手消毒液、生活垃圾桶、医用垃圾桶以外,根据检验目的的不同,另备:

(1)尿常规标本:一次性尿常规标本容器,必要时备便盆或尿壶。

(2)尿培养标本:无菌标本试管、无菌手套、无菌棉球、消毒液、长柄试管夹、火柴、酒精灯、便器、屏风、必要时备导尿包。

(3)12 h或24 h尿标本:集尿瓶(容量3 000~5 000 mL)、防腐剂。

5.环境准备　宽敞、安静、安全、隐蔽。

【操作步骤】　尿液标本采集操作步骤见表13-5。

表13-5　尿液标本采集

操作步骤	要点与说明
1.贴化验单:查对医嘱,在检验单附联上注明科别、病室、床号、姓名,根据检验的目的选择适当容器,附联贴于容器上	●防止差错发生 ●保证检验结果准确
2.核对:携用物至病人床旁,核对病人床号、姓名,再次向病人解释操作目的及有关事项	●确认病人,包括口头核对和病人腕带信息核对 ●语言亲切、诚恳
3.收集尿液标本	
▲尿常规标本	
(1)能自理的病人:给予标本容器,嘱其将晨起第一次尿留于容器内,除测定尿比重需留100 mL外,其余检验留取30~50 mL即可	●晨尿浓度较高,未受饮食的影响,检验结果较准确
(2)行动不便的病人:协助病人在床上使用便器,收集尿液于标本容器中	●使用屏风遮挡,保护病人隐私 ●卫生纸勿丢入便器内
(3)留置导尿的病人:于集尿袋下方引流孔处打开橡胶塞收集尿液	●婴儿或尿失禁病人可用尿套或尿袋协助收集
▲尿培养标本	
(1)中段尿留取法	
1)屏风遮挡,协助病人取适宜卧位,放好便器	●注意保护病人
2)按导尿术清洁、消毒外阴	●防止外阴部细菌污染标本,消毒从上至下,一次一个棉球
3)嘱病人排尿,弃去前段尿,用试管夹夹住试管于酒精灯上消毒试管口后,接取中段尿5~10 mL	●在病人膀胱充盈时留取,前段尿起到冲洗尿道的作用 ●留取标本时勿触及容器口
4)再次消毒试管口和盖子,快速盖紧试管,熄灭酒精灯	

续表 13-5

操作步骤	要点与说明
5)清洁外阴,协助病人穿好裤子,整理床单位,清理用物	• 使病人舒适
(2)导尿术留取法:按照导尿术插入导尿管,将尿液引出,留取尿标本	• 导尿时严格按无菌技术操作
▲12 h 或 24 h 尿标本	
(1)将检验单附联贴于集尿瓶上,注明留取尿液的起止时间	• 在医嘱规定的时间内留取,不可多于或少于12 h 或 24 h,以得到正确的检验结果
(2)若留取 12 h 尿标本,嘱病人于晚 7 时排空膀胱后开始留取尿液,至次晨 7 时留取最后一次尿液;若留取 24 h 尿标本,嘱病人于晨 7 时排空膀胱后,开始留取尿液,至次晨 7 时留取最后一次尿液	• 此次尿液为检查前存留在膀胱内的,不应留取
(3)请病人将尿液先排在便器或尿壶内,然后再倒入集尿瓶内	• 集尿瓶应放在阴凉处,根据检验要求在尿中加防腐剂(常用防腐剂见表 13-6)
(4)留取最后一次尿液后,将 12 h 或 24 h 的全部尿液盛于集尿瓶内,测总量,记录于检验单上	• 方便收集尿液 • 充分混匀,从中取适量(一般为 40 mL)用于检验,余尿弃去
4.操作后处理	
(1)洗手、记录	• 记录尿液总量、颜色、气味等
(2)标本及时送检	• 保证检验结果的准确性
(3)用物按常规消毒处理	

表 13-6 常用防腐剂的用法

防腐剂	作用	用法	临床应用
甲醛	防腐和固定尿中有机成分	每 30 mL 尿液加 40%甲醛 1 滴	Addis 计数(12 h 尿细胞计数)等
浓盐酸	保持尿液在酸性环境,防止尿中激素被氧化	24 h 尿中共加 5~10 mL	内分泌系统检查,如 17-酮类固醇、17-羟类固醇等
甲苯	保持尿中化学成分不变	第一次尿倒入后,每 100 mL 尿液中加 0.5%~1%甲苯 2 mL,使之形成薄膜覆盖于尿液表面,防止细菌污染。若测定尿中钠、钾、氯、肌酐、肌酸等则需加 10 mL	尿蛋白定量、尿糖定量检查

【注意事项】

1. 尿液标本采集容器应符合要求。其指标与要求见表13-7。

2. 明确标记,在尿液采集容器和检验申请单上,准确标记病人姓名、门诊号或住院号、性别、年龄、检验项目、采集尿液标本的日期和时间、标本量和类型等,或以条形码作为唯一标识。

3. 女病人月经期不宜留取尿标本。

4. 会阴部分泌物过多时,应先清洁或冲洗再收集。

5. 做早孕诊断试验应留取晨尿。

6. 留取尿培养标本时,应在病人使用抗生素前采集。采集过程中应严格执行无菌技术操作,防止标本污染,影响检验结果。

7. 留取12 h或24 h尿标本,集尿瓶应放在阴凉处,根据检验项目要求在瓶内加防腐剂。防腐剂应在病人留尿液后加入,不可将便纸等物混入。

8. 尿液标本采集后应及时送检,对不能及时送检的尿液标本,必须进行适当保存,以降低因标本送检延时而引起的理化性状改变。

表13-7 尿液标本采集容器的指标与要求

指标	要求
材料	透明、不渗漏、不与尿液发生反应的稀有环保材料。儿科病人使用洁净柔软的聚乙烯塑料袋
规格	容积50~100 mL,圆形开口,直径至少4~5 cm;底座宽、能直立;采集计时尿容器的容积至少达2~3 mL,且能避光
清洁度	容器洁净、干燥、无污染(菌落数 $<10^4$ cfu/L)
标识	标识清楚、正确无误
其他	用于细菌培养的尿液标本容器采用特制的无菌容器

三、粪便标本的采集

粪便是食物在体内消化的最终产物,由未消化的食物残渣、食物的分解产物、消化液、胃肠道脱落的上皮细胞和白细胞、肠道正常菌群等组成。病理性粪便还可出现异常的有形成分,如红细胞、寄生虫及虫卵、病理性结晶、结石及致病菌等。粪便标本的检验结果有助于评估病人的消化系统功能,协助诊断、治疗疾病。根据检验目的的不同,其标本的留取方法也不同,且留取方法与检验结果密切相关。粪便标本分四种:常规标本、细菌培养标本、隐血标本和寄生虫或虫卵标本。

【目的】

1. 常规标本 用于检查粪便的性状、颜色、细胞等。

2. 细菌培养标本 用于检查粪便中的致病菌。

3. 隐血标本 用于检查粪便内肉眼不能察见的微量血液。

4. 寄生虫标本 用于检查粪便中的寄生虫、幼虫以及虫卵计数检查。

【操作前准备】

1.评估病人并解释

(1)评估:病人的病情、临床诊断、意识状态、合作程度、心理状况。

(2)解释:向病人及家属解释留取粪便标本的目的、方法和配合要点。

2.病人准备 了解收集标本的目的和方法。

3.护士准备 衣帽整洁,修剪指甲,洗手,戴口罩。

4.用物准备 除检验单、手套、手消毒液、生活垃圾桶、医用垃圾桶以外,根据检验目的的不同,另备:

(1)常规标本:检验盒(内附棉签或检便匙)、清洁便盆。

(2)培养标本:无菌培养瓶、无菌棉签、消毒便盆。

(3)隐血标本:检验盒(内附棉签或检便匙)、清洁便盆。

(4)寄生虫标本:检验盒(内附棉签或检便匙)、透明胶带或载玻片(查找蛲虫)、清洁便盆。

5.环境准备 安静、安全、隐蔽。

【操作步骤】 粪便标本的采集操作步骤见表13-8。

表13-8 粪便标本的采集方法

操作步骤	要点与说明
1.贴检验单:查对医嘱,贴检验单附联于检便盒(培养瓶)上,注明科别、病室、床号、姓名	• 防止发生差错
2.核对:携用物至病人床旁,核对病人床号、姓名,再次向病人解释操作目的及有关事项	• 确认病人 • 语言亲切、诚恳
3.排尿:屏风遮挡,请病人排空膀胱	• 避免排便时尿液排出,大、小便混合,影响检验结果
4.采集粪便标本 ▲常规标本:病人排便于清洁便盆内,用检便匙取中央部分或黏液脓血部分约5 g,置于检便盒内送检	
▲培养标本:嘱病人排便于消毒便盆内,用无菌棉签取中央部分粪便或黏液脓血部分2~5 g置于培养瓶内,盖紧瓶塞送检	• 防止粪便干燥
▲隐血标本:按常规标本留取 ▲寄生虫及虫卵标本	
(1)检查寄生虫及虫卵:嘱病人排便于便盆内,用检验匙取不同部位带血或黏液部分5~10 g送检	• 保证检验结果准确 • 尽量多处取标本,以提高检验阳性率

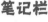

续表 13-8

操作步骤	要点与说明
(2)检查蛲虫:嘱病人睡觉前或清晨未起床前,将透明胶带贴于肛门周围处。取下并将已黏有虫卵的透明胶带面贴在载玻片上,或将透明胶带对合,立即送检验室做显微镜检查	• 蛲虫常在午夜或清晨爬到肛门处产卵 • 有时需要连续采集数天
(3)检查阿米巴原虫:将便器加温至接近人体的体温。排便后标本连同便盆立即送检	• 保持阿米巴原虫的活动状态,因阿米巴原虫在低温的环境下失去活力而难以查到 • 及时送检,防止阿米巴原虫死亡
5.操作后处理	
(1)用物按消毒、隔离要求处理	• 避免交叉感染
(2)洗手,记录	• 记录粪便的形状、颜色、气味等

【注意事项】

1.采集培养标本时,如病人无便意,用长棉签蘸0.9%氯化钠溶液,由肛门插入6~7 cm,顺一个方向轻轻旋转后退出,将棉签置于培养瓶内,盖紧瓶盖。

2.采集隐血标本时,嘱病人检查前3 d禁食肉类,动物肝、血,含铁丰富的药物、食物,3 d后采集标本,以免造成假阳性。

3.采集寄生虫标本时,如病人服用驱虫药或做血吸虫孵化检查,应留取全部粪便。

4.若检查阿米巴原虫,在采集标本前几天,不应给病人服用钡剂、油质或含金属的泻剂,以免金属制剂影响阿米巴虫卵或胞囊的显露。

5.病人腹泻时的水样便应盛于容器中送检。

四、痰标本的采集

痰液是气管、支气管或肺泡的分泌物。正常情况下,支气管黏膜的腺体和杯状细胞分泌少量黏液,使呼吸道黏膜保持湿润。病理情况下,呼吸道黏膜受到理化因素、感染等刺激时,黏膜充血、水肿,浆液渗出,黏液分泌增多。痰液由各种细胞(红细胞、白细胞、吞噬细胞等)、纤维蛋白等渗出物与黏液、吸入的灰尘和某些组织坏死产物等混合而成。痰液检查主要用于呼吸系统炎症、结核、肿瘤、寄生虫病的诊断,对支气管哮喘、支气管扩张、慢性支气管炎等疾病的诊断、疗效观察和预后判断也有一定价值。

临床上常用的痰标本检查分为常规痰标本、痰培养标本、24 h痰标本3种。

【目的】

1.常规痰标本　检查痰液中的细菌、虫卵或癌细胞等。

2.痰培养标本　检查痰液中的致病菌,为选择抗生素提供依据。

3.24 h痰标本　检查24 h的痰量,并观察痰液的性状,协助诊断或做浓集结核杆菌检查。

【操作前准备】

1.评估病人并解释

(1)评估:病人的年龄、病情、治疗情况,心理状态及合作程度。

（2）解释:向病人及家属解释痰标本采集的目的、方法、注意事项及配合要点。

2.病人准备

（1）了解痰标本采集的目的、方法、注意事项及配合要点。

（2）漱口。

3.护士准备　衣帽整洁,修剪指甲,洗手,戴口罩。

4.用物准备　除检验单、手消毒液、生活垃圾桶、医用垃圾桶外,根据检验目的的不同,另备不同的痰标本容器:

（1）常规痰标本:痰盒。

（2）痰培养标本:无菌痰盒、漱口溶液。

（3）24 h痰标本:广口大容量痰盒。

（4）无力咳痰者或不合作者:集痰器、吸痰用物（吸引器、吸痰管）、一次性手套。如收集痰培养标本需备无菌用物。

5.环境准备　温度适宜、光线充足、环境安静。

【操作步骤】　痰标本的采集操作步骤见表13-9。

表13-9　痰标本的采集方法

操作步骤	要点与说明
1.核对:携用物至病人床旁,核对病人床号、姓名,再次向病人解释操作目的及有关事项	●确认病人 ●语言亲切、诚恳
2.检查:填写化验单,选择容器并检查有无破损	●防止发生差错
3.收集痰标本	
▲常规标本	
（1）能自行留痰者:指导病人晨起漱口,深呼吸数次后用力咳出气管深处的痰液,置于痰盒中	●用清水漱口,去除口腔中杂质 ●如痰液不易咳出,可配合雾化吸入等方法
（2）无力咳痰或不合作者:协助病人取合适体位,叩击胸背部。将集痰器分别连接吸引器和吸痰管吸痰（图13-1）,收集痰液于集痰器中	●使痰液松动 ●集痰器开口高的一端连接吸引器,低的一端连接吸痰管 ●操作者戴手套,注意自我防护
▲痰培养标本	
（1）能自行留痰者:指导病人晨起漱口,深呼吸数次后用力咳出气管深处的痰液,置于无菌痰盒	●先用漱口溶液漱口,再用清水漱口 ●无菌操作,防止污染
（2）无力咳痰或不合作者:同常规标本收集	●物品均需无菌
▲24 h痰标本:指导病人晨起漱口后,将24 h痰液全部收集在痰盒内。自（7am）第一口痰起至次晨漱口后（7am）第一口痰止	●正常人痰量很少,24 h约25 mL或无痰液
4.洗手	●防止交叉感染
5.观察	●痰液的色、质、量

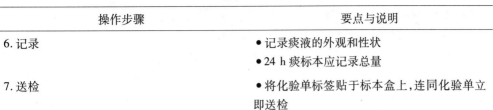

续表13-9

操作步骤	要点与说明
6. 记录	• 记录痰液的外观和性状 • 24 h痰标本应记录总量
7. 送检	• 将化验单标签贴于标本盒上,连同化验单立即送检

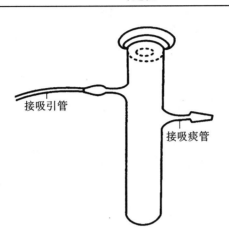

图13-1 集痰器

【注意事项】

1. 标本采集后应立即送检,以免细胞分解、细菌自溶。不能及时送检时,可暂时冷藏储存,但不能超过24 h。

2. 如查癌细胞,应用10%甲醛溶液或95%乙醇溶液固定痰液后立即送验。

3. 不可将唾液、漱口水、鼻涕等混入痰液中。

4. 收集痰液时间宜选择在清晨,因此时痰量较多,痰内细菌也较多,可提高阳性率。

5. 做24 h痰量和分层检查时,应嘱病人将痰吐在无色广口瓶内,需要时可加少许石炭酸防腐。

五、咽拭子标本的采集

正常人咽峡部分泌物培养时应有口腔正常菌群,而无致病菌生长。咽部的细菌均来自外界,正常情况下不致病。当机体全身或局部抵抗力下降,或在其他外部因素作用下,咽峡部可以出现感染。咽拭子细菌培养能分离出致病菌,有助于白喉、化脓性扁桃体炎、急性咽喉炎等的诊断。

【目的】 从咽部及扁桃体采集分泌物做细菌培养或病毒分离,以协助诊断。

【操作前准备】

1. 评估病人并解释

(1)评估:病人的年龄、病情、治疗情况,心理状态及合作程度。

(2)解释:向病人及家属解释咽拭子标本采集的目的、方法、注意事项及配合要点。

2.病人准备

(1)了解咽拭子标本采集的目的、方法、注意事项及配合要点。

(2)体位舒适,愿意配合,进食2 h后再留取标本。

3.护士准备　衣帽整洁,修剪指甲,洗手,戴口罩。

4.用物准备

(1)治疗车上层:无菌咽拭子培养管、酒精灯、火柴、压舌板、化验单、手消毒液。

(2)治疗车下层:生活垃圾桶、医用垃圾桶。

5.环境准备　室温适宜、光线充足、环境安静。

【操作步骤】　咽拭子标本的采集操作步骤见表13-10。

表13-10　咽拭子标本的采集方法

操作步骤	要点与说明
1.核对:携用物至病人床旁,核对病人床号、姓名,再次向病人解释操作目的及有关事项	• 确认病人 • 语言亲切、诚恳
2.检查:填写化验单,检查容器有无破损	
3.暴露咽喉部:点燃酒精灯,嘱病人张口发"啊"音	• 必要时用压舌板轻压舌部
4.方法:用培养管内长棉签擦拭两侧腭弓、咽及扁桃体上分泌物	• 动作敏捷而轻柔
5.消毒:试管口在酒精灯火焰上消毒,然后将棉签插入试管中,塞紧	• 防止标本污染
6.洗手	• 防止交叉感染
7.记录、送检	• 将化验单标签贴于标本盒上,连同化验单一起送检

【注意事项】

1.避免交叉感染。

2.做真菌培养时,须在口腔溃疡面上采集分泌物。

3.注意棉签不要触及其他部位,防止污染标本,影响检验结果。

4.避免在进食后2 h内留取标本,以防呕吐。

六、呕吐物标本的采集

呕吐物标本常用于观察呕吐物的颜色、性质、气味和量,以协助消化系统疾病的诊断,也可用于明确中毒病人毒物的性质与种类。采集方法即病人发生呕吐时用弯盘或其他清洁容器接取,立即送检。

七、常用消毒效果监测标本的采集

医院消毒灭菌是预防医院内感染的重要措施之一,消毒效果的监测是评价其消毒设备运转是否正常、消毒药剂是否有效、消毒方法是否合理、消毒效果是否达标的唯一手段,因而在医院消毒、灭菌工作中必不可少。医院常用的消毒效果监测包括对空气、物体表面和医护人员手的监测。采样后应尽快对样品进行相应指标的检测,送检时间不得超过 6 h,若样品保存在 1 ~ 4 ℃时,送检时间应在 24 h 内。

1. 手消毒效果监测标本采集　标本采集应在接触病人或从事医疗活动前。被检查人员五指并拢,用浸了无菌生理盐水采样液的棉拭子,在双手指曲面从指跟到指端来回涂擦 2 次,边涂擦边转动,然后将棉拭子放入装有 10 mL 采样液试管中,操作者手接触部分剪去,送检。

2. 物品表面消毒效果监测标本的采集　标本采集应在消毒处理后 4 h 内进行,用 5 cm×5 cm 的标准灭菌规格板,放在被检物体表面。用浸有无菌生理盐水的棉拭子往返涂擦规格板 5 次,边涂擦边转动,连续采样 1 ~ 4 个规格板。将棉拭子放入装有 10 mL 采样液试管中,操作者手接触部分剪去,送检。

小型物体采用棉拭子直接涂抹物体表面的方法采集。采集物体表面<100 cm^{2}时,应采集全部面积,若≥100 cm^{2}应采集 100 cm^2。如定性查找病原菌,则采集面积要尽可能大。

3. 空气消毒效果监测标本采集　标本采集应在消毒后、操作前进行,与地面垂直高度为 80 ~ 150 cm。室内面积≤30 m^{2}时,可在一条对角线上取 3 点布点采样,3 点分别是中心 1 点,两端距墙壁 1 m 处各取 1 点;室内面积≥30 m^{2}时,取 5 点布点采样,5 点分别是中央 1 点,四角距墙壁 1 m 处各取 1 点。用直径 9 cm 的普通营养琼脂平板在采样点暴露 5 min 后送检。

八、导管标本的采集

从病人体内拔出静脉插管,用无菌技术操作剪去导管体外部分。体内段导管立即置血平皿上做滚动涂布接种。不能做床旁接种者,将导管置于含有生理盐水的无菌试管内送检。采集标本的时机应尽可能选在使用抗生素之前。留取导管标本应与采集血培养标本同时进行,采集时间应在 5 min 内完成。

(李麦玲)

问题分析与能力提升

1. 病人,女,17 岁,学生。10 d 前出现发热、腰痛,遂来医院就诊。体检:急性面容,T 39 ℃,P 140 次/min,R 26 次/min,BP 105/65 mmHg,脾大,心脏听诊有杂音,全身皮肤有多处出血斑点,疑为亚急性细菌性心内膜炎。

请问:①为明确诊断,应为该病人采集何种血液标本?②应在什么时间为病人抽取血标本?选择什么试管?采血量应为多少?③抽血前应如何对病人进行健康教育?

2. 病人,女,32 岁。近日肝区疼痛,厌食油腻,前往消化内科就诊,拟行肝功能检查。既往有右侧乳腺切除史。

请问:①为使化验结果准确,应在什么时间采血?②应在哪侧手臂采血?采血量是多少?

3. 病人,女,43 岁,以"肾小球肾炎"入院,医嘱:做 Addis 技术检查。

请问:①护士在执行医嘱时应准备哪些用物?②护士应如何向病人解释正确的留尿方法?

第十四章

疼痛病人的护理

学习目标

识记:①能正确说出疼痛的分类;②能正确描述 WHO 的疼痛分级的内容;③能正确陈述 Prince-Henry 的疼痛分级的内容;④能正确列出影响疼痛的因素;⑤能正确陈述常用镇痛药物和常见的给药途径。

理解:①能正确描述并解释下列概念:疼痛、痛觉、痛反应、疼痛阈及疼痛耐受力;②能正确解释疼痛的发生机制并举例说明疼痛的原因;③能正确说明疼痛对个体的影响;④能正确说明疼痛护理评估的内容和方法;⑤能正确理解疼痛的护理原则;⑥能正确理解 WHO 推荐的三阶梯镇痛疗法的基本原则和内容。

运用:①能结合疼痛病人的实际情况选择合适的评估工具对其疼痛程度进行正确评估;②能结合疼痛病人的实际情况,采取有针对性的及有效的控制疼痛的护理措施。

疼痛是一种复杂的主观感受,包含了感觉、情绪、动机和认知评价等诸多方面的内容。疼痛的发生提示个体的健康受到威胁,疼痛与疾病的发生、发展和转归有着密切的联系,是临床上诊断、鉴别疾病的重要指征之一,也是评价治疗与护理效果的重要指标。1995 年,全美保健机构评审联合委员会(the Joint Committee American Health Organization,JCAHO)正式将疼痛确定为继体温、脉搏、呼吸、血压之后的第 5 生命体征,并要求对所有病人都进行疼痛的评估。未缓解的疼痛会严重影响疾病的治疗、预后和病人的生活质量,是困扰病人的常见问题。因此,缓解疼痛是医学的重要目标之一。2004 年,国际疼痛研究学会(the International Association for the Study of Pain,IASP)将10 月 11 日确定为"世界镇痛日",并提出了"免除疼痛是病人的基本权利"的口号。护士是临床一线疼痛管理的主要实施者,其对于疼痛的了解将直接影响疼痛管理的效果,因此,护士必须掌握疼痛相关理论知识,才能对病人实施有效的管理。本章将重点介绍疼痛的概念、原因及发生机制、分类、对个体的影响、影响疼痛的因素、疼痛的护理评估、护理原则和护理措施等方面的知识。

第一节　疼痛概述

疼痛是临床常见症状之一,也是第 5 生命体征。护士必须了解疼痛的概念、原因及发生机制,熟悉疼痛的分类、影响因素及其对个体的影响等方面的知识,才能更好地为疼痛病人提供有效的护理措施,减轻疼痛,达到有效管理的目的。

一、疼痛的概念

疼痛(pain)一词来自拉丁"poena",意思是"惩罚"。《辞海》中对"疼"的解释为"痛",而对"痛"的解释为"因疾病或创伤而感觉痛楚"。根据国际疼痛研究学会(IASP)的定义,"疼痛是一种与组织损伤或潜在组织损伤有关的不愉快的主观感觉和情感体验"。根据这一定义,疼痛包含了两个方面的含义,一是独特的感觉特性,即痛觉;二是不愉快的情绪反应,即痛反应。痛觉是一种意识现象,是个体的主观知觉体验,受个体的心理、性格、经验、情绪和文化背景的影响,具有非常强烈的主观色彩,表现为痛苦、焦虑。痛觉有感觉辨别、情感冲动和认知评估 3 种成分,感觉辨别负责分析刺激的性质、部位、强度及持续时间等信息,情感冲动促使个体产生不愉快情绪,认知评估则包括对伤害性刺激的注意、预期和记忆等。痛反应是机体对疼痛刺激所产生的一系列生理病理变化和心理变化,如呼吸急促、血压升高、出汗,心理痛苦、焦虑和抑郁等。疼痛是人体最强烈的应激因素之一,是机体对有害刺激的一种保护性防御反应,具有保护和防御的功能。

二、疼痛的原因及发生机制

(一)疼痛的原因

1. 温度刺激　过高或过低的温度作用于体表,均会引起组织损伤。受伤的组织释放组胺等化学物质,刺激神经末梢,导致疼痛。如高温可引起灼伤,低温会致冻伤。

2. 化学刺激　化学物质如强酸、强碱,可直接刺激神经末梢,导致疼痛。化学灼伤还可使受损组织细胞释放化学物质,再次作用于痛觉感受器,使疼痛加剧。

3. 物理损伤　如刀切割、针刺、碰撞、身体组织受牵拉、肌肉受压、挛缩等,均可使局部组织受损,刺激神经末梢而引起疼痛。大部分物理损伤引起的缺血、淤血、炎症等都会促使组织释放化学物质,而使疼痛加剧、疼痛时间延长。

4. 病理改变　疾病造成的体内某些管腔堵塞,组织缺血、缺氧,空腔脏器过度扩张,平滑肌痉挛或过度收缩,局部炎性浸润等均可引起疼痛。

5. 癌性疼痛　癌性疼痛是由于肿瘤压迫、浸润周围器官、神经引起的疼痛,常见于肝癌、胃癌、胰腺癌和恶性肿瘤骨转移等。

6. 神经病理性疼痛　是指因末梢神经至中枢神经系统任何部位的神经病变和损害出现的痛觉过敏和痛觉异常,如带状疱疹后神经痛、糖尿病性神经病变引起的疼痛。

7. 心理因素　心理状态不佳,如情绪紧张或低落、愤怒、悲痛、恐惧等都能引起局部血管收缩或扩张而导致疼痛。神经性疼痛常因心理因素引起,往往无确切的躯体病变和阳性体征结果,病人常主诉周身痛或多处顽固性痛。此外,疲劳、睡眠不足、用脑过度等可导致功能性头痛。

(二)疼痛的发生机制

疼痛发生的机制非常复杂,迄今为止,尚无一种学说能全面合理地解释疼痛的发生机制。疼痛由能使机体组织受损伤的伤害性刺激所引起,是机体组织对周围环境伤害性刺激的一种保护性适应方式。有关研究认为痛觉感受器是游离的神经末梢,当各种伤害性刺激作用于机体并达到一定程度时,可引起受损部位的组织释放某些致痛物质,如组胺、缓激肽、5-羟色胺、乙酰胆碱、H^+、K^+、前列腺素等,这些物质作用于痛觉感受器,产生痛觉冲动,并迅速沿传入神经传导至脊髓,再经过脊髓丘脑束和脊髓网状束上行,传至丘脑,投射到大脑皮质的一定部位而引起疼痛。

人体的多数组织都有痛觉感受器,由于痛觉感受器在身体各部位的分布密度不同,对疼痛刺激的反应以及敏感度也有所不同。痛觉感受器在角膜、牙髓的分布最密集,皮肤次之,肌层内脏最为稀疏。根据其分布情况,可分为:①表层痛觉感受器,分布于皮肤、角膜及口腔的复层鳞状上皮间,是皮肤与体表黏膜的游离神经末梢。皮肤的痛点与游离神经末梢相对应。如果皮肤经常受到伤害性的刺激,其对痛觉的感受会变得更加敏感。②深层痛觉感受器,分布于牙、肌膜、关节囊、肌层、肌腱、韧带、脉管壁等处,密度比表层稀疏,肌层分布更少。肌腱、肌层与筋膜的伤害性刺激会造成不同程度的深部疼痛,但不易定位。③内脏痛觉感受器,分布于内脏器官的被膜、腔壁、组织间及内脏器官组织的脉管壁上,是内脏感觉神经的游离裸露末梢,分布密度稀疏。内脏对缺血、缺氧、痉挛、机械牵拉及炎症的感受很敏感,但对烧灼、切割等刺激不敏感。

牵涉痛是疼痛的一种类型,表现为病人感到身体体表某处有明显痛感,而该处并无实际损伤。这是由于有病变的内脏神经纤维与体表某处的神经纤维会合于同一脊髓段,来自内脏的传入神经纤维除经脊髓上达大脑皮质,反映内脏疼痛外,还会影响同一脊髓段的体表神经纤维,传导和扩散到相应的体表部位而引起疼痛。这些疼痛多发生于内脏缺血、机械牵拉、痉挛和炎症。如心肌梗死的疼痛发生在心前区,但可放射至左肩及左上臂;阑尾炎可先出现脐周及上腹疼痛,再转移至右下腹等。

虽然疼痛的感觉是一种生理过程,但这一过程会受到药物和心理因素的影响,因此疼痛是由体内、外伤害性刺激引起的一种复杂的心理-生物学过程。

三、疼痛的分类

(一)按疼痛病程分类

1. 急性痛　是与损伤有关的短时间疼痛,如发生于创伤、手术、急性炎症、心肌梗死的疼痛等。突然发生,有明确的开始时间,持续时间较短,以数分钟、数小时或数天内居多,用镇痛方法一般可以控制。

2. 慢性痛　疼痛持续3个月以上,具有持续性、顽固性和反复性的特点,临床上较难控制。

(二)按疼痛程度分类

1. 微痛　似痛非痛,常无其他感觉复合出现。

2. 轻痛　疼痛程度轻微,范围局限,个体能正常生活,睡眠不受干扰。

3. 甚痛　疼痛明显、较重,合并痛反应,如心跳加快、血压升高,睡眠受干扰。

4. 剧痛　疼痛程度剧烈,痛反应剧烈,不能忍受,睡眠受到严重干扰,可伴有自主神经紊乱或被动体位。

(三)按疼痛性质分类

1. 钝痛　酸痛、胀痛、闷痛等,其特点是定位不明确,痛觉形成慢,消失慢,多伴有器官系统病变和情绪改变。

2. 锐痛　刺痛、切割痛、灼痛、绞痛、撕裂样痛、爆裂样痛等,其特点是定位明确,痛觉形成快,消失快,常伴有受刺激肢体出现保护性反射,无明显情绪反应。

3. 其他　如反跳痛、压榨样痛、牵拉样痛等。

(四)按疼痛起始部位及传导途径分类

1. 皮肤痛　疼痛刺激来自体表,多因皮肤黏膜受损而引起。其特点为"双重痛觉",即受到刺激后立即出现定位明确的尖锐刺痛(快痛)和 1 ~ 2 s 之后出现的定位不明确的烧灼痛(慢痛)。

2. 躯体痛　是指肌肉、肌腱、筋膜和关节等深部组织引起的疼痛。由于这些组织的神经分布有差异,因而对疼痛刺激的敏感性也不同,其中以骨膜的神经末梢分布最密,痛觉最敏感。机械和化学性刺激均可引起躯体痛,肌肉缺血是引起躯体痛的主要原因。

3. 内脏痛　是因内脏器官受到机械性牵拉、扩张、痉挛、炎症、化学性刺激等引起。其发生缓慢而持久,疼痛性质多为钝痛、烧灼痛或绞痛,定位常不明确,病人通常只能大概说明疼痛部位。

4. 牵涉痛　内脏痛常伴有牵涉痛,即内脏器官疾病引起疼痛的同时在体表某部位也发生痛感。牵涉痛部位与病变的内脏有一定的解剖相关性,如心绞痛可牵涉至左肩和左前臂内侧,胆囊疼痛可牵涉至右肩,胰腺疼痛可牵涉至左腰背部等。

5. 假性痛　指去除病变部位后仍感到相应部位疼痛,如截肢病人仍感到已不存在的肢体疼痛。其发生可能与病变部位去除前的疼痛刺激在大脑皮质形成兴奋灶的后遗影响有关。

6. 神经痛　为神经受损所致,表现为剧烈的灼痛和酸痛。

(五)按疼痛的部位分类

最常见的有头痛、胸痛、腹痛、腰背痛、骨痛、关节痛、肌肉痛等。另外还有癌性疼痛,其在癌症早期往往无特异性,不同部位的癌性疼痛,其性质和程度均可不同,可为钝痛、胀痛等;而中、晚期的疼痛剧烈,不能忍受,需用药物镇痛。

(六)按疼痛的系统分类

疼痛按系统可分为神经系统疼痛、心血管系统疼痛、血液系统疼痛、呼吸系统疼痛、消化系统疼痛、内分泌系统疼痛、泌尿系统疼痛、运动系统疼痛、免疫系统疼痛和心理性疼痛。

四、疼痛对个体的影响

疼痛时,个体会出现精神心理、生理和行为方面的改变,即疼痛会对全身产生影

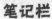
响。疼痛引发的机体反应与其性质有关,快痛反应局限,慢痛反应弥散;较轻的疼痛反应小且局限,剧烈疼痛反应大而广泛。当机体受到伤害性刺激时,即可产生不愉快的或痛苦的主观感受,可以使精神心理方面发生改变;还可以出现不同生理活动的痛反应变化,同时个体在行为方面也会发生反应。个体对疼痛的反应代表了疼痛的危险性,但值得注意的是,如果个体没有这些反应,并不意味着其没有疼痛,或者其疼痛比他人的轻。

(一)精神心理方面的改变

疼痛病人的精神心理改变差异比较大,短期急性剧痛,如急腹症、外伤性疼痛、手术痛等,可引起病人精神异常兴奋、烦躁不安;而长期慢性疼痛,如三叉神经痛、癌痛等,病人的精神心理变化更加复杂。多数病人情绪低落,寡言少语,表情淡漠。对于大多数疼痛病人而言,虽然疼痛不足以导致精神疾病,但是可以使病人出现不良的心理反应,其中以抑郁和焦虑最为常见。此外,还有相当一部分病人会出现愤怒和恐惧等负性情绪。

1. 抑郁　慢性疼痛与抑郁的发生关系复杂,彼此互为因果。在评估病人是否发生抑郁时,必须注意原发病本身和治疗可能产生的影响,如癌症病人在使用化疗药物治疗中,可能会使病人出现抑郁状态,因此要加以鉴别。

2. 焦虑　焦虑与急性损伤性疼痛关系密切,慢性疼痛病人也会发生焦虑,并常和抑郁伴随出现。病人对疾病常感到极度担心和不安,而且难以自我控制。一般表现为:①精神焦虑症状,如坐立不安、心情紧张、注意力不集中、易激动等;②躯体焦虑症状,如呼吸困难、心悸、胸痛、眩晕、呕吐、肢端发麻、面部潮红、出汗、尿频、尿急等;③运动性不安,如肌肉紧张、颤抖、搓手顿足、坐立不安等。

3. 愤怒　长期的慢性疼痛,会使病人失去信心和希望,有些人会因此产生难以排解的愤怒情绪。他们可能会因为一些小事而向家人或医护人员大发脾气,以此宣泄其愤怒情绪,甚者会损坏物品或袭击他人。这种表现并非病人对他人的敌意,而是其极度痛苦和失望后所爆发出来的强烈不满情绪。

4. 恐惧　恐惧是身患绝症病人比较常见的心理问题,引起恐惧的原因,除了即将来临的死亡以外,还有可能来自疾病所导致的各种不良后果。

(二)生理反应

对于急性疼痛,可观察到的生理反应改变包括血压、心率、呼吸频率、代谢反应。通常由于适应性的出现,在急性疼痛中可观察到的反应会在长期慢性疼痛中缺失。出现适应性所需要的时间并不明确。即使生命体征没有明显改变,也不能认为个体不存在严重的可持续性疼痛。此外,必须考虑到由于其他原因造成的生理反应的改变,如在当前疼痛程度下由于药物治疗造成的血压下降。

1. 血压升高　急性疼痛伴随的血压升高是由于交感神经过度兴奋所致。当身体受到危险时,机体会产生适应性反应,如周围血管收缩作为一种适应性反应会使血液从外周(皮肤、末梢)向中心(心脏、肺脏等)转移。

2. 心率增快　反映出身体通过增加可用的氧气和循环体液来促进损伤组织的修复。这种从周围到重要器官(大脑、心脏、肝、肾)的血液重置是为了保护机体生命支持系统。

3.呼吸频率增快　是心脏和循环耗氧量增加的结果。疼痛无法缓解会导致低氧血症、呼吸浅快,这些情况会随着疼痛的有效缓解而减轻或消失。

4.神经内分泌及代谢反应　疼痛使中枢神经系统处于兴奋状态,交感神经和肾上腺髓质兴奋表现为:儿茶酚胺分泌增加;肾上腺素抑制胰岛素分泌的同时促进胰高血糖素分泌;糖原分解和异生作用加强。结果造成血糖上升,机体呈负氮平衡。另外,体内促肾上腺皮质激素、皮质醇、醛固酮、抗利尿激素血清含量显著升高,甲状腺素生成加快,机体处于分解代谢状态。

5.生化反应　有研究证明,慢性疼痛和剧烈疼痛的病人体内内源性镇痛物质减少,抗镇痛物质和致痛物质增加,血管活性物质和炎性物质的释放不仅可以加重原病灶的病理变化(局部缺血、缺氧、炎性渗出、水肿),还可以对组织器官的功能产生影响,导致激素、酶类和代谢系统的生化紊乱,使病理变化向更广泛、复杂、严重的方向发展。

(三)行为反应

对于急性和慢性疼痛,可观察的行为反应包括语言反应和躯体反应。与生理反应一样,行为反应通常与疼痛时间相对应。

1.语言反应　疼痛的语言表述尽管主观,却是那些能用语言交流的病人对疼痛最为可靠的反映。因此,医务人员要依靠病人对疼痛的语言表述对其疼痛做出适当的判断。对于不能进行语言交流的病人,如学语前儿童、认知损伤的病人等,就很难提供关于疼痛的部位、方式、程度、伴随时间的改变状况等信息。

2.躯体反应　躯体反应主要表现为机体在遭受伤害时所做出的躲避、逃跑、反抗、防御性保护或攻击等整体行为,常带有强烈的情绪色彩。局部反应指仅局限于受刺激部位对伤害性刺激做出的一种反应,如由于不同程度的血管扩张而出现局部皮肤潮红,因血管壁通透性增加而出现局部组织肿胀,另外局部还可引起大量化学物质释放。病人还可能摩擦局部疼痛部位、皱眉、面部扭曲等。轻度疼痛只引起局部反应,当疼痛加重时可出现肌肉收缩、肢体僵硬、强迫体位等。

五、影响疼痛的因素

个体对疼痛的感受和耐受力存在很大的差异,同样性质、强度的刺激可引起不同个体产生不同的疼痛反应。个体所能感觉到的最小疼痛称为疼痛阈,个体所能忍受的疼痛强度和持续时间称为疼痛耐受力。对疼痛的感受和耐受力受客观因素和主观因素的影响。其中客观因素包括个体的年龄、宗教信仰与文化、环境变化、社会支持、行为作用以及医源性因素;主观因素包括以往的疼痛经验、注意力、情绪以及对疼痛的态度等。

(一)客观因素

1.年龄　年龄是影响疼痛的重要因素之一,个体对疼痛的敏感程度因年龄不同而不同。多数学者认为人从婴儿开始,随着年龄的增长,痛阈逐渐降低,成年后稳定在一定的水平,进入老年后痛阈升高,这可能与老年人对外界刺激的敏感性下降有关。故对于不同年龄组的疼痛病人应采取不同的护理措施,尤其是儿童和老年人,更应注意其特殊性和个体差异。

2.宗教信仰与文化　宗教信仰与文化可影响个体对疼痛的认知评价和对疼痛的反应。持有不同人生观、价值观的个体对疼痛的反应和表达方式不同。如个体生活在鼓励忍耐和推崇勇敢的文化背景中，往往更能够耐受疼痛;文化水平低、生活贫困、医学知识少的人对疼痛的耐受性较高;娇生惯养、备受父母宠爱的孩子则疼痛耐受性较低。同时,个体的文化教养也会影响其对疼痛的反应和表达方式。如在一些文化模式中,把忍受疼痛作为一种美德,并且通常认为男性比女性更能忍受疼痛。健康促进者应该尊重个人的文化信仰,不应把自己的观点强加于病人身上。

3.环境变化　环境因素,如噪音、温度和光线等可影响疼痛。持续的刺激性噪音可增加肌肉的张力和应激性,加剧疼痛;舒适的环境可以改善个体的情绪,从而减轻疼痛。

4.社会支持　当病人经历疼痛时,良好的社会支持系统如家属或亲人陪伴,可以减少其孤独无助感和恐惧感,从而减轻疼痛。此外,鼓励和赞扬可促使病人有信心应对即将到来的疼痛并增加病人的控制感。

5.行为作用　不同的行为表现和应对策略会影响个体对疼痛的知觉和治疗的效果。病人可以通过一系列的行为来控制疼痛。如看电视或者和朋友、同事、家人进行交谈等都可以帮助病人分散对疼痛的注意力并且有效地控制疼痛。娱乐可以提高机体内啡钛的释放,从而缓解疼痛。充足的睡眠与休息后疼痛感觉减轻,反之则加剧。个体对疼痛的反应,如持续性的肌肉紧张、过激行为都可能导致疼痛加剧。如患儿由于害怕打针而大哭、肌肉紧张,这些都可能会加剧疼痛。

应对策略可以改变疼痛感受程度和疼痛耐受能力。主动应对可以产生适应性的功能改变,如坚持进行康复锻炼或培养个人兴趣使自己不再注意疼痛等;相反,被动应对则容易导致疼痛加剧甚至抑郁情绪的出现,如过分依赖别人的帮助或限制自身活动。研究表明,如病人采取适应性策略,则其疼痛强度会减轻,对疼痛的忍耐力也会增加。

6.医源性因素　许多治疗和护理操作都有可能使病人产生疼痛的感觉,如根据病情需要实施的有创治疗、外科手术等。护士在执行可能引起疼痛的操作时,应给病人做好健康教育和心理护理,以轻柔、熟练的动作完成各项操作,满足病人的生理和心理需求。

来自于护理人员方面的因素也会影响疼痛,如护士的疼痛知识与实践经验会影响其对疼痛的正确判断与处理;护士评估疼痛的方法不当,仅依据病人的主诉判断是否存在疼痛会使部分病人得不到及时的处置。此外,医护人员的表情、语言也会对病人的疼痛反应有一定的暗示作用,影响病人的情绪并进一步影响疼痛反应。

(二)主观因素

1.以往的疼痛经验　早期环境或经验对疼痛的反应或发展起着重要作用,疼痛经验是个体对刺激体验所获得的感受,进而从行为中表现出来。个体对任何一种单独刺激所产生的疼痛,都会受到以前类似疼痛经验的影响,如经历过手术疼痛的病人对即将进行的手术会产生不安的心情,会使他对痛觉格外敏感。

2.注意力　对刺激或疾病创伤产生疼痛的注意程度是影响疼痛的重要因素,会影响其对疼痛的感觉。当注意力高度集中于其他事物时,痛觉可以减轻甚至消失。一般情况下当人的心理状况处于低潮时,尤其是夜间或清晨,对疼痛的反应也比较敏感。

某些精神疗法治疗疼痛,也是利用分散注意力以减轻疼痛的原理,如松弛疗法、手术后听音乐、看电视、愉快交谈等均可分散病人对疼痛的注意力,从而减轻疼痛。

3.情绪　情绪可影响病人对疼痛的反应,消极、焦虑、恐惧、不安的情绪可使人的痛阈降低,从而使疼痛加剧,甚至会导致比实际更严重的疼痛;积极、乐观、愉快的情绪可以提高痛阈,使疼痛减轻,甚至抑制疼痛。同时,情绪与疼痛之间彼此相互影响。慢性疼痛病人的情绪状态以焦虑和抑郁为主,焦虑可使疼痛加剧,而疼痛又会增加焦虑情绪。有研究表明,40% ~50%的慢性疼痛病人伴随抑郁症状。愤怒也是慢性疼痛病人常有的情绪反应,愤怒的情绪与疼痛强度、挫折感和痛行为的发生频率相关。愉快的情绪有减轻疼痛知觉的作用,在快乐或需要得到满足时,虽然承受了与忧虑时同样的伤害,但对疼痛的感觉却减轻了。因此情绪的调整在病人疼痛管理中有重要的作用。

4.对疼痛的态度　个体对疼痛的态度会影响其对疼痛的反应,从而直接影响其行为表现。如果个体把疼痛视为一个容易解决的小问题,就会觉得疼得轻些;相反,如果觉得疼痛反映了严重的组织损伤甚至意味着病情的进行性加重,那么自身的痛苦感和功能异常的程度就会大大增加。负面的想法会导致消极的应对方式、更严重的痛苦以及躯体功能的削弱。在疼痛面前认为自己无能为力的病人往往会消极地对待所发生的一切,不能利用现有的资源来处理疼痛,从而导致恶性循环。对疼痛治疗结果的期望也会影响个体对疼痛的反应。

第二节　疼痛的评估

疼痛评估是进行有效疼痛控制的首要环节,不仅可以判断疼痛是否存在,还有助于评价镇痛治疗的效果。疼痛与其他4项生命体征(体温、呼吸、脉搏和血压)不同的是,它不具备客观的评估依据,而且引起疼痛的原因和影响疼痛的因素较多,加之个体差异的存在,每个人对疼痛的描述又不尽相同。护士应以整体的观点对疼痛病人进行个体化评估,从病史采集、体格检查及辅助检查等方面收集疼痛病人的全部临床资料并对其进行分析,从而对疼痛的来源、程度、性质等方面做出综合的判断;另外,在评估过程中,要根据病人的实际情况,选用合适的评估工具,方便病人对疼痛进行描述。护士在评估过程中应运用各种感官获取有用的资料,只有对病人进行全面准确的评估,才能保证对病人实施有效的疼痛管理。因此,护士要掌握疼痛的评估内容、评估方法及评估的记录。

一、疼痛的评估内容

对疼痛的评估应采用综合性评估。除病人的一般情况(性别、年龄、职业、诊断、病情等)和体格检查外,应评估疼痛病史、社会心理因素、医疗史及镇痛效果等。

1.一般资料　一般资料是疼痛评估的基础材料,包括性别、年龄、职业、民族、婚育状况等。如腰背疼,在老年多见于退行性病变,在中年多见于椎间盘突出、劳损等。

2.疼痛病史　包括疼痛的部位、发作的方式、程度、性质、伴随症状、开始时间和持续时间等,病人自身控制疼痛的方式、对疼痛的耐受性、疼痛发生时的表达方式、引起或加重疼痛的因素、其他伴随症状、目前处理和疗效情况、目前的功能水平和目前已确定的应激源、既往的镇痛治疗及减轻疼痛的方法等。

3.社会心理因素　家属和他人的支持情况;镇痛药物使用不当或滥用的危险因素,包括病人自身因素和环境、社会因素;精神病史和精神状态;镇痛不足的危险因素等。

4.医疗史　目前和既往的疾病史和治疗史、药物滥用史、手术外伤史、药物过敏史及其他重大疾病状况,既往所患的慢性疼痛情况等。

5.镇痛效果的评估　是有效缓解疼痛的重要步骤,包括对疼痛程度、性质和范围的再评估,对治疗效果和治疗引起的不良反应的评价,为下一步疼痛管理提供可靠的依据。对镇痛效果评估的主要依据是病人的主诉,但在临床实践中,病人的主诉有时会给疼痛评估带来障碍,如不报告疼痛或表达有困难等,此时评估要注意病人的客观指征,如呼吸、躯体变化等。

镇痛效果的评估还可采用百分比量表(图 14-1)及 4 级法。

1.百分比量表

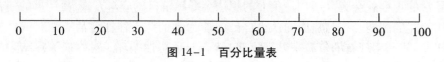

0　10　20　30　40　50　60　70　80　90　100

图 14-1　百分比量表

2.4 级法

(1)完全缓解　疼痛完全消失。

(2)部分缓解　疼痛明显减轻,睡眠基本不受干扰,能正常生活。

(3)轻度缓解　疼痛有些减轻,但仍感到明显疼痛,睡眠及生活仍受干扰。

(4)无效　疼痛没有减轻。

此外,在对疼痛程度的认识上,病人和医务人员会存在一定的差异,医务人员判断的疼痛程度往往比病人自我感觉轻。不同类型的疼痛对疼痛的控制需求也不一样,同一类型疼痛因疾病不同时期其程度也各异。普遍认同的规律是:以 0～10 数字评分法为例,创伤后、手术后等急性疼痛,当疼痛程度≤5 时,护士可选择护理权限范围内的方法止痛,并报告医生;当疼痛程度≥6 时,护士应报告医生,给予有效止痛药物。癌性疼痛病人要求应用三阶梯止痛法使病人达到夜间睡眠时、白天休息时、日间适当活动时基本无痛。疼痛控制标准是疼痛管理中的重要概念之一。

二、疼痛的评估方法

(一)交谈法

交谈法主要是询问疼痛病史,包括现病史和既往史。护士应主动关心病人,认真听取病人的主诉。询问疼痛的部位、牵涉痛的位置以及疼痛有无放射;过去 24 h 和当前、静息时和活动时的疼痛程度;疼痛对睡眠和活动等的影响(从 0～10 代表从无影响到极度影响);疼痛的发作时间、持续时间、过程、持续性还是间断性,加重和缓解因素及其他相关症状;已采用过的减轻疼痛的措施,目前的疗效,包括疼痛缓解程度,病人对药物治疗计划的依从性,药物不良反应情况等;了解病人过去有无疼痛经历,以往疼痛的特征,既往的镇痛治疗、用药原因、持续时间、疗效和停药原因等情况。在询问时,护士应避免根据自身对疼痛的理解和经验对病人的疼痛强度给予主观判断。在与病人交谈的过程中,要注意病人的语言和非语言表达,以便获得更可靠的资料。

(二)观察与临床检查

主要观察病人疼痛时的生理、行为和情绪反应。护士可以通过病人的面部表情、体位、躯体紧张度和其他体征观察和评估疼痛的严重程度、疼痛与活动、体位的关系。观察病人身体活动可判断其疼痛的情况,如,①静止不动:即病人维持某一种最舒适的体位或姿势,常见于四肢或外伤疼痛者;②无目的的乱动:在严重疼痛时,有些病人常通过无目的地乱动来分散其对疼痛的注意力;③保护动作:是病人对疼痛的一种逃避性反射;④规律性动作或按摩动作:为了减轻疼痛的程度常使用的动作。如头痛时用手指按压头部,内脏性腹痛时按揉腹部等。此外,疼痛发生时,病人常发出各种声音,如呻吟、喘息、尖叫、呜咽、哭泣等。应注意观察其音调的大小、快慢、节律、持续时间等。音调的变化可反映出疼痛病人的痛觉行为,尤其是无语言交流能力的患儿,更应注意收集这方面的资料。临床检查主要包括:检查病人疼痛的部位、局部肌肉的紧张度,测量脉搏、呼吸、血压及动脉血气有无改变等。

(三)评估工具的使用

可视病人的病情、年龄和认知水平选择相应的评估工具。

1. 数字评分法(numeric rating scale,NRS)　用数字 0～10 代替文字来表示疼痛的程度(图 14-2):将一条直线等分为 10 段,按 0～10 分次序评估疼痛程度。0 分表示无痛,10 分表示剧痛,中间次序表示疼痛的不同程度。口述:过去 24 h 内最严重的疼痛可用哪个数字表示,范围从 0(表示无疼痛)到 10(表示疼痛到极点)。书写方式为:在描述过去 24 h 内最严重的疼痛的数字上画圈,此评分法宜用于疼痛治疗前后效果测定的对比。

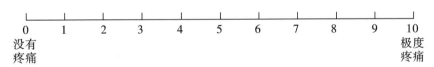

图 14-2　数字评分法

2. 文字描述评定法(verbal descriptor scale,VDS)　把一条直线等分成 5 段,每个点均有相应的描述疼痛程度的文字,从"没有疼痛""轻度疼痛""中度疼痛""重度疼痛""非常严重的疼痛"到"无法忍受的疼痛"(图 14-3)。请病人按照自身疼痛程度选择合适的描述其疼痛的文字。

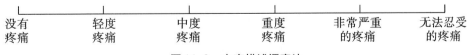

图 14-3　文字描述评定法

3. 视觉模拟评分法(visual analogue scale,VAS)　用一条直线,不做任何划分,一端为"0"表示不痛,另一端为"10"表示剧痛,请病人根据自己对疼痛的实际感觉在直线上标记最能代表其疼痛程度的点。这种评分法使用灵活方便,病人有很大的选择自由,不需要选择特定的数字或文字。适合于任何年龄的疼痛病人,且没有特定的文化背景或性别要求,易于掌握,不需要任何附加设备。对于急性疼痛的病人、儿童、老年人及表达能力丧失者尤为适用。该法也有利于护士较为准确地掌握病人疼痛的程度以及评估控制疼痛的效果。

4. 面部表情疼痛评定法(face pain scale,FPS) 采用面部表情来表达疼痛程度,从左到右有 6 张不同的面部表情,从微笑至哭泣来表达疼痛的程度,最左边的表情表示无疼痛,依次表示疼痛越来越重,直至最右边的表情表示极度疼痛。请病人立即指出能反映他/她疼痛的面部表情图。此评估方法较直观,易于理解,适用于 3 岁以上的儿童(图 14-4)。

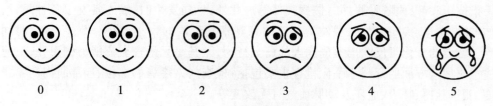

图 14-4　面部表情痛苦测量

5. 按 WHO 的疼痛分级标准进行评估,疼痛分为 4 级　0 级:指无痛;1 级(轻度疼痛):平卧时无疼痛,翻身咳嗽时有轻度疼痛,但可以忍受,睡眠不受影响;2 级(中度疼痛):静卧时痛,翻身咳嗽时加剧,不能忍受,睡眠受干扰,要求用镇痛药;3 级(重度疼痛):静卧时疼痛剧烈,不能忍受,睡眠严重受干扰,需要用镇痛药。

6. Prince-Henry 评分法(Prince-Henry score) 即术后疼痛评分法,主要适用于胸腹部大手术后或气管切开插管不能说话的病人,需要在术前训练病人用手势来表达疼痛程度。此法简单、可靠,临床使用方便。可分为 5 个等级,分别赋予 0~4 分的分值以评估疼痛程度。0 分:咳嗽时无疼痛;1 分:咳嗽时有疼痛发生;2 分:安静时无疼痛,但深呼吸时有疼痛发生;3 分:静息状态时即有疼痛,但较轻微,可忍受;4 分:静息状态时即有剧烈疼痛,并难以忍受。

另外,对于无语言表达能力的病人的疼痛评估,除了用特定评估工具和方法外,建议通过多种途径进行疼痛评估,如直接观察、家属或护士的描述以及对镇痛药物和非药物治疗效果的评估等。

护士完成评估后还要对病人的疼痛情况进行记录,记录内容应突出疼痛的时间,疼痛程度、部位、性质,镇痛方法和时间,疼痛缓解程度及疼痛对睡眠和活动的影响等方面。有些疾病的疼痛记录需要有一定的连续性,如癌痛、风湿性疼痛等;有些疾病的疼痛记录需要短期的评估和记录,如术后、创伤后、产后疼痛等。

第三节　疼痛的护理

疼痛护理是疼痛管理的重要内容之一,护士是病人疼痛管理的专业人员,在疼痛管理中扮演着疼痛的评估者、镇痛措施的实施者、与其他健康保健系统专业人员的协作者、病人及其家属的教育指导者和权益维护者等角色。因此护士必须具备与疼痛相关的知识和技能,掌握疼痛的护理措施,了解疼痛控制的标准。只有这样,才能为疼痛病人提供良好的护理,达到有效管理疼痛的目的。良好的疼痛管理不仅有利于病人的预后和提高其生活质量,而且疼痛管理的效果也是评定医疗服务质量的重要指标之一。

一、疼痛的护理原则

1. 全面、准确、持续地评估病人的疼痛 全面、准确地评估病人的疼痛是控制疼痛的基础,动态观察病情变化和评估用药后疼痛的缓解程度是决定进一步实施护理的依据。

2. 消除和缓解疼痛 消除和缓解疼痛是对疼痛病人护理的主要目标。提高疼痛病人的舒适度,帮助病人得到充分的休息,对疼痛病人提供及时有效的护理能改善和提高病人对疼痛控制的满意度。

3. 协助病因治疗和及时正确用药 协助病因治疗和及时正确用药是彻底消除疼痛的方法。密切观察病情,协助查找病因,及时正确地给药,评估并记录病人用药后疼痛的变化,监测和防治药物的副作用是有效控制疼痛的基础。

4. 社会心理支持和健康教育 社会心理支持和健康教育是提高疼痛控制满意度和病人疼痛信念的基础,例如,对疼痛控制满意的原因中,病人的描述是:医务人员能关注我的疼痛,当我需要时护士能给我提供帮助。另外,病人和家属可能会因缺乏疼痛相关知识,对疼痛控制会有担心和误区,如担心止痛药物的耐受性和成瘾性,担心疼痛无法控制等,这些都会影响病人的疼痛信念。

二、疼痛的护理措施

疼痛管理的目标是控制疼痛,以最小的不良反应缓解最大限度的疼痛。而有效的护理措施是实现疼痛管理目标的重要保证。

(一)减少或消除引起疼痛的原因

首先应设法减少或消除引起疼痛的原因,避免引起疼痛的诱因。如外伤所致的疼痛,应酌情给予止血、包扎、固定、处理伤口等措施,密切观察病情,预防失血性休克等严重并发症;胸腹部手术后,病人会因咳嗽或呼吸引起伤口疼痛,术前应对其进行健康教育,指导术后深呼吸和有效咳嗽的方法,术后可协助病人在按压伤口后,进行深呼吸和咳痰。

(二)合理运用缓解或解除疼痛的方法

1. 药物止痛 药物治疗是治疗疼痛最基本、最常用的方法。护士应掌握相关的药理知识,了解病人的身体状况和有关疼痛治疗的情况,正确使用镇痛药物。在用药过程中,护士应注意观察病情,把握好用药时机,正确用药。用药后应评估并记录使用镇痛药的效果及其不良反应。对药物的不良反应,要积极处理,以免病人因不适而拒绝用药。以下主要介绍镇痛药物的分类,镇痛药物的常见给药途径,三阶梯镇痛疗法的基本原则和内容,病人自控镇痛泵的应用等。

(1)镇痛药物的分类 药物止痛治疗时,所选择的止痛药物主要分 3 种类型:

①阿片类镇痛药,如吗啡、哌替啶、芬太尼、阿芬太尼、美沙酮(美散痛)、喷他左辛(镇痛新)、轻氢可待酮等;②非阿片类镇痛药,如水杨酸类药物、苯胺类药物、非甾体抗炎药等;③其他辅助类药物,如激素、解痉药、维生素类药物、局部麻醉药和抗抑郁类药物等。在选择药物时首先要明确诊断,以免因镇痛而掩盖病情、造成误诊;其次要明确疼痛的病因、性质、部位及对镇痛药的反应,选择有效的镇痛药或者联合用药,以达到满意的治疗效果。

(2)镇痛药物的常见给药途径　给药途径以无创为主,可以选择口服、透皮贴剂等,也可以皮下注射,必要时选择药物输注泵,常见给药途径有以下几种。①口服给药法:口服是阿片类药物给药的首选途径,具有给药方便、疗效肯定、价格便宜、安全性好等优点。对于吞咽片剂有困难的病人,可经舌下含服。②直肠给药法:适用于禁食、不能吞咽、严重恶心呕吐等病人。直肠、肛门有损伤的病人不能经直肠给药。③经皮肤给药法:芬太尼透皮贴剂(多瑞吉)是目前唯一通过透皮吸收的强阿片类药物,适用于慢性中度疼痛和重度疼痛病人。药物透过皮肤吸收入血,可以避免注射用药所出现的血药峰值浓度,因此在不降低镇痛治疗效果的情况下可明显增加其用药的安全系数。当使用第 1 剂时,由于皮肤吸收较慢,6～12 h 后血清中方可测到其有效浓度,12～24 h 达到相对稳定状态。一旦达到峰值可以维持 72 h。该药不适用于急性疼痛病人和暴发性疼痛病人。在使用该药的病人中,有个别病人会出现局部瘙痒、麻木感或皮疹,这些情况在去除贴剂后会很快消失。如果不良反应严重,应及时去除贴剂。④舌下含服给药法:一般多用于暴发性疼痛的临时处理。⑤肌内注射法:水溶性药物在进行深部肌内注射后,吸收十分迅速。但长期进行肌内注射治疗疼痛,存在血药浓度波动大,加快阿片类药物的耐药性,镇痛效果和维持时间不稳定等情况。目前多用于急性疼痛的临时给药以及癌症病人暴发痛时给药,不推荐用于长期的癌痛治疗。⑥静脉给药法:静脉注射是最迅速、有效和精确的给药方式,血浆浓度迅速达峰值,用药后即刻产生镇痛作用,但过高的血浆药物浓度可能会引起不良反应。目前国内外多采用中心静脉插管或预埋硅胶注药泵,以便连续小剂量给药,以减少不良反应的发生。⑦皮下注射给药法:主要用于胃肠道功能障碍、顽固性恶心、呕吐病人和严重衰竭需要迅速控制疼痛的临终病人。

(3)三阶梯镇痛疗法的基本原则和内容　对于癌性疼痛的药物治疗,目前临床上普遍采用 WHO 推荐的三阶梯镇痛疗法。其目的是逐渐升级,合理应用镇痛剂来缓解疼痛。

1)三阶梯镇痛疗法的基本原则　包括口服给药、按时给药、按阶梯给药、个体化给药、密切观察药物不良反应及宣教。①口服给药:其特点是方便,能应对各种多发性疼痛,镇痛效果满意,不良反应小,可以减少医源性感染,并将耐受性和依赖性减到最低限度。②按时给药:根据药物的作用时间及病人的疼痛程度决定给药的时间间隔,有规律地按时给药,保证疼痛持续缓解;如每隔 4 h 一次或 12 h 一次,下一次剂量应在前次给药的效果消失之前给予,以维持有效的血药浓度。不能用"痛了就吃,不痛就不吃"的按需给药方式,否则,一方面让病人承受不必要的痛苦,另一方面持续疼痛可以使痛阈降低,需加大药量才能缓解疼痛,从而增加机体对药物的耐受和依赖的可能性。③按阶梯给药:选用药物应由弱到强,逐渐升级,最大限度减少药物依赖的发生。遵循三阶梯镇痛疗法,即如果所选择的药物剂量不能及时有效地缓解疼痛,应向上一阶梯移动,不要在同阶梯、同等镇痛效能的药物中做横向移动。④个体化给药:恰当的剂量是缓解疼痛的重要因素。但每个病人对麻醉药物的敏感性和耐受性不一样,同样剂量的药物可能对不同病人的镇痛作用不同。所谓恰当的剂量就是能满意镇痛的剂量。标准的推荐剂量要根据每个人的疼痛程度、既往用药史、药物药理学特点等来确定和调整。⑤密切观察及宣教:对用镇痛药病人要注意密切观察其反应,要将药物的正确使用方法、可能出现的不良反应告诉病人,其目的是使病人获得最佳疗效并减轻不良反应。

2)三阶梯镇痛疗法的内容　①第一阶梯:使用非阿片类镇痛药物,主要适用于轻度疼痛的病人。常用的非阿片类镇痛药物有阿司匹林、对乙酰氨基酚、布洛芬、吲哚美辛、萘普生等,酌情加用辅助药。主要给药途径是口服。②第二阶梯:选用弱阿片类镇痛药物,主要适用于中度疼痛的病人。常用弱阿片类镇痛药物有可待因、右旋丙氧酚、氧可酮、曲马朵等,加非阿片类镇痛药物,酌情加用辅助药。给药途径中,除了可待因可以口服或肌内注射外,其他均为口服。③第三阶梯:选用强阿片类镇痛药物,主要用于重度和剧烈癌痛的病人。常用强阿片类镇痛药物有吗啡、美沙酮、氧吗啡等,加非阿片类镇痛药物,酌情加用辅助药。给药途径中,吗啡和美沙酮均可口服或肌内注射,氧吗啡采用口服给药。

在癌痛治疗中,常采取联合用药的方法,即加用一些辅助药物,其目的是减少主药的用量和不良反应。在病人使用药物镇痛时,护士应密切观察有无用药后不良反应,并及时协助处理和帮助缓解不良反应。

(4)病人自控镇痛泵的应用　病人自控镇痛泵(patient control analgesia,PCA)的运用是指病人疼痛时,通过由计算机控制的微量泵主动向体内注射设定剂量的药物,符合按需镇痛的原则,既减少了医务人员的操作,又减轻了病人的痛苦和心理负担。PCA泵的工作过程是按照负反馈的控制技术原理设计的。医生根据病人病情设定合理处方,利用反馈调节,病人自己支配给药镇痛,最大限度地减少错误指令,确保疼痛控制系统在无医务人员参与时关闭反馈环,以保证病人安全。

2.物理止痛　指应用各种物理因子作用于患病机体,引起机体的一系列生物学效应,使疾病得以康复。物理因子大致可以分成两大类,即大自然的物理因子和人工产生的物理因子。大自然的物理因子,如日光、海水、空气、矿泉等;人工产生的物理因子,如电、光、声、磁、热、冷和水等。物理止痛常可以应用冷、热疗法,如冰袋、冷湿敷或热湿敷、温水浴、热水袋等。此外,理疗、按摩及推拿也是临床上常用的物理止痛方法。一般情况下,高热病人、有出血倾向的病人和结核病人应禁用物理镇痛;恶性肿瘤病人常规的物理治疗也应慎用;妊娠和月经期下腹部要避免使用物理镇痛;空腹、过度劳累和餐后30 min内,也不适宜用强力的物理镇痛。

3.针灸止痛　根据疼痛的部位,针刺相应的穴位,使人体经脉疏通、气血调和,以达到止痛的目的。一般认为,针刺镇痛的机制是来自穴位的针刺信号和来自疼痛部位的痛觉信号,在中枢神经系统不同水平上相互作用、进行整合。在整合过程中,既有和镇痛有关的中枢神经的参与,又有包括内源性阿片肽和5-羟色胺在内的各种中枢神经递质的参与。针灸止痛常用于颈椎病、腰背疼痛、偏头痛、肩周炎等的镇痛治疗。

4.经皮神经电刺激疗法　经皮肤将特定的低频脉冲电流输入人体,利用其产生的无损伤性镇痛作用,来治疗疼痛为主疾病的电刺激疗法称为经皮神经电刺激疗法

(transcutaneous electrical nerve stimulation, TENS)。主要用于治疗各种头痛、颈椎病、肩周炎、神经痛、腰腿痛等病症。其原理是采用脉冲刺激仪,在疼痛部位或附近放置 2~4 个电极,用微量电流对皮肤进行温和的刺激,使病人感觉有颤动、刺痛和蜂鸣,以达到提高痛阈、缓解疼痛的目的。

(三)提供社会心理支持

对疼痛病人提供社会心理支持十分重要,尤其是对癌痛病人。护士应:①告知病人及家属,对疼痛有情绪反应是正常的,而且这将作为疼痛评估和治疗的一部分;②对病人及家属提供情感支持,让他们认识到疼痛是一个需要讲出来的问题;③告知病人及家属控制疼痛和其他令人烦恼的症状的方法;④必要时帮助病人获得治疗并提供相关信息,教会病人应对技巧以缓解疼痛,增强个人控制能力。

(四)运用心理护理及疼痛心理疗法

1. 恰当地运用心理护理方法

(1)减轻心理压力 紧张、忧郁、焦虑、恐惧或对康复失去信心等,均可加重疼痛的程度,而疼痛的加剧反过来又会影响情绪,形成不良循环。病人情绪稳定、心境良好、精神放松,可以增强对疼痛的耐受性。护士应以同情、安慰和鼓励的态度支持病人,与病人建立相互信赖的友好关系。只有当病人相信护士是真诚关心他,能在情绪、知识、身体等各方面协助其克服疼痛时,才会无保留地把自己的感受告诉护士。护士应鼓励病人表达疼痛时的感受及其对适应疼痛所做的努力,尊重病人对疼痛的行为反应,帮助病人及家属接受其行为反应。

(2)转移注意力和放松练习 转移病人对疼痛的注意力和放松练习可减少其对疼痛的感受强度,常采用的方法如下。①参加活动:组织病人参加其感兴趣的活动,能有效地转移其对疼痛的注意力。如唱歌、玩游戏、看电视、愉快地交谈、下棋、绘画等。对患儿来说,护士的爱抚和微笑、有趣的故事、玩具、糖果、游戏等都能有效地转移他们的注意力。②音乐疗法:根据病人的个性和喜好选择不同类型的音乐,运用音乐分散病人对疼痛的注意力是有效的方法之一。优美的旋律对降低心率、减轻焦虑和抑郁、缓解疼痛、降低血压等都有很好的效果。③有节律地按摩:嘱病人双眼凝视一个定点,引导病人想象物体的大小、形状、颜色等,同时在病人疼痛部位或身体某一部位做环形按摩。④深呼吸:指导病人进行有节律的深呼吸,用鼻深吸气,然后慢慢从口中呼气,反复进行。⑤指导想象:指导想象是通过对某特定事物的想象以达到特定的正向效果。让病人集中注意力想象自己置身于一个意境或一处风景中,能起到松弛和减轻疼痛的作用。在做诱导性想象之前,先做规律性的深呼吸运动和渐进性的松弛运动效果更好。

2. 疼痛的心理疗法 是应用心理学的原则与方法,通过语言、表情、举止行为,并结合其他特殊的手段来改变病人不正确的认知活动、情绪障碍和异常行为的一种治疗方法。其目的是解决病人所面对的心理困惑,减少其焦虑、抑郁、恐慌等负性情绪,改善病人的非适应性行为,包括对人对事的看法和人际关系,并促进人格成熟,能以较为有效且适当的方式来处理心理问题和适应生活。疼痛作为一种主要感觉,受心理社会因素影响较大。多数研究证实,心理成分对疼痛性质、程度和反应以及镇痛效果均会产生影响,因此疼痛的心理治疗具有其特有的重要地位。疼痛常用的心理治疗方法包括安慰剂治疗、暗示疗法、催眠疗法、松弛疗法与生物反馈疗法、认知疗法、行为疗法、认知-行为疗法、群组心理治疗等。

(五)积极采取促进病人舒适的措施

通过护理活动促进舒适是减轻或解除疼痛的重要护理措施。鼓励病人表达自我感受,鼓励并帮助病人寻找保持最佳舒适状态的方式,提供舒适整洁的病床单位、良好的采光和通风设备、适宜的室内温湿度等都是促进舒适的必要条件。此外,在进行各项护理活动前,清楚、准确地解释,并将护理活动安排在镇痛药物显效时限内,确保病人所需物品可及等均可减轻焦虑,促使病人身心舒适,从而有利于减轻疼痛。

(六)健康教育

根据病人实际情况,选择相应的健康教育内容。一般应包括:说明疼痛的定义、疼痛能被缓解、疼痛对身心的损害作用;解释疼痛的原因和诱因;教会使用疼痛评估工具交流疼痛情况、与医生和护士交流疼痛的情况、用预防方法控制疼痛、减轻或解除疼痛的各种技巧等。

1. 指导病人准确描述　指导病人准确描述疼痛的性质、部位、持续时间、规律,并指导其选择适合自身的疼痛评估工具;当病人表达受限时,采用表情、手势、眼神或身体其他部位示意,以利于医护人员准确判断。

2. 指导病人客观叙述　教育病人应客观地向医务人员讲述疼痛的感受。既不能夸大疼痛的程度,也不要因担心怕麻烦别人或影响他人休息而强忍疼痛,导致用药不当。

3. 指导病人正确用药　指导病人正确使用止痛药物,如用药的最佳时间、用药剂量等,避免药物成瘾。

4. 指导病人正确评价　指导病人正确评价接受治疗与护理措施后的效果。表明疼痛减轻的表现有:①一些疼痛的征象减轻或消失,如面色苍白、出冷汗等;②对疼痛的适应能力有所增强;③身体状态和功能改善,自我感觉舒适,食欲增加;④休息和睡眠的质量较好;⑤能重新建立一种行为方式,轻松地参与日常活动,与他人正常交往。

(马丽丽)

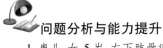

问题分析与能力提升

1. 患儿,女,5岁,左下肢骨癌住院,入院后患儿哭闹不止并主诉疼痛难忍。

请问:①为准确地评估其患肢的疼痛程度,护士应选用哪种评估工具进行评估?②护士对该病人进行疼痛护理时应遵循哪些原则?

2. 病人,陆某,男,28岁,阑尾炎切除术后第1天,主诉伤口疼痛。

请问:①护士可采用什么评估工具对其疼痛程度进行评估?②护士应对该病人提供哪些护理措施?③如果该病人需要用第二阶梯的镇痛药,请至少列举两种代表性药物及用药后的不良反应。

3. 病人,谢某,男,45岁,"肝癌晚期"住院,意识清醒,能交流。病人静卧时疼痛剧烈,不能忍受,睡眠严重受干扰,需要用镇痛药。

请问:①按照WHO疼痛分级标准评估该病人,其疼痛为哪一级?②对该病人疼痛的控制标准,应采用什么标准?

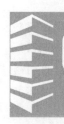

第十五章
病情观察及危重病人的护理

　　病情观察是指对病人的病史和现状进行全面系统评估,对病情做出综合判断的过程。系统、及时、准确、全面的病情观察能够为疾病的诊断、治疗、护理及并发症的预防提供必要的临床依据。

　　危重病人的病情严重、变化快,随时可能出现危及生命的征象。在护理和抢救危重病人的过程中,要求护士必须准确地掌握抢救的流程及心肺复苏、吸氧、吸痰、洗胃等基本抢救技术,及时、准确地进行病情观察,配合医生确保抢救工作有效进行。

第一节　病情观察

　　对病人的病情观察包括从症状到体征,从生理到心理和精神的全面细致的观察,应贯穿于病人疾病过程的始终。

一、病情观察的概念及意义

　　病情观察是医务人员在工作过程中运用视觉、听觉、触觉、嗅觉等感觉器官及辅助工具来获得病人信息的过程。对病人病情的观察是一种有意识的、审慎的、连续的过程。

临床工作中对病人病情观察的意义在于:①为疾病的诊断、治疗和护理提供科学依据;②有助于判断疾病的发展趋势和转归;③及时了解治疗效果和用药反应;④有助于及时发现危重症病人病情变化的征象,以便采取有效措施及时处理。

二、护士应具备的条件

在病情观察中要求医务人员做到:既要突出重点,又要认真全面,既要认真细致,又要准确及时。护士在病情观察中要能够去伪存真、详细分析、反复验证,以排除干扰,获取正确结果,同时认真记录观察的内容。因此,护士必须具备一定的医学知识,严谨的工作作风,一丝不苟、高度负责的责任心及敏锐的观察力,要做到"五勤",即勤巡视、勤观察、勤询问、勤思考、勤记录。通过有目的、有计划地认真细致的观察,及时、准确地掌握和预见病情变化,为危重病人的抢救赢得时间。

三、病情观察的方法

进行病情观察时,护士可以运用自己的各种感觉器官,全面准确收集病人的资料;利用相应的辅助仪器,监测病人病情变化的指标。根据获得病人资料的途径,可以将病情观察的方法分为直接观察法和间接观察法。

1. 直接观察法

(1)视诊 是用视觉来观察病人全身和局部状态的方法,是最基本的检查方法之一。通过视诊可观察病人的一般状态和许多全身性体征,如年龄、性别、体型、意识、表情、体位、姿势、步态等。局部视诊可了解病人身体各部分的改变,如皮肤、黏膜、呼吸、眼、耳、鼻、口、舌、颈、胸廓、腹部、肌肉、骨骼等。同时,还可通过对病人分泌物、排泄物等的性状、数量等的观察判断病人病情的变化。根据视诊结果的变化,及时调整观察的重点。

(2)触诊 是用手指或触觉来感知病人身体某部位有无异常的检查方法。通过触、摸、按、压局部,了解病人体表(皮肤、皮下组织等)的温度、湿度、弹性、光滑度、柔软度,脏器(心、肺、肝、脾、肾、子宫等)的大小、轮廓、软硬度、移动度和波动感,为判断检查部位是否发生病变提供直观的参考依据。

(3)叩诊 是用手指叩击或手掌拍击被检查部位,使之震动、产生音响,根据震动和音响的特点,判断深部组织或器官是否产生病变的方法。通过叩诊可判断脏器的大小、性状、位置、密度,如心界大小,有无胸腔积液、积气,有无大片肺实变,有无腹水及腹水的量等。

(4)听诊 是利用耳、听诊器或其他仪器听取病人身体各个部位发出的声音,根据声音的特性与变化(如声音的频率、强弱、间隔时间、是否有杂音等)判断病人病情的方法。听诊主要听取的内容有心音、呼吸音、肠鸣音等。

(5)嗅诊 是利用嗅觉判断病人的各种气味有无异常,以协助诊断的一种方法。常用于判断病人皮肤、黏膜、呼吸道、胃肠道、脓液、血液、呕吐物、分泌物等气味,根据气味的不同,判断病人的病症。

2.间接观察法

(1)通过与医生、病人本人、家属的交流,病人病例、检查报告、会诊报告、交接班等资料,获取有关病情的信息。

(2)借助仪器,提高观察效果,如心电监护仪、B超等。

四、病情观察的内容

(一)一般情况的观察

1.发育与体型　发育是否正常通常以年龄、智力、体格成长状态(如身高、体重及第二性征)及其相互之间的关系来进行综合判断。成人发育状态正常的判断指标包括:头部的长度达到身高的1/8~1/7、胸围为身高的1/2、两上肢展开后左右指端的距离约等于身高、坐高等于下肢的长度。体型是身体各部分发育的外观表现,包括骨骼、肌肉的成长与脂肪分布的状态。临床上将成人的体型分为三种:①无力型(瘦长型),身高体瘦、颈部细长、肩窄下垂、胸廓扁平,腹上角<90°;②正力型(匀称型),身体各部分匀称适中,腹上角90°左右;③超力型(矮胖型),身短粗壮、颈部粗短、肩部宽平、胸廓宽厚、腹上角>90°。

2.饮食与营养状态　饮食情况的观察应关注病人的食欲、食量、进食后反应、饮食习惯,有无特殊嗜好或偏食等情况。营养状况可以依据皮肤、毛发、皮下脂肪、肌肉的情况,结合年龄、身高和体重进行综合判断。临床上常用良好、中等、不良3个等级对营养状态进行描述,常见的营养状态异常包括营养不良和营养过度。

3.面容与表情　面容与表情是评价个体情绪状态和身体状况的重要指标。正常人表情自然、神态安怡,疾病状态下可出现痛苦、忧虑、疲惫等面容与病情,某些疾病进展到一定程度,还会出现一些特征性的面容与表情。临床上常见的典型面容有以下几种。①急性面容:表现为表情痛苦、躁动不安、面色潮红,有时出现鼻翼扇动、口唇疱疹等。见于急性感染性疾病如大叶性肺炎、疟疾等病人;②慢性面容:表现为面色灰暗或苍白、面容憔悴、目光暗淡,常见于慢性消耗性疾病如恶性肿瘤、肝硬化、严重结核病等病人;③二尖瓣面容:表现为面色晦暗、双颊紫红、口唇发绀,见于风湿性心脏病二尖瓣狭窄病人;④贫血面容:表现为面色苍白、唇舌及结膜色淡、表情疲惫乏力,见于各种类型的贫血病人。除此之外,临床上常见的还有甲状腺功能亢进面容、满月面容、面具面容、病危面容等。

4.体位　体位是指身体所处的状态,临床常见的体位有自动体位、被动体位和强迫体位。病人会因所患疾病不同而采取不同的体位,所以体位对于疾病的诊断具有一定的意义。如心肺功能不全的病人常采取强迫坐位,以增加肺通气量,减少回心血量,减轻心脏负担。

5.姿势与步态　姿势指一个人的举止状态,依靠骨骼、肌肉的紧张度来保持,并受健康状态及精神状态的影响。健康成人躯干端正,身体活动自如。患病时可以出现特殊姿势,如心绞痛发作时被迫站立,并以手按抚心前区。步态指一个人走路时所表现的姿态,正常人的步态受年龄、健康状态和所受训练等因素的影响。常见的异常步态有蹒跚步态、醉酒步态、共济失调步态、慌张步态、剪刀步态、间歇性跛行步态等。

6.皮肤与黏膜　外环境的改变、皮肤本身病变或全身性疾病均可导致皮肤结构和

(或)功能发生变化,对于皮肤和黏膜,应主要观察其颜色、湿度、温度、弹性,以及皮肤水肿及各种类型的皮肤损害。如:贫血病人皮肤苍白;发热性疾病病人皮肤发红;胆道梗阻、溶血性疾病病人巩膜、软腭黏膜、皮肤黄染;缺氧病人口唇、耳郭、面颊、指端皮肤发绀;肝病、肾上腺皮质功能减退病人皮肤色素沉着;休克病人皮肤湿冷;长期消耗性疾病、严重脱水病人皮肤弹性减弱;出血性疾病、重症感染病人皮肤黏膜可出现瘀点、紫癜、瘀斑、血肿;肾源性水肿病人多于晨起出现眼睑、颜面水肿;心源性水肿病人则表现为下肢水肿。

(二)生命体征的观察

体温、脉搏、呼吸、血压在大脑皮层的控制和神经、体液的调节下保持着相对恒定。当机体患病时,生命体征变化最为敏感,因此在病人病情观察中占据重要的地位,贯穿于病人护理的全过程中。体温不升多见于大出血休克病人;出现在夏季的体温过高,在排除感染因素后,应考虑是否由中暑导致;脉搏节律的改变多见于严重心脏病、药物中毒、电解质紊乱等;周期性呼吸困难多为呼吸中枢兴奋性降低导致;收缩压、舒张压持续升高时警惕发生高血压危象。

(三)意识状态的观察

意识状态是大脑高级神经中枢功能活动的综合表现,即对环境的知觉状态。正常人意识清楚,反应敏锐而准确,语言准确流畅,思维合理,情感活动正常,对时间、人物、地点的判断力正常。意识障碍是指个体对周围环境及自身状态的识别和觉察能力出现障碍的一种精神状态。表现为对自身及外界环境的认识及记忆、思维、定向力、知觉、情感等精神活动的不同程度的异常改变。以觉醒状态改变为主的意识障碍包括嗜睡、昏睡和昏迷,以意识内容改变为主的意识状态包括意识模糊和谵妄。

1.嗜睡 是程度最轻的意识障碍。病人处于持续睡眠状态,可被言语或轻度刺激唤醒,醒后能正确回答问题和做出各种反应,但反应迟钝,刺激停止后很快又入睡。

2.昏睡 病人处于熟睡状态,一般外界刺激不易唤醒,须经压迫眶上神经、摇动身体等强烈刺激方能唤醒,醒时答话含糊或答非所问,很快又入睡。

3.意识模糊 病人能保持简单的精神活动,但对时间、地点、人物的定向能力发生障碍,表现为思维和语言不连贯,可有错觉、幻觉、躁动不安、谵语或精神错乱。

4.昏迷 是最严重的意识障碍,按照程度不同可以分为以下几种。①轻度昏迷:意识大部分丧失,无自主运动,对声、光刺激无反应,对疼痛刺激(如压迫眶上缘)可有痛苦表情或肢体退缩等逃避反应。瞳孔对光反射、角膜反射、眼球运动和吞咽反射可存在,生命体征无明显异常。②中度昏迷:对周围事物及各种刺激均无反应,对强烈疼痛刺激可有防御反应。角膜反射减弱、对光反射迟钝、无眼球运动,可有生命体征轻度异常及不同程度排便排尿功能障碍。③深度昏迷:意识完全丧失,全身肌肉松弛,对各种刺激均无反应,眼球固定、瞳孔散大,深、浅反射均消失,生命体征明显异常,排便排尿失禁或出现去大脑强直。

对意识状态的观察,可通过与病人交谈,了解其思维、反应、情感活动、定向力等进行评估,必要时可通过痛觉、角膜反射、瞳孔对光反射检查等来判断意识障碍的程度,也可按格拉斯哥昏迷评分量表(Glasgow coma scale,GCS)对病人的意识障碍及其严重程度进行观察与测定(表15-1)。GCS评分项目包括睁眼反应、运动反应和语言反应,使用时分别测量 3 个项目并予以计分,再将各项目分值相加求其总分,即可判断病人意识障碍程度。GCS 总分为 3 ~ 15 分,15 分表示意识清醒。按意识障碍的差异分为轻、中、重三度,轻度 13 ~ 14 分,中度 9 ~ 12 分,重度 3 ~ 8 分,低于 8 分者为昏迷,低于 3 分者为深昏迷或脑死亡。评分时应注意运动反应的刺激部位应以上肢为主,以最佳反应计分。

表 15-1　Glasgow 昏迷评分

项目	状态	分数
睁眼反应	自发性睁眼	4
	言语呼唤时睁眼	3
	疼痛刺激时睁眼	2
	任何刺激均无睁眼反应	1
语言反应	能准确回答人物、时间、地点等定向问题	5
	对话混淆,不能准确回答有关人物、时间、地点等定向问题	4
	言语不流利,但字意可辨	3
	言语模糊不清,字意难辨	2
	任何刺激均无语言反应	1
运动反应	可按指令动作	6
	能确定疼痛部位	5
	对疼痛刺激有肢体退缩反应	4
	疼痛刺激时肢体过屈(去皮质强直)	3
	疼痛刺激时肢体过伸(去大脑强直)	2
	疼痛刺激时无反应	1

(四)瞳孔的观察

瞳孔的变化可提示中枢神经的一般功能状况,为危重病人的主要检测项目,尤其是颅内疾病、药物中毒、昏迷病人,应注意观察两侧瞳孔的形状、大小、边缘、对称性及对光反射是否正常等。

1. 瞳孔的形状、大小和对称性　正常瞳孔呈圆形,两侧等大等圆,边缘整齐,直径为 2 ~ 5 mm。瞳孔大小和形态的异常包括:①瞳孔形态改变,出现青光眼或眼内肿瘤时瞳孔呈椭圆形;虹膜粘连时瞳孔形状可不规则。②瞳孔缩小,当瞳孔直径小于 2 mm 时称瞳孔缩小,小于 1 mm 时称针尖样瞳孔。双侧瞳孔缩小见于虹膜炎症或有机磷农药、吗啡等中毒。单侧瞳孔缩小常提示处于同侧小脑幕裂孔疝早期。③瞳孔扩大,当瞳孔直径大于 5 mm 时称瞳孔扩大。一侧瞳孔扩大、固定,常提示发生了同侧颅内病变(如颅内血肿、肿瘤等)所致的小脑幕裂孔疝;双侧瞳孔扩大,常见于颅内压增高、颅脑损伤、阿托品、颠茄、可卡因等药物反应及濒死状态。④两侧瞳孔大小不等,见于脑外伤、脑肿瘤、脑疝等颅内病变;双侧瞳孔大小不等且变化不定,多是中脑功能损害的

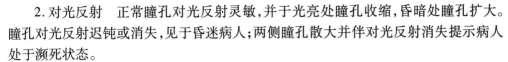

表现。

2.对光反射　正常瞳孔对光反射灵敏,并于光亮处瞳孔收缩,昏暗处瞳孔扩大。瞳孔对光反射迟钝或消失,见于昏迷病人;两侧瞳孔散大并伴对光反射消失提示病人处于濒死状态。

(五)心理状态的观察

病人的心理状态包括一般的心理状态和患病情况下的特殊心理状态,应从病人对健康的理解、对疾病的认识、处理和解决问题的能力、对疾病和住院的反应、价值观、信念等方面来观察其语言与非语言行为、思维过程、认知能力、情绪状态、感知情况等是否处于正常状态,是否出现记忆力减退,思维混乱,反应迟钝,语言、行为异常等情况及有无焦虑、恐惧、抑郁等情绪反应。

(六)特殊检查或药物治疗的观察

1.特殊检查和治疗后的观察　临床中,为明确诊断而进行的某些常规和特殊专科检查会对病人造成不同程度的创伤,如冠状动脉造影、胆囊造影、腹腔镜检查、腰穿、胸穿、骨穿等。进行这些检查时,护士应重点了解其注意事项,观察生命体征,倾听病人的主诉,防止并发症的发生。需要应用引流时,应注意观察引流液的性质、颜色、量等,引流管是否通畅,有无扭曲、受压、引流不畅的情况,引流袋(瓶)的位置等。吸氧病人要观察用氧后缺氧症状的改善情况。

2.特殊药物治疗病人的观察　对病人进行药物治疗时,护士应注意观察药物的疗效、副作用和毒性反应。如服用降糖药时要观察血糖的变化,同时注意用药的时间和用量,谨防发生低血糖反应。

(七)其他方面的观察

除了以上内容,还应观察病人的睡眠情况、生活自理能力。病人的自理能力可以通过量表来进行测定,如使用日常生活活动(activity of daily life,ADL)能力量表评定病人的生活照料、生活工具使用等自理能力,使用总的生活能力状态评定病人的病残程度。

第二节　危重病人的管理

危重病人是指病情严重,随时可能发生生命危险的病人,这些病人需要严密地、连续地进行病情观察和全面地监护与治疗。急救和重症监护是抢救危重病人的两个主要环节。及时、迅速、准确地抢救危重病人,是社会保障系统的重要组成部分,也是医院的医疗和管理水平的突出体现。因此护士必须从思想上、组织上、物质上和技术上做好充分准备,全力以赴、积极主动地配合医生救治危重病人。

一、抢救工作的组织管理与抢救设备管理

(一)抢救工作的组织管理

抢救工作的组织管理保证了抢救工作能够及时、有效地进行,应主要围绕以下几

个方面进行：

1. 建立责任明确的系统组织结构　在接到抢救任务时,应立即指定抢救负责人,组成抢救小组。参加抢救的医务人员必须听从指挥,抢救时态度严肃认真、动作迅速正确,既要分工明确,又要密切协作。抢救工作一般分为全院性和科室(病区)性抢救两种。全院性抢救多用于大型灾难等突发情况,由院长(医疗院长)组织实施,所有科室都要参加。科室内的抢救工作一般由科主任、护士长负责,科室领导不在时可由在场工作人员中职务最高者负责指挥。

2. 制定抢救方案　抢救方案应根据病人病情,由医生、护士共同参与制定,以使危重病人能及时、迅速地得到抢救。护士根据指定的抢救方案,及时、有效地实施护理工作。

3. 做好核对　各种急救药物须经两人核对,核对正确后方可使用。执行口头医嘱时,须向医生复述一遍,双方确认无误后方可执行,抢救完毕及时补写医嘱。抢救中各种药物的空安瓿、输液空瓶、输血袋等应集中放置,以便统计和查对。

4. 及时、准确做好各项记录　一切抢救工作均应做好记录,要求字迹清晰、及时准确、详细全面,且注明执行时间与执行者。做好交接班工作,保证抢救和护理措施的落实。

5. 安排护士参加医生组织的查房、会诊、病例讨论　熟悉危重病人的病情、重点监测项目及抢救过程,配合有效。

6. 做好抢救室内抢救器械和药品管理　严格执行"五定"制度,即定数量品种、定点安置、定专人管理、定期消毒灭菌、定期检查维修。抢救用品合理放置,各类仪器保证性能良好,随时备用。使用后,要及时清理,归还原处,并进行补充,保持清洁、整齐。抢救传染病病人时要按照传染病要求进行消毒处理,严格控制交叉感染。急救物品要求完好率达100%,值班护士班班交接并做好记录。护士应熟悉抢救物品性能和使用方法,并能排除一般故障。

（二）抢救设备管理

1. 抢救室　在急诊室和病区内都要单独设立抢救室。病区抢救室宜设置在靠近护士办公室的单独房间内,要求宽敞、明亮、安静、整洁。

2. 抢救床　最好选用能升降的活动床,必要时另备木板一块,做胸外心脏按压时使用。

3. 抢救车　应按要求配备各种常用急救药品、急救用无菌物品及其他急救用物。

（1）急救药品　如表15-2所示。

（2）无菌急救包　各种穿刺包、静脉切开包、气管切开包、导尿包等。

（3）其他用物　血压计、听诊器、开口器、压舌板、舌钳、牙垫、手电筒、输液架、止血带、各种注射器及针头、输液器及输液针头、输血器及输血针头、各种型号的医用橡胶手套、无菌敷料、无菌治疗巾、多头电源插座、皮肤消毒用物等。

4. 急救器械　确保各种急救器械(如给氧系统、电动吸引器或中心负压吸引装置、电除颤仪、心电监护仪、简易呼吸器、呼吸机、电动洗胃机等)完好,处于备用状态。

表15-2　常用急救药品

类别	常用药物
中枢神经系统兴奋药	尼克刹米(可拉明)、山梗菜碱(洛贝林)
抗休克血管活性药	多巴胺、盐酸肾上腺素、去甲肾上腺素、间羟胺
降血压药	利血平、硫酸镁注射液
强心药	西地兰(去乙酰毛花苷)、毒毛旋花子苷K
抗心律失常药	利多卡因、心律平(普罗帕酮)、维拉帕米
血管扩张药	硝酸甘油
利尿剂	呋塞米
脱水剂	20%甘露醇
镇静剂	安定(地西泮)、苯巴比妥(鲁米那)
解热剂	安痛定(含安基比林、安替比林、巴比妥)
镇痛药	杜冷丁(哌替啶)、吗啡
平喘药	氨茶碱
止吐药	胃复安(甲氧氯普胺)
促凝血药	6-氨基己酸(氨甲环酸)、止血芳酸(氨甲苯酸)、止血敏(酚磺乙胺)、立止血
解毒药	解磷定、阿托品、山莨菪碱(654-2)
激素类药	地塞米松(氟美松)、氢化可的松(皮质醇)
水电酸碱平衡药	5%碳酸氢钠
抗过敏药	苯海拉明(可他敏)

二、危重病人的护理

危重病人由于身体极度虚弱,抵抗力差,护士在全面、仔细地观察病情,详细记录观察结果、治疗经过及护理措施的同时,要强化对危重病人的支持性护理,预防压疮、坠积性肺炎、失用性萎缩、退化及静脉血栓等并发症的发生,并对病人进行心理抚慰。

(一)做好危重病人的病情监测

危重病人由于病情危重、病情变化快,对其各系统功能的检测有助于动态了解病人整体状态、疾病危险程度及各系统脏器的损害程度,有利于及时发现病情变化、及时诊断和抢救处理。危重病人的病情监测内容较多,最基本的是中枢神经系统、循环系统、呼吸系统、肾功能、消化系统的功能。

1. 神经系统功能监测　对于危重病人,尤其是颅脑损伤或颅脑疾病病人来说,监测神经系统功能非常重要。一般为避免单一指标的局限性,常需结合临床表现、神经系统检查、仪器监测结果进行综合分析,做出及时有效的判断。中枢神经系统监测的主要内容包括:神经系统体征,如意识状态、眼部体征、神经反射、体位与肌张力、运动功能;颅内压监测(intracranial pressure,ICP);脑电图、脑血流和脑氧供需平衡监测。

其中颅内压监测是诊断颅内高压最迅速、客观与准确的方法,也是观察危重病人病情变化、指导临床治疗与预后判断等的重要手段。

2. 心血管系统功能监测　包括心率、心律、无创和有创动脉血压、心电功能和血流动力功能监测如中心静脉压、肺动脉压、肺动脉楔压、心排量及心脏指数等。

3. 呼吸系统功能监测　主要的监测内容包括呼吸运动、呼吸容量、呼气末二氧化碳、血氧饱和度、呼吸力学5个方面。呼吸运动包括呼吸的频率、幅度、节律、呼吸周期的吸呼比率、呼吸音。呼吸容量主要监测潮气量、每分通气量、生理无效腔容积和肺泡通气量。呼吸力学监测主要观察呼吸压力、气道阻力和肺胸顺应性。此外还要观察痰液的性质、量、痰培养的结果;血气分析和胸片等。其中血气分析是反映呼吸系统功能的重要监测指标。

4. 肾功能监测　肾功能状况对于病人疾病的治疗和转归均有影响,主要监测尿液的量、比重、渗透压和尿常规、血肌酐、血尿素氮、内生肌酐清除率测定等。

5. 消化系统功能监测　肝脏与胃肠功能障碍时会引发机体环境与全身功能状态的改变,因此,消化功能监测主要包括肝功能监测与胃肠功能监测。肝功能失代偿时会引发肝性脑病,病人会有精神症状及意识障碍的表现。监测精神症状与意识状态是监测肝功能的一项简单而方便的监测内容,此外还有黄疸、血清酶(血清转氨酶、碱性磷酸酶及 γ 谷氨酰转移酶)、血清蛋白、血氨水平及凝血功能(凝血酶原时间、活化部分凝血酶原时间、凝血酶凝固时间及肝促凝血酶原激酶试验)。胃肠道缺血引起胃肠黏膜屏障受损,导致了细菌和内毒素移位,常是多器官功能障碍综合征(multiple organ dysfunction syndrome, MODS)的重要启动因素,因此胃黏膜内 pH(intramucosal pH, pHi)值监测已成为判断危重病人复苏的一项重要指标。

此外,还要进行水电解质及酸碱平衡监测和体温监测。水和电解质是构成正常体液容量、渗透压及维持机体正常代谢和脏器功能的基础。常用的监测指标有:血清钠、钾、镁、钙,酸碱平衡监测主要观察血气分析中的 pH 值、$PaCO_2$、HCO_3^-浓度或 BE。体温监测是一项简便易行、反映病情缓解或恶化的可靠指标,也是反映代谢率的指标。正常人体温较恒定,当代谢旺盛、感染、创伤、手术后体温多有升高,而极重度或临终病人体温反而下降。

(二)保持呼吸道通畅

鼓励清醒病人定时做深呼吸,或让病人侧身,轻拍背部,以助分泌物咳出。昏迷病人常因咳嗽、吞咽反射减弱或消失、呼吸道分泌物及唾液等积聚喉头而引起呼吸困难甚至窒息,故应使病人头偏向一侧,及时吸出呼吸道分泌物,保持呼吸道通畅。如果病人痰液或分泌物黏稠,要进行雾化吸入,稀释痰液后,鼓励病人进行有效咳嗽或使用吸引器进行吸痰,排出呼吸道分泌物。

(三)加强临床基础护理

1. 维持清洁

(1)眼部护理　对眼睑不能自行闭合的病人应涂眼药膏或覆盖凡士林纱布,防止发生角膜干燥,出现溃疡和结膜炎。

(2)口腔护理　保持口腔卫生,根据需要进行口腔护理,增进食欲。尤其是不能经口进食者,要做好特殊口腔护理,预防口腔炎症、口腔溃疡等的发生。

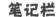

（3）皮肤护理　危重病人由于长期卧床、大小便失禁、大量出汗及营养不良等,容易发生压疮,因此要对危重病人进行综合、动态、客观、有效的压疮风险评估,积极采取有效措施预防压疮发生。

2.协助活动　危重病人活动少,容易发生肌腱、韧带退化和肌肉萎缩,关节日久不动而僵硬,失去正常功能,因此要注意保持病人肢体处于功能位置;病情许可时,尽早协助病人进行被动肢体活动和关节活动范围练习,同时做肌肉按摩,促进血液循环,增加肌肉张力,帮助其恢复功能。

3.补充营养和水分　危重病人多食欲不振,消化功能减退,但同时存在着消耗增加,对营养物质的需要量增加,因此,应设法增进病人饮食。协助自理缺陷的病人进食,对不能进食者,可采用鼻饲或完全胃肠外营养。对于大量引流或额外体液丧失等水分丢失过多者,要遵医嘱补充足够的水分。

4.维持排泄功能　协助病人大小便,必要时给予人工通便或行导尿术。对留置导尿病人执行尿管护理常规。

5.保持导管通畅　危重病人经常带有多条引流管,如导尿管、胃肠减压管、伤口引流管等,应注意妥善固定、安全放置导管,保持管道通畅,防止扭曲、受压、堵塞、脱落。同时注意严格无菌操作,防止逆行感染。

6.确保病人安全　危重病人出现谵妄、躁动和意识障碍时,要合理使用保护具,防止发生意外。要正确执行医嘱,确保病人的医疗安全。病人出现牙关紧闭、抽搐时,应使用牙垫、开口器,防止咬伤舌头,同时调暗室内光线,降低各种声音,避免因外界刺激引起抽搐。

（四）加强心理护理

对危重病人进行抢救的过程中,以下因素会使病人产生极大的心理压力:①对死亡的恐惧;②突然短时间内丧失对周围环境和个人身体功能的控制,完全依赖他人;③频繁进行的身体检查,有时触及身体隐私部位;④突然置身于陌生的环境;⑤各种治疗仪器产生的声音、影像、灯光等刺激;⑥气管插管和呼吸机治疗引起的沟通障碍。此外,家属也会出现一系列的心理应激反应。因此,对于危重病人及家属,心理护理不容忽视,护士应做到以下几点:

1.态度和蔼、宽容、富有同情心,表现出对病人的关心、同情、尊敬和接受。

2.做任何操作前,对病人做简单、清晰的解释。解释的语言要精练、准确、通俗易懂;举止沉着冷静,操作娴熟,使病人产生充分的信赖感和安全感。

3.对因人工气道或呼吸机治疗而出现言语沟通障碍者,应与病人建立其他沟通方式,鼓励病人表达内心感受,保证与病人的有效沟通。

4.鼓励病人参与自我护理活动和治疗方法的选择。

5.尽可能多地使用"治疗性触摸",向病人传递关心和支持,还可以通过帮助病人指明疼痛部位,确认他们身体的完整性和感觉的存在。

6.鼓励家属及亲友探视病人,表达对病人的关爱和支持。

7.改善病室环境,减少不良刺激。病室光线要柔和,夜间调暗灯光,使病人能够感受到昼夜差别。保持病室安静,尽量降低各种仪器发出的噪声,工作人员要做到说话轻、走路轻、操作轻、关门轻。悬挂钟表让病人有时间概念;操作检查和治疗时使用床帘,保护病人隐私。

第三节　常用急救技术

护士对临床急救技术的掌握情况直接影响着急救方案的实施和抢救的成败,因此,护士必须熟练掌握必要的急救知识和技能,本节主要介绍心肺复苏技术、洗胃法和人工呼吸器的使用。

一、心肺复苏技术

(一)概述

心肺复苏(cardiopulmonary resuscitation,CPR)是针对心跳、呼吸停止所采取的一系列抢救措施,即用心脏按压或其他方法形成暂时的人工循环,恢复心脏自主搏动和血液循环,用人工呼吸代替自主呼吸,达到恢复苏醒和挽救生命的目的。

基础生命支持(basic life support,BLS)又称初期复苏处理或现场 CPR,是抢救心跳呼吸骤停等极危重病人的基本措施,主要包括开放气道(airway,A)、人工呼吸(breathing,B)和胸外心脏按压(circulation,C)三项。基础生命支持技术的时间性和技术性对能否挽救病人的生命和取得良好的预后至关重要。BLS 是一种可以由专业或非专业人员实施的初步的救护措施,要求在事发现场,发现心跳、呼吸停止时,4 min 内建立起来。

(二)心搏骤停的原因

1. 心源性原因　心源性原因是由心脏本身的病变所致。冠心病是造成成人心搏骤停的最主要原因,约 80% 心脏性猝死是由冠心病及其并发症引起的。各种心肌病引起的心脏性猝死占 5%~15%,如肥厚梗阻型心肌病、致心律失常型心肌病等。严重缓慢性心律失常和心室停顿是心脏性猝死的另一重要原因。

2. 非心源性原因　①各种原因导致的呼吸停止,如气管异物、溺水、窒息等引起的气道阻塞,各种休克以及脑血管意外、颅脑外伤等均可导致呼吸停止,引起心肌严重缺氧而发生心搏骤停。②严重的电解质与酸碱平衡失调。严重的低血钾、高血钾等电解质紊乱,严重酸碱中毒等可影响心脏的自律性和心肌的收缩性,最终导致心搏骤停。③突发的意外事件。如严重创伤、电击伤等。④其他:低血容量、各种药物中毒(如抗心律失常药物、洋地黄类药物、β受体阻滞剂、钙离子拮抗剂、三环类抗抑郁药物等)或过敏反应、诊断性操作如血管造影、心导管检查等都可能造成心搏骤停。

(三)心搏骤停的临床表现及判断

1. 意识丧失或全身短暂性抽搐　轻拍或摇动病人双肩,并大声呼叫"喂,你怎么了?"判断病人有无反应,若无反应,说明病人意识丧失。

2. 大动脉搏动消失　一般首选颈动脉作为判断的部位,其次是股动脉。非专业人员无须检查大动脉搏动,专业人员应检查动脉有无搏动,时间不超过 10 s。成人检查颈动脉的方法是:示指和中指并拢,先触及气管正中部位或男性喉结部位,然后向旁滑移 2~3 cm,在胸锁乳突肌内侧轻触颈动脉搏动。成人通常是检查颈动脉搏动,亦可触摸股动脉,儿童可检查其股动脉,婴儿可检查其肱动脉或股动脉。如果触摸不到动脉搏动,说明心跳已经停止,应立即进行胸外按压。

3.呼吸停止　应在保持气道开放的情况下进行判断。可通过听有无呼气声,或用面颊部靠近病人的口鼻部感觉有无气流吹拂感,脸转向病人观察胸腹部有无起伏。

4.面色苍白或发绀　一般以口唇和指甲末梢处最明显。

5.瞳孔散大、固定　血液循环完全停止后超过1 min才会出现瞳孔散大,有些病人可始终无瞳孔散大现象,同时药物对瞳孔的改变也有一定影响。

6.心尖搏动及心音消失　听诊无心音。心电图表现为心室颤动或心室停顿,偶尔呈缓慢而无效的心室自主节律(心电–机械分离)。

7.伤口不出血。

心搏骤停时,出现较早而且最可靠的临床征象是意识丧失伴大动脉搏动消失,仅凭这两项就可以判断心搏骤停,立即开始BLS技术。判断心脏按压有效的指征包括:①瞳孔由散大开始回缩,有时可有对光反应;②能触及大动脉搏动,血压维持在60 mmHg以上;③口唇、面色、甲床等由发绀变为红润;④自主呼吸出现,呼吸逐渐恢复;⑤昏迷变浅,出现反射或挣扎;⑥室颤波由细小变为粗大,甚至恢复窦性心律。

(四)基础生命支持技术

【目的】

1.实施基础生命支持技术,建立病人的循环、呼吸功能。

2.保证重要脏器的血液供应,尽快促进心跳、呼吸功能的恢复。

【操作前准备】

1.评估　评估病人的病情、意识状态、呼吸、脉搏、有无活动义齿等情况。

2.护士准备　衣帽整洁,修剪指甲,洗手,戴口罩。

3.病人准备　调整病人体位以满足抢救的需要。

4.环境准备　光线充足、安静,病人床单位周围宽敞,必要时用屏风遮挡,避免影响其他病人。

5.用物准备　治疗盘内放血压计、听诊器、手电筒,必要时备一木板、脚踏凳。

【操作步骤】　基础生命支持操作技术见表15–3。

表 15–3　基础生命支持技术

操作步骤	要点与说明
1.迅速判断	
(1)意识:双手轻拍或摇动病人双肩,并在病人耳边大声呼唤"喂! 你怎么了?"观察病人有无反应	● 无反应,可判断其无意识
(2)判断有无颈动脉搏动	
(3)判断呼吸是否消失:一听二看三感觉。听有无呼吸音;看病人胸廓有无起伏;用面颊感受有无气流通过	● 触摸脉搏一般不少于5 s,不多于10 s

续表 15-3

操作步骤	要点与说明
2. 启动应急反应系统,呼叫旁人帮忙或(如果适用)通过移动通信设备	• 第一时间启动院内应急系统;自取或请他人取得 AED 及急救设备
3. 启动复苏:如没有正常呼吸,有脉搏,给予人工呼吸;没有呼吸(或仅有喘息)无脉搏,启动心肺复苏	
4. 安置体位:去枕,使病人仰卧于硬板床或地上。如果病人卧于软床上,则在其肩背下垫心脏按压板。将病人头后仰,头、颈部应与躯干保持在同一轴面上,将双上肢放置在身体两侧,解开衣服,暴露胸壁	• 避免随意移动病人 • 该体位有助于胸外心脏按压的有效性
5. 胸外心脏按压	• 心脏按压可以间接压迫左右心室,代替心脏的自主收缩
(1)操作者站在或跪在病人一侧	
(2)确定按压部位:一只手的掌根部放在胸骨的下半部,即两乳头连线之间的胸骨处,另一只手叠加在其上,两手手指交叉紧紧相扣,手指尽量向上翘起,避免触及胸壁和肋骨(图 15-1)	• 按压时定位要准确,手指翘起,减少按压时发生肋骨骨折的可能性
(3)按压时的姿势:操作者身体稍前倾,双肩在病人胸骨正上方,双肘关节伸直,以髋关节为支点,用上半身的力量垂直向下快速按压(图 15-2)	• 为保证按压时力量垂直作用于胸骨,操作者可以根据病人所处位置的高低,采取跪式或用脚凳等不同体位进行按压
(4)按压的频率与深度:按压频率为 100~120 次/min,按压时胸骨下陷 5~6 cm(成人)。儿童、婴儿下压胸部前后径的 1/3,儿童 5 cm,婴儿 4 cm。按压后迅速放松,手掌根不能离开胸壁,按压与放松时间之比为 1:2	• 按压力量要适度,姿势正确,尽量减少胸外按压中断的次数和时间,中断时间限制在 10 s 以内 • 避免在按压间隙倚靠在病人胸上,以便每次按压后胸廓能够充分回弹
6. 开放气道	
(1)将病人头偏向一侧,清除口鼻腔、气道内分泌物或异物,取下活动义齿	
(2)开放气道方法	
1)仰头举颏法:操作者一手的小鱼际置于病人前额,用力向后压使其头部后仰,另一手示指、中指置于下颌角处(下颌骨下方),将颏部向前向上抬起(图 15-3)	• 适用于没有头和颈部创伤的病人。手指不要压向颏下软组织深处,以免阻塞气道
2)仰头抬颈法:操作者一手抬起病人颈部,另一手以小鱼际部位置于病人前额,使其头后仰,颈部上托(图 15-4)	• 舌根上提,解除舌后坠,保持呼吸道通畅 • 头颈部损伤者禁用

续表 15-3

操作步骤	要点与说明
3)托颌法:操作者站在病人头部,双手置于病人头部两侧,拇指放在下颏处,其余四指握紧下颌角,用力向前、向上托起下颌(图15-5)	●适用于怀疑头和颈部有损伤病人。病人头保持正中位,不能使头后仰,不可左右扭动
7.人工呼吸	
(1)口对口人工呼吸法	●首选方法
1)在病人口鼻部盖一单层纱布或隔离膜	●预防交叉感染
2)操作者用保持病人头后仰的拇指和示指,捏住病人的鼻孔	●防止吹气时气体从口鼻逸出
3)深吸一口气,屏气,双唇包住病人口部(不留空隙),用力吹气,使病人胸廓扩张	●首次连续缓慢吹气2次,保证有足够的气体进入肺部
4)一次吹气完毕,松开捏鼻孔的手,操作者头稍抬起,侧转换气,同时注意观察胸部复原情况,人工呼吸的频率为10~12次/min,即每5~6 s给予人工呼吸1次	●每次吹气时间不少于1 s;有效指标:病人胸部起伏,且呼气时听到或感到有气体逸出
(2)口对鼻人工呼吸法:用仰头举颏法,同时操作者用举颏的手将病人口唇闭紧。深吸一口气,双唇包住病人鼻部吹气,方法同上	●用于口腔严重损伤或牙关紧闭者
(3)口对口鼻人工呼吸法:操作者用双唇包住病人口鼻部吹气,20次/min	●适用于婴幼儿 ●吹气时间要短,均匀缓慢吹气,防止气体进入胃部,引起胃膨胀
8.按压与通气比例:按压与通气之比为30∶2	

【注意事项】

1. 现场应争分夺秒,就地抢救。在发现无呼吸或异常呼吸(叹息样)的心搏骤停病人,应立即启动紧急救护系统,行 CPR。

2. 按压部位要准确,用力合适,以防止胸骨、肋骨压折。严禁按压胸骨角剑突下及左右胸部等。按压深度成人 5~6 cm,婴儿和幼儿至少为胸部前后径的 1/3(婴儿约 4 cm,幼儿约 5 cm),避免在按压间隙依靠在病人胸部,每次按压后要让胸廓充分的回弹,以保证心脏得到充分的血液回流。按压时姿势要正确,两臂伸直,两肘关节固定不动,双肩位于双手的正上方。为避免心脏按压时呕吐物逆流至气管,病人头部应适当放低并略偏向一侧。

3. 及时清除口咽部分泌物和异物,保持气道通畅。呼吸复苏失败最常见的原因是呼吸道堵塞和口对口接触不严密。呼吸道堵塞时,舌头起了活瓣作用,只将空气压下进入胃内,不让空气由胃排出,造成严重的胃扩张,抬高膈肌,阻碍充分通气。更甚者会导致胃内容物反流,造成呕吐物吸入的危险。人工呼吸的频率10~12次/min,避免过度通气,且与胸外按压不能同步,每次呼吸超过1 s,应有明显的胸廓起伏。

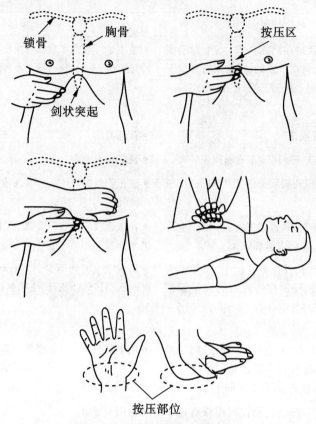

图 15-1　胸外心脏按压定位方法

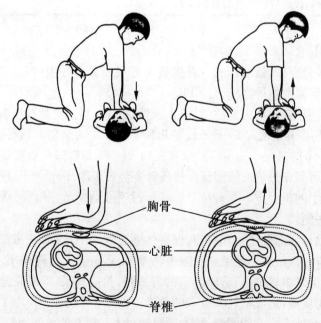

图 15-2　胸外心脏按压的手法及姿势

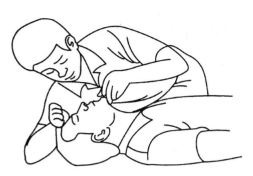

图 15-3　仰头举颏法

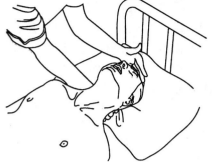

图 15-4　仰头抬颏法

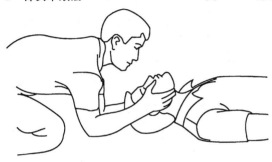

图 15-5　托颌法

二、洗胃法

洗胃法是将洗胃管插入病人胃内,利用重力、虹吸或负压吸引等原理,将一定量的溶液反复注入和吸出,以达到清除毒物、减轻胃黏膜水肿、胃肠清洗等目的的方法。

【目的】

1.解毒　清除胃内毒物或刺激物,减少毒物吸收,还可利用不同灌注液进行中和解毒,用于急性食物或药物中毒。服毒后 4~6 h 内洗胃最有效。

2.减轻胃黏膜水肿　幽门梗阻病人饭后常有滞留现象,通过洗胃,减轻潴留物对胃黏膜的刺激,从而减轻胃黏膜水肿和炎症。

3.手术或某些检查前的准备　主要用于胃部手术或检查前,通过洗胃,可利于检查,防止或减少术后感染。

【操作前准备】

1.评估解释

(1)评估:①病人的年龄、病情、医疗诊断、意识状态、生命体征等;②口鼻黏膜有无损伤,有无活动义齿;③心理状态及对洗胃的耐受能力、合作程度、知识水平、既往经验等。

(2)向病人及家属解释洗胃的目的、方法、配合要点及注意事项。

2.护士准备　衣帽整洁,修剪指甲,洗手,戴口罩。

3.病人准备　了解洗胃的目的、方法、注意事项及配合要点。病人取坐位或半坐位,中毒较重者取左侧卧位。昏迷病人头偏向一侧,防止误吸。有活动义齿者应取下,弯盘放于病人口角处。

4.环境准备　安静、整洁、光线明亮、温度适宜。

5.用物准备　根据不同的洗胃方法进行用物准备。

（1）口服催吐洗胃法

1）治疗盘内：量杯（或水杯）、压舌板、水温计、弯盘、一次性围裙（橡胶围裙）。

2）水桶2只：分别盛放洗胃液、污水。

3）洗胃溶液：遵医嘱根据毒物性质备洗胃溶液（表15-4）。一般用量为 10 000 ~ 20 000 mL，温度为 25 ~ 38 ℃。

表15-4　常用洗胃溶液

毒物种类	常用溶液	禁忌药物
酸性物	镁乳、蛋清水[①]、牛奶	
碱化物	5%醋酸、白蜡、蛋清水、牛奶	
氰化物	3%过氧化氢溶液[②]引吐，1:15 000 ~ 1:20 000 高锰酸钾溶液洗胃	
敌敌畏	2% ~ 4%碳酸氢钠溶液、1%盐水、1:15 000 ~ 1:20 000高锰酸钾溶液	
1605、1059、4049（乐果）	2% ~ 4%碳酸氢钠溶液	高锰酸钾[③]
敌百虫	1%盐水或清水，1:15 000 ~ 1:20 000 高锰酸钾溶液	碱性药物[④]
DDT（灭害灵）、666	温开水或生理盐水洗胃，50%硫酸镁导泻	油性药物
酚类	50%硫酸镁导泻，温开水或植物油洗胃至无酚味为止，洗胃后多次服用牛奶、蛋清保护胃黏膜	液体石蜡
河豚、生物碱、毒蕈	1% ~ 3%鞣酸	
苯酚（石炭酸）	1:15 000 ~ 1:20 000 高锰酸钾溶液	
巴比妥类（安眠药）	1:15 000 ~ 1:20 000 高锰酸钾溶液，硫酸钠导泻[⑤]	硫酸镁
异烟肼（雷米封）		
灭鼠药		
1.磷化锌	1:15 000 ~ 1:20 000 高锰酸钾溶液、0.5%硫酸铜洗胃、0.5% ~ 1%硫酸铜溶液每次10 mL，每5 ~ 10 min 口服一次，配合用压舌板等刺激舌根引吐[⑥]	鸡蛋、牛奶、脂肪及其他油类食物[⑦]
2.抗凝血类（敌鼠钠等）	催吐、温水洗胃、硫酸钠导泻	碳酸氢钠溶液
3.有机氟类（氟乙酰胺等）	0.2% ~ 0.5%氯化钙或淡石灰水洗胃，硫酸钠导泻，饮用豆浆、蛋白水、牛奶等	
发芽马铃薯	1%活性炭悬浮液	

①蛋清水可黏附于黏膜或创面表面，起到保护作用，并减轻病人疼痛。②氧化剂通过将化学性毒物氧化，改变其性能，减轻或去除其毒性。③1605、1509、4049（乐果）等禁用高锰酸钾洗胃，否则可氧化成毒性更强的物质。④敌百虫遇碱性药物会分解出毒性更强的敌敌畏，其分解过程会随碱性的增强和温度的升高而加速。⑤巴比妥类药物采用硫酸钠导泻，是利用其在肠道内形成高渗透压，阻止肠道水分和残存的巴比妥类药物的吸收，促其尽早排出体外。硫酸钠对心血管和神经系统没有抑制作用，不会加重巴比妥类药物的中毒。⑥磷化锌中毒时，口服硫酸铜可使其成为无毒的硫化铜沉淀，阻止吸收，并促使其排出体外。⑦硫化锌易溶于油类物质，忌用脂肪性食物，以免促使磷的溶解吸收

4)为病人准备洗漱用物。

（2）胃管洗胃法

1）治疗盘内：无菌洗胃包（内有一次性胃管、镊子、纱布）、塑料围裙、治疗巾、量杯、压舌板、水温计、标本采集管、棉签、50 mL 注射器、手电筒、听诊器、胶布、石蜡油棉球、弯盘，必要时备治疗碗，内放开口器、牙垫、舌钳。

2）洗胃溶液：同口服催吐法。

3）洗胃设备：全自动洗胃机，或电动吸引器，"Y"形三通管，调节夹，输液器，输液导管，输液架。

4）水桶 2 个：分别盛洗胃液和污水。

【操作步骤】 胃管洗胃技术操作步骤见表 15-5。

表 15-5 胃管洗胃技术

操作步骤	要点与说明
1. 核对：携用物至病人床旁，核对病人床号、姓名	● 确认病人
2. 洗胃	
▲ 口服催吐法	
协助病人取坐位，围好围裙，有义齿者取出，置污物桶于病人床旁或座位前。指导病人每次饮液 300～500 mL，自呕或（和）用压舌板刺激舌根部催吐。反复自饮并催吐，直至吐出的灌洗液澄清无味	● 意识清醒、具有呕吐反射，且能合作配合的急性中毒病人（2 h 以内效果最好） ● 注意饮入量与吐出量大致相等 ● 表示毒物已基本洗干净
▲ 全自动洗胃机洗胃法（图 15-6）	
（1）操作前检查：通电，检查仪器功能是否完好，连接各种管道	● 采用自控电路完成电磁阀的自动转换，分别完成向胃内冲洗药液和吸出胃内容物的灌注；能自动、迅速、彻底清除胃内毒物
（2）插洗胃管：用石蜡油棉球润滑胃管前端，润滑长度约为插入长度的 1/3；插入长度为前额发际至胸骨剑突的距离，由口腔插入 55～60 cm；检查胃管是否在胃内；用胶布固定胃管	
（3）连接洗胃管，将已配好的洗胃液倒入水桶内，药管的头端放入洗胃液桶内，污水管的头端放入空水桶内，胃管的另一端与已插好的病人胃管相连，调节药量流速	● 药管管口必须始终浸没在洗胃液的液面下
（4）吸出胃内容物：先按"手吸"键吸出胃内容物；再按"自动"键对胃进行自动冲洗，直至洗出液澄清无味为止	● 冲洗时"冲"灯亮，吸引时"吸"灯亮
▲ 电动吸引器洗胃法（图 15-7）	

续表 15-5

操作步骤	要点与说明
(1)操作前检查:接通电源,检查吸引器功能	• 利用负压吸引作用吸出胃内容物;能迅速有效地清除毒物,节省人力,并能准确计算洗胃的液体量
(2)安装灌洗装置:输液管与"Y"形管主管相连,"Y"形管两分支分别连接洗胃管末端和吸引器储液瓶的引流管。夹紧输液管,检查各连接处有无漏气。将灌洗液倒入输液瓶内,挂于输液架上	
(3)插洗胃管:同全自动洗胃机洗胃法	• 避免压力过高引起胃黏膜损伤
(4)吸出胃内容物:开动吸引器,调节负压,维持在 13.3 kPa 左右	
(4)灌注洗胃液:关闭吸引器,夹紧储液瓶上的引流管,打开输液管,灌入 300~500 mL 溶液	• 一次灌洗量不得超过 500 mL,否则易出现误吸、急性胃扩张、胃内压升高所致毒物进入肠道、胃扩张所致反射性心搏骤停,水、电解质紊乱等
(5)吸出灌入的液体:夹紧输液管,开放储液瓶上的引流管,打开吸引器	• 如病人出现腹痛、休克、洗出液呈血性,应立即停止洗胃,并采取相应急救措施
(6)反复灌洗,直至洗出液澄清无味为止	
3.观察:洗胃过程中,要随时观察洗出液的性质、颜色、气味和洗出量及病人面色、脉搏、呼吸和血压的变化	
4.拔管:洗胃完毕,反折胃管,拔出	• 防止管内液体误入气管
5.整理:协助病人漱口、洗脸、帮助其取舒适卧位;整理床单位,清理用物	• 促进病人舒适
6.清洁:自动洗胃机同时把药管、胃管、污水管放入清水中,按"清洗"键。清洗各管腔后,将管取出,待仪器内水完全排尽后,按"停机"键关机	• 以免各管道被污物堵塞或腐蚀
7.记录:灌洗液名称、量,洗出液的颜色、气味、性质和量及病人的全身反应	• 幽门梗阻病人洗胃,可在饭后 4~6 h 或空腹时进行。记录胃内潴留量(胃内潴留量=洗出量-灌入量),以了解梗阻程度

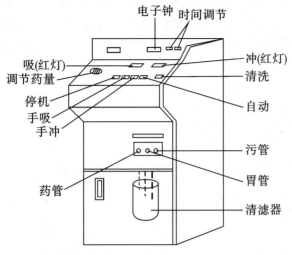

图 15-6　全自动洗胃机

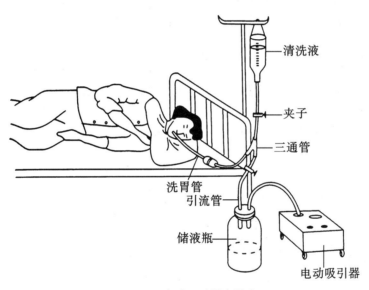

图 15-7　电动吸引器洗胃法

【注意事项】

1. 洗胃前要先了解病人的中毒情况,如中毒时间、途径、毒物种类、性质、量等,来院前是否出现呕吐。

2. 准确掌握洗胃的适应证和禁忌证。①适应证:非腐蚀性毒物中毒,如食物中毒、安眠药、有机磷、重金属、生物碱等;②禁忌证:强腐蚀性毒物中毒(如强酸、强碱)、上消化道出血、肝硬化、食管胃底静脉曲张、胸主动脉瘤、胃穿孔、胃癌等。

3. 吞服强酸、强碱等腐蚀性药物者禁忌洗胃,以免造成穿孔。可按医嘱给药或迅速给予物理拮抗剂,如牛奶、蛋清、米汤、豆浆等以保护胃黏膜。消化道溃疡、食管阻塞、食管静脉曲张、胃癌等病人一般不宜洗胃,昏迷病人洗胃应谨慎。

4. 急性中毒病人应紧急采用"口服催吐法",必要时进行洗胃,以减少中毒物质的吸收。当中毒物质不明时,可选用温开水或生理盐水洗胃。待中毒物质明确后,选用相应对抗剂洗胃。为幽门梗阻病人洗胃时,可采用注洗器洗胃,在饭后 4~6 h 或空腹进行,并记录胃内潴留量,以了解梗阻情况,供临床参考。口服毒物时间过长(超过6 h以上者),可酌情行血液透析治疗。

5.洗胃过程中应随时观察病人情况,如面色、意识、生命体征、瞳孔变化、口、鼻腔黏膜情况及口中气味等。如病人感到腹痛,洗出血性灌洗液或出现休克现象时,应立即停止操作,并通知医生,进行处理。注意观察洗出液的性质、颜色、气味和数量,并记录。注意观察灌入液与排出液是否相等,灌入液明显多于排出量时可引起急性胃扩张。孕妇不宜采用电动洗胃机洗胃。洗胃后观察胃内毒物清除情况,病人中毒症状有无缓解或是否得到控制。

6.严密观察洗胃并发症,包括急性胃扩张、胃穿孔、大量使用洗胃液导致的水中毒、水及电解质紊乱、酸碱平衡失调,昏迷病人误吸或过量胃内液体反流致窒息,迷走神经兴奋致反射性心搏骤停等,及时观察、采取相应急救措施,并做好记录。

7.做好心理护理。洗胃前向病人解释操作过程中可能出现的不适,如恶心等,取得病人配合;告知病人和家属洗胃的风险,如误吸等,取得理解;向其介绍洗胃后的注意事项;对自服毒物者,耐心劝导,针对性进行心理护理。

三、人工呼吸器

人工呼吸器是通过人工或器械装置产生通气,对无呼吸病人进行强迫通气,对通气障碍病人进行辅助呼吸,以增加通气量,改善换气功能,减轻呼吸肌做功,是进行人工呼吸最有效的方法之一,临床上常用于各种病因所致的呼吸停止或呼吸衰竭的抢救及麻醉期间呼吸管理。

【目的】

1.维持和增加机体通气量。

2.纠正威胁生命的低氧血症。

【操作前准备】

1.评估、解释

(1)评估:①病人年龄、病情、体重、体位、意识状态等;②呼吸状况(频率、节律、深浅度)、呼吸道是否通畅、有无活动义齿等;③病人心理状态及配合程度。

(2)解释:向病人及家属解释人工呼吸器的使用目的、方法、配合要点和注意事项。

2.病人准备　病人了解人工呼吸器的使用目的、方法、注意事项和配合要点。取去枕仰卧位,头向后仰,有活动义齿者取出;解开领扣、领带和腰带;清理呼吸道分泌物或呕吐物,保持呼吸道通畅。

3.护士准备　衣帽整洁,修剪指甲,洗手,戴口罩。

4.用物准备

(1)简易呼吸器:由面罩、呼活瓣、呼吸囊、衔接管组成(图 15-8)。

(2)人工呼吸机:分定压型、定容型、混合型等。

(3)必要时备氧气装置。

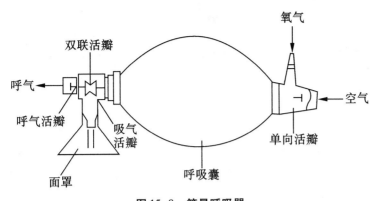

图 15-8　简易呼吸器

【操作步骤】　人工呼吸器操作步骤见表 15-6。

表 15-6　人工呼吸器操作步骤

操作步骤	要点与说明
1. 核对: 携用物至病人床旁, 核对病人床号、姓名	● 确认病人
2. 使用辅助呼吸装置	
▲ 简易呼吸器	
(1) 协助病人取合适体位: 抢救者站于病人头顶处, 病人头向后仰	● 在未行气管插管建立紧急人工气道的情况下及辅助呼吸机突然出现故障时使用
(2) 挤压呼吸囊: 托起病人下颌, 扣紧面罩, 使面罩紧扣病人口、鼻部, 以一次挤入肺内 500 mL 左右空气的节律挤压, 频率保持在 16~20 次/min	● 避免漏气 ● 通过挤压使空气或氧气通过吸气活瓣进入病人肺内, 放松时, 肺内气体通过呼气活瓣排出 ● 对有自主呼吸的病人, 人工呼吸应与自主呼吸同步。即于病人吸气初顺势挤压呼吸囊, 达一定潮气量后完全松开气囊, 让病人自行完成呼气动作
▲ 人工呼吸机	● 适用于危重病人, 长期循环、呼吸支持者
(1) 开机前准备	
1) 连接呼吸管路或模拟肺, 接通电源和气源后试机	
2) 检查呼吸管路系统是否漏气, 通气模式、给氧浓度、潮气量、通气压力、报警等参数是否正常可调, 观察运转及性能是否良好	
3) 向湿化罐内注入适量蒸馏水, 调节温度至 32~35 ℃	

笔记栏

续表 15-6

操作步骤	要点与说明
4)根据病人病情选择通气模式,设置参数和报警	• 主要参数选择见表 15-7
(2)开机	
(3)将呼吸机与病人气道紧密相连	
1)面罩法:面罩遮住病人口、鼻后与呼吸机连接	• 适用于神志清楚、能配合、间断使用呼吸机的病人
2)气管插管法:气管内插管后与呼吸机连接	• 适用于神志不清的病人
3)气管切开法:气管切开放置套管后与呼吸机连接	• 适用于长期使用呼吸机的病人
(4)观察病情及呼吸机运行情况	• 观察通气量是否合适,胸部是否随机械呼吸起伏,双侧胸廓运动是否对称,双肺有无闻及对称的呼吸音;观察呼吸机工作和管路连接是否正常;观察病人神志、脉搏、呼吸、血压等变化,定期进行血气分析和电解质测定
(5)根据需要调节呼吸机参数	• 观察病人反应,根据需要调节参数。通气量适宜:病人安静,呼吸合拍,血压、脉搏正常;通气量不足:可出现烦躁不安、多汗、皮肤潮红、血压升高、脉搏加速;通气过度:可出现昏迷、抽搐等碱中毒症状
(6)湿化、排痰:采用加温湿化器,将水加温后产生蒸汽,混进吸入气体	• 充分湿化气道,防止病人气道干燥,分泌物堵塞诱发肺部感染;鼓励病人咳嗽、深呼吸,协助进行翻身、扣背,促进痰液排出,必要时进行吸痰
3.使用过程中及时记录	
4.撤离辅助呼吸装置:遵医嘱执行,核对后分离面罩或拔出气管内插管	• 指征:神志清楚,无呼吸困难,缺氧完全纠正;血气分析基本正常;心功能良好,生命体征平稳,无严重心律失常,无威胁生命的并发症
5.记录	
6.用物处理:做好辅助呼吸装置保养,用物消毒	

表 15-7　呼吸机主要参数的设置

项目	数值
呼吸频率(R)	10～16 次/min
每分通气量(VE)	8～10 L/min
潮气量(Vr)	10～15 mL/kg(通常在 600～800 mL)
呼吸比值(I/E)	(1:1.5)～(1:2.0)
呼气压力(EPAP)	0.147～1.96 kPa(一般应<2.94 kPa)
呼气末正压(PEEP)	0.49～0.98 kPa(渐增)
吸入氧浓度(FiO$_2$)	30%～40%(一般应<60%)

笔记栏

【注意事项】

1.对清醒病人,应向病人和家属介绍呼吸机使用的目的、方法和必要性,解除其恐惧、焦虑心理。做好健康教育,保持室内环境卫生。

2.告知呼吸机报警出现的原因,避免增加病人和家属的紧张与不安。

3.做好呼吸面罩遮盖部位皮肤的保护,预防压疮。

(黄彩辉　王珊珊)

问题分析与能力提升

1.李某,女,60岁,在河边走路时不慎跌落水中,被路人救起时呼吸、心搏骤停。

请问:①若你刚好在现场,应如何应对? ②在对李某实施心肺复苏术时,应注意哪些问题?③如何判断心肺复苏是否有效?

2.刘某,女,19岁,大二学生,因失恋口服大量安定自杀,室友发现时立即送往医院。入院时神志清醒,双侧瞳孔等大等圆1.5 mm,对光反射存在。

请问:①如果你是接诊护士,应如何处理? ②在给该病人洗胃时,应选择何种洗胃溶液? 洗胃过程中应注意什么?③若在洗胃过程中病人出现腹痛,且洗出血性液体,应采取哪些护理措施?

第十六章

临终护理

学习目标

　　识记:①能正确叙述临终关怀的意义、理念和发展趋势;③能正确列出丧亲者的心理反应和护理要点;④能正确叙述临终关怀的组织机构。

　　理解:①能正确描述并解释下列概念:临终、临终关怀、安乐死、死亡、脑死亡;②能正确识别濒死病人的临床表现及脑死亡诊断依据;③能正确描述临终病人的心理反应分期及护理措施。

　　运用:①能应用护理程序为临终病人及家属提供身心支持;②能按正确的操作规程对逝者进行尸体护理;③能应用适当的护理措施护理逝者的家属。

第一节　概　述

　　临终又称濒死,指病人已接受治疗性和姑息性的治疗后,虽然意识清楚,但人体主要器官功能趋于衰竭,病情加速恶化,经积极治疗后仍无存活希望,各种迹象显示生命即将结束的状态。临终关怀是实现人生临终健康的一种重要方式,也是医学人道主义精神的具体体现,是贯穿生命末端全程的、立体式的卫生服务项目。临终关怀作为一种社会文化现象,越来越被社会认可和重视,享受临终关怀是人的一项基本权利。

一、临终关怀的概念和意义

　　关于临终的时限范围,各个国家的界定标准不一,目前尚无统一的界定标准。我国不少学者提出:当病人处于疾病末期、估计存活时间为 2～3 个月,死亡在短期内不可避免地将要发生时即属于临终阶段。并指出对晚期癌症病人,只要出现生命体征和代谢方面的紊乱,即可开始实施临终护理。美国将临终定为病人已无治疗意义,估计只能存活 6 个月以内。日本以病人只有 2～6 个月存活时间为临终阶段,其他不少国家倾向于以垂危病人住院治疗至死亡、平均 17.5 d 为标准。从社会意义上讲,生命的预期寿命在 6 个月之内即处于临终期。

　　临终关怀一词源于中世纪,原意是"招待所""小旅馆"的意思,又称终末护理、善终服务、安息护理等。临终关怀是指由社会各层次人员(包括医生、护士、志愿者、社会工作者以及政府和慈善团体人士等)组成的团队,向临终病人及其家属提供的包括生理、心理和社会等方面的一种全面性支持和照料。临终关怀的目的在于使临终病人的生命质量得以提高,能够无痛苦、舒适地走完人生的最后旅途,并使临终病人家属的身心健康得到维护和增强。

随着现代医学模式的转变,临终关怀的概念和内涵发生了明显的改变。根据国外理论,结合临终关怀在我国实践的具体情况,临终关怀在概念上包括两个层面的意思。

1. 临终关怀是一套有组织的医护保健服务项目　临终关怀的重点是对临终病人疼痛、心身症状等的缓解和控制,以及死亡前后对病人家属的慰藉和支持。关怀的对象是目前医学条件下尚无救治希望的临终病人,即患"不治之症"的病人如癌症病人等。关怀的目的是舒缓临终病人身心的极度痛苦,维护病人的生命尊严,帮助他们安宁地渡过生命的最后阶段。

2. 临终关怀是近代医学领域中的一门新兴学科　临终关怀是近代医学领域中新兴的一门边缘性交叉学科,是一门探讨临终病人生理、心理特征和为临终病人及其家属提供全面照料的,以实践规律为研究内容的新兴学科,是社会的需求和人类漫长的历史长河中文明发展的重要标志。根据研究的范围和内容,临终关怀学可分为临终医学、临终护理学、临终心理学、临终关怀伦理学、临终关怀社会学及临终关怀管理学等分支学科。与护理学、医学、伦理学、心理学、社会学等学科密切相关,充分体现了生物-心理-社会医学模式的特点。

二、临终关怀的发展

在西方,临终关怀可以追溯到中世纪西欧的修道院和济贫院,当时,那里是危重病人及濒死的朝圣者、旅游者得到照料的场所。在中国,临终关怀可以追溯到两千多年前的春秋战国时期的临终关怀思想。

现代临终关怀由英国的桑德斯博士(D. C. Saunders)创始于20世纪60年代。1967年,桑德斯博士在英国伦敦郊区创办了"圣克里斯多福临终关怀院",这是世界上第一家现代临终关怀院,被赞誉为"点燃了世界临终关怀运动的灯塔",桑德斯博士为促进全世界临终关怀运动的发展做出了卓越贡献。

在圣克里斯多福临终关怀院的影响和带领下,临终关怀运动在英国得到迅速的发展。20世纪80年代中期,英国各种类型的临终关怀服务机构已发展达到600多个,其中独立的临终关怀机构就有160余家。此外,日本、美国、法国、加拿大、巴西、阿根廷、挪威、德国、中国香港和中国台湾等60多个国家和地区相继开展了临终关怀服务,也先后建起了临终关怀医院和相关机构,近二三十年临终关怀在世界范围内有了长足的发展。

我国的临终关怀服务首先在台湾和香港地区得到了发展。1988年7月,在黄天中博士的资助下,中国大陆第一个临终关怀研究机构在我国天津医学院(现天津医科大学)成立。中国临终关怀的起步是从天津医学院临终关怀研究中心的成立开始的,崔以泰主任被誉为"中国临终关怀之父"。1988年10月,中国第一所临终关怀医院——南汇护理院在上海诞生。这些都标志着我国已跻身于世界临终关怀研究与实践的行列。自天津医学院临终关怀研究中心成立以来,中国临终关怀事业的发展大致经历了理论引进和研究起步阶段、宣传普及和专业培训阶段、学术研究和临床实践全面发展阶段,我国的临终关怀事业正在朝着理论深入化、教育普及化、实施适宜化和管理规范化方面发展。2006年4月,中国生命关怀协会在首都人民大会堂宣告成立,旨在协助政府有关部门开展临终关怀的立法和政策研究,实施行业规范化管理,推进临终关怀学的标准化、规范化、科学化、系统化的发展。协会的成立标志着中国的临终关怀事业迈出了历史性的一步,是我国临终关怀事业的里程碑。

三、临终关怀的研究内容

1.临终病人的全面照护 临终病人的全面照护包括病人医疗护理、生活护理、心理护理等,尤其应注意控制临终病人的疼痛,并给予相应的心理照护。临终关怀的核心是控制疼痛及其他主要的不适,如恶心、呕吐、食欲下降、便秘、吞咽困难、抑郁、焦虑、意识障碍、惊厥及呼吸困难等,这些不适会时刻困扰着病人,并使他们产生不适、紧张、焦虑甚至恐惧。

2.临终病人家属的需求 临终病人家属的需求包括家属对临终病人的治疗和护理需求、心理需求及为其提供殡丧服务等;临终病人家属自身的需求主要包括心理及社会方面的需求,如为临终病人家属提供情感的抚慰和支持的照护等。

3.死亡教育 死亡教育是运用与死亡有关的医学、护理学、经济、法律、心理学及精神、伦理学等知识对人们进行教育,帮助人们树立正确的生死观、生命价值观、生命伦理观,使受教育者更加珍爱生命、欣赏生命,减少盲目的轻生和不必要的死亡,正确对待和接受死亡。

死亡教育内容包括三大类,即死亡的本质、对待濒死和死亡的态度与情绪、对残废与濒死的调适处理。死亡教育的对象包括临终病人及其家属。对临终病人进行死亡教育的目的是帮助临终病人消除对死亡的恐惧,学习"准备死亡、面对死亡、接受死亡"。对临终病人家属进行死亡教育的目的是帮助他们适应病人病情的变化和死亡,帮助他们缩短哀伤过程,尽快认识自身继续生存的社会意义和价值。

4.临终关怀模式 临终关怀模式是临终关怀工作对临终关怀的总体观点、态度以及提供照护的标准和形式。临终关怀模式是在医学模式的基础上形成和发展的。随着世界临终关怀运动的开展,现代临终关怀模式逐渐形成和发展为"多学科-整体性-姑息照护模式"。但由于东西方文化的不同,病人对死亡的态度存在着很大差异,这种差异决定了中国的临终关怀项目应具有中国特色。我们应探讨适合我国国情的临终关怀模式和特点,并从社会学角度寻求因地制宜地开展临终关怀工作的途径。

临终关怀的研究内容除此之外,还包括研究临终关怀机构所采用的医疗体系,临终关怀医师应遵循的医疗护理原则,临终关怀机构的管理、实施的研究与实践,临终关怀与社会发展的关系等。

四、临终关怀的理念和组织形式

(一)临终关怀的理念

临终关怀作为一个组织,它的建立需要多方面的支持和认可,必须建立正确的理念,才能进一步接受并推动它的发展。

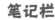

1.以照顾为主的理念　临终关怀强调以照顾为中心的理念,对临终病人积极给予疼痛控制和精神支持,减轻病人身体和心理的痛苦。以病人为中心,重视个人的需求,竭尽所能地给予病人生理和心理方面的全面关照,尽量依照病人及家属的希望来进行护理。

2.提高临终病人的生命质量　临终关怀不以延长临终病人的生存时间为目的,而以提高临终阶段的生存质量为宗旨。因此,减轻或解除病人痛苦、重视生命质量是临终关怀工作的重要内容。临终关怀追求的生命质量,就是希望提供一个安适、有意义、有尊严、高质量的生活,让濒死病人在有限的日子中,在可控制的病痛下,与家人共度温暖生活,使病人在人生的最后阶段能够体验到人间的温情。

3.尊重生命尊严、尊重濒死病人的权利　临终病人在临终阶段,同样拥有生命的尊严,理所当然地应该获得尊重、关怀和照顾。因此,临终关怀强调,必须把病人作为一个完整的个体,工作人员及家属们必须给予关怀和尊敬。同时,临终病人也应该拥有正当的权利,他们有权知道自己的病情进展并共同参与治疗、护理方案的制定。医护人员必须根据病人的年龄、人生经历、宗教观、价值观的差异,提供相应的个性化护理。

4.加强死亡教育,使临终病人接纳死亡　临终关怀将死亡视为生命的一部分,从事临终关怀的人员首先应该建立正确的生死观,并帮助病人及家属树立正确的生死观。死亡赋予生命有意义的连贯性,是每个人迟早要经历的过程。临终关怀强调把健康教育和死亡教育结合起来,从正确理解生命的完整与本质入手,完善人生观,增强健康意识,教育临终病人把生命的有效价值和生命的高质量两者真正统一起来,善始善终,以健全的身心走完人生的旅途。临终关怀工作人员应教育临终病人坦然对待死亡、接受死亡,并和他们共同面对死亡。

(二)临终关怀的组织形式

1.临终关怀的组织机构　当前,世界范围内临终关怀的组织机构和服务形式呈现多样化、本土化的特点。美国以家庭临终关怀服务为主,即开展社区服务。英国的临终关怀服务以住院照料方式为主,即注重临终关怀院的发展。我国正在探索符合国情的临终关怀服务方式,从目前发展状况来看,以临终关怀病房的形式较为普遍。目前常见的临终关怀的组织机构有:

(1)独立的临终关怀院　具有医疗、护理设备,一定的娱乐设施,家庭化的危重病房设置,提供适合临终关怀的陪护制度,配备一定数量和质量的专业人员,为临终病人提供临终服务,如上海南汇区老年护理院、北京松堂关怀医院、香港白普里宁养中心等。

(2)附设临终关怀机构　指在医院、养老院、护理院等机构中设置的临终关怀病区、临终关怀病房等,分为综合病种的临终关怀病房和专为癌症病人设立的临终关怀病房。主要为临终病人提供医疗、护理及生活照料。如北京中国医学科学院肿瘤医院的"温馨病房"、天津医科大学肿瘤医院关怀科等。

(3)居家照料　是临终关怀基本服务方式之一,让不愿意离开自己家的临终病人在家庭中得到临终关怀服务。医护人员根据临终病人的病情进行访视,并提供临终照料。在医护人员的指导下,由病人家属做基本的日常照料,在家里照顾病人,使病人能感受到亲人的关心和体贴,从而减轻生理上和心理上的痛苦。

2.临终关怀的基本服务项目 在临终关怀比较发达的国家和地区,临终关怀机构必须有临终关怀许可证。在颁发证书前需要验证临终关怀机构的基本服务项目。临终关怀机构的基本服务项目包括:

(1)姑息性医疗照护 临终关怀机构必须拥有一定数量的专业技术人员,能够有效地控制和缓解临终病人的疼痛、便秘、呼吸困难、吞咽困难等不适症状,能够为临终病人提供常规的姑息性医疗照护,满足病人的需要。

(2)临终护理 临终关怀机构必须拥有一定数量的经过专门培训的专业护士,采用姑息护理、心理护理、社会支持等理论和技术为临终病人及家属提供全面的照护,达到让临终病人和家属接纳死亡,并提高病人临终阶段生命质量的最终目标。

(3)临终心理咨询和辅导 基本服务项目包括对临终病人和家属提供临终心理咨询和辅导,对其进行心理和精神上的关怀。

(4)临终关怀社会服务 又称临终社会支持,是临终关怀机构的基本职能之一。包括对临终病人及家属的社会支持、在临终病人接受照护过程中所得到的各种社会支持,以及临终病人去世一年内向丧亲者提供的居丧照护。

五、临终关怀的发展趋势

作为一门新兴的学科,临终关怀应在以下几方面得到进一步的研究和发展。

1.开展优逝教育,满足家属需求 虽然死亡是一个很自然的事情,是新陈代谢的必然规律,但是人们仍然惧怕死亡,以恐惧和不安的消极态度抵抗死亡。因此,死亡教育是临终关怀的重要内容之一。护理人员应教育病人正确认识死亡,帮助家属适应丧亲的变故,缩短悲痛的过程,尽快回到正常社会生活中去。

与临终病人一样,其家属也经历着感情折磨,也需要护士的安抚和关怀。因此,对临终病人家属的关怀也是临终关怀的重要内容之一。家属的需求包括家属对临终病人的医护要求、家属本人的心理需求以及提供居丧服务等。

2.研究适合国情的临终关怀模式 由于国情不同,各国的临终关怀模式及特点也存在差异。我们应不断探索,寻求因地制宜、因时制宜开展临终关怀的途径,建立具有中国特色的临终关怀研究体系和运行程序。

根据我国的国情,独立的临终关怀机构因设施条件要求较高,在我国目前还难以普遍开展,宜于少量逐步建立。医院附属的临终关怀病房和家庭护理形式大有发展前途。在对医务人员进行一定的死亡教育、临终关怀培训之后,由多学科人员组成的服务团队对医院中临终病人进行集中的照护是可行的。在家庭照护形式上,我国近几年家庭病床的飞速发展为此创造了良好的条件。居家临终关怀还是一种节省费用的有效照料方法。根据美国国家临终关怀组织估计,90%以上的临终关怀照料时间是由病人的家人提供的,代替了高额费用的机构照料,节约了治疗费、药费、住院费与护理费。因此,从卫生经济角度来看,临终关怀的经济学价值也是研究的一个非常重要的领域。

3.丰富临终关怀的服务内容,建设高素质的临终关怀服务团队 临终关怀工作需要团体的共同努力,提供临终关怀服务的是由医生、护士、心理医师、社会工作者、理疗师、营养师、药剂师、宗教服务人员、志愿者和病人家属所组成的跨学科的服务团队。必须加强临终关怀人员的专业培训,提升他们的思想和业务素质,不断提高临终关怀的理论和技术水平,发展临终关怀服务形式的多样化、服务内涵丰富化、服务领域广阔化,满足病人和家属的多样化、个体化需求。

4.联合推进临终关怀事业　现代医学模式的提出与普及,为临终关怀的发展提供了有利条件,临终关怀的理论与实践恰好适应这种新的医学模式。我们要积极争取慈善组织在资金上的支持和政府的优惠政策,取得各方面重视,联合起来共同推进我国临终关怀事业的快速发展。

第二节　临终病人的护理

一、临终病人的生理变化与护理

(一)临终病人的生理反应

1.循环衰竭　表现为皮肤苍白发绀、湿冷,大量出汗,四肢发绀,脉搏快而弱、不规则或测不出,血压降低或测不出,少尿,心尖搏动常最后消失。

2.呼吸功能减退　表现为呼吸频率由快变慢,呼吸深度由深变浅,出现潮式呼吸、张口呼吸等,最终呼吸停止。由于分泌物在支气管内潴留,也会出现痰鸣音及鼾声呼吸。

3.胃肠道功能紊乱　病人肠蠕动逐渐减弱,气体聚集于胃肠,出现恶心、呕吐、呃逆、腹胀,还可发生大便失禁、便秘、粪便嵌塞等症状。

4.感知觉、意识改变　表现为视觉逐渐减退,睡眠障碍或淡漠、嗜睡、昏睡、昏迷,也可产生幻觉等。临终病人语言逐渐困难、混乱,但听力往往存在。视觉逐渐减退,开始只能视近物,以后只存光感,最后完全失明。

5.肌张力丧失　可出现大小便失禁,吞咽困难,无法维持良好、舒适的功能体位,肢体软弱无力,不能进行自主躯体活动,脸部外观改变呈希氏面容(面部消瘦、面部呈铅灰色、眼眶凹陷、双眼半睁半滞、下颌下垂、嘴微张)。

6.神经系统的改变　若疾病累及神经系统,病人可出现意识障碍。随着病情加重,病人的意识障碍逐渐加深,由嗜睡到昏迷,最终瞳孔散大固定,各种反射消失。

7.疼痛　可表现为烦躁不安,异常的姿势,疼痛面容(眉头紧锁、五官扭曲、眼睛睁大或紧闭、双眼无神、咬牙等)。

(二)护理措施

1.循环系统护理　密切观察病人生命体征、末梢循环及尿量的变化,及时做好记录;病人四肢冰凉不适时,应加强保暖,必要时使用热水袋或电热毯。由于病人末梢循环差,需注意防止烫伤;做好抢救药品和器材的准备,保证药品和器材处于完好备用状态,随时进行抢救。

2.呼吸系统护理　病人病情许可时,可采取半卧位,以扩大胸腔容量,改善呼吸困难症状;意识不清的病人应采取仰卧位、头偏向一侧或侧卧位,防止呼吸道分泌物误吸入气管引起窒息或肺部并发症;保持呼吸道通畅,床旁常规准备吸引器,及时吸出痰液和口腔分泌物,保持呼吸道通畅;视呼吸困难程度给予不同流量的吸氧,纠正缺氧状态、改善呼吸功能;定时通风换气,保持室内空气新鲜。

3.增进食欲、加强营养 缺乏食欲和味觉改变导致临终病人营养不良、消瘦、全身衰竭。医护人员、营养师应充分了解病人的饮食习惯,提供病人喜爱的食谱,少食多餐,调剂花样品种。帮助病人采取舒适体位,鼓励自己进食,如有恶心,则进餐前用止吐药、助消化药,必要时给予口腔护理。进食困难时,以人工方法给予足够热量的均衡营养物及水分。协助病人保持口腔清洁,晨起、餐后、睡前协助病人漱口,每日做1~2次口腔护理,口唇干裂者可涂液状石蜡,也可用湿棉签湿润口唇,有口腔溃疡或真菌感染者可按医嘱局部用药。

4.皮肤护理 临终病人肌肉无力,处于被动体位,加上体质衰竭和长期卧床等原因,容易导致压疮发生,护士应帮助病人维持舒适的姿势,定时巡视病房,1~2 h 翻身一次,经常按摩受压部位和骨突处,及时更换潮湿的被服并给予温水擦浴。大量出汗时,应及时擦洗干净,勤换衣裤。加强皮肤护理,保持大小便失禁者床单位的清洁、干燥、平整、无碎屑,以防压疮产生,减轻病人躯体及精神上的痛苦。

5.泌尿系统的护理 尿潴留者可留置导尿,便秘者可给予灌肠或其他通便措施,大小便失禁者妥善使用保护器具,注意会阴、肛门附近皮肤的清洁、干燥,必要时留置导尿。

6.感官护理 提供良好的病室环境,要求舒适、安静、整洁,室内光线和照明要适当,避免临终病人因视觉模糊而产生恐惧心理;病人眼部有分泌物时可用湿纱布擦净,如病人眼睑不能闭合,可涂红霉素眼膏或用凡士林纱布覆盖双眼,以保护角膜,防止角膜因干燥而发生溃疡或角膜炎。

听觉是病人最后消失的感觉功能。护士与临终病人讲话时,应注意语言亲切、清晰,避免在病人面前讨论不利于病人心情的话,避免在病人面前窃窃私语,以免增加病人的焦虑。可采用治疗性触摸的方式,配合柔软温和的语调、清晰的语言交谈,使临终病人即使在生命的最后时刻也不会感到孤独。

7.安全护理 当病人神志不清、躁动时要注意安全,必要时采用牙垫、床档或约束带加以保护,防止发生意外。

8.疼痛护理 疼痛是临终病人,尤其是癌症临终病人最严重的症状,不仅影响病人的睡眠、饮食、活动和情绪,还可使病人和家属感到沮丧、失望,因此,减轻疼痛是症状控制的重要措施。医护人员需认真观察每次疼痛发作的部位、时间、程度、性质变化,可缓解的药物及方法并填写好疼痛评估表,给予相应的处理。采用三阶梯止痛疗法及认知行为疗法。同时,护理人员采用同情、安慰、鼓励的方法与病人沟通,稳定病人情绪,并适当引导转移其注意力,以减轻疼痛。

二、临终病人的心理变化与护理

(一)临终病人的心理反应及分期

个体的死亡过程不同,对临终的反应也各不相同,但在濒死病人的心理研究中仍能发现具有普遍的现象。美籍精神病学家伊丽莎白·库乐·罗斯博士(Elisabeth Kubler-Ross)观察了约400位临终病人,提出临终病人通常经历否认期、愤怒期、协议期、忧郁期和接受期五个心理反应阶段。

1.否认期 病人得知自己病重将面临死亡,常常出现否认的心理反应,他们怀着侥幸心理四处求医,拒绝接受现实,希望是误诊,无法听取别人对病情的任何说明和解释。否认自己病情严重,同时也对后果缺乏心理准备,无法处置问题或做出任何决定。这些反应是病人对突然降临的不幸的一种正常的心理防御机制,是抵御严重精神创伤的一种自我保护。它可使病人躲避现实的压迫感,减少不良信息对病人的刺激,争取较多的时间来调整自己、面对死亡。这段时间的长短因人而异,大部分病人能很快停止否认,但也有些人可能会持续地否认,直至死亡。

2.愤怒期 随着病情的加重,否认无法再维持下去,病人将因为要失去生命而表现为生气或激怒,觉得上天对自己不公平,往往将愤怒的情绪发泄到医护人员、朋友和家属身上。这个时期,病人甚至拒绝治疗,拔出针头和导管,或对医院的制度、治疗等方面表示不满,以弥补内心的不平衡。此期应尽可能创造条件达到病人最大满足。

3.协议期 此期病人的愤怒心理消失,接受临终的事实。为了尽量延长生命,病人会多方求医问药,或做出许多承诺作为交换条件来换取生命的延续。有些病人会对过去所做的错事表示后悔,有的病人认为许愿或做善事能扭转死亡的命运。此期病人变得很和善,对自己的病情抱有希望,愿意努力配合医护人员进行治疗。此期对病人是有益的,对医护人员也是有帮助的。

4.忧郁期 随着病情的进一步发展,病人逐渐清楚地意识到失去生命和所爱的一切已经不可避免,协商也无法阻止死亡的来临,会产生很强烈的失落感,对死亡事件感到无奈、痛苦。这个时期病人会出现悲伤、情绪低落、沉默、退缩、哭泣等反应,希望与亲朋好友见面。忧郁和悲伤对临终病人是正常的,应允许他们根据自己的需要表达这些感情,但也要注意防止病人过度悲伤发生意外。

5.接受期 此期为临终的最后阶段,在一切的努力、挣扎之后,病人变得平静,接受即将面临死亡的事实。此期病人对自己即将面临的死亡已有所准备,恐惧、焦虑和最大的心理痛苦已经慢慢消失,机体极度衰弱,病人喜欢独处,情感减退,睡眠时间增加,安然等待死神的降临。

库乐·罗斯博士认为,临终时人心理反应的一般规律为以上五个心理反应阶段,但是根据每个人的不同特点,这个发展过程也是因人而异的。上述阶段有的可以重合,有的可以提前,有的可以推后,也有的可以始终停留在否认期。因此,在实际工作中,护士应该用爱心、耐心、细心和同情心因人而异地照顾每位临终病人,使病人感到舒适并获得支持和力量,真正体现出对生命质量的尊重。

(二)护理措施

1.否认期护理 护理人员要具有真诚、忠实的态度,不要急于揭穿病人的防卫机制,也不要对他撒谎,坦诚温和地回答病人对病情的询问,注意对病情言语的一致性;仔细倾听病人的情况,要热心、支持和理解,使之维持适当的希望感;护理人员也可主动地表示愿意和病人一起讨论死亡,在交谈中因势利导、循循善诱,使病人逐步面对现实;尽量经常陪伴在病人身旁,注意非语言交流,协助病人满足心理方面的需要,让他感觉到时刻受到别人的关心和理解。

对某些预后不良的疾病,是否将其真实情况告诉本人,要根据个人情况,评估其心理适应能力。对于意志坚强、能够正确对待死亡的人,可将真实情况告诉本人,这样反而会激发他的斗志,有利于更好地配合医护人员进行治疗,有利于延长生命。同时与他们公开谈论病情,有利于交流感情,给予心理支持。对于反应强烈、不能接受死亡的病人,可以暂时隐瞒实情,逐步告知真相,让其慢慢接受现实。

2. 愤怒期护理　护理人员应认真倾听病人的心理感受,并将病人的发怒看作是一种积极的适应性反应,千万不要把病人的攻击看成是针对某个人,也不要用愤怒的表现去反击他。允许病人以发怒、抱怨来宣泄内心的不快;当病人发脾气时,尽量陪着病人并加以劝解,同时应注意预防意外事件的发生;做好病人家属的工作,关心、关爱、安慰病人。

3. 协议期护理　护理人员应当给予指导和关心,尽量满足病人的要求,使病人更好地配合治疗,以减轻痛苦,控制症状;在交谈中,护士应鼓励病人表达内心的感受,尊重病人的信仰,积极引导,减轻压力;认真观察病情,加强护理措施的实施,如及时补充营养和液体,做好基础护理,严防感染及压疮的发生。

4. 忧郁期护理　给予精神支持,护理人员应给予同情和照顾,经常陪伴病人,允许其用不同的方式,如忧伤、哭泣等宣泄情感;尽量满足病人的合理要求,安排亲朋好友见面、相聚,并尽量让家属陪伴身旁;若病人因心情忧郁忽视个人清洁卫生,护理人员应协助病人保持身体的清洁与舒适;注意安全,预防病人自杀倾向。

5. 接受期护理　尊重病人,避免过多地打扰病人,给予临终病人一个安静、单独的环境,减少外界干扰,保证病人临终前的生活质量;继续保持对病人的关心,加强生活护理,让其安详、平静地离开人世。

第三节　死亡后的护理

死亡后护理是临终关怀最重要的内容之一,包括了解死亡的概念、过程和分期以及做好死者的尸体护理。做好死亡后护理不仅是对死者人格的尊重,也是对死者家属心灵上的安慰,体现了人道主义精神和崇高的护理职业道德。

一、死亡的概念

(一)死亡的定义

死亡是生命活动不可逆的终止,是人的本质特征的永久消失,是机体完整性的破坏和新陈代谢的停止。

(二)死亡的标准

将心跳和呼吸停止作为判断死亡的标准已经有数千年历史,但随着现代医学的进步,尤其是生物工程技术的发展和复苏术、器官移植术的广泛使用,心跳、呼吸停止的人可以通过及时有效的心脏起搏、心内注射药物和心肺复苏等技术使部分人恢复心跳和呼吸而使其生命得以挽救。心脏移植术的开展使得心脏死亡理论不再对整体死亡构成威胁,人工呼吸机的应用,使停止呼吸的人也可能再度恢复呼吸,由此可见,心跳和呼吸的停止已失去作为死亡标准的权威性。现代医学界提出了以"脑死亡"作为判断死亡的标准。临床上所指的脑死亡,是指包括脑干在内的全脑功能丧失的不可逆转的状态。目前基本沿用 1968 年世界第 22 次医学会上美国哈佛大学提出的脑死亡诊断标准:①无感受性和反应性,对刺激完全无反应,即使剧痛刺激也不能引出反应。②

笔记栏

无运动、无呼吸,观察 1 h 后撤去人工呼吸机 3 min 仍无自主呼吸。③无反射,瞳孔散大、固定,对光反射消失;无吞咽反射;无角膜反射;无咽反射和跟腱反射。④脑电波平坦(EEG flat)。

上述四条标准 24 h 内多次复查后结果无变化,并应当排除两种情况,即体温过低(<32.2 ℃)和刚服用过巴比妥类药物等中枢神经系统抑制剂的影响,其结果才有意义,即可宣告死亡。

死亡的概念正在逐渐从心跳、呼吸的停止过渡到中枢神经系统功能的完全丧失,这是医学界一次意义重大的观念转变,现在用脑死亡作为判断死亡的标准已被世界许多国家医学界、社会伦理学界认可。但脑死亡的判断是一个严肃、细致和专业技术性很强的过程,按脑死亡标准对病人实施脑死亡的诊断,必须依靠具有专业特长的临床医生根据病情及辅助检查结果,并依据法律规定来做出。

我国经过多年的研究与实践于 2009 年完善和修订了《成人脑死亡判定标准(2009 版)》。2012 年 3 月,国家卫生和计划生育委员会批准首都医科大学宣武医院作为国家卫生和计划生育委员会脑损伤质控评价中心,国家脑损伤质控评价中心于 2013 年制定了《脑死亡判定标准与技术规范(成人质控版)》,作为医学行业标准将推动我国脑死亡判定工作有序、规范地开展。

二、死亡过程的分期

一般来说,死亡不是突然降临的,而是一个由量变到质变的、持续发展的过程。死亡一般要经历濒死期、临床死亡期、生物学死亡期三个阶段。

(一)濒死期

濒死期是死亡过程的开始阶段,机体各系统功能严重障碍、极度衰弱,逐渐趋向停止。此期病人脑干以上的中枢神经深度抑制,表现为意识模糊或丧失,呼吸、循环衰竭,血压下降,心跳微弱,出现潮式呼吸、间断呼吸或叹息样呼吸,各种反射迟钝,肌张力降低或消失,各种迹象表明生命即将终结。濒死期的持续时间可随年龄、机体状况和死亡原因而异。一般情况下,年轻病人、慢性病病人的濒死期较年老体弱者和急性病病人长,但某些猝死、严重脑外伤病人可不经过濒死期而直接进入临床死亡期。

(二)临床死亡期

此期一般是临床判断死亡的标准。此期病人中枢神经系统的抑制已由大脑皮质扩散至皮质下,生命中枢延髓处于极度抑制状态,表现为呼吸和心跳停止,瞳孔散大,各种反射均消失,但各种组织细胞仍有微弱而短暂的代谢活动。此期一般持续 5 ~ 6 min,若此期得到有效救治,生命还有复苏的可能,如超过这个时间,大脑将发生不可逆的损伤。但在低温条件下,此期可延长达 1 h 或更长时间。

(三)生物学死亡期

生物学死亡期是死亡过程的最后阶段,是指整个神经系统及各器官的新陈代谢逐渐停止,又称为细胞死亡期。机体出现不可逆的变化,机体已无复活的可能。随着生物学死亡期的发展,会相继出现尸冷、尸斑、尸僵及尸体腐败等尸体现象。

1. 尸冷　是最先发生的尸体现象,是指死亡后由于产热停止而散热持续,尸体温度逐渐降低接近环境温度。一般死亡后 10 h 内尸体温度下降速度为每小时 1 ℃,10 h

后每小时 0.5 ℃,一般于死亡后 24 h,尸体温度基本接近环境温度。

2.尸斑 是指人死亡后血液循环停止,由于地心引力的作用,导致坠积性充血而使尸体最低部位的皮肤出现暗红色斑块或条纹状。一般于死亡后 2～4 h 开始出现,12 h 发生永久性变色。此期应及时调整病人体位,保证死者面部在上。

3.尸僵 是指尸体肌肉僵硬,关节固定。由于此时体内三磷酸腺苷(ATP)缺乏,导致肌肉僵硬并使关节固定的现象。一般呈下行性发展,最先于死后 1～3 h 出现在下颌部,4～6 h 扩散到全身,12～16 h 达到高峰,24 h 后开始缓解,3～7 d 完全缓解。

4.尸体腐败 是指人死亡后构成机体组织的蛋白质、脂肪和糖类在腐败菌的作用下分解的过程。尸体腐败常见的表现有尸臭、尸绿等。尸臭是肠道内有机物分解,从口、鼻、肛门逸出的腐败气体所致。尸绿是尸体腐败时出现的色斑。尸体腐败一般在死后 24 h 开始发生,最先从右下腹出现,逐渐扩展到全腹,最后波及全身,天气炎热时可提前出现。

三、尸体护理

尸体护理是对临终病人实施整体护理的最后步骤,也是临终关怀的重要内容之一。

尸体护理应在确认病人死亡,医生开具死亡诊断书后尽快进行,既可防止尸体僵硬,也可避免对其他病人产生不良影响。护理人员在进行尸体护理时,应以严肃认真的态度做好工作,尊重病人的遗愿,满足家属的合理要求,对死者家属应给予情感上的支持和心理上的疏导,缓解他们的悲痛情绪。

【目的】

1.维持良好的尸体外观,易于识别。

2.安慰家属,减轻哀痛。

【操作前准备】

1.护士准备 严肃、认真,洗手,戴口罩,着装整齐。

2.环境准备 安静、肃穆,屏风遮挡。

3.用物准备

(1)治疗盘内:尸单、衣裤、尸体识别卡 3 张、血管钳 1 把、不脱脂棉球适量、剪刀 1 把、绷带适量、梳子 1 把、胶布适量、敷料、松节油适量。

(2)擦洗用具、屏风;必要时备隔离衣和手套。

【操作步骤】 尸体护理技术操作步骤见表 16-1。

表 16-1 尸体护理技术

操作步骤	要点与说明
1.填写尸体识别卡:核对病人,填写死亡通知单 2 张和尸体识别卡 3 张(表 16-2)	●确认病人死亡 ●分别送医务科和病人家属 ●若家属不在,应尽快通知家属来探视遗体

笔记栏

续表 16-1

操作步骤	要点与说明
2. 备齐用物携至床旁,屏风遮挡	• 可减少多次进出病房而引起家属不安,劝家属暂时离开病室 • 保护病人隐私,同时避免同病房其他病人的情绪受影响
3. 将床放平,使尸体仰卧,撤去治疗用物,脱去衣裤,头下垫一枕,双臂放于身体两侧,用大单遮盖尸体	• 头下垫枕,防止面部淤血变色
4. 整理面部	
(1)洗脸,协助闭上眼睑,不能闭合者,可用毛巾湿敷或于上眼睑下垫少许棉花,使上眼睑下垂闭合	• 尊重忌讳死者不闭眼的传统习俗,且死者遗容整洁对家属也是一种心理安慰
(2)闭合口唇	• 嘴不能闭紧者,轻揉下颌,或用绷带托住
(3)如有义齿代为装上	• 可避免脸型改变,使脸部稍显丰满
5. 用血管钳夹棉球填塞口、耳、鼻、肛门、阴道、造瘘口等孔道	• 以免液体外溢,但棉花勿外露
6. 依次擦净上肢、胸、腹、背、臀及下肢	• 如有胶布痕迹,用松节油擦净,有伤口者更换敷料,有引流管者将管拔出后缝合伤口,或用蝶形胶布封闭并包扎
7. 固定尸体识别卡,包裹尸体	• 防止认错尸体
(1)穿上衣裤,系第一张尸体识别卡	• 第一张尸体识别卡固定在死者右手腕部
(2)将尸单斜放在床上,从尸单下面撤去大单,先用尸单上、下两角遮盖头部和脚,再用左右两角将尸体整齐地包好,在胸、腰及踝部用绷带固定,系第二张尸体识别卡	• 第二张尸体识别卡固定在腰部尸单上
(3)移尸体于平车上,盖大单,将尸体送太平间,置停尸屉内,系第三张尸体识别卡	• 第三张尸体识别卡固定于停尸屉外
8. 清洁、消毒、处理床单位和用物	• 非传染病病人按一般出院病人方法处理,传染病病人按传染病终末消毒处理
9. 洗手后,在当日体温单 40~42 ℃之间用红钢笔纵向填写死亡时间,停止一切医嘱,包括药物、治疗及饮食等	• 有关医疗护理文件处理方法同出院病人,按出院手续办理结账
10. 清点遗物交给家属,将贵重物品列出清单,交护士长保存	• 若家属不在时,应由两人共同清点

【注意事项】

1. 护士应以严肃、认真的态度进行尸体护理,表现出对死者的同情、对家属的安慰。

2.护士应在医生开具死亡诊断书后,并得到家属许可后,尽快进行尸体护理,以防尸体僵硬。

3.尸体护理完毕,应尽快将尸体移送太平间,并将遗物清点后交给家属,若家属不在,应由两名护士共同清点,将贵重物品列出清单交护士长保存。

4.在处理床单位和用物时,非传染病病人按一般出院病人方法处理,传染病病人按传染病终末消毒处理。

表16-2 尸体识别卡

尸体识别卡			
姓名:	住院号:	年龄:	性别:
病室:	床号:	籍贯:	诊断:
住址:			
死亡时间: 年 月 日 时 分			
护士签名:			
			医院

第四节 临终病人家属与丧亲者护理

在临终关怀过程中,护士不仅要注意临终病人的观察和护理,还应做好临终病人家属和丧亲者的护理。病人家属和丧亲者不仅承担着照顾者的角色,而且自身也承担着较大的心理和生活压力。医护人员应该认真做好对临终病人家属和丧亲者的关怀和照顾工作。

一、临终病人家属的护理

(一)临终病人家属的行为改变

临终病人家属从病人生病直至死亡,经历着非常复杂的心理反应。家属在长期看护的过程中,一方面承担金钱、体力和精神的耗损,同时也承受着更大的心理压力,他们不能与病人分享内心的悲伤与感受,谈论有关死亡的感觉或彼此安慰鼓励,还必须在病人面前掩藏自己真实的情绪、抑制自己的悲伤。当他们用尽各种办法都无法避免亲人的死亡时,心情十分沉痛。临终病人家属一般会出现以下行为改变:

1.家庭中角色与职务的调整与再适应 面对临终病人,家庭将重新调整有关成员的角色,常见如长姐如母、慈母兼严父、长兄为父,以保持家庭的稳定。

2.个人需求的推迟或放弃 由于病人临终使家庭失去精神支柱、平静生活遭到破坏,造成家庭经济拮据,家庭成员在考虑到整个家庭情况后,会因此而进行自我角色与职责的调整。某些家庭决策会因此而改变,如升学、就业、婚姻等被迫延迟或停止。

3.社会性互动减少,压力增加 照料临终病人期间,有的家属因精神的哀伤、体力、财力的消耗而感到心力交瘁,有时甚至产生盼望病人早些结束生命省得连累全家的心理,这也常引起家属的内疚与罪恶感。长期照料病人,与亲友、同学间的交往减少,家属难免会产生孤独感。而且由于中西文化的差异,我们倾向于对病人隐瞒病情,避免其知晓后产生不良后果而加速病情的发展,因此家属既要压抑内心的悲伤,又要不断地隐瞒病情,抑制自己的情绪,更加重了他们的心理压力。

(二)临终病人家属的心理表现

临终病人的家属一方面要日夜照顾病人,解决因亲人生病、病重、病危带来的各种问题;另一方面,又要克制自己悲哀无助的情绪,强忍悲痛安慰病人。这使临终病人的家属消耗了大量体力和精力,忍受了种种不良因素的刺激。一般临终病人家属常常表现出相似的心理特征。

1. 震惊与怀疑　当家属得知亲人患绝症确实无法医治时,会十分震惊,不愿或难以接受亲人临终的事实,对此持否认态度。他们会带着病人四处求医,怀疑医生的诊断,希望出现转机。

2. 悲痛　面对亲人即将离去,自己的家庭不再团圆美满时,家属一般会异常悲痛。但是又害怕这种情绪影响到病人,家属们强烈抑制内心的悲伤,强打精神安慰病人,无形中又增加心理压力。尤其随着病情的不断恶化,当看到亲人的病情每况愈下时,家属们更是痛不欲生。

3. 愤怒　看到病人病情每况愈下,家属会产生痛恨自己和医护人员无能的情绪;看到生活在周围的人和家庭都能健康、平安地生活,而自己的亲人却要遭受痛苦和不幸,往往会产生愤怒与不平的情绪状态。

4. 渴望与幻想　临终病人的亲属虽然在理智上知道亲人无治愈希望,但在感情上仍然渴望病人能够绝处逢生,常常到处求医问药,幻想奇迹能够出现,结果往往适得其反。

5. 委曲求全　长期遭受疾病折磨的病人,其心理状态也常发生畸形的变化,常常以自我为中心,无端指责,对家属百般挑剔,无故发怒。家属常深感委屈,但又担心反驳会导致病人情绪更糟,加速病情恶化,因此只能默默承受。

6. 忧虑与烦恼　当亲属患绝症后,赡养家庭的重担完全落在家属身上,还要长期照顾病人,解决各种生活问题,原来正常的生活秩序被打乱,加上亲人治愈无望,家属常会感到巨大的压力,忧心忡忡,无法排解。

7. 对医护人员寄予厚望　家属们常把医护人员誉为"白衣天使",寄予厚望,希望我们通过关怀、谈心解决病人的忧愁、悲观、恐惧、绝望等心理问题,使他们情绪稳定,坦然面对死亡。同时,也希望医学界尽快地攻克医学难关,早日研发新药或救治方法,从而保住亲人的生命。

8. 害怕与恐惧　由于缺乏医学知识,家属们害怕病人的疾病传染或遗传而感到恐惧与担忧;同时,病人亲属常因想到即将到来的与亲人的生离死别的可怕后果而产生恐惧不安的心理。

(三)临终病人家属的护理

临终病人家属承受着巨大的心理压力,影响他们的身体健康、工作、学习和生活。作为护理人员,对病人家属应给予理解、同情、帮助和支持,指导他们正确面对现实,克服种种心理障碍,促进其心理适应过程。

1. 满足家属了解信息的需要　满足家属的正当需求,安排家属同病人的主管医生交谈,使他们正确了解病人的病情进展及预后。

2. 让家属参与制订临终关怀计划　与家属共同讨论病人的身心变化情况,制订相应的临终关怀计划,积极争取家属对护理活动的支持和参与。

3. 提供家属与病人相处的机会　满足家属照顾病人的需要,适当为家属提供与病人单独相处的时间和环境,与病人进行情感交流,给予病人心理支持。

4. 指导家属对病人的生活照料　为家属提供相关护理知识与方法,指导他们为病人进行适当的护理,使其在照料亲人的过程中获得心理慰藉。

5. 鼓励家属表达感情　护理人员要与家属积极沟通,建立良好、融洽的关系,取得家属的信任。与家属交谈时,提供安静、隐私的环境,耐心倾听,鼓励家属说出内心的感受、遇到的困难,积极解释临终病人生理、心理变化的原因,减少家属疑虑,指导他们在病人面前控制悲伤的情绪。

6. 满足家属的合理需求　关心体贴家属,帮助其安排好陪护期间的生活,尽量解决其实际困难。

7. 协助维持家庭的完整性　协助家属在医院环境中,安排日常的家庭活动,以增进病人的心理调适,保持家庭的完整性,如共进晚餐、看电视、下棋等活动。

1986 年,费尔斯特和霍克(Ferszt & Houck)提出临终病人家属的七大需求:①病人病情、照顾等相关问题的发展;②了解临终关怀小组中哪些人会照顾病人;③参与病人的日常照顾;④知道病人受到临终关怀医疗小组良好的照顾;⑤被关怀与支持;⑥了解病人死亡后相关事宜(处理后事);⑦了解有关资源:经济补助、社会资源、义工团体等。

二、丧亲者的护理

丧亲者又称为死者家属,主要指失去父母、配偶、子女者。失去亲人是一个重大的生活事件,也是生活中最强烈的应激事件,直接影响丧亲者的身心健康。当他们意识到亲人确实死亡时,震惊、痛苦、气愤等情绪伴随而来,这种情绪也会持续一段时间。随着时间的流逝,他们大多能慢慢从悲哀中解脱出来。因此,做好死者家属的护理是护士的重要职责,使其尽量缩短哀伤期,尽快恢复正常生活。

(一)丧亲者的心理反应

悲伤是丧亲者心理的最直接反应,丧亲者因宗教信仰、社会背景、对丧亲事件的承受和适应能力等的不同而产生不同的悲伤反应。很多学者认为悲伤是一个进行性的适应过程,并提出了相应的悲伤学说。护士应了解悲伤的过程,识别悲伤常见的行为表现,有助于帮助丧亲者达到心理适应。丧亲者的心理反应通常分为以下几个阶段:

1. 震惊与否认　面对亲人的去世,丧亲者对亲人的死亡感到震惊,可能出现反常的行为,举止和谈吐发生怪异的迹象,甚至采取否认的态度将死亡事件暂时拒之门外,让自己有充分的时间加以调整。此期在急性死亡事件中最明显。

2. 怀念与承认　在丧亲后相当长的时期,丧亲者都会经常怀念自己的亲人,他们可能对医护人员不能挽留亲人的生命而感到愤怒,可能嫉恨那些可以与亲人团聚的人们,也会慢慢意识到亲人的离世。

3.苦闷与绝望　当丧亲持续一定时间后,丧亲者开始承认现实,他们会因亲人的离去而感到孤独、烦闷和痛苦、压抑,失去生活意义,会出现记忆力下降、注意力难以集中和不知所措的心态。

4.识别　丧亲者逐渐深刻认识到亲人的离世,有些会模仿已故亲人的一些行为、受赞赏的品质和某些特殊习惯;有些人甚至会出现所失去亲人最后一次生病的某些症状。护理人员应认真、明确区分和识别这些症状是与生理疾病有关,还是与丧亲反应有关。

5.重组和恢复　随着时间的流逝,丧亲者开始慢慢从悲哀中得以解脱,认清逝者已逝,折磨已成为过去,重新寻找生活的方向,开始新的生活,将逝者永远怀念。

丧亲者经历以上几个阶段一般需要6个月至1年左右,丧偶者、失独者可能要经历更久的时间。

(二)影响丧亲者居丧期心理反应的因素

丧亲者的心理变化过程因人而异,恢复的速度会受到去世亲人的重要性、对自己的支持程度、死亡的性质及病程的长短、死者的年龄、原有的悲伤体验、支持系统等的影响。

1.去世亲人的重要性　死者在家庭、社会和朋友关系网中越是被重视,家属在情感、生活上对其越依赖,死亡对丧亲者今后的生活方式带来的冲击就越大,情感上的失落感就越强烈,心理调适也就越困难。通常,配偶、子女的死亡对丧亲者的心理最具破坏性,调试最困难。

2.死亡的性质及病程的长短　死亡的性质及死后的情形与丧亲者所认为的"好的死亡"的状态越接近,丧亲者就越能感到慰藉。比如:病人临终期忍受剧烈的癌性疼痛的折磨,丧亲者认为自己的亲人活着太痛苦,死亡对亲人来说反而是一种解脱,这种情况下他们就会很快接受现实,尽快从悲痛中解脱出来。

病情的长短也会影响家属的心理变化,慢性死亡的病例,家属已有预期性心理准备,则较易调适;而急性死亡的病例,由于家属对突发事件毫无思想准备,易产生自责、内疚的心理,难以调适心理反应。

3.死者的年龄与家属的年龄　死者年龄越轻,丧亲者越容易产生惋惜和不舍的情绪,内疚感和悲伤的程度也会增加。家属的年龄反映人格的成熟度,影响其解决处理后事的能力。

4.原有悲伤体验　丧亲者如年龄、生理和精神方面的健康状态,以及所经历悲哀和危机的次数或性质都会影响到丧亲后的心理反应。

5.支持系统　如果家庭的社会支持系统完好,如家庭成员、亲朋好友、单位同事等能及时提供有效支持,则丧亲者较易调适心理反应,相反则较难调适。

6.失去亲人后的生活改变　失去亲人后生活改变越大,越难适应新的生活,如中年丧偶、老年丧子等。

(三)丧亲者的护理

1.做好死者的尸体护理　认真细致的尸体护理体现护士对死者的尊重,对生者的抚慰。

笔记栏

2.满足丧亲者的需要 丧亲者正经历人生最痛苦的状态,医护人员应尽可能满足丧亲者的合理要求,无法做到的应合理解释、认真沟通,取得合作和配合。

3.做好心理疏导和心理支持 通过分析丧亲者的悲伤症状和相关影响因素,对其应激水平和适应能力给予全面、准确的评估,并按悲伤的不同阶段制订相应的护理措施。

(1)鼓励丧亲者宣泄感情 死亡是病人痛苦的结束,而对丧亲者则是悲哀的高峰,必将影响其身心健康和生存质量。护理人员应鼓励丧亲者尽情宣泄他们的悲伤情绪,认真倾听他们的诉说,运用眼神、握手等非语言行为,表达对丧亲者情感的理解和支持。

(2)给予心理疏导和支持 讲解有关知识及如何处理死亡事件,帮助丧亲者以积极的方式面对现实、接受现实,帮助他们疏导悲痛,使之认识到自己继续生存的社会价值,重建生活的信心。

4.加强社会支持系统 调动丧亲者的重要社会关系和朋友作为支持性资源,并指导他们给予丧亲者有效的帮助;鼓励丧亲者与有共同兴趣、目标的社会团体和个人建立联系,参加一些有关的社会公益活动,使丧亲者在有助于社会、他人的活动中获得慰藉,淡化个人的悲伤情绪;根据丧亲者的具体情况给予生活指导和建议,如经济问题、家庭组合,使丧亲者能深切地感受到人世间的情谊。

5.建立丧亲者随访制度' 对丧亲者要进行追踪式服务和照护,临终关怀机构可在病人死后两周、两个月、半年和一年内,通过电话、信件、访视等方式与家属保持联系,保证丧亲者能够获得医护人员的持续性关爱和支持。全面了解家属的悲伤程度,及时给予安慰和支持,使他们尽快从悲伤中解脱出来,重新步入正常的生活。

(王丹凤)

问题分析与能力提升

1.虞某,女,35岁,因家庭纠纷口服大量有机磷农药后急诊入院,经医护人员全力抢救但仍未能挽回病人生命,医生开具死亡诊断书。

请问:①如何判断病人是否死亡?②护士在医生开具死亡诊断书后应做些什么?

2.病人,刘某,男性,66岁,因"胃癌晚期"被家人送至三级甲等医院的疗养病房,家属清楚病人的疾病发展,希望医护人员尽量照顾病人,使病人在这个阶段能少受痛苦,安详渡过。

请问:①什么是临终关怀?临终关怀的理念是什么?②临终关怀的组织机构是如何划分的?此病人进入的是哪种?③一般临终关怀组织机构的服务项目有哪些?

3.病人,谢某,男,47岁,工人,因"支气管肺癌"收入院,近几年来,病情日趋恶化,虽积极采取各种治疗方法,但效果不明显。病人心情抑郁、哀伤,常暗自哭泣,情绪极度消沉。

请问:①病人目前心理状态处于临终前的哪一期?②护士对此期病人应采取哪些支持性护理措施?

第十七章

医疗与护理文件

学习目标

识记：①能正确说出医疗与护理文件的记录要求及管理要求；②能正确叙述医嘱的种类、处理原则及注意事项；③能正确说出出入液量记录内容和要求；④能正确描述病区护理交班报告书写顺序及要求。

理解：能正确解释各种医嘱的特点，正确区分医嘱类型。

运用：①能正确排列病人住院期间及出院后的医疗与护理文件；②能根据病人实际情况正确绘制体温单；③能正确处理各种医嘱；④能正确书写特殊护理记录单、病区护理交班报告，准确计算出入液量；⑤能结合临床实践，完成一份完整的护理病历。

医疗与护理文件是病历的重要组成部分，是医院和病人的重要档案资料。不仅在医学教育、科研和管理上具有重要的意义，在处理医疗纠纷时也具有不容置疑的法律效力。医疗与护理文件包括医疗文件和护理文件两部分。医疗文件记录了病人疾病的发生、诊断、治疗、发展及转归的全过程，其中一部分由护士负责书写。护理文件由护理人员负责书写，护理文件的记录是临床护理工作的重要组成部分，记录了病人的病情变化、治疗情况及采取的护理措施等内容，是临床护理工作的原始文字记录，也是医生观察诊疗效果、调整治疗方案的重要依据。同时，护理文件在一定程度上也反映了一个医院的护理服务质量，是评价医院护理工作和护理管理水平的重要参考依据。目前，虽然全国各个医院的医疗和护理文件书写和记录的方式有所不同，但所遵循的原则是一致的。

第一节　医疗与护理文件的记录和管理

医疗与护理文件包括病历、体温单、医嘱单、护理记录单、病区护理交班报告、特别护理记录单、出入液量记录单等内容。护理人员在医疗与护理文件的记录和管理中须认真、细致、客观、负责，明确准确记录的重要意义，遵守专业技术规范。

笔记栏

一、医疗与护理文件的记录

(一)医疗与护理文件记录的意义

1.提供诊断和治疗依据　医疗与护理文件是由医务人员通过问诊、查体、辅助检查、诊断、治疗、护理等医疗活动获得有关资料后,进行归纳、分析、整理形成的医疗活动记录。它记录了病人从入院到出院治疗和护理动态变化的全过程,为医护人员进行正确的诊断、治疗和护理提供了重要的参考依据。医护人员通过阅读资料,可以了解病人治疗护理的全过程,有利于各级医护人员之间的交流与合作。护理文件如入院护理评估单、住院护理评估单等资料有利于明确病人的需要和护理问题,制订针对性的护理措施。护理交班报告可以使下一班护理人员在短时间内掌握病区动态、危重病人情况、治疗护理内容及注意事项等。护理记录可以为各班次护理人员传递信息,有利于维持护理的连续性和完整性,同时也是医生全面了解病人病情、明确诊断及制定和调整治疗方案的重要依据。

2.提供教学资料　完整、客观的医疗护理记录能客观、真实地反映病人疾病发生、发展、治疗和转归的全过程,在教学过程中能够更具体地体现理论与实践相联系的过程,典型病例还可为护理教学提供病例讨论和个案教学资料。

3.提供研究资料　真实、完整的医疗护理记录可以为医学科研提供可靠的资料,尤其在回顾性研究、流行病学研究、传染病的管理等方面具有重要的参考价值,同时也是卫生管理机构制订和调整卫生政策的重要依据。

4.提供考核与评价依据　医疗护理记录是评价医院医疗护理服务质量和医务人员专业素质的重要依据,是衡量医院科学管理水平的标志,也是医院等级评定的重要参考资料。

5.提供法律依据　随着国家法律制度的逐渐健全和全民法律意识的不断加强,人们在享受医疗服务的同时,对维护自身权益提出了更高的要求。特别是随着《医疗事故处理条例》的出台和举证责任倒置法的实施,医疗与护理文件作为住院病历的重要组成部分,成为医疗举证的重要客观资料,是在处理医疗纠纷、医疗保障等事项中不可缺少的重要原始依据。凡涉及诉讼案件,调查处理时都要将医疗与护理文件作为依据进行判断,以明确医院与医护人员的法律责任。因此,提高医疗与护理文件的书写质量已成为医院质量管理的重要内容,医务人员必须增强法律意识,认真对待医疗与护理文件的书写,为医疗纠纷的处理提供有效的证据并保护自身的合法权益。

(二)医疗与护理文件记录的要求

医疗与护理文件的书写必须客观、真实、准确、及时、完整、规范,内容简明扼要,重点突出,表述确切,不主观臆断。

1.客观、真实　医疗与护理记录应是对病人病情变化、护理过程等的真实记录,不是医护人员的主观臆测,应是对病人病情进展的客观真实记录。

2.准确　记录的内容必须真实无误,如记录的时间应为实际给药、治疗和护理的时间,而不是计划的时间。

3.及时　医护人员应及时记录医疗与护理文件,不能提前或拖延,因抢救病人而未能及时记录的,应在6 h内据实补记,并注明抢救完成时间和补记时间。

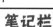

笔记栏

4.完整　眉栏各项目及页码要填写完整,避免漏项。各项医疗与护理记录应逐项填写,记录应连续,每项记录后由医护人员签全名。实习医护人员、试用期医护人员书写的医疗与护理文件,应当由在本医疗机构合法执业的医护人员审阅、修改并签名。

5.规范　按要求用红、蓝(黑)钢笔书写。一般早7时至晚7时用蓝(黑)钢笔书写,晚7时至次日早7时用红钢笔书写。书写文字工整,字迹清晰,表述准确,语句通顺,标点正确。书写过程中出现错字时,应当用原色笔双线画在错字上,保留原记录清楚、可辨,并注明修改时间,修改人签名,不得采用刮、粘、涂等方法掩盖或去除原来字迹。应当正确使用中文和医学术语,通用的外文缩写和无正式中文译名的症状、体征、疾病名称等可以使用外文。护理文书书写一律使用阿拉伯数字书写日期和时间,采用24 h制记录。

二、医疗与护理文件的管理

(一)管理要求

1.住院期间病历按规定定点放置,记录或使用后须归还原处。日间由办公护士管理,中班、夜班由当班护士加锁保管,以防丢失。

2.病历中各种医疗与护理文件应按顺序排列整齐,保持清洁、完整,避免污染、拆散、涂改、破损。

3.病人及家属不得私自翻阅或自行将医疗护理文件带出病区。因医疗活动(如会诊、手术等)或复印等原因需要带出病区时,应由指定人员负责携带和保管。

4.医疗与护理文件保存期限　①病人出院、转出或死亡后,病历须按规定排列整齐,统一交病案室长期保管,办公室护士做好登记,护士长审核后在病历封面签全名。②门(急)诊病历档案的保存时间自病人最后一次就诊之日起不少于15年。③病区交班报告由本病区保存1年,以备需要时查阅。

5.病人本人或其代理、死亡病人近亲属或其代理人、保险机构有权复印客观性病历资料,包括病人的门(急)诊病历、住院证、体温单、医嘱单、化验单、医学影像学检查资料、特殊检查(治疗)同意书、手术同意书、手术及麻醉记录单、病例报告、护理记录、出院记录等资料。

6.发生医疗或护理事故纠纷时,死亡病例讨论记录、疑难病例讨论记录、上级医师查房记录、会诊意见、病程记录等应当在医患双方同时在场的情况下封存和启封。封存的病历资料可以为复印件,由医务处保管,晚间及节假日由院总值班保管,次日或节假日后移交医务处。

(二)医疗与护理文件的排列顺序

1.住院期间医疗与护理文件的排列顺序　体温单(按时间先后逆序排列);长期医嘱单(按时间先后逆序排列);临时医嘱单(按时间先后逆序排列);入院记录;病程记录;特殊诊疗记录单,如术前小结、各类知情同意书、麻醉记录、手术记录、手术护理记录等;会诊单;各种检验和检查报告;护理记录单,包括入院护理评估单、住院护理评估单、一般护理记录单、特别护理记录单、各类监测单、健康教育计划单;住院病历首页及住院证;门诊和(或)急诊病历。

2.出院、转出、死亡后医疗与护理文件的排列顺序　住院病历首页及住院证;出院记录(死亡记录)或24 h内入出院记录、24 h内入院死亡记录;入院记录;病程记录;特殊诊疗记录单,如术前小结、各类知情同意书、麻醉记录、手术记录、手术护理记录等;会诊单;各种检验和检查报告;护理记录单,包括入院护理评估单、住院护理评估单、一般护理记录单、特别护理记录单、各类监测单、健康教育计划单;长期医嘱单(按时间先后正序排列);临时医嘱单(按时间先后正序排列);体温单(按时间先后正序排列)。

出院后门(急)诊病历一般由病人自行保管,死亡病人门(急)诊病历和住院病历合订。

第二节　医疗和护理文件的记录

医疗与护理文件包括体温单、医嘱单、特别护理记录单、护理交班报告等,是医护人员对病人进一步治疗和护理的重要依据,是病人重要的病案资料。同时,医疗与护理文件在法律上有着不容忽视的重要性,特别是2002年9月1日起,实施的医疗事故处理条例中第10条"病人有权复印体温单、医嘱单、护理记录单"的规定,使医疗与护理文件在医患纠纷处理中作为举证资料越来越受到医患双方的重视。因此,准确、及时、客观、完整地书写各类医疗与护理文件已成为医护人员必备的专业素质和技能。

一、体温单

体温单主要用于记录病人生命体征及有关情况,分为眉栏、一般项目栏、生命体征绘制栏、其他栏,具体内容包括体温、脉搏、呼吸、血压、出入液量、大便次数、身高、体重等。此外,病人的入院、手术、分娩、转科、出院或死亡时间也需在体温单上进行标记。体温单可客观反映病人住院期间的生命体征及一般状况,为医生了解病情、正确诊断、合理治疗及用药提供了可靠的依据。住院期间体温单排在病历最前面,以便查阅。

(一)眉栏

1.用蓝(黑)钢笔填写病人的姓名、年龄、性别、科别、病区、床号、住院病历号(或病案号)等项目。

2.填写"日期"栏时,住院日期首页第一日及跨年度第一日需填写年-月-日(如2017-04-26)。每页体温单的第一页及跨月的第一日需填写月-日(如04-26),其余只填写日期。

3.填写"住院天数"栏时,将病人入院当天作为第1天进行填写,直至出院。

4.病人住院期间若手术或分娩,需填写"手术或分娩后天数",用红钢笔填写,以手术或分娩次日为第1天,依次填写至第14天,若病人14 d内进行第二次手术,则采用分数表示,第一次手术日作为分母,第二次手术日作为分子,记录至最后一次手术后14 d为止。

(二)40~42 ℃横线之间

1.用红钢笔在40~42 ℃横线之间对应的时间栏内纵向填写病人入院、转入、手术、分娩、出院、死亡等时间,采用24 h制,时间精确到分。

2.填写要求:①入院、转入、手术、分娩、出院、死亡等项目后写"于"或画一竖线,其下用中文书写时间,如"入院于九点三十分"或"入院—九点三十分"。②手术病人只写"手术",不写具体手术名称和手术时间。③转入时间由转入科室填写,如"转入于十点二十分",死亡时间应当以"死亡于×时×分"的方式表述。

(三)体温、脉搏、呼吸曲线的绘制

1. 体温曲线绘制要求

(1)体温符号:不同的体温测量方法标记符号不同,口温以蓝点"●"表示,腋温以蓝叉"×"表示,肛温以篮圈"○"表示。

(2)将实际测得的体温用蓝笔标记于 35~42 ℃之间相应的时间格内,每一小格表示 0.2 ℃,相邻体温用蓝线连接,若相邻两次体温相同可不连线。

(3)物理或药物降温 30 min 后应复测体温,测量的体温用红圈"○"表示,标记在降温前温度的同一纵格内,并用红虚线与降温前的体温相连,若降温后复测体温不变者,在原体温点外用红圈表示,下次测得的体温用蓝线仍与降温前体温相连。

(4)体温低于 35 ℃为体温不升,可将"不升"二字写在 35 ℃以下相应纵格内,也可根据实际测量的体温在 35 ℃线以下相应纵格内标记相应的体温标识,并在标识处划一向下箭头"↓",长度不超过 2 小格,不再与相邻体温相连。

(5)若实际测得体温与上次体温差异较大或与病情不符时,应重新测量,重测相符者在原体温符号上方用蓝笔写上一小写英文字母"v"(verified,核实),重测不符者重新在相应时间纵格内绘制体温。

(6)若病人因外出、拒测或请假等原因未能测量体温时,则在体温单 40~42 ℃横线之间,用红钢笔在相应时间纵格内填写"外出""拒测"或"请假"等,且前后两次体温断开不相连。

(7)需每 2 h 测量体温者,应记录在 q2 h 体温专用单上。

2. 脉率、心率曲线绘制要求

(1)脉率、心率标记符号:脉率以红点"●"表示,心率以红圈"○"表示。

(2)将实际测量得的脉率或心率,用红笔标记于体温单相应时间纵格内,相邻脉率或心率用红线相连,若相邻两次脉率或心率相同可不相连,脉率与心率相同时,一般只绘制脉搏曲线。

(3)脉率与体温重叠时,先画体温符号,再用红笔在外圈画红圈"○"表示,如为肛温,则以篮圈"○"表示体温,圈内红点"●"表示脉率。

(4)当脉搏短绌,脉率和心率不一致时,心率以红圈"○"表示,脉率以红点"●"表示,相邻脉率或心率用红线相连,在脉率和心率两曲线之间用红笔画线填满。

3. 呼吸曲线的绘制要求

(1)若采用呼吸符号记录,以蓝点"●"表示,将实际测量的呼吸次数用蓝笔绘制于体温单相应的时间纵格内,用蓝线相连,相邻两次呼吸相同可不相连;呼吸次数与脉率重叠时,先画呼吸符号,再用红笔在外画红圈"○"。

(2)若采用数字记录,则以阿拉伯数字表示,免写计量单位,用红钢笔在呼吸相应的时间栏内记录每分钟呼吸次数,相邻的两次呼吸上下错开记录,每页首次记录的呼吸从上开始填写。

(3)使用呼吸机的病人的呼吸以"R"表示,在体温单相应时间内呼吸 30 次横线下顶格用黑笔画"R"。

（4）呼吸一般不作为常规测量项目,根据病情需要或遵医嘱测量并记录。

（四）底栏

底栏的内容包括血压、体重、尿量、入量、出量、大便次数、引流量、药物过敏试验、腹围等。用蓝(黑)钢笔在相应栏内填写,采用阿拉伯数字记录,免写计量单位。

1. 血压记录要求

（1）入院当天应测量并记录病人的血压,入院后根据医嘱或病人病情需要进行记录,如为下肢血压应当标注。

（2）记录方式:收缩压/舒张压,一般以"mmHg"为计量单位,如 130/80 mmHg。

（3）若病人每日需测量 2 次血压,则上午血压填写于前半格内,下午血压填写于后半格内;若病人每日需测量 2 次以上血压,则填写于血压专用记录单上。

2. 体重记录要求　①病人入院当天应测量并记录体重,以"kg"为计量单位。②入院后根据医嘱或病人病情需要进行记录,若病人不能测量体重,则在体重栏内注明原因,如"卧床"。

3. 尿量记录要求　①根据医嘱记录尿量,以"mL"为计量单位。②一般记录 24 h 尿液总量,各个班次统计记录相应班次时间内的尿量,记录于尿量记录单上,于次日晨 7 时统计 24 h 尿液总量并填写于体温单上相应栏内。③排尿符号:导尿用"C"表示;尿失禁用"※"表示。如"1 600/C"表示导尿病人排尿 1 600 mL。

4. 大便记录要求

（1）一般记录前一日 2pm 至当日 2pm 时间段内的大便次数,每 24 h 记录一次,单位为次/日。

（2）大便符号:灌肠用"E"表示,灌肠排便次数用"n/E"表示,灌肠 1 次分母记作"E",灌肠 2 次分母记作"2E"。如"0/E"表示灌肠一次后无排便;"1/E"表示灌肠后排便一次;"2-3/E"表示自行排便 2 次,灌肠后排便 3 次;"5/2E"表示灌肠 2 次后排便 5 次。"※"表示大便失禁,"☆"表示人工肛门。

5. 入量和出量　①以毫升(mL)为单位,记录前一日 24 h 液体总入量和总出量。②各个班次统计记录相应班次时间内的液体入量和出量,记录于液体出入量记录单上,于次日 7am 统计 24 h 液体总入量和总出量并填写于体温单上相应栏内。

6. 身高　一般入院当日测量并记录身高,用"cm"为计量单位。

7. 其他栏　根据需要填写,如药物过敏试验,腹围,胸、腹、盆腔等各种引流液量,疼痛评分等。使用 HIS 系统的医院,可在系统中建立可供选择项,在相应空格栏中予以体现。

二、医嘱单

医嘱单是医生根据病人的病情需要,为达到诊治目的而拟定的书面嘱咐,由医护人员共同执行。一般由医生开立医嘱,具体由护理人员负责执行。医嘱的内容具体包括病人的住院病历号(或病案号)、床号、姓名、科别、病区,医嘱的日期、时间、护理级别、体位、饮食、药物(包括计量、用法、时间等)、检查和治疗以及医护人员的签名。医嘱内容应准确、清楚,每项医嘱应当只包含一个内容,并注明下达时间,具体到分。

笔记栏

（一）医嘱的种类

1.长期医嘱　指有效时间在 24 h 以上的医嘱,自医生开立医嘱起执行,医生注明停止时间后医嘱方可失效。如一级护理、消化科护理常规、糖尿病饮食、绝对卧床、奥克 40 mg Ⅳ q12 h 等。

2.临时医嘱　指有效期在 24 h 以内,需在短时间内执行或必要时立即执行(st)的医嘱,一般只执行一次,如硝酸甘油 10 mg po st;有些需在限定时间内执行,如会诊、手术、实验室检查以及其他特殊检查。出院、转科、死亡等也属于临时医嘱的范畴。

3.备用医嘱

(1)长期备用医嘱　指有效期在 24 h 以上,必要时执行的医嘱,两次执行之间有时间间隔,医生注明停止日期和时间后方可失效。如胃复安 10 mg im q8 h prn。

(2)临时备用医嘱　指有效期在 12 h 以内的医嘱,必要时执行,只执行一次,过期未执行则失效。如哌替啶 50 mg im sos。如病人 1 d 内需多次用药时,可按临时医嘱处理。

（二）医嘱的处理

1.长期医嘱的处理　由医生将长期医嘱开立于长期医嘱单上,并注明日期和时间,签全名。护理人员将长期医嘱单上的医嘱转抄至各种执行单上,如注射单、治疗单、输液单、口服单、饮食单等,处理医嘱者和核对者(非医嘱处理者)共同核对并在签名栏内签全名。定期执行的长期医嘱需在相应的执行单上注明具体时间,如莫沙必利 5 mg tid po,需在服药单上注明莫沙必利 5 mg 8am、12n、4pm。护理人员执行长期医嘱后需在长期医嘱执行单上注明执行时间,并签全名。

2.临时医嘱的处理　由医生将临时医嘱开立于临时医嘱单上,并注明日期和时间,签全名。有限定执行时间的临时医嘱,护士应转抄至临时治疗本或交班报告上。需立即执行的临时医嘱转抄至临时医嘱执行单上,双人核对无误后执行,执行该医嘱的护理人员在临时医嘱单相应栏内注明执行日期和时间,并签全名。检查、会诊、手术等各种申请单需及时送到相应科室。

3.备用医嘱的处理

(1)长期备用医嘱的处理　由医生开立于长期医嘱单上,必须注明医嘱类型,如胃复安 10 mg im q8 h prn。护理人员在必要时执行长期备用医嘱,并在临时医嘱单上注明执行日期和时间,签全名。

(2)临时备用医嘱的处理　由医生开立于临时医嘱单上,12 h 内有效。护理人员执行后在临时医嘱单相应栏内签全名;若过期未执行,护理人员需用红笔在该项医嘱栏内注明"未用"。

4.停止医嘱的处理　医生停止医嘱时,需在长期医嘱单相应医嘱的停止栏内注明日期、时间,签全名。停止医嘱需两名护士核对后签全名,并在各有关治疗单或治疗卡上注销该医嘱,写明停止日期、时间并签全名。

5.重整医嘱的处理

(1)凡长期医嘱调整项目较多或有效医嘱分散或医嘱单超过 3 张时,为了一目了然,防止差错,由医生重整医嘱。

(2)重整医嘱格式:在最后一项医嘱下面画一红线,在红线下中央位置用蓝(黑)

钢笔写上"重整医嘱",并在同一行相应栏内填上"重整时间"并由重整医嘱的医生签全名。红线以上有效的长期医嘱,按原日期和时间的排列顺序转抄在红线下的长期医嘱栏内,原医生、护士姓名不转抄,由重整医嘱的医生签全名,两名护士核对无误后在护理人员签名栏内签全名。病人手术、分娩或转科时,亦需重新开立医嘱。即在原医嘱最后一项下面画一红横线,在红线下中央用蓝(黑)钢笔注明"术后医嘱""分娩医嘱"或"转入医嘱",红线以上的医嘱自行作废,红线以下开立新的医嘱。

(三)注意事项

1. 医生开立医嘱签全名后方视为有效。口头医嘱在一般情况下不予执行,在抢救或手术过程中医生下达口头医嘱时,护理人员需向医生复诵一遍,双方确认无误后方可执行。抢救或手术结束后,相关医生需及时据实补写医嘱。

2. 处理医嘱时,应先处理需立即执行的临时医嘱,再处理限定时间的临时医嘱,最后处理长期医嘱。

3. 认真执行医嘱查对制度。医嘱需每班、每日查对,每周总查对一次,由护士长参加,总查对医嘱有登记,参与者均需签全名。各班处理医嘱时均需严格认真地查对医嘱的执行情况,每天定时核对长期医嘱与各类执行单、执行卡是否相符,需下一班执行的临时医嘱必须进行口头、书面和床边交班。

4. 护理人员在处理医嘱的过程中,应认真、细致、及时、准确,字迹整齐、清楚,不得进行涂改。对有疑问的医嘱,需询问清楚后再执行。

5. 凡已写在医嘱单上而又不需执行的医嘱,护理人员不得擅自更改,应由医生用红笔写"取消",并在医嘱后用蓝(黑)钢笔签全名。

三、出入液量记录单

正常人每天的液体摄入量与排出量之间保持着动态平衡。但某些疾病如心脏病、肾脏疾病、肝硬化腹水、大面积烧伤、休克、腹泻等,造成摄入水分减少和(或)水分排出较多导致脱水;或液体较多地积聚在体内引起水肿,这些均可造成出入液量之间的失衡。出入液量的统计就是将病人 24 h 内的液体摄入量与排出量详细地计算,通过观察 24 h 液体出入量,了解病人脏器功能及血液循环情况,作为协助诊断和确定治疗方案的重要依据。因此,护理人员需要正确掌握计算和记录液体出入量的方法。

(一)记录内容和要求

1. **每日液体摄入量** 包括每日的饮水量、食物中的含水量、输液量、输血量、口服水剂药等。病人饮水时可采用固定的饮水容器,并测量其容积,或采用有刻度的饮水容器以方便计量。固体食物应记录单位数量和重量,根据食物及水果含水量进行计算。

2. **每日液体排出量** 包括尿量、大便量、呕吐物量、出血量、各种引流液量、伤口渗液量、痰液等。除大便记录次数外,液体用毫升(mL)为单位进行记录。为确保准确记录尿量,对昏迷、尿失禁或需密切监测尿量的病人,采取留置导尿;婴幼儿尿量的测量,可采用湿尿布与干尿布的重量之差进行计算;对于不易收集的排出量,可依据定量液体浸湿棉织物的情况进行估算。

（二）记录方法

1.用蓝（黑）钢笔填写眉栏,包括病人姓名、科别、病区、床号、住院病历号（或病案号）、医疗诊断及页码等项目。

2.日间 7am 至夜间 7pm 用蓝（黑）钢笔填写,夜间 7pm 至次日 7am 用红钢笔填写。

3.同一时间,摄入量和排出量在同一横格对应的摄入量和排出量栏填写;不同时间,摄入量和排出量根据实际摄入和排出的时间在相应栏内填写。

4.一般 12 h 或 24 h 将病人的出入量做一次统计。统计 12 h 出入量,用蓝（黑）钢笔在 7pm 记录的下面一行上下各画一条横线,将统计的 12 h 液体出入量填写在画好的横线上;统计 24 h 出入量,用红钢笔在次日 7am 记录的下面一行上下各画一条横线,将统计的 24 h 液体出入量填写在画好的横线上,必要时分类总结,并将结果分别记录在体温单相应栏内。

四、特别护理记录单

特别护理记录是指护士根据医嘱和病情,对危重病人住院期间护理过程的客观记录,能够连续反映病人的生命体征、意识、瞳孔等的动态变化,对于危重症、抢救、大手术术后、特殊治疗或需严密观察病情变化的病人尤为重要。有利于医护人员及时发现病情变化和全面掌握病人的病情,为进一步的诊断和治疗提供重要依据。同时,特别护理记录单是护理人员对病人实施各项护理措施的有利证据,应认真、准确、规范、客观填写。

（一）记录内容

病人的一般资料包括姓名、年龄、科别、住院病历号（或病案号）、床位号、页码、记录日期和时间,专科需观察和监测的项目包括神志、意识、瞳孔、体温、脉搏、呼吸、血压、出入液量等内容、采取的护理措施及效果、护士签名等,记录时间应具体到分。

（二）记录要求

1.记录要求及时、准确、客观、精炼、动态,避免重复。

2.病情与处理栏内要用医学术语描述其症状、体征、处理、效果等。若短时间内病情仅有 1~2 项变化者,可重点描述,余项可写同前或无变化。

（三）记录方法

1.用蓝（黑）钢笔填写眉栏,包括病人姓名、科别、病区、床号、住院病历号（或病案号）、医疗诊断及页码等。

2.日间 7am 至夜间 7pm 用蓝（黑）钢笔填写,夜间 7pm 至次日 7am 用红钢笔填写,计量单位写在标题栏内,记录单内只填写数字。

3.及时、准确记录病人的生命体征、出入液量等观察指标。记录出量时,除记录量外,还需记录出量的颜色、性状,并将 24 h 出入量小结填写于体温单相应栏内。

4.病情及处理栏内需详细记录病人的病情变化、治疗及护理措施和效果,执行者签全名。

5.各个班次的护理人员需对病人的生命体征、病情变化、治疗和护理重点做一次小结并记录于病情及处理栏内,以便下一班医护人员能够快速、准确和全面地掌握病人的病情变化和目前状况。

6.病人出院或死亡后,特别护理记录单随病历存档。

除特别护理记录单外,护理记录还包括一般护理记录单和手术护理记录单,一般护理记录单是护理人员根据医嘱和病人的病情需要,对一般病人住院期间的护理经过的记录;手术护理记录单是巡回护士对手术病人术中护理情况及所用器械、敷料的记录,应当在手术结束时即时完成。手术护理记录单的内容包括病人姓名、年龄、住院病历号(或病案号)、手术日期、手术名称、术中护理情况、所用各种器械和敷料的清点核对,巡回护士和器械护士签名等。

五、病区护理交班报告

(一)护理交班报告的概念

1.定义 护理交班报告是值班护理人员就值班期间病区内的病人动态病情变化及护理过程所做出的书面记录。

2.书写目的 护理交班报告是临床护理工作的重要环节,既是对前一班病人病情的总结,也是对治疗、护理工作的概括和评价。通过阅读护理交班报告,接班护理人员能够快速和全面掌握病区内上一班的工作动态及重点病人的病情变化、治疗和护理措施等,进一步明确病人的护理要点和需要采取的主要护理措施,使护理工作的连续性得到加强,保证病人的安全。护理交班报告的质量对医疗和护理质量有着重要的影响,因此,护理人员必须正确掌握护理交班报告的书写方法。

(二)护理交班报告书写内容

1.出院、转出、死亡病人 出院病人需写明出院时间、出院诊断;转出病人需注明转往的医院、科室、转出时间及转出诊断;死亡病人需简要记录抢救经过、死亡时间和死亡诊断。

2.新入院及转入病人 需写明由何院或何科转入,转入的时间、原因、主诉、转入时的主要症状和体征、既往史、过敏史、病人的心理状态,初步医疗诊断,存在的主要护理问题及已采取的治疗护理措施和效果,下一班需重点关注和注意的问题。

3.危重病人、有异常情况以及做特殊检查和治疗的病人 需写明病人的主诉、生命体征、意识状态、瞳孔、体位、皮肤完整性、引流情况、异常检验结果以及特殊治疗、抢救和护理过程,下一班需关注的重点护理问题及注意事项。

4.手术病人 当日准备手术的病人需写明手术名称、麻醉方式、手术过程、返回病室时间、全身麻醉病人清醒时间、生命体征是否平稳、引流管道是否通畅、引流物的颜色、性状和量、伤口情况、止痛剂的使用和效果、输液、输血情况等。次日手术的病人应写明术前准备情况、夜间睡眠情况、病人的心理状态以及术前用药完成等情况。

5.产妇 产前需写明胎次、胎心、宫缩、破水情况;产后需写明产式、产程是否顺利、分娩时间、产时出血情况、胎盘胎膜娩出情况、会阴切开或腹部伤口情况、子宫收缩及阴道流血情况、产后自行排尿时间、恶露排出情况、新生儿性别及 Apgar 评分情况等。

6.老年、婴幼儿及生活不能自理的病人 需写明基础护理完成情况,如口腔护理、会阴护理、皮肤护理、饮食护理等情况。

（三）护理交班报告书写要求及注意事项

1.用蓝（黑）钢笔填写眉栏上所列项目，包括科室、病区、日期、时间、原有病人总数、现有病人总数、入院、出院、转出、转入、手术、分娩、危重及死亡病人数等。

2.先写离开病区的病人（出院、转出、死亡），再写进入病区的病人（入院、转入），最后写本班重点病人（手术、分娩、危重及病情变化的病人）。同一栏的内容，按照床号先后顺序填写。

3.首先写明病人姓名、床号、住院号、医疗诊断，体温、脉搏、呼吸、血压情况，然后再简要交代主要病情，治疗及护理情况。

4.对新入院、转入、手术、分娩、危重病人，在疾病诊断的右下角分别用红钢笔写"新"及"转入""手术""分娩""危"或做标记"※"。

5.注明页码，每班交班者记录完均需在相应栏内签全名。

6.交班内容要客观真实、阐述简明、重点突出，使用医学术语。

7.字迹清晰、端正，不允许随意涂改、粘贴，日间用蓝（黑）钢笔填写，夜间用红钢笔填写。

六、护理病历

在临床应用护理程序的过程中，病人的健康资料、护理诊断、护理目标、护理措施、护理记录和护理评价等书面记录构成了护理病历。护理病历是临床护理工作对病人护理过程的真实记录，是研究、分析、总结护理工作的依据，无论是在临床护理、科学研究、护理教学还是在护理行政管理中均有其重要价值。

（一）护理病历书写意义

1.护理病历是护理人员对病人护理过程的重要证明资料。病人从入院到出院的所有病情变化和护理措施的数据资料都是通过护理评估、护理记录等护理病历被连续记录下来的。

2.护理病历是评价医院护理质量的重要参考依据，同时也是考核和评价护理人员专业能力高低的重要内容之一。

3.护理病历在医疗团队成员之间传递重要病情信息，是确定医疗护理诊断和制定医疗护理方案的重要参考依据。

4.护理病历是教育教学及医学研究的基础资料。

（二）护理病历书写内容

目前，各医院的护理病历的设计不尽相同，但一般都包括入院病人护理评估单、住院病人护理评估单、护理计划单、护理记录单、健康教育计划与实施记录单等。

1.入院病人护理评估单 入院病人护理评估单主要用于初步评估病人入院时的基本情况，内容包括病人的一般情况（包括姓名、性别、年龄、入院时间、入院方式等）、目前健康状况（包括入院原因、日常生活型态及自理能力、护理体检、辅助检查结果等）、既往健康状况（包括既往史、过敏史、家族史）、心理状况（包括一般心理状态、对疾病的认知、性格特征等）和社会状况（包括社会及家庭支持情况、家庭及个人经济状况等）。通过对病人的评估，发现存在的护理问题，提出护理诊断。

2.**住院病人护理评估单**　住院病人护理评估单是护理人员对病人住院期间身心状况的评估。责任护士根据病人的护理级别和病情需要每班、每天甚至随时对病人进行病情观察和评估,以便及时、准确和全面地掌握病人的病情动态变化,为进一步的治疗和护理提供可靠的依据。评估的重点应根据病人的病种、病情而定,如危重病人需定时评估体温、脉搏、呼吸和血压等生命体征的变化;卧床病人需评估病人的皮肤状况;禁食病人需评估病人的口腔状况等。

3.**护理计划单**　即护理人员根据对病人的评估结果制订的整体护理方案。主要内容包括护理诊断、护理目标、护理措施、护理评价和小结。

为了节约护理人员在护理文书上所用的时间,临床上护理人员采用"标准护理计划"的形式预先编制常见疾病的护理诊断、护理目标和护理措施等。在为病人实施整体护理时,可参照病人所属疾病的标准护理计划进行护理,减少了书写护理计划的时间,使护理人员有更多的时间和精力去直接护理病人。但标准护理计划也有其缺点,护理人员容易忽略病人的个体差异性,且标准护理计划更新较慢,导致护理措施缺乏针对性和有效性。

4.**护理记录单**　护理记录单是护理人员运用护理程序的方法解决临床护理问题的据实记录。记录的内容包括病人的护理问题、护理人员实施的具体护理措施以及护理的效果评价等。

5.**健康教育计划与实施记录单**　健康教育计划是为恢复和促进病人健康并保证病人出院后能获得有效的自我护理能力而制订和实施的帮助病人掌握健康知识的学习与技能训练计划。主要内容包括:

(1)**入院宣教**　包括就医环境、陪探视制度、住院须知、请假制度、床单元等公共物品的使用、贵重物品保管及责任医生和护士等。

(2)**住院期间健康教育**　包括疾病的诱因、发生、发展、治疗和护理的相关知识、检查的目的及注意事项、用药知识指导、饮食指导、症状的观察、休息与活动的指导、心理指导、专科疾病相关知识指导等。

(3)**出院指导**　内容包括办理出院手续的流程、病人出院后的饮食、用药、休息与活动、病情观察、复诊等方面的指导。

(三)护理病历书写注意事项

护理病历的表格各个医院有所不同,一般采用统一表格式记录比较常见,针对表格式记录要求,可采用打钩及与文字相结合的方法。具体要求为:

1.**病人资料**　应逐项填写,以防遗漏,包括护理人员采集的病史,为病人进行的各项护理体检等内容。

2.**发现护理问题,下达护理诊断**　从评估资料中发现护理问题,下达护理诊断,制订针对性的护理措施。

3.**护理计划**　书写应详细、简明扼要,应有目标和评价标准。

4.**效果评价**　能用度量衡表示时,不用很多、大概等模糊的形容词。

5.**出院指导及健康教育的实施**　围绕病人的病情和需要实事求是进行书写。

笔记栏

第三节　计算机在医疗与护理文件记录中的应用

随着信息化时代的到来,计算机技术在医疗领域得到了广泛的应用。近年来,我国众多大型医院已形成了完整的医院信息系统(hospital information system,HIS),使复杂的医疗护理工作变得快捷、有序,逐步实现了医疗和护理工作的标准化、整体化和信息化。尤其是在住院管理系统中的应用,改变了护理人员转抄、查对医嘱、书写各种护理文书的方式,极大地提高了护理人员的工作效率,使护理人员将更多的时间用于直接护理病人,促进了护理工作质量和病人满意度的提高。

一、医嘱处理的计算机化

(一)医嘱信息库的建立

在建立医嘱信息库的过程中,结合临床实践,从用药、检验、放射、特检、护理等各个方面广泛收集信息,经过反复调查、运行、修改和完善,组成了功能强大的医嘱信息库,保证了医嘱信息的完整性和系统性,同时对医嘱信息的范围和内容进行了标准化,使录入医嘱得到规范。此外,采用数字码和拼音码输入方式建立医嘱信息库,以达到信息共享的目的。

(二)医嘱的处理

1. 医嘱录入　医生凭操作码登陆医生工作站直接录入医嘱,医生工作站能完成对医嘱的开立、修改和停止等功能。提交的医嘱会自动下达到护士工作站,护士工作站无开立、修改、停止和删除医嘱的功能。

2. 医嘱查对　护理人员凭个人操作码登录护士工作站,在医嘱下达提醒单上可明确新开立或停止的医嘱。打印医嘱后,需两名护理人员对电子医嘱与打印医嘱进行核对。医嘱查对遵循"每班查对、每日核对、每周总查对"的原则。查对内容包括医嘱单、执行卡、饮食、护理级别等。计算机将自动重整医嘱,无须医生进行重整。

3. 医嘱执行　需相关科室完成的工作,护理人员对相应医嘱汇总后进行提交。如用药医嘱汇总后提交中心药房,中心药房根据用药医嘱汇总单发放药物给病区护士;检查单汇总后提交,不同的检查单会自动提交到相应的检查科室,检查科室审核、预约后病区护士即可打印。护理人员可在各自的终端机上直接打印当天的药物治疗单,包括医嘱执行单、口服给药执行单、注射执行单、输液单等。

(三)医嘱处理的监控

1. 在医嘱录入、校对、汇总、生成、总查、删除等每一个环节中,实行操作码管理。操作码与操作人员一一对应,由操作人员自行管理。操作人员只有凭借操作码才能进入计算机医嘱处理系统,操作人员的姓名可在操作的电脑上和总台显示。

2. 职能部门可通过监控系统浏览、查对全院住院病人和出院病人的全部医嘱,从而更好地监控各个科室医嘱处理的质量。

二、护理文件记录的计算机化

（一）护理文件电子模板的应用

护理文件电子模板是从临床工作实际出发，根据《病历书写基本规范（试行）》和临床护理文件记录内容及格式要求进行设计的。在计算机上设计、储存大量的常用护理记录词组，操作者可根据需要选择修改、打印，便可完成护理病历的书写。

（二）护理文件的书写

护理人员采用操作码登陆护理病历书写系统，即可选择不同的护理文件，包括体温单、一般护理记录单、特殊护理记录单、护理交班报告、入院护理评估单、住院护理评估单、健康教育计划单等，在设计好的表单上可以完成书写、修改、保存、提交、查询、打印等一系列工作。

（三）护理文件记录的监控

1. 护理文件记录的书写、保存、修改、删除等环节均实行操作码管理。操作人员只有通过操作码才可进入护理文件书写系统，操作人员的姓名可在操作电脑上及总台显示，需要签名的护理文件提交后签名栏会自动显示记录者的姓名。

2. 职能部门可通过监控系统浏览全部的护理文件记录，可随机抽查护理文件的书写质量，使护理文件的管理更加规范化、系统化和科学化。

三、医疗与护理文件计算机化管理的优点和缺点

（一）医疗与护理文件计算机化管理的优点

1. 提高护理效率，促进了临床医疗护理工作质量的提高　医院信息系统应用于医疗和护理工作中，规范了医护人员的工作行为，提高了医疗和护理病历书写的及时性、完整性和内涵质量。减少了医护人员因反复修改记录、转抄医嘱而做的重复劳动，节省了大量时间和人力资源，提高了工作效率，促进护理工作质量的提高。

2. 责任到人，减少医疗护理差错的发生　在医嘱处理和护理文件记录的各个环节中均实行操作码管理，使每个操作能责任到人，增强了医护人员的责任心。同时，传统的医嘱处理是通过手工转抄后再与医嘱单核对，而医嘱处理实施计算机管理后，各种医嘱执行单和治疗卡可自动生成打印，字迹清晰，规范整洁，减少了由于人工转抄造成的护理差错。此外，医嘱单、体温单、护理记录单等文件的打印，避免了手绘和手写等出现的画图不准确、字迹潦草、涂改、错填、漏填、信息不符、续页时间序号错误等问题，使医疗护理文书的书写和管理更加规范化、科学化和系统化。

3. 促进了护理程序的应用　计算机信息系统应用于医疗和护理工作，完成了部分医疗护理工作从"人管理"到"机管理"的转型，减轻了医护人员的劳动强度，把护理人员从繁重的手工书写工作中解脱出来。护理人员能将更多的时间用于接触和护理病人，落实各项护理措施，符合整体护理提倡的以病人为中心的护理理念，进一步做到了"把时间还给护士，把护士还给病人"的目的。

4. 提高工作透明度，改善护患关系　在临床护理工作中，护理人员需要不断向病人及家属解答病情、检查项目、医疗费用等问题，不仅影响到护理人员的精力，还可能

因为解释欠准确或病人理解偏差而导致护患矛盾的发生。采用计算机管理系统后,可以向病人及家属提供清晰的用药、检查、治疗及费用的使用情况,同时也减少了欠费、乱收费现象的发生,使治疗过程和收费更加透明,促进了护患关系的改善。

5.有利于职能部门的管理 采用医院信息管理系统后,医院职能部门能够对医疗护理工作进行随时检查和监督;同时能全方位、实时、动态地了解医院病人的基本信息、科室的医疗护理工作量、全院危重病人的分布情况,实现信息资源的共享,增加了职能部门统筹全局的能力。

(二)医疗与护理文件计算机化管理的缺点

完整的计算机住院病人医疗与护理文件书写和处理系统虽然具有明显的经济和社会效益,但是该系统也有其缺点。

1.需要医院投入较大的人力物力和较长的周期实施、调整和完善该系统,在调整系统时需要全体医务人员进行配合,占用了医务人员一定的时间和精力。

2.计算机系统一旦出现严重故障,可能会使整个医院的工作处于瘫痪状态,影响到病人的治疗和护理质量。因此,医院需要培养相应的计算机力量,避免因系统故障影响医疗护理工作的正常运行。

3.在应用计算机系统书写病历和护理记录时,易出现错别字、遗漏等现象,还存在过度拷贝、粘贴等问题,且在拷贝、粘贴过程中不仅会出现一些包括年龄、性别、时间等一般性的错误,也会包括输血记录血型未修改与实际不符、手术侧颠倒、男性病人描述月经史、女性病人查体出现提睾反射等严重错误。这些错误轻则影响工作流程、降低工作效率,重则导致严重医疗差错或在医疗纠纷中处于不利地位。在这一方面,需要医院加强医疗与护理文件的培训、管理和监督,使医务人员具有严谨的态度和较强的责任心,严格对待医疗和护理文件的书写。

(朱 迎)

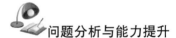
问题分析与能力提升

1.病人,女性,60岁,今晨3点突然呕暗红色液体两次,量约500 mL,伴有柏油样黑便一次,由急诊收入病房。既往有房颤病史五年,肝硬化病史十余年,曾因消化道出血、肝硬化腹水多次住院治疗。入院查体:神志清楚,精神萎靡,血压100/60 mmHg,心率150~200次/min,呼吸21次/min,脉搏110次/min。医嘱:心电监护,急查血常规、血型、交叉配血、凝血功能,奥克80 mg静脉注射,st,生长抑素0.3 mg静脉滴注,st,头孢西丁钠皮试,头孢西丁钠4 g静脉滴注,bid,记录24 h液体出入量。

请问:①上述医嘱分别属于哪一类?②哪些医嘱需要立即执行?③房颤脉率和心率在体温单上如何记录?④液体出入量记录内容包括哪些?如何正确记录液体出入量?

2.产妇,张某,28岁,孕40周,初产妇,于昨日15:30行会阴侧切后平产分娩出一男婴,体重3 900 g,Apgar评分10分,产房观察2 h后转母婴同室,分娩后医生对医嘱进行了重整。

请问:①今晨护士对于该产妇交班内容主要包括哪些?②重整医嘱后,当班护士应该如何处理?③病区护理交班报告如何保存?

参考文献

[1]李小寒,尚少梅.基础护理学[M].6版.北京:人民卫生出版社,2017.

[2]杨亚,戴新娟,翟晓萍,等.护理诊断及措施和结局在我国的应用现状与思考[J].护理学杂志,2014,29(16):88-90.

[3]王洪侠,张小曼.基础护理学[M].南京:南京大学出版社,2014.

[4]陈黎明,卞丽芳,冯志仙.基于护理电子病历的临床决策支持系统的设计与应用[J].中华护理杂志,2014,49(9):1075-1079.

[5]王博,刘丕楠.电子病历临床应用中存在的问题与对策[J].中国医院管理,2013,33(1):71-72.

[6]夏振兰,谭健群,叶碧仪.护理诊断、措施与结局分类在个案护理中的应用[J].护理研究,2015(17):2174-2176.

[7]郭晓琴.运用OPT模型与NNN链接进行母乳喂养临床路径的研制[J].护理研究,2015(15):1852-1855.

[8]朱新青,梁雁芳,梁业梅.初始护理评估记录单电子模板的开发与研究[J].护士进修杂志,2013,28(13):1201-1203.

[9]陈延亭,林芳.基于信息技术的CCU护理记录缺陷分析与对策[J].中国护理管理,2015,15(8):935-937.

[10]谭杏贤,陈婉敏,关次宜.实时动态护理记录在防范医疗纠纷中的效果观察[J].护理实践与研究,2013,10(12):78-79.

[11]裴完花,何艳红,赵晓娟.述病案是法律文书或法律文件的谬误[J].中国病案,2013,14(3):22-23.

[12]秦保英,魏金爱,丁珍珠.护理诊断分类语言国际新进展及在国内推广应用启示[J].护理研究,2013,27(6):1800-1802.

[13]吕探云,孙玉梅.健康评估[M].北京:人民卫生出版社,2013.

[14]张波,桂莉.急危重症护理学[M].北京:人民卫生出版社,2013.

[15]付崇,廖德发,苏向东,等.高压氧治疗压疮的临床疗效观察[J].临床合理用药杂志,2016,9(18):101-102.

[16]黄天雯,陈晓玲,谭运娟,等.疼痛护理质量指标的建立及在骨科病房的应用[J].中华护理杂志,2015,50(2):148-151.

[17]刘俐,吴琳娜.疼痛护理手册[M].成都:四川大学出版社,2013.

[18]王婷,王维利,洪静芳,等.疼痛信念及其相关评估工具的发展与展望[J].中华护理杂志,2014,49(1):94-98.

[19]杨萍,刘玮,孙丽秋,等.晚期肿瘤病人疼痛控制状况及其生活质量的研究[J].护理管理杂志,2014,14(1):13-16.

[20]周英华 张伟.本科护生疼痛管理知识和态度及自我效能感调查[J].中华护理杂志,2015,50(2):213-217.

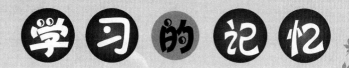

学习的记忆

小事拾遗：

学习感想：

学习的过程是知识积累的过程，也是提升能力、稳步成长的阶梯，大家的注释、理解汇集成无限的缘分、友情和牵挂，请简单手记这一过程中的某些"小事"，再回首时定会有所发现、有所感悟！

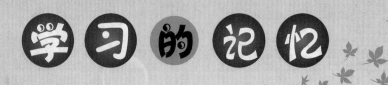

姓名：_____

本人于20____年____月至20____年____月参加了本课程的学习

此处粘贴照片

任课老师：_____ _____　　班主任：_____

班长或学生干部：_____ _____ _____

我的教室（请手写同学的名字，标记我的座位以及前后左右相邻同学的座位）